数学いらずの
医科統計学

第2版

INTUITIVE BIOSTATISTICS:
A Nonmathematical
Guide to Statistical
Thinking,

SECOND EDITION

Harvey Motulsky, M.D.
GraphPad Software, Inc.
hmotulsky@graphpad.com

訳 津崎晃一 日本鋼管病院 副院長

メディカル・サイエンス・インターナショナル

Authorized translation of the original English edition,
"Intuitive Biostatistics: A Nonmathematical Guide to Statistical Thinking", Second Edition
by Harvey Motulsky

Copyright © 2010, 1995 by Oxford University Press, Inc.
All rights reserved.

本書は2010年に英文出版されたIntuitive Biostatistics: A Nonmathematical Guide to Statistical Thinking, Second Editionの翻訳であり，オックスフォード大学出版局との契約により出版されたものである．

This translation of Intuitive Biostatistics: A Nonmathematical Guide to Statistical Thinking, Second Edition, originally published in English in 2010 is published by arrangement with Oxford University Press, Inc.

© Second Japanese edition 2011 by Medical Sciences International, Ltd., Tokyo

Printed and Bound in Japan

訳者まえがき

　早いもので，初版『数学いらずの医科統計学』の翻訳を手がけてから10年余が経過した．この間の統計学の進歩は，理論もさることながら，コンピュータの発展に伴う部分が大きい．実際，われわれが入手できる統計パッケージは，毎年のようにバージョンアップを重ね，扱うことのできる手法が増すとともに，計算アルゴリズムの最適化などによる高速化が図られている．一方，ブートストラップ法やカーネル密度関数推定法などに代表されるコンピュータ集約型手法は，膨大な計算量を瞬く間にこなすことにより，今まで不可能であった分布関数の精度を高めることに成功している．このように統計学が飛躍的に進歩する中で，エンドユーザであるわれわれはどのように対処していけばよいのだろうか？

　統計学自体は，初学者にとってハードルが高いかもしれないが，本書の著者が述べるように，具体的な計算はコンピュータに任せ，結果の解釈を重視するのが1つの方法である．しかし，いずれにせよ，限られたデータから何かを見いだすには，統計学の基礎概念を理解しておくことが欠かせず，この意味で，本書の果たす役割は大きいものと考えられる．豊富な例を挙げながら，一般的に利用される解析手法の大部分を解説した本書では，データの提示から解析結果の解釈へと具体的な計算方法にほとんど触れることなく述べられている（実際，訳注として計算式を示したいぐらいである）．したがって，数学に苦手意識を持つ読者には，通常の数式によるアプローチを避けている点で歓迎されることだろう．残念ながら，具体的な研究デザインに利用するには不向きかもしれないが，本書に示された内容を理解しておくことは，論文を読む際の批判的な眼を養う意味でも十分に役立つものと考えられる．

　ところで，"数学いらず"とはいっても，数式が示す内容を文章に表現するのはかえって難しく，訳出上，理解しがたい部分があるかもしれないことを断っておきたい．疑問のある点については，訳者までご連絡いただければ幸いである．

　なお，統計学で疲れた頭を休めるには，趣を変えて，その歴史に触れてみるとよい．この点では，David Salsburgによる "The Lady Tasting Tea: How Statistics Revolutionized Science in the Twentieth Century"（『統

計学を拓いた異才たち』竹内惠行，熊谷悦生 訳，日経ビジネス人文庫，2010)の一読をお奨めする．充実した訳注とともに，統計学の異なる一面が新たな興味を惹くこと請け合いである．

　最後に，本書の企画から出版に至るまでご協力いただいた，メディカル・サイエンス・インターナショナル社編集部，また，Prism 5.0 日本語版をご提供いただいた有限会社エムデーエフの松本靖夫氏に感謝の意を表したい．

平成 23 年 2 月

慶應義塾大学医学部麻酔学教室
津崎晃一

はじめに

本書における私のアプローチは，形式ばらずにきびきびとし（少なくともそのように期待する），重々しくゆっくりとはしていない（少なくともそうでないことを期待する）。

John Allen Paulos（2007）

本書 "Intuitive Biostatistics" では，統計学の包括的な全体像を数学的な詳細に立ち入ることなく示す。初版の発行から14年の間に，数多くの読者から反響を得た。本書のアプローチが興味深く，有用であるというこれらの評価は著者にとって大きな喜びである。この本に出会わなければ統計学のことはわからず終いであったと述べた科学者もいく人かいた。こうした声に励まされ，第2版に（ついに！）手を付けることとなった。

本書の対象とは？
本書は次の3つの対象を想定している。
- 専門雑誌の統計に関する部分を理解したい医療関係者。これらの読者がデータを解析する必要はないが，報告された解析結果を理解する必要はある。多くの詳細に深入りすることなく，全体像の説明を試みた。
- データ解析を行う大学生や大学院生，博士課程修了者，研究者。本書では，データ解析の一般原則を説明しているが，統計計算の方法や特定の統計プログラムの使用法を述べてはいない。より定評のある統計学教科書や統計ソフトウェアのマニュアルを補うものである。
- 統計学者に相談する科学者。統計学はしばしば外国語のようであり，本書は科学者と統計学者の溝を埋める慣用句集として役立つ。本書に散見される "専門用語" の項では統計学用語を説明し，通常の言葉に与えられた非常に独特な意味（多くの混乱の元）を指摘する。

本書は，マニュアルではなく，ガイドブックとして書かれている。その焦点は，データ解析の方法でなく，統計学的結果を解釈する方法にある。したがって，統計学的方法の詳細についてはほとんど触れず，計算

に必要な数表もわずかしか示していない。

　数式から考えるか，数学的論理に従って学びたいのであれば，数ある統計学の教科書から選ぶとよい。本書は数学に混乱させられるか，言葉による説明を好む多くの学生や科学者のためのものである。本書では，数学的証明や誘導を示さず，概念の明確化に役立つわずかな数式を含んでいるだけである。

本書の独自な点とは？

本書には，手軽な入門書からしばしば除外されている次のような多くのトピックが含まれる。

- 統計学的厳密さの必要性。第1章では，われわれの直観が誤った結論を非常に導きやすいことを示す。このユニークな章は，常識がどのように方向を誤らせるか説明し，統計学的思考の必要性を述べたものである。
- 多重比較。多重比較に対する考え方を深く理解せずに統計学的結果を解釈することは全く不可能である。これは単に実際的な問題でなく，データ解析におけるほとんど哲学的な問題である。第22，23，40章ではこの問題を扱う。偽発見率を含め，多重比較を扱う場合に用いられるいくつかのアプローチを説明する。
- 非線形回帰。多くの科学領域では，線形回帰より非線形回帰のほうが多く利用されるが，大部分の統計学入門書では全く無視されている。本書はいずれかに偏ることなく，両者を同等に扱う。第34および35章では，データに対するモデル適合や異なるモデルの比較に関する概念を説明する。次いで，第36章では非線形回帰について解説する。
- Bayes論理。Bayes思考については，P値（または，統計学的有意性に関する結論）を科学的内容から解釈する方法として，第18章で簡単に述べる。このトピックは，第42章で再び取り上げ，統計学的有意性の解釈と臨床検査結果の解釈を比較する。
- 対数正規分布。これは，科学的データに多く見いだされるが，統計学書ではまれである。対数正規分布は第11章で説明し，以降の章ではいくつかの例として示す。対数と逆対数は付録Eで復習する。
- 等価性検定。2群が異なることの証明ではなく，同一であることの証明を目的とする場合がある。これには，第21章で説明するように異なる考え方を必要とする。
- 正規性検定。多くの統計学的検定法では，データがGauss分布（"正規分布"とも呼ばれる）から抽出されていることを前提とし，正規性検定はこの前提を検証するために用いられる。第24章では，多く期

待されるほどこの検定が有用でないことを説明する。
- 外れ値。他の値からかけ離れた値は外れ値と呼ばれる。第25章では，外れ値に対する考え方を説明する。
- 現代的な統計手法。リサンプリングやブートストラップを含むコンピュータ集約法は，一般的になりつつあり，本書では非常に簡単に紹介する。
- モデル比較。統計学的仮説検定は，通常，帰無仮説を検定するための方法と見なされる。第35章は，統計学的仮説検定に対する別の見方として，異なるモデル適合の比較を説明する。
- 重回帰法の落とし穴。多変量解析が誤った結果を導きやすい多くの場合を第38章で説明する。
- 前提や一般的な誤りの詳細な復習。すべての解析は一連の前提に基づいており，多くの章でこれらの前提を詳細に説明する。本書では，一般的な誤りや誤解についても詳細に議論する。

上記のトピックのためのスペースを確保するため，入門書に伝統的に含まれている多くのトピックを除外した。

- 確率。読者が少なくとも確率の概念をある程度把握していることを前提とし，本書では，これらの原理を説明していない。
- 統計学的検定法の計算に必要な数式。すでに解析されたデータの解釈，または統計学的検定を実行する統計ソフトウェアの利用のいずれかを前提としている。ごくわずかな部分で，用手的な統計計算の詳細を述べている。
- 数表。用手的なデータ解析を行うのでなければ，数表を必要とすることはほとんどない。簡単な用手計算に役立つ数表を一部に示す。
- 統計分布。z, t, F 分布について多くを知らなくとも，統計学的検定法を選択し，その結果を解釈することができる。本書では，これらについて触れているが，必ずしも詳細とは言えない。

第2版は初版とどのように異なるか？

初版の精神は受け継がれているが，ほとんどが書き換えられている。本書全体を実質的に書き直したため，新たな点を説明するのは困難である。初版を所持し，今回の版が購入に十分値するほど異なっているか疑問に思うならば，その答えはイエスである！　新たな章を書き加え，初版では不十分であったいくつかのトピックを拡張し，すべてを構成し直した。

新たなトピックや拡張したトピックを次に示す。
- 第1章では，確率や統計学の問題において，われわれの直観がどのように方向を誤らせるか説明する。

- 第11章（および，後の章）では，対数正規分布が一般的であるという事実に注目する．
- 第21章では，等価性検定と差の検定の考え方を説明する．
- 第22, 23, 40章では，多重比較に伴うさまざまな問題を議論する．
- 第24, 25章では，正規性検定や外れ値検定について説明する．
- 第35章では，統計学的仮説検定の考え方を異なるモデル適合の比較として示す．
- 第37, 38章では，重回帰やロジスティック回帰，比例ハザード回帰について，その有用性や落とし穴を説明する．

初版では，各章末に問題を示していたが，第2版では示していない．代わりに，概念を復習し，実際的な問題に適用するための3つの新たな方法を提供する．

- 新たに設けた"Q & A"の項は重要な概念を質疑応答形式で復習する．
- 第46章は新たな復習章である〔Bill Greco (SUNY, Buffalo) に勧められ，共著となった〕．これは1つの例を，多くの回り道をしながら十分に長く議論したもので，多くの統計学的概念を復習し，一般的な誤りを同定し，解析および結果の解釈において生じるさまざまな混乱の原因を調べる．
- 第47章は，49個の復習問題を示す新たな章で，解答を第48章に示す．これらの問題はほとんど計算を必要とせず，統計学的概念を強調している．

どの章が必須か？

本書全体を読む時間がない場合，統計学の必須概念を学ぶには，次の18章を読むべきである．

CHAPTER 1　統計学と確率は直観にたよれない
CHAPTER 3　サンプルから母集団へ
CHAPTER 4　比率の信頼区間
CHAPTER 9　散らばりの定量化
CHAPTER 10　Gauss 分布
CHAPTER 12　平均値の信頼区間
CHAPTER 14　エラーバー
CHAPTER 15　P値の紹介
CHAPTER 16　統計学的有意性と仮説検定
CHAPTER 17　信頼区間と統計学的有意性の関係
CHAPTER 18　統計学的に有意な結果の解釈
CHAPTER 19　統計学的に有意でない結果の解釈

CHAPTER 20　統計学的検出力
CHAPTER 22　多重比較の概念
CHAPTER 23　多重比較の落とし穴
CHAPTER 34　モデルの紹介
CHAPTER 44　統計学的アドバイス
CHAPTER 46　統計解析例

協力者について
第2版の原稿を見直してくださった多くの方々に深謝を捧げる。

David Airey, Vanderbilt University
William (Matt) Briggs, New York Methodist Hospital
Peter Chen, University of California, San Diego
Cynthia J. Coffman, Duke University
Vincent DeBari, Seton Hall University
Jacek Dmochowski, University of North Carolina, Charlotte
Jim Ebersole, Colorado College
Gregory Fant, George Mason Law School
Joe Felsenstein, University of Washington
Joshua French, Colorado State University
Phillip Ganter, Tennessee State University
Steven Grambow, Duke University
William Greco, SUNY, Buffalo
John Hayes, Pacific University
Laurence Kamin, Benedictine University
Eliot Krause, Seton Hall University
James Leeper, University of Alabama
Yulan Liang, University of Maryland
Longjian Liu, Drexel University
Lloyd Mancl, University of Washington
Sheniz Moonie, University of Nevada
Lawrence "Doc" Muhlbaier, Duke University
Pamela Ohman-Strickland, Rutgers University
Lynn Price, Quinnipac University
Soma Roychowdhury, University of California, Davis
Andrew Schaffner, Cali Polytech State University, San Luis Obispo
Arti Shankar, Tulane University
Patricia A. Shewokis, Drexel University

Jennifer Shook, Pennsylvania State University
Sumihiro Suzuki, University of North Texas Health Science Center
Jimmy Walker, Star Training
Paul Weiss, Emory College
Dustin White, Colorado State University
Bill Wimley, Tulane University
Gary Yellen, Harvard University

　初版を査読してくださった方々にも心より感謝する。Jan Agosti, Cedric Garland, Ed Jackson, Arno Motulsky, Paige Searle, Christopher Sempos, Harry Frank, そして，編集作業の最終段階に協力を惜しまなかった Jeanette Ruby, M.D. には特にお礼を言いたい。

　Oxford University Press の方々にも謝意を表したい。編集責任者の Jason Noe, 編集アシスタントの Melissa Rubes, 編集ディレクターの Patrick Lynch, 発行人であり出版部長の John Challice, マーケティングディレクターの Adam Glazer, プロダクトマネージャーの Preeti Parasharami, プロダクトディレクターの Steven Cestaro, 制作会社編集者の Miriam Sicilia, アートディレクターの Paula Schlosser, デザイナーの Dan Niver と Binbin Li に感謝する。

著者について

　メディカルスクールを卒業し，内科でのインターンシップを修了した後，著者は受容体薬理学の研究に転じた（論文審査のある学術誌に 50 以上の論文を発表している）。カリフォルニア大学サンディエゴ校の薬理学教室スタッフでありながら，医学部の 1 年生や大学院生に統計学を教える職が与えられた。これらの課程のためのシラバスが本書の初版に発展した。

　グラフの手描きを好まなかったため，自分向けのプログラムをいくつか作成した！ 既存の統計プログラムが，統計学者にとっては有用であるが大部分の科学者にとっては過剰なものであることを悟り，単純な統計プログラムもいくつか作成した。これらの努力が GraphPad Software, Inc. の創業に結実し，現在では，この事業に多年にわたって全力を注いでいる（付録 A 参照）。この事業の中で，学生や科学者とほぼ毎日メール交換を行うことにより，統計学的概念が混乱や誤解を多く招いていることに気づかされた。

　本書は独特な構成となっているが，その考え方はどれ 1 つとってもオリジナルなものではない。掲載した統計学的方法のすべては標準的な

ものであり，多くの教科書に述べられている。必ずしも広くは知られていないいくつかの概念の文献を含めたが，一般的に用いられる方法の引用は示していない。

　コメントや誤り，次の版に対する提案などをメールで送っていただければ幸いである。訂正や章の正誤表は www.intuitivebiostatistics.com を参照してほしい。

Harvey Motulsky
hmotulsky@graphpad.com
2009 年 11 月

目次

PART 1　統計学入門
- CHAPTER 1　統計学と確率は直観にたよれない　3
- CHAPTER 2　統計学を学ぶのが困難な理由　15
- CHAPTER 3　サンプルから母集団へ　18

PART 2　信頼区間
- CHAPTER 4　比率の信頼区間　25
- CHAPTER 5　生存データの信頼区間　38
- CHAPTER 6　計数データの信頼区間　48

PART 3　連続変数
- CHAPTER 7　連続データのグラフ化　57
- CHAPTER 8　変数の種類　67
- CHAPTER 9　散らばりの定量化　71
- CHAPTER 10　Gauss 分布　78
- CHAPTER 11　対数正規分布と幾何平均　83
- CHAPTER 12　平均値の信頼区間　87
- CHAPTER 13　信頼区間の理論　96
- CHAPTER 14　エラーバー　104

PART 4　P 値と有意性
- CHAPTER 15　P 値の紹介　113
- CHAPTER 16　統計学的有意性と仮説検定　125
- CHAPTER 17　信頼区間と統計学的有意性の関係　133
- CHAPTER 18　統計学的に有意な結果の解釈　136
- CHAPTER 19　統計学的に有意でない結果の解釈　143
- CHAPTER 20　統計学的検出力　148
- CHAPTER 21　等価性検定と非劣性検定　152

PART 5　統計学における問題
- CHAPTER 22　多重比較の概念　161

CHAPTER 23	多重比較の落とし穴	170
CHAPTER 24	Gauss 分布かそうでないか？	178
CHAPTER 25	外れ値	184

PART 6　統計学的検定法

CHAPTER 26	観察された分布と期待される分布の比較	195
CHAPTER 27	比率の比較：前向き研究と実験研究	200
CHAPTER 28	比率の比較：ケースコントロール研究	208
CHAPTER 29	生存曲線の比較	216
CHAPTER 30	2つの平均値の比較：対応のない t 検定	225
CHAPTER 31	対応のある2群の比較	237
CHAPTER 32	相関	250

PART 7　データにモデルを適合させる

CHAPTER 33	単純線形回帰	263
CHAPTER 34	モデルの紹介	278
CHAPTER 35	モデルの比較	284
CHAPTER 36	非線形回帰	293
CHAPTER 37	重回帰，ロジスティック回帰，比例ハザード回帰	305
CHAPTER 38	重回帰法の落とし穴	325

PART 8　他の統計学

CHAPTER 39	分散分析	333
CHAPTER 40	分散分析後の多重比較	342
CHAPTER 41	ノンパラメトリック法	355
CHAPTER 42	感度，特異度，受信者動作特性曲線	366
CHAPTER 43	サンプルサイズ	375

PART 9　まとめ

CHAPTER 44	統計学的アドバイス	391
CHAPTER 45	統計学的検定法の選択	402
CHAPTER 46	統計解析例	406
CHAPTER 47	復習問題	422
CHAPTER 48	復習問題の解答	435

付録

- 付録A　GraphPadによる統計学 …… 467
- 付録B　Excelによる統計学 …… 472
- 付録C　Rによる統計学 …… 474
- 付録D　CIの計算に必要なt分布の棄却値 …… 476
- 付録E　対数の復習 …… 478

参考文献 …… 481

欧文索引 …… 489

和文索引 …… 494

詳細目次

PART 1　統計学入門

CHAPTER 1　統計学と確率は直観にたよれない　3
- ■ すぐに結論に飛びつきがちである　3
- ■ 過信しがちである　4
- ■ ランダムデータにパターンを見いだしがちである　5
- ■ 偶然はよく起こるということを理解していない　6
- ■ 確率に関して誤った直観を持っている　6
- ■ 不確かな状況を考えたがらない　7
- ■ 確率を組み合わせるのは困難である　8
- ■ Bayes 計算を直観的に行うことはない　9
- ■ 多重比較に惑わされる　10
- ■ 異なる説明を無視しがちである　11
- ■ 平均への回帰に惑わされる　11
- ■ "過信しがちである" の項に示した質問の解答　13

CHAPTER 2　統計学を学ぶのが困難な理由　15
- ■ 理由 1：数学への恐怖　15
- ■ 理由 2：用語の混乱　16
- ■ 理由 3：抽象思考　17
- ■ 理由 4：確実さではなく，確率　17

CHAPTER 3　サンプルから母集団へ　18
- ■ 統計計算はサンプルから母集団に一般化する　18
- ■ 統計計算の限界　19
- ■ 統計学的結論は常に不確かである　20
- ■ 専門用語：モデルとパラメータ　21
- ■ 専門用語：確率と統計　21
- ■ n-of-1 試験　22

PART 2　信頼区間

CHAPTER 4　比率の信頼区間 — 25
- ■例：未熟児死亡 — 25
- ■例：世論調査 — 26
- ■前提：比率の信頼区間 — 27
- ■95％信頼区間の実際の意味とは？ — 28
- ■なぜ95％か？ — 30
- ■前提が成立しない場合はどうなるか？ — 30
- ■実際に関心のある事象を定量化しているか？ — 31
- ■専門用語 — 31
- ■原理：比率の信頼区間 — 32
- ■方法：信頼区間の近似計算 — 34
- ■展望：パラメータとモデル — 35
- ■Q＆A — 36

CHAPTER 5　生存データの信頼区間 — 38
- ■生存データ — 38
- ■打ち切られた生存データ — 38
- ■生存率と時間のグラフ化 — 40
- ■方法：生存率に対する信頼区間の計算 — 41
- ■中央生存時間 — 43
- ■5年生存率 — 43
- ■前提：生存解析 — 43
- ■Q＆A：生存曲線 — 45

CHAPTER 6　計数データの信頼区間 — 48
- ■Poisson 分布 — 48
- ■前提：Poisson 分布 — 49
- ■Poisson 分布に基づく信頼区間 — 50
- ■方法：Poisson 分布に基づく信頼区間の計算 — 52
- ■より長い時間間隔（または，より大きい容積）を利用する利点 — 52
- ■Q＆A：Poisson 分布 — 54

PART 3　連続変数

CHAPTER 7　連続データのグラフ化 — 57
- ■連続データ — 57

- ■ 平均値と中央値 ··· 57
- ■ Q & A：平均値と中央値 ································ 59
- ■ 専門用語：誤差とバイアス ····························· 60
- ■ 散らばりや分布を示すためのデータのグラフ化 ········ 61
- ■ データの意図的な扱いに注意しよう ···················· 64

CHAPTER 8　変数の種類 ······································ 67
- ■ 間隔変数 ··· 67
- ■ 比変数 ··· 68
- ■ 他の種類の変数 ··· 69
- ■ 見かけほど明らかには特定の変数に区別されないもの ····· 70

CHAPTER 9　散らばりの定量化 ······························ 71
- ■ 標準偏差の解釈 ··· 71
- ■ 原理：SD の計算 ······································· 72
- ■ $n-1$ の理由とは？ ···································· 73
- ■ n の定義が不明確に思われる状況 ···················· 74
- ■ SD とサンプルサイズ ·································· 75
- ■ 変動係数 ··· 75
- ■ 分散 ·· 75
- ■ Q & A：SD ··· 76
- ■ 変動を定量化する他の方法 ····························· 76

CHAPTER 10　Gauss 分布 ···································· 78
- ■ Gauss 分布の由来 ······································ 78
- ■ SD と Gauss 分布 ······································ 79
- ■ 標準正規分布 ·· 80
- ■ "正規"分布は正常範囲を定義しない ················· 80
- ■ Gauss 分布が統計学的理論の中心となる理由とは？ ····· 81
- ■ Q & A：Gauss 分布 ··································· 82

CHAPTER 11　対数正規分布と幾何平均 ····················· 83
- ■ 例：膀胱弛緩 ·· 83
- ■ 対数正規分布の由来 ···································· 83
- ■ 対数正規データの解析方法 ····························· 84
- ■ 幾何平均 ··· 85
- ■ Q & A：対数正規分布 ·································· 85

CHAPTER 12　平均値の信頼区間 ... 87
- ■ 平均値の CI の解釈 ... 87
- ■ 平均値の CI を決定する値とは？ ... 88
- ■ 前提：平均値の CI ... 89
- ■ 方法：平均値の CI の計算 ... 90
- ■ Q & A：平均値の CI ... 92
- ■ 片側 CI（高度なトピック） ... 94
- ■ SD の CI（高度なトピック） ... 94
- ■ 幾何平均の CI（高度なトピック） ... 94

CHAPTER 13　信頼区間の理論 ... 96
- ■ t 分布による平均値の CI ... 96
- ■ リサンプリング法による平均値の CI ... 98
- ■ リサンプリング法による比率の CI ... 99
- ■ 2 項分布による比率の CI ... 101
- ■ 学習を深める ... 103

CHAPTER 14　エラーバー ... 104
- ■ SEM ... 104
- ■ 方法：SEM から SD を計算する ... 105
- ■ Q & A：SEM と SD ... 105
- ■ どの種のエラーバーをプロットすべきか？ ... 107
- ■ エラーバーの表示 ... 108

PART 4　P 値と有意性

CHAPTER 15　P 値の紹介 ... 113
- ■ 例 1：コイン投げ ... 113
- ■ 例 2：体温 ... 115
- ■ 例 3：手術創と抗生物質 ... 117
- ■ 例 4：心筋梗塞と血管形成術 ... 118
- ■ 片側 P 値と両側 P 値 ... 118
- ■ P 値が理解困難な理由とは？ ... 121
- ■ Q & A：P 値 ... 121
- ■ P 値か，それとも CI か？ ... 124

CHAPTER 16　統計学的有意性と仮説検定　125
- ■ 統計学的仮説検定　125
- ■ 類似例：有罪が証明されるまでは無罪　125
- ■ 陪審による裁判とジャーナリストによる裁判　126
- ■ 仮説検定が有用な場合とは？　127
- ■ 有意，非常に有意，それとも極めて有意？　127
- ■ 統計学的有意性の境界　128
- ■ 専門用語：第1種の過誤と第2種の過誤　128
- ■ 有意水準の選択　129
- ■ Q & A：統計学的有意性と仮説検定　131

CHAPTER 17　信頼区間と統計学的有意性の関係　133
- ■ CIと統計学的仮説検定には密接な関係がある　133
- ■ CIが帰無仮説を含む場合　133
- ■ CIが帰無仮説を含まない場合　134
- ■ CIと統計学的有意性を結びつける原則　135

CHAPTER 18　統計学的に有意な結果の解釈　136
- ■ 科学的重要性と統計学的有意性の区別　136
- ■ 一般的な誤解　137
- ■ FDRに影響する事前確率　138
- ■ Bayes論理　141
- ■ Bayes思考の非公式な適用　141

CHAPTER 19　統計学的に有意でない結果の解釈　143
- ■ "統計学的に有意でない"は"差がない"を意味しない　143
- ■ 例：血小板 α_2 アドレナリン受容体　144
- ■ 例：胎児超音波検査　145
- ■ 幅の狭いCIを得るには　146
- ■ P 値が実際に高い場合はどうなるか？　147

CHAPTER 20　統計学的検出力　148
- ■ 検出力とは？　148
- ■ 検出力を理解するための類似例　149
- ■ 2つの研究例の検出力　150
- ■ 事後解析は有用でない　151

CHAPTER 21　等価性検定と非劣性検定 …… 152
- 等価性は統計学的にではなく，科学的に定義されなければならない …… 152
- 等価領域内の平均値 …… 153
- 等価領域外の平均値 …… 154
- 統計学的仮説検定の通常のアプローチは役立たない …… 154
- 統計学的仮説検定が等価に適用されるように努力する …… 156
- 非劣性試験 …… 157
- 標準治療が役立つことが確実でなければならない …… 157

PART 5　統計学における問題

CHAPTER 22　多重比較の概念 …… 161
- 多重比較の問題 …… 161
- 多重比較に対する修正は常に必要なわけではない …… 162
- 多重比較を考慮しない場合 …… 163
- 多重比較の修正に対する伝統的なアプローチ …… 164
- 偽発見率による多重比較の修正 …… 167
- "族"とは何か？ …… 169
- 全体像 …… 169

CHAPTER 23　多重比較の落とし穴 …… 170
- 無計画なデータ解析 …… 170
- 公表バイアス …… 171
- 多時点 ── 逐次解析 …… 172
- 多数のサブグループ …… 172
- 偶然 …… 173
- 疾患集積 …… 174
- 多重予測 …… 174
- 群の統合 …… 175
- 重回帰における多重比較 …… 175
- 多重比較の落とし穴（要旨） …… 176

CHAPTER 24　Gauss 分布かそうでないか？ …… 178
- Gauss 分布は手の届かない理想である …… 178
- Gauss 分布は実際どのようなものか？ …… 179
- 正規性検定 …… 179
- 正規性検定の結果を解釈する …… 181

■ 正規性検定が否定したデータをどのように扱うか？ ･･････････････ 182
■ Q & A：正規性検定 ･･････････････ 183

CHAPTER 25　外れ値 ･･････････････ 184
■ 外れ値はどのように生じるか？ ･･････････････ 184
■ 外れ値検定の必要性 ･･････････････ 184
■ 外れ値検定を行う以前に問うべき質問 ･･････････････ 185
■ 外れ値検定 ･･････････････ 186
■ 対数正規分布に注意しよう ･･････････････ 187
■ Q & A：外れ値 ･･････････････ 188
■ 頑健な統計学 ･･････････････ 189
■ 原理：Grubbs の棄却検定 ･･････････････ 190

PART 6　統計学的検定法

CHAPTER 26　観察された分布と期待される分布の比較 ･･････････････ 195
■ データは期待される分布に従うか？ ･･････････････ 195
■ χ^2 適合度検定 ･･････････････ 196
■ χ^2 適合度検定と Mendel 遺伝 ･･････････････ 197
■ 原理：χ^2 適合度検定 ･･････････････ 198
■ 2 つの異なる χ^2 検定を混同してはならない ･･････････････ 198
■ 2 項検定 ･･････････････ 199

CHAPTER 27　比率の比較：前向き研究と実験研究 ･･････････････ 200
■ 専門用語：横断研究，前向き研究，実験研究，ケースコントロール研究 ･･････ 200
■ 分割表 ･･････････････ 201
■ 実験研究の例：臨床試験 ･･････････････ 201
■ 寄与危険度 ･･････････････ 203
■ 治療効果発現必要症例数 ･･････････････ 203
■ 相対危険度 ･･････････････ 204
■ 相対危険度か，比率の差か？ ･･････････････ 204
■ P 値の計算 ･･････････････ 205
■ 前提 ･･････････････ 205
■ Q & A：比率の比較 ･･････････････ 206

CHAPTER 28　比率の比較：ケースコントロール研究 ･･････････････ 208
■ 例：コレラワクチンは有用か？ ･･････････････ 208

- ■ ケースコントロールデータから相対危険度を計算することは意味がない …… 209
- ■ オッズ比 …… 209
- ■ P 値の解釈 …… 210
- ■ ケースコントロール研究の問題 …… 211
- ■ ケースコントロール研究における前提 …… 212
- ■ オッズ比が相対危険度に近似する理由 …… 213

CHAPTER 29　生存曲線の比較 …… 216
- ■ 生存データの例 …… 216
- ■ 生存曲線を比較する場合の前提 …… 216
- ■ CI による 2 つの生存曲線の比較 …… 220
- ■ P 値による生存曲線の比較 …… 222
- ■ Q & A：生存曲線の比較 …… 222

CHAPTER 30　2 つの平均値の比較：対応のない t 検定 …… 225
- ■ 例：膀胱筋の最大弛緩 …… 225
- ■ 対応のない t 検定による結果の解釈 …… 225
- ■ 前提：対応のない t 検定 …… 228
- ■ 等分散の前提 …… 229
- ■ 重なり合うエラーバーと t 検定 …… 230
- ■ Q & A：対応のない t 検定 …… 233
- ■ 一般的な誤り：対応のない t 検定 …… 234
- ■ 原理：対応のない t 検定 …… 235
- ■ 展望 …… 236

CHAPTER 31　対応のある 2 群の比較 …… 237
- ■ 対応のあるデータのための特別な検定を利用する場合 …… 237
- ■ 対応のある t 検定の例 …… 238
- ■ 対応のある t 検定による結果の解釈 …… 239
- ■ Q & A：対応のある t 検定 …… 243
- ■ 対応のある比 t 検定 …… 244
- ■ 対応のある t 検定の原理 …… 246
- ■ 対応のあるケースコントロール研究に対する McNemar 検定 …… 247
- ■ 関連する検定 …… 249

CHAPTER 32　相関 …… 250
- ■ 相関係数の紹介 …… 250

- ■ 相関係数の CI 252
- ■ *P* 値の解釈 252
- ■ 相関と因果関係 252
- ■ 前提：相関 253
- ■ R^2 254
- ■ 大きいサンプルに注意しよう 255
- ■ 原理：相関係数の計算 256
- ■ Q & A：相関 257
- ■ 専門用語：相関 258

PART 7　データにモデルを適合させる

CHAPTER 33　単純線形回帰 263
- ■ 線形回帰の目的 263
- ■ 線形回帰の結果 265
- ■ 前提：線形回帰 268
- ■ 線形回帰と相関の比較 269
- ■ 専門用語：線形回帰 270
- ■ 一般的な誤り：線形回帰 271
- ■ Q & A：線形回帰 275

CHAPTER 34　モデルの紹介 278
- ■ 専門用語：モデル，パラメータ，変数 278
- ■ もっとも単純なモデル 280
- ■ 線形回帰モデル 281
- ■ 最小 2 乗の理由とは？ 282
- ■ 他のモデルと他の種類の回帰 283

CHAPTER 35　モデルの比較 284
- ■ モデル比較は統計学の主要な部分である 284
- ■ モデル比較としての線形回帰 285
- ■ 対応のない *t* 検定を 2 つのモデル適合の比較として計算し直す 288
- ■ 一般的な誤り：モデルの比較 291
- ■ 展望 292

CHAPTER 36　非線形回帰 293
- ■ モデル適合 293

- ■ 重みづけ ... 296
- ■ 非線形回帰の実際 ... 296
- ■ 非線形回帰の結果 ... 297
- ■ 前提：非線形回帰 ... 298
- ■ 2つのモデルの比較 ... 299
- ■ 一般的な誤り：非線形回帰 ... 301
- ■ モデルを理解するためのヒント ... 303
- ■ 非線形回帰について学習を深める ... 304

CHAPTER 37　重回帰，ロジスティック回帰，比例ハザード回帰 ... 305
- ■ 重回帰法の目的 ... 305
- ■ 専門用語 ... 306
- ■ 重回帰 ... 308
- ■ ロジスティック回帰 ... 314
- ■ 比例ハザード回帰 ... 318
- ■ 前提 ... 319
- ■ 独立変数の交互作用 ... 320
- ■ 相関する観察 ... 321
- ■ Q＆A ... 322
- ■ 原理 ... 324
- ■ 重回帰法について学習を深める ... 324

CHAPTER 38　重回帰法の落とし穴 ... 325
- ■ 過剰な適合に注意しよう ... 325
- ■ 多重共線性に注意しよう ... 328
- ■ R^2 の過剰な解釈に注意しよう ... 329
- ■ 相関と因果関係に注意しよう ... 329
- ■ 回帰モデルはその妥当性が検証されるべきである ... 330

PART 8　他の統計学
CHAPTER 39　分散分析 ... 333
- ■ 3つまたはそれ以上の群における平均値の比較 ... 333
- ■ 前提：1元配置分散分析 ... 335
- ■ 原理：1元配置分散分析 ... 335
- ■ 反復測定分散分析 ... 338
- ■ Q＆A：1元配置分散分析 ... 338

■ 2元配置分散分析とそれ以上の分散分析 ································ 340

CHAPTER 40　分散分析後の多重比較 ································ 342
■ 例のデータに対する多重比較 ································ 342
■ 多重比較の論理 ································ 346
■ 他の多重比較 ································ 348
■ 原理：多重比較 ································ 350
■ Q&A：1元配置分散分析に続く多重比較 ································ 351
■ 複数の個々の比較 ································ 353

CHAPTER 41　ノンパラメトリック法 ································ 355
■ 順位に基づくノンパラメトリック検定 ································ 355
■ ノンパラメトリック検定の利点と欠点 ································ 358
■ ノンパラメトリック検定の選択を自動的に行ってはならない ································ 360
■ パラメトリック検定とノンパラメトリック検定の選択：これは問題か？ ································ 361
■ Q&A：順位に基づくノンパラメトリック検定 ································ 362
■ 値（順位でなく）を解析するノンパラメトリック検定 ································ 364

CHAPTER 42　感度，特異度，受信者動作特性曲線 ································ 366
■ 感度と特異度の定義 ································ 366
■ 検査の予測値 ································ 367
■ 受信者動作特性曲線 ································ 370
■ Bayes 論理の復習 ································ 371
■ Bayes 論理，遺伝子連鎖，ロッドスコア ································ 373

CHAPTER 43　サンプルサイズ ································ 375
■ サンプルサイズを選択する3つのアプローチ ································ 375
■ サンプルサイズと CI ································ 376
■ サンプルサイズと統計学的仮説検定 ································ 379
■ サンプルサイズの一般原則 ································ 382
■ Q&A：サンプルサイズ ································ 385

PART 9　まとめ
CHAPTER 44　統計学的アドバイス ································ 391
■ 全体像を忘れるな ································ 391
■ *P* 値の賢明な解釈 ································ 393

- ■ 多重比較に注意しよう ... 394
- ■ データについて考える ... 394
- ■ 欠損値に注意しよう ... 396
- ■ CIに注目する ... 398
- ■ 疑ってかかろう ... 399

CHAPTER 45　統計学的検定法の選択 ... 402
- ■ アウトカム：Gauss 分布に従う連続データ ... 402
- ■ アウトカム：非 Gauss 分布に従う連続データ（または順位データ）... 403
- ■ アウトカム：生存時間（または，事象発生までの時間）... 404
- ■ アウトカム：2 値 ... 404

CHAPTER 46　統計解析例 ... 406
- ■ ありのままの 8 つの IC_{50} ... 406
- ■ データの背後に注目する ... 408
- ■ ごまかしによる統計学的有意性 ... 409
- ■ 等しい SD を前提としない t 検定 ... 410
- ■ 線形または非線形回帰としての対応のない t 検定 ... 411
- ■ ノンパラメトリック Mann-Whitney 検定 ... 412
- ■ 最後の確認実験だけを報告する ... 413
- ■ サンプルサイズを増大させる？ ... 413
- ■ IC_{50} 値の対数を比較する ... 414
- ■ 再びサンプルサイズの計算 ... 416
- ■ 解析方法を変更することに問題はないか？ ... 417
- ■ シミュレーションの有用性 ... 418
- ■ この問題に対する全体的なまとめ ... 421

CHAPTER 47　復習問題 ... 422
- ■ A. 比率や生存曲線，計数の CI に関する問題 ... 422
- ■ B. SD や SEM，CI，対数正規分布に関する問題 ... 424
- ■ C. P 値と統計学的有意性に関する問題 ... 425
- ■ D. サンプルサイズと検出力に関する問題 ... 429
- ■ E. 相関と回帰に関する問題 ... 430

CHAPTER 48　復習問題の解答 ... 435
- ■ A. 比率や生存曲線，計数の CI に関する問題 ... 435
- ■ B. SD や SEM，CI，対数正規分布に関する問題 ... 441

- ■ C. P 値と統計学的有意性に関する問題 ... 447
- ■ D. サンプルサイズと検出力に関する問題 ... 455
- ■ E. 相関と回帰に関する問題 ... 459

付録

付録 A　GraphPad による統計学 ... 467
- ■ GraphPad Prism とは何か？ ... 467
- ■ GraphPad Prism を学ぶ前に知っておくべきこと ... 467
- ■ GraphPad Software について ... 469

付録 B　Excel による統計学 ... 472
- ■ 統計計算に Excel を用いる場合の利点と欠点 ... 472
- ■ Excel を統計に利用する前に知っておくべきこと ... 472

付録 C　R による統計学 ... 474
- ■ R とは何か？ ... 474
- ■ R を学ぶ前に知っておくべきこと ... 474

付録 D　CI の計算に必要な t 分布の棄却値 ... 476

付録 E　対数の復習 ... 478
- ■ 常用（底 10）対数 ... 478
- ■ その他の底 ... 478
- ■ 表記法 ... 479
- ■ 対数は乗算を加算に変換する ... 479
- ■ 逆対数 ... 479

参考文献 ... 481

欧文索引 ... 489

和文索引 ... 494

略語表

略語	定義		定義の掲載章
α	有意水準	significance level	16
CI	信頼区間	confidence interval	4
df	自由度	degrees of freedom	9
n	サンプルサイズ	sample size	4
SD または s	標準偏差	standard deviation	9
SE	標準誤差	standard error	14
SEM	平均値の標準誤差	standard error of the mean	14
P	P 値	P value	15
r	相関係数	correlation coefficient	32
W	誤差範囲	margin of error	12

PART 1

統計学入門

CHAPTER 1

統計学と確率は直観にたよれない

> 何かが起きる確率が50％なら，十中八九はそうなる。
>
> Yogi Berra

　直観 intuitive という言葉には2つの意味がある。1つ目は，"使いやすく，理解しやすい"である。これは本書の目的であり，書名（原題）である"Intuitive Biostatistics"にも示されている。2つ目は，"本能的，または裏づけがなくとも真実と思われる事柄に基づいて行動する"である。この定義に従えば，統計学的思考は直観とかけ離れた存在である。本章では，確率について扱う場合に，われわれの本能がいかに誤った方向に導かれるか，興味深い（本当に！）例を示そう。

■ すぐに結論に飛びつきがちである

　3歳の女の子が男の子に向かって，「あんたは医者になんかなれないわ。女の子だけが医者になれるのよ」と話していた。この言い分を弁護すれば，彼女が知っている3人の医師はすべて女性だったのである。

　長女は4歳の頃，自分は中国からもらわれてきたと"理解していた"が，弟は"ママのお腹から生まれた"と考えていた。彼女に妊娠や出産に関する話を読み聞かせたとき，「ええっ。ママのお腹から女の子は生まれない。女の子は中国から来るのよ」と彼女は答えた。それぞれの例は$n=1$に過ぎないが，彼女は一般的な結論に達していた。新たなデータが結論に反する場合，彼女は，自身の結論の妥当性ではなく，新たなデータの正確性を疑ったのである。

　サンプルから母集団に一般化する能力は脳内に組み込まれており，生後8か月の乳児にさえ観察される（Xu & Garcia, 2008）。

　科学者が統計学的厳密さを必要とするのは，限られたデータから過度に強固な結論を導き出そうとする衝動を避けるためである。

■ 過信しがちである

"90％確実"という表現は統計学的計算の結果でないことが多く，むしろ，不確実さに対する主観を定量的に示している。どれほど確実かを判断するのによい方法があるだろうか？ RussoとSchoemaker(1989)により開発されたテストを利用すれば，不確実さを定量的に表現する自身の能力が調べられる。次の各質問に対して，正解を90％含むことが確実な範囲を考えてみよう。答えを見つけるのにGoogleを利用してはならない。あきらめたり，わからないと言ってはならない。もちろん，正確な答えがわかっているわけではない。ここでの目的は，正解を見いだすことではなく，むしろ不確実さを正しく定量的に評価し，正解を含む可能性が90％と考えられる範囲を見いだすことにある。考えつかない場合には，非常に広い範囲を答えればよい。例えば，最初の質問に対して全く答えが思いつかない場合，0〜120歳と答えればよく，真の答えを含むことは100％確実だろう。しかし，質問には，真の答えを含むことが90％確実であるように範囲を狭めてみよう。

- Martin Luther King Jr.の死亡年齢
- ナイル川の長さ (マイルまたはキロメートル)
- OPECの加盟国数
- 旧約聖書に含まれる書の数
- 月の直径 (マイルまたはキロメートル)
- ボーイング747機の非積載重量 (ポンドまたはキログラム)
- Mozartの生誕年
- アジアゾウの妊娠期間 (日数)
- ロンドン—東京間の距離 (マイルまたはキロメートル)
- 海洋の最深点 (マイルまたはキロメートル)

本章末尾の正解と読者の答えを比較してみよう。90％確実という目標を達成するなら，正解を含む9つの範囲と，正解を外す1つの範囲を答えることになるだろう。

RussoとSchoemaker(1989)は1,000人以上の対象を調査し，その99％が過剰な自信を持っていると報告した。ほとんどの対象は自信過剰であり，10％の率をはるかに超えて誤答となる狭い範囲を答えていた。ここでの目標は90％の率で正しい範囲を示すことであったが，多くの人は狭い範囲を答え，正解がせいぜい30〜60％含まれる程度であった。同様な研究は，専門領域における事実を推測する学者に対しても行われ，結果は似たものであった。

これらの結果は，当て推量（専門家でさえ）に過ぎない大ざっぱな信頼区間と計算された信頼区間とを区別しなければならないことを強調している。

■ ランダムデータにパターンを見いだしがちである

多くのバスケットボールファンは，選手が時に示すゴールの連続，すなわち，"ホット・ハンド"を信じている。選手がゴールを決めれば，次のシュートも決めるだろう，そして一連のゴールが偶然から予測されるより多く生まれるだろう，と思っている。

Gilovich (1985) は，1980〜1981 年のバスケットボールシーズンにおけるフィラデルフィア・セブンティシクサーズのデータを解析した。選手もファンも，ゴールを決めた次のシュートは失敗した次のシュートより成功の可能性が高く，直前のシュートを失敗していれば，次のシュートも外しやすいと考えている。しかし，データはこれが成立しないことを明確に示している。さらに，4〜6 回の連続ゴールの回数は偶然から予測されるほど多くはない。一連の成功や失敗は全くランダムであるが，それでも多くの人はパターンを見いだす。

この問題について表 1.1 に示す。表 1.1 は，10 人のバスケットボール選手（1 行に 1 人ずつ）が，それぞれ 30 回シュートした結果をシミュレートしたものである。"X" は成功，"–" は失敗を表す。このパターンはランダムだろうか？　それとも，ランダムでない兆候を示しているだろうか？　読み進める前に，表 1.1 をよく眺めよう。

多くの人はパターンを見いだす。とても，ランダムのようには見えない。

しかし実際には，表 1.1 はランダムに作成されたものである。それぞれのデータは以前のシュートに関わりなく，50% の確率で "X"（成功）または "–"（失敗）を示す。このパターンは，コイン投げの結果に見られるように，全くランダムである。

表 1.1　ランダムパターンはランダムのように見えない

この表はバスケットボール選手 10 人によるそれぞれ 30 回のシュート結果を示す。"X" は成功，"–" は失敗を表す。このパターンはランダムだろうか？　それとも，ランダムでない兆候を示しているだろうか？　多くの人はパターンを見いだしがちであるが，実際には，この配列は全くランダムである。表におけるそれぞれのデータは，50% の確率で "X" を示す。

–	–	X	–	X	–	X	X	X	–	–	–	–	X	X	X	–	X	X	–	X	X	–	–	–	X	X	–	–	–
X	–	–	X	–	X	X	–	–	X	X	–	–	X	–	X	–	X	–	–	X	X	X	X	–	–	X	X	–
X	X	–	X	–	X	X	–	X	–	–	–	–	X	–	–	X	X	X	–	–	X	–	X	X	X	–	X	X	–
–	X	–	–	–	X	–	X	–	–	X	X	X	–	–	X	X	X	X	X	–	X	–	X	–	–	–	–	–	X
–	–	–	–	X	–	–	X	–	X	X	X	–	–	X	–	X	X	–	X	–	–	X	–	–	–	X	X	–	–
X	–	X	X	–	–	–	X	X	X	–	X	X	–	X	X	–	X	X	–	–	X	X	X	–	X	–	–	–	X
X	–	X	X	–	X	X	–	X	–	X	–	X	–	X	–	X	X	X	–	–	X	–	X	–	–	X	X	–	–
X	X	X	–	X	X	–	X	X	–	–	X	X	–	X	–	X	X	–	–	X	X	–	X	–	X	X	X	X	–
–	–	X	X	–	X	X	X	–	X	X	X	X	–	–	X	–	X	–	X	–	X	–	X	X	X	X	X	–	–

この配列が全くランダムであると知っていても，何らかのパターンが見えてくる。実際にはあり得ないが，X は偶然だけから期待されるより集まっているように見える。人の脳はパターンを見いだすように進化し，非常に優れた認識能力を発揮する。全く，その通りである！　統計学的厳密さが必要とされるのは，ランダムデータにおける外見上のパターンに惑わされるのを避けるためである。

この生来のハンディキャップを認識しておくことは重要である。人の脳は，ランダムデータの中にパターンを見いだしがちなため，正しい結論を得るには統計学的手法が必要である。逆に言えば，これは不正な乱数生成や，治療に対する対象の不正なランダム割りつけを不可能にする。不正なランダム化が同じ値を十分に長く生成することはない。乱数が必要であれば，それらを作り出してはならない。コイン投げやサイコロ振り，コンピュータ・プログラムを利用すべきである。

■ 偶然はよく起こるということを理解していない

2008 年 11 月，コンサベーション・インターナショナル[*1] の夕食会に出席した。俳優の Harrison Ford も参加していたが，偶然に彼がピアスを付けているのに気づいた。翌日，テレビ番組の Private Practice[*2] を見ていたら，登場人物の 1 人が Harrison Ford が身につけていたのと同じピアスを付けているところを別の登場人物に指摘されていた。翌々日，ノーベル賞を受賞した科学者，Baruch Blumberg[*3] が Harrison Ford の演じた Indiana Jones[*4] に似ているという記事（何と，セレンディピティ[*5] に関する書物から）を偶然に読んだ (Meyers, 2007)。

これらの偶然が生じうる機会はどの程度だろうか？　わずかである。しかし，さほどの意味はない。特定の偶然が生じる可能性は極めて低い。しかし，特定しない事象の驚くべき重なりが生じる可能性は十分に存在する。驚くべき一致が常に後から気づかれ，決して前もって予測されないのは，このためである。

■ 確率に関して誤った直観を持っている

ゼリービーンズを入れた 2 つの容器から選ぶことを考えよう。小さい容器には，白いゼリービーンズ 9 個と赤いゼリービーンズ 1 個が入っている。大きい容器には，白いゼリービーンズ 93 個と赤いゼリービーンズ 7 個が入っている。2 つの容器ともよく混ぜられ，中を見ることはできない。ゼリービーンズ 1 個を取り出して，それ

[*1] 訳注：米国に本拠地を置く自然環境保護 NPO (http://www.conservation.org)。
[*2] 訳注：米国 ABC 放送によるテレビドラマシリーズ。
[*3] 訳注：オーストラリア抗原（HBs 抗原）を発見，1976 年ノーベル生理学・医学賞受賞。
[*4] 訳注：米国ルーカス・フィルムによる冒険映画シリーズ「インディ・ジョーンズ」の主人公。
[*5] 訳注：偶然によい物を見いだす能力。

が赤ければ賞品がもらえる．小さい容器から取り出すべきだろうか，それとも大きい容器にすべきだろうか？

小さい容器を選ぶ場合，赤を取り出す確率は10％である．大きい容器では，わずか7％である．したがって，小さい容器を選んだほうが，明らかに賞品を得る確率が高い．しかし，およそ2/3の人は大きい容器を選ぶ（Denes-Raj & Epstein, 1994）．これらの人々の多くは計算を行い，小さい容器のほうが確率が高いと知っているが，より多くの赤いゼリービーンズが入っていて，より多く勝てそうな大きい容器を選びたがる．しかし，もちろん，より多くの白いゼリービーンズが入っているため負ける確率は高い．人の脳は，確率をうまく扱うようには進化しておらず，多くの人々は不合理な選択を行ってしまう．

別の例を挙げよう．多くの人々は，10,000人あたりのがん死亡数1,286人と述べるほうが，100人あたりのがん死亡数24.14人と述べるより，後者が2倍のリスクを示すにもかかわらずリスクが高いと感じてしまう（Yamagishi, 1997）．

■ 不確かな状況を考えたがらない

2つの容器から選ばなければならない状況を考えてみよう．最初の容器には赤いゼリービーンズ50個と黒いゼリービーンズ50個が入っており，互いによく混ぜてある．次の容器にもゼリービーンズ100個が入っている．この容器には赤と黒の両者が入っているが，それぞれの個数は知られていない．ゼリービーンズはランダムに取り出すことができるが，取り出すまでゼリービーンズを見ることはできない．赤いゼリービーンズであれば賞品をもらえるが，容器の選択は自由とする．どちらの容器を選ぶべきだろうか？

ここでルールが変わり，黒いゼリービーンズを取り出すと賞品がもらえる．どちらの容器を選ぶべきだろうか？

どちらの場合も，ほとんどすべて最初の容器が選ばれる（Ellsberg, 1961）．2番目の容器には赤が多いか，黒が多いか知られていないため，いずれを取り出す可能性も等しい．しかし，圧倒的に最初の容器が選ばれる．

最初の容器を選ぶなら，赤と黒のゼリービーンズを50：50で含む中からランダムに取り出す確率について考える必要がある．2番目の容器を選ぶことは，不確実さ（赤が多いのか，黒が多いのか，または等しいのか不明である）と確率が組み合わさっているため，より複雑である．2番目の容器について考えることは不安を増加させる．脳血流のマッピングに用いられる機能的MRIでは，リスク（確率）と不確実さを処理する脳部位が異なることが示されている．不確かな状況について考える場合（上述の2番目の容器に相当），扁桃体の恐怖中枢における活動性が増し，尾状核の報酬中枢における活動性が低下する（Hsuら，2005）．人の脳は，不確かな状況について考えることを好まず，このことは2つの状況を論理的に比較することを妨げる．

■ 確率を組み合わせるのは困難である

ゲームショー*6の司会者にちなんで名づけられた Monty Hall 問題と呼ばれる古典的な難問がある。ゲームショーの参加者に3つのドアが示される。1つのドアには素晴らしい新車が，また，残りのドアには価値のない賞品が隠されている。1つのドアを選んで，その後ろにあるものを得なければならない。参加者は1つのドアを選ぶ。この時点で，司会者は残りのドアの一方を開け，その後ろには車のないことを明らかにする。そこで司会者は，参加者に決心を変えて別のドア（まだ開けられていない）を選ぶ機会を与える。

方針を変えるべきだろうか？

読み続ける前に問題をよく考え，変更すべきか否か決めておこう。種も仕掛けもない。1つのドアには確かに車が存在し，すべてのドアは外見的に同一であり，司会者（どのドアに新車が隠されているか知っている）は全くのポーカーフェイスで何の手がかりも与えてくれない。司会者が開けたドアには決して車が隠されていない。不正行為はない。続ける前によく考えよう。

最初の選択では3つのドアが存在し，それぞれの後ろに車が隠されている可能性は等しい。したがって，正しいドアを選ぶ確率は 1/3 である。2つの場合，すなわち，最初に正しいドアを選んだ場合と誤ったドアを選んだ場合について別々に考えてみよう。

最初に正しいドアを選んだ場合，残りのドアには車が存在せず，司会者はこれらのいずれかを開けることになる。決心を変えるなら，他の誤ったドアに変更することになる。

最初に誤ったドアを選んだ場合はどうなるだろう？ この場合，残りのドアの一方には車が存在し，他方には存在しない。司会者はどのドアに車が隠されているか知っており，違うドアを開ける。これは，残りの閉まったドアが正しいドアに違いないことを意味する。最初に2つの誤ったドアの一方を選んだなら，変更するほうが正しいドアを選ぶことになる。

復習してみよう。最初に正しいドア（1/3 の確率）を選んだ場合，変更は誤った結果を導く。2つの誤ったドア（2/3 の確率）の一方を最初に選んだ場合，変更は必ずや正しい結果を導く。司会者が誤ったドアの一方を開けているため，誤ったドア同士で変更することはない。

最良の選択は変更することである！ もちろん，ドアを変更することが正しいと確信があるわけではない。1/3 の確率で車を失うが，2/3 の確率で新車を手に入れることができる。何回もこのゲームを繰り返すなら，常にドアを変更することで，常にドアを変更しないよりも勝つ確率は2倍になる。1回しかゲームに参加できない場合で

---

*6 訳注：米国 CBS 放送によるゲームショー番組 "Let's Make a Deal"。

も，ドアを変更することで勝つ確率は変更しない場合より2倍になる。

ほとんどすべての人（数学者や統計学者を含む）は直観的に誤った結論に至り，変更が役立たないと考える（vos Savant, 1997）。2つ（またはそれ以上）の平行した事柄を同時に考えることは非常に困難である。

■ Bayes 計算を直観的に行うことはない

次の例について考えてみよう。血液サンプルでヒト免疫不全ウイルス（HIV）のスクリーニングを行う。選択された供血者における HIV の有病率は極めて低い（0.1％）。抗体検査は非常に正確であるが，必ずしも完璧ではない。感染した血液サンプルの99％を正しく検出するが，非感染サンプルの1％を誤って HIV と判定する。この検査により，血液サンプルが HIV 陽性であると判定される場合，実際に供血者が HIV である可能性，および検査結果が誤っている（偽陽性 false positive）可能性はどの程度だろうか？

読み続ける前に解答を考えてみよう。

被験者を100,000人と仮定しよう。このうち，100人（0.1％）は HIV 感染者であり，検査により99人（99％）は陽性と判定される。残りの99,900人は HIV に感染していないが，その1％は検査により誤って陽性と判定される。したがって，999人の偽陽性結果が得られる。合算すれば，99＋999＝1,098の陽性結果が得られ，このうち，真陽性 true positive はわずか99÷1,098＝9％である。陽性結果の残り91％は偽陽性である。したがって，検査が陽性である場合，そのサンプルに HIV が存在する確率はわずか9％に過ぎない。

大部分の医師を含む多くの人々は，陽性結果がほとんど常に HIV であることを示すと直観的に考える。われわれの脳は，すでに存在する知識（HIV の有病率）と新たな知識（陽性結果）を組み合わせるようにはできていない。

同じ検査を異なる状況に利用する場合，結果が異なる可能性がある。HIV 有病率が10％と想定される薬物乱用者に同じ検査を利用すると考えよう。再び，被験者を100,000人と仮定する。このうち，10,000人（10％）が HIV 感染者であり，検査によって9,900人（99％）が陽性と判定される。残りの90,000人は HIV に感染していないが，その1％は検査により誤って陽性と判定される。したがって，900人の偽陽性結果が得られる。合算すれば，9,900＋900＝10,800の陽性結果が得られ，真陽性は9,900÷10,800＝92％である。陽性結果の残り8％は偽陽性である。したがって，検査が陽性である場合，そのサンプルに HIV が存在する確率は92％である。

検査結果の解釈はその疾患の有病率に大きく依存する。正しい結論を得るには，ベースラインの頻度と新たなデータを組み合わせなければならない。この例は，Bayes 論理（第18章で詳述）と呼ばれるものの一端を示す。

■ 多重比較に惑わされる

Austin ら（2006）は，カナダ，オンタリオ州の住民1,000万人の厚生統計データベースについて"データマイニング[*7]"を行った。彼らは，223の異なる入院理由を調べ，個々の理由がそれぞれの人の星座に多いかどうかを検証した。72の疾患（入院理由）は，他の星座すべてを合わせたよりも，ある1つの星座に多く生じ，統計学的に有意であった。これは，72疾患のそれぞれで，このような結果が偶然だけによって生じる率は5%に満たないことを意味する（"統計学的有意性"の意味については第16章参照）。

驚くべきことではなかろうか？ 占星術と健康に何らかの関係が実際に存在するかのようである。しかし，この研究は星座と疾患の関連を調べるために行われたのではなく，むしろ，多数の比較に伴う統計結果が解釈困難であることへの警告として実施された。

他の要因を考慮せずに，1つの疾患と1つの星座の強い関連に注目することは誤った結果を導く。Austinら（2006）は，223の異なる入院理由について，それぞれがどの12星座により多く現れるかを調べた。したがって，223×12＝2,676の異なる比較を行った。実際，星座と疾患の間に何の関連もないとすれば（関連があると考える理由はない），これらの比較の5%は0.05未満のP値（第15章で定義）を単なる偶然だけから示すことが予想される。2,676の5%は134であることから，134の有意な関連を偶然だけによって見いだすことが予想される。したがって，72の有意な関連を見いだしたことは，決して驚くべきことではない。期待するより有意な結果が少なかったのは単なる偶然である。

比較の1つは実際驚くべきものだった。牡牛座生まれには大腸憩室炎による入院が27%も多かったのである。これだけ大きい罹患率の差を偶然だけから見いだす確率は0.0006である。これは，憩室炎と牡牛座生まれに実際何の関連もないとすれば，入院率においてこれだけ大きな差を偶然だけから見いだす確率が0.06%であることを意味する。

これは印象的に思われる。本当だろうか？

偶然だけによれば，1,667比較に1つの割合で0.0006より小さいP値を見いだすことが予想される（1/0.0006）。この研究者たちは，異なる疾患と異なる星座に対しておよそ3,000の比較を行ったため，0.0006より小さいP値に驚くことはない。このように小さいP値は純粋に偶然に基づくものである。

われわれの脳は，パターンを探り当てるように進化し，この点で優れている。したがって，特定の疾患が特定の星座のもとに生まれた人に多いことに注目してしまう。多重比較を修正することが当然とは思えないが，偶然の関連に惑わされないことを望

[*7] 訳注：大量に蓄積されたデータから隠された関連性や傾向，性質などを見いだすコンピュータ手法。

むなら，必要なことである。

第 22 および 23 章では，多重比較について詳細に検討する。

■ 異なる説明を無視しがちである

次の例（Bausell, 2007 より改変）について考えてみよう。変形性関節症に対する鍼治療の研究を行う。関節炎による重度の疼痛を伴う患者が鍼治療を受ける。彼らは治療の前後で関節痛の評価を求められる。大部分の患者で疼痛は軽減するが，統計学的計算から，このように一貫性のある結果が偶然に生じることは明らかに極めてまれである。したがって，鍼治療は有効であるに違いない。これは正しいだろうか？

必ずしも正しくはない。記録された疼痛の軽減は鍼治療によるものではないかもしれない。5 つの説明が考えられる。

- プラセボが疼痛を著しく緩和させる。治療者や治療に対する患者の信頼は，疼痛を著しく緩和させるかもしれない。疼痛緩和はプラセボ効果であるかもしれず，鍼治療とは何の関係もない。
- 患者が礼儀正しくありたいと願い，研究者が望むような答え（疼痛が軽減した）を出してしまうかもしれない。したがって，報告された疼痛の軽減は，治療後の疼痛を患者が必ずしも正しく報告しないためかもしれない。
- 鍼治療の前，中，後を通じて，治療者は患者と会話を交わす。おそらく，治療者はアスピリン投与量を変えたり，運動量を変えたり，栄養サプリメントを勧める。報告された疼痛の緩和は，鍼治療ではなく，これらに起因するかもしれない。
- 鍼治療に伴う疼痛悪化を 3 人の患者が経験するが，残りは改善するとしたらどうなるだろう？ 研究者は，これら 3 人の患者記録を注意深く検討し，1 人を関節炎の種類が他の患者とは異なるとして，また残りの 2 人は受診当日にエレベータが動かず階段を上らなければならなかったとして研究から除外することを決める。この種のデータ操作は，善意に基づくかもしれないが不正であり，研究で観察された疼痛緩和をすべて説明してしまうかもしれない。
- 変形性関節症による疼痛は日ごとに著しく変化する。患者は疼痛が最悪の場合に治療を求めたがる。疼痛が最悪の日に記録を始めた場合，治療を受けなくとも，改善する可能性が極めて高い。次項では，この"平均への回帰"について検討する。

■ 平均への回帰に惑わされる

図 1.1 に血圧のシミュレーション結果を示す。すべての値は等しくランダムに選ばれている。グラフは 2 列（治療前と治療後）に分かれているが，"前"，"後"の列に関わりなくランダムに選ばれている。図 1.1A は 24 ペアの値を示す。"前"および"後"群の値はほぼ同一である。値が上がる場合があれば下がる場合もある。これらが実際の

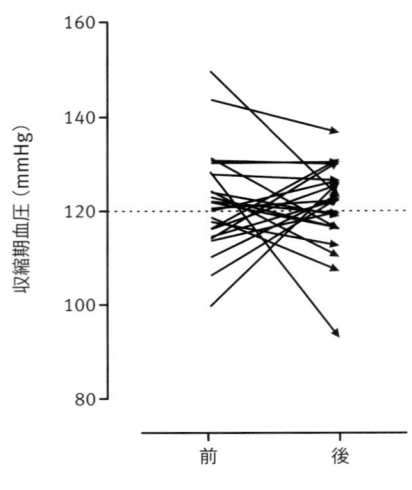

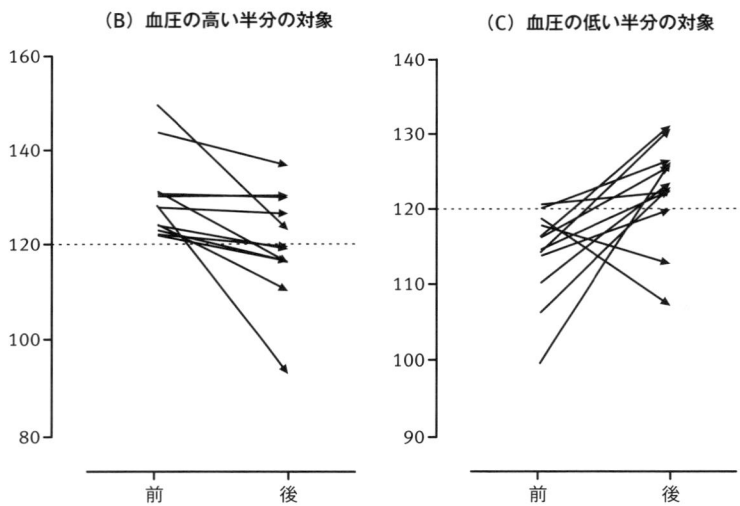

図 1.1　平均への回帰

(A) のデータすべては，"前"および"後"の列やペアに関係なく，Gauss 分布〔平均値＝120，標準偏差（SD）＝15〕からランダムに抽出されている．(A) は 48 個のランダム値を含み，24 個の前後ペア（重なり合いのためにすべてを指摘することはできない）に任意に分けられている．(B) には前値が高かった 12 ペアだけが含まれている．1 つを除くすべてで，後値は前値より低下している．(C) は前値が低かったペアを示す．12 ペアのうち 10 ペアでは，後値が前値より"高い"．(B) と (C) のグラフだけ見れば，前後の間の治療が何であれ，血圧に大きい影響をもたらすと結論づけられるだろう．実際には，これらのグラフは単にランダム値を示すだけで，前後の変化はない．この外見上の変化は平均への回帰と呼ばれる．

データであれば，治療がアウトカム（血圧）に何らかの影響を与える証拠はないと結論づけられるだろう。

そこで，異なる研究デザインについて考えてみよう。治療前の測定をすでに行い，高血圧に対する治療について検証したい。血圧の高くない対象を治療する意味はなく，したがって，血圧の高い対象を研究に選ぶ。図1.1Bは高い前値を示す12人だけのデータを示す。1つを除くすべてのケースで後値が低下している。統計学的検定（対応のあるt検定；第31章参照）を行えば，その結果は非常に確実と思われる。図1.1Cは，前値が低い値を示した他の12ペアを示す。2つのペアを除くすべてで値が上昇している。これらの値だけでも，治療が測定値（血圧）を上昇させる確定的な証拠であると思われる。

しかし，これらはランダムデータである！　前値も後値も同一の分布に由来する。何が起きたのだろう？

血圧の変動（そして，ほとんどすべての他の変数）には2つの構成要素がある。変動のいくつかは生物学的である。しかし，この例は，前値と後値に系統的（生物学的）な差異が生じないように構成されている。変動の残りはランダムである。この例におけるすべての変動はランダムである。図1.1Bでは，偶然に高い血圧を示した対象を選択した。血圧を再び評価する場合，ランダム因子が再び高血圧を示すと期待する理由はない。したがって，平均的に，治療後の測定値は低下する。これは治療効果のためでなく，純粋に偶然の産物である。治療前に偶然に低い値を示した対象だけを選ぶ場合，治療は実質的な血圧上昇をもたらすと思われる。

いくつかの測定値が特に高い対象を選択する場合，後の測定値は低下する可能性が高い。この効果は**平均への回帰** regression to the mean と呼ばれる。ある年に株で儲けた非常に幸運な人は，翌年の儲けが少ない可能性が高い。ある試験で非常に高い得点を得た人は，再試験で得点が低下する可能性が高い。あるシーズンに非常に好調であった運動選手は，次のシーズンで不調となる可能性が高い。運動能力には確かに高度な技術が必要となるが，ランダム要因も大きい役割を果たし，平均への回帰の原因となる。これは，Sports Illustrated 誌[*8]の表紙ジンクス，すなわち，表紙を飾ると不運に見舞われるという迷信の大部分をおそらく説明する（Wolff, 2002）。

■ "過信しがちである"の項に示した質問の解答

- Martin Luther King Jr. の死亡年齢：39歳
- ナイル川の長さ：4,187マイルまたは6,738キロメートル
- OPECの加盟国数：13か国
- 旧約聖書に含まれる書の数：39

[*8] 訳注：米国の有名スポーツ雑誌。

- 月の直径：2,160 マイルまたは 3,476 キロメートル
- ボーイング 747 機の非積載重量：390,000 ポンドまたは 176,901 キログラム
- Mozart の生誕年：1756 年
- アジアゾウの妊娠期間：645 日
- ロンドン—東京間の距離：5,989 マイルまたは 9,638 キロメートル
- 海洋の最深点：6.9 マイルまたは 11.0 キロメートル

CHAPTER 2 統計学を学ぶのが困難な理由

> 統計学的思考は，いつの日か，有能な市民にとって読み書きの能力と同程度に必要となるだろう。
>
> H. G. Wells

恐怖，混乱，そして退屈。これは統計学を学ぼうとする場合に多くの人が示す反応である。この非常に短い章では，統計学を学ぶのが困難な理由を説明する。

■ 理由1：数学への恐怖

統計学は数学の一分野であり，したがって，多くの数式を学ばずに統計学を十分に理解することはできない。統計学のいくつかの領域では，最初に微積分学や行列計算を修めておかないと，十分理解は不可能である。

しかし，あきらめないでほしい。統計学的検定法の利用や結果の解釈は，それらの原理を十分に理解しなくとも学ぶことができる。数学に深く立ち入らなくとも統計学の多くを学ぶことは可能であり，これは本書が利用するアプローチである。

利用するすべてのツールを十分に理解することは科学者にとって不可能なため，このような状況は科学では一般的である。pHメータ（酸度を測定する）やシンチレーションカウンタ（放射能を測定する）の結果を解釈することは，その作動原理を正確に知らなくとも可能である。核物理学や放射性崩壊を実際に理解していなくとも，放射性物質で標識された化合物を実験に利用することは可能である。合成方法を知らなくとも，化学試薬を利用することは可能である。

本書には数式をほとんど載せていない。数か所では，考え方を理解する手段として数式を示してある（しかし，定理を証明してはいない）。また，いくつかの"方法"を示した項では，簡単な用手計算を行う方法を説明する手段として数式を利用している。大部分の統計学書と比較すれば，本書は数学をほとんど利用していない。

■ 理由 2：用語の混乱

Lewis Carroll による『鏡の国のアリス[*1]』で，Humpty Dumpty[*2] は「私が言葉を話すとき，その意味は正しく言った通りの意味を持つ——それ以上でもそれ以下でもない」と話す。Lewis Carroll は数学者であり，このセリフを書いた時，彼は統計学に思いを巡らしていたのではないかと推測される。

すべての領域では特殊な用語を利用し，課題習得の一部はその独自の用語を学ぶことにある。統計学を学習し難くさせる理由の1つは，通常の言葉に独特の意味を持たせている点にある。したがって，統計学的結果を読み，その意味を全く誤解してしまうことが十分にありうる。

どの用語や語句が，通常とは明らかに異なる統計学上の技術的な意味を有するか学ぶ必要がある。本書を読む際には，すでに知っているように聞こえる統計学用語に十分な注意を払うべきである。そのような用語の一部を次に示す。

- 有意 significant
- 誤差 error
- 仮説 hypothesis
- モデル model
- 検出力 power
- 分散 variance
- 残差 residual
- 正規性 normal
- 独立 independent
- サンプル sample
- 母集団 population
- 適合 fit
- 信頼 confidence
- 分布 distribution
- 調整 control

リストの最初の用語がもっとも大きい混乱を招く。"統計学的に有意"という語句は特に魅力的であり，しばしば誤解を生む。第16章では，この用語の意味するところと意味しないところについて説明する。

本書では，可能な限り，統計学用語の代わりに平易な言葉を用いている。統計学用語の解説は，随所に散りばめられている"専門用語"の項で行うことにする。

[*1] 訳注：原題 "Through the Looking Glass"
[*2] 訳注：外見が卵のキャラクター。マザーグースの登場人物であるが『鏡の国のアリス』にも登場する。

■ 理由 3：抽象思考

統計学の目的は非常に具体的であり，データを解析し，結論を導くことにある。しかし，統計学の論理は極めて抽象的であり，理解しにくくさえある。母集団や確率分布 probability distribution，帰無仮説 null hypothesis などの概念を習得しなければ，統計学的論法を理解することはできない。実際には収集しなかった他のデータの分布を予想することなく，一連のデータ解析を理解することはできない。

統計学的思考に初めて接する場合，極めて奇異に感じるかもしれない。しかし実際には，統計学の論理は極めて筋が通っている。この点を確信させることが本書の目的の1つである。

■ 理由 4：確実さではなく，確率

多くの人は確固たる結論を導くために統計計算を求める。しかし，統計学ができることは確率を報告することだけである。特定の結論を探し続けるなら，統計学の学習は非常に困難である。Tシャツのロゴとして有名であるが，Myles Hollander[*3] によって書かれた次の文章をよく覚えておこう (Welch, 1988)。"統計学は決して確実なことを意味しない！"

[*3] 訳注：米国の統計学者 (1941-)。

CHAPTER 3 サンプルから母集団へ

> 科学には何かしら魅力的なところがある。事実によるわずかな投資から，推測による大きな利益が得られる。
> Mark Twain『ミシシッピの生活[*1]』(1883)

データ解析の目的は単純であり，限られた量のデータから可能な限り強固な結論を導くことにある。統計学は特定の一連のデータ（サンプル）から，より一般的な結論（母集団）を推測することに役立つ。

■ 統計計算はサンプルから母集団に一般化する

統計学者は**サンプル** sample から**母集団** population を推定すると言う。サンプルと母集団を区別することは，統計学の大部分を理解する上で重要である。

　サンプルと母集団という統計学用語は，通常と異なる特別な意味を持つ。統計学を学ぶ際には，どの用語に特別な意味があるか知る必要がある。

　これらの用語が用いられる4つの状況を示す。

- 品質保証：サンプルと母集団という用語は，品質保証の状況において，もっとも適切な意味を持つ。工場では多くの製品（母集団）が作られるが，その試験には，わずかな製品（サンプル）がランダムに選ばれる。サンプルから得られた結果は母集団全体を推測するために利用される。
- 世論調査：投票者のランダムなサンプルが集められ，その結果は，投票者全体の母集団に関する結論を導くために利用される。
- 臨床研究：対象患者のサンプルが，大きい母集団のランダムサンプルであることはまれである。しかしそれでも，研究対象の患者は他の類似した患者を代表し，サンプルから母集団への推定は有用である。ただし，母集団の正確な定義に関しては，しばしば議論の余地がある。母集団は，特定の医療施設を受診するすべての患者だ

[*1] 訳注：原題 "Life on the Mississippi"

ろうか，大都市の大学病院を受診するすべての患者だろうか，国家全体の患者だろうか，それとも世界全体の患者だろうか？ 母集団の定義はいくぶん明確でないが，それでも，より大きい集団における結論を得るためにサンプルデータを利用したいと願うのは当然のことである。
- 研究実験：サンプルと母集団という用語を研究実験に拡張することは，やや厄介である。集めたデータはサンプルである。実験を繰り返せば，異なるサンプルが得られる。実験を無限に繰り返すと仮定しても，母集団は抽象的にしか定義できない。研究者は，サンプルデータから，理想的な真の潜在的状況を推定したいと望むのである。

品質保証や世論調査，市場調査では，通常，母集団はサンプルより極めて大きいが，有限かつ既知（少なくとも近似的には）である。生物医学研究では通常，母集団は無限であるか，サンプルと比較して少なくとも非常に大きいことを前提とする（通常，未知である）。本書におけるすべての統計手法は，この後者の仮定に基づいている。母集団が有限の大きさであり，なおかつ，かなりの割合（10%以上など）でサンプルを得る場合，本書には示されていない特別な手法を利用しなければならない。

■ 統計計算の限界

理論的には，単純な実験に対して統計解析をどのように適用すべきか，次に示す。
1. 興味の対象となる母集団を定義する。
2. 研究対象のサンプルをランダムに選ぶ。
3. ランダムに対象の半分を選んである治療を加え，残りの半分に別の治療を加える。
4. それぞれの対象で単一の変数を測定する。
5. サンプルで測定したデータから，母集団における変量の類似した分布や治療効果に関して推定するために統計手法を利用する。

実データに統計解析を適用する場合，統計学的推論の妥当性を制限するいくつかの問題にしばしば直面する。例えば，新薬がHIV感染患者の治療に有効か否かを調べるには，どのように研究をデザインするか考えてみよう。

実際に対象となる母集団は，世界中における現在および将来のHIV感染者すべてである。この母集団を捉えることは不可能なため，より限定された母集団，例えば，大学病院を受診するサンフランシスコ在住の20～40歳のHIV患者に対する調査を選ぶ。重症度の高い患者や他の実験薬を使用している患者，ワクチン実験を受けている患者，実験プロトコールに協力できない患者は母集団から除外するかもしれない。対象とする母集団が狭く定義されているが，その結果をHIV感染患者のより大きい母集団に当てはめたいと思う。

この薬物が寿命を延ばすか否かが知りたい。生存データを蓄積するには，多くの年数を必要とする。そのため，代わりに（または最初の段階として），ヘルパーTリン

パ球（CD4$^+$T細胞）数の測定を選ぶ。HIV感染患者ではCD4$^+$T細胞数が少ないため，薬物投与を受けている患者ではより多くのCD4$^+$T細胞数を示すか否か問うことができる。時間とコストを節約するため，重要な変数（生存時間）から間接的な代理変数proxy variable（CD4$^+$T細胞数）に変更する。

統計計算は，測定が正しく行われるとする前提に基づく。HIVの例では，CD4$^+$T細胞の同定に抗体を利用すると，必ずしもこれらの細胞に選択的でないため，統計計算は役立たなくなる。

統計計算は，1つの実験または一連の類似した実験における1変数の解析にもっともよく利用される。しかし，通常，科学者は異なる種類の実験から得られる証拠を統合することで一般的な結論を導く。抗HIV薬の有効性を評価するには，いくつかの効果指標に注目したいと願うかもしれない。すなわち，CD4$^+$T細胞数低下の遅延，寿命の延長，生活の質向上，医療コストの低下などである。薬物の副作用を評価することも欠かせない。

要約すると，統計計算は次の一般的な問題を克服する上で限られた有用性しか示さない。

- 実際に関心のある母集団が，データを抽出した母集団より多様性に富んでいる。
- 研究対象が，より大きい母集団からランダムにサンプリングされていない。
- 測定変数が実際に関心のある別の変数の代理である。
- 測定や記録が正しく行われず，分析により必ずしも正しいものが正確に測定されない。
- 科学的（または臨床的）結論を，単一でなく複数のアウトカムから導く必要がある。

これらの問題に対処するには，科学的および臨床的判断や常識，時には盲信を利用しなければならない。統計計算はデータ解析において重要であるが，データ解釈にも多くの判断が必要となる。このことは，研究を困難にさせる。本書は統計学書であり，したがって，データの統計解析に焦点を当てている。統計計算を理解することは，科学研究の評価においてさほど重要ではない。

■ 統計学的結論は常に不確かである

統計学の本来の趣旨は，限られた量のデータから一般的な結論を導くことにある。統計計算で可能なことは，確率を定量的に示すことだけである。したがって，すべての結論は，"おそらく"や"たぶん"，"ほとんど確実"などの語句を含んでいなければならない。100％確定的と思われる統計学的結論には注意すべきである。解析やその理解がおそらく誤っている。結果が統計学的に有意であるという結論は，この語句がしばしば誤解されているため，特に注意すべきである。

■ 専門用語：モデルとパラメータ

母集団からサンプリングを行うという概念は，限られたデータから一般化するという趣旨を理解しやすくするが，必ずしも統計学や科学を完全に説明するものではない。統計学について考える別の手段は，モデルとパラメータを考慮することである。

モデル model は，単純化した世界を数学的に記述したものである。モデルは，一般表現と，特定の値を持つ**パラメータ** parameter の両者から構成される。例えば，鐘型の Gauss 分布に従う温度値を表現するモデルを考える。この分布のパラメータはその平均値と標準偏差である。別の例を考える。薬物の服用後，その血中濃度は一貫した半減期を伴う指数関数的減衰を示す。このパラメータは半減期である（または，半減期から計算される速度定数）。

統計学の目的の1つは，モデルをデータに適合させ，もっとも可能性の高いパラメータ値を決定することである。別の目的は，モデルを比較して，どちらがデータをよく説明するか見いだすことである。第34および35章で，この考え方を詳細に説明する。

■ 専門用語：確率と統計

確率 probability と**統計** statistics という用語は，講義や書名ではしばしば関連づけて示されるが，両者は明らかに異なる。

確率は，一般例（母集団またはモデル）に始まり，多くのサンプルでどの程度生じるかを予測する。これらの数式が複雑なため，確率理論は誤って適用されやすい。しかし，その論理は明確である。この論理は，一般から特定，母集団からサンプル，モデルからデータへと導かれる。

統計学は逆方向に向かう（表 3.1）。1組みのデータ（サンプル）に始まり，母集団全

表 3.1　確率と統計学の論理
確率理論は一般から特定，母集団からサンプル，モデルからデータへと導かれる。
統計理論は逆方向に向かう。

確率		
一般	→	特定
母集団	→	サンプル
モデル	→	データ
統計学		
一般	←	特定
母集団	←	サンプル
モデル	←	データ

体やモデルに対する推論が導かれる。この論理は，サンプルから母集団の推定やデータからモデルの推定に進む。

■ *n*-of-1 試験

統計学的結論のかけ離れた一般化に注意しよう。

　Roberts (2004) は，睡眠や気分，健康，体重に関する考えを検証するため，10の自己実験を報告した。この研究における対象は彼自身だけであり，いくつかの興味深い結論を導いた。1つの例を示そう。Robertsが朝テレビに映った顔ぶれを眺めた時，その晩（10時間以上後）は気分が沈んだが，翌日（24時間以上後）には向上した。同じ論文の別の例では，Robertsは食間に無味のフルクトースを摂取している間は体重が減少し，1年以上も低体重を維持した。これらは興味深い考えであるが，自身に関して集めたデータの解析を他には適用できない。

　慢性疾患の治療法は，***n*-of-1 試験** *n*-of-1 trial と呼ばれる単一の対象における二重盲検試験 double-blind trial を行うことで改良されてきた。ある治療が1週間（または1か月）行われ，次に別の治療が行われる。患者は，どの治療をどの時点で受けているか知らされていない。数週間のデータを解析することは最適な治療法の選択に役立つ（Guyatt ら，1990；Nikles ら，2005）。すべてのデータ（サンプル）が一個人（さまざまな時点の）に由来するため，結論はこの一個人に対してのみ成り立つ。一個人から集められた限りあるデータから，その個人におけるより一般的な状況に対して一般化が可能である。これは慢性疾患の管理を最適化するのに役立ち，より大きな研究へのアイデアを生み出す。しかし，この結論を，対象である一個人を超える推定や一般化に結びつけることは避けるべきである。

　大部分の統計学の解析は収集されたデータ点の数に基づき，通常，この数を表現するのに変数"n"を用いる。これらの単一対象試験は n-of-1 試験と呼ばれるが，統計学的解析で示される n の値は解析される値の数である。

PART 2

信頼区間

CHAPTER 4 比率の信頼区間

> 十分に定義された母集団から厳密にランダムなサンプルを得るとしても,信頼区間は単に情報の限界を示すに過ぎない。
> D. Mainland

統計学における1つの基礎的概念は,一般化のための信頼区間の利用にある。サンプルデータから何かを計算するとき,その信頼区間によってより一般的な結論を導くことが可能である。本章では,比率または比として要約される2つのアウトカムを結果として得る場合の信頼区間の利用について説明する。より大きい母集団からデータが抽出されると仮定する場合,信頼区間は,母比率がどの程度正確かを定量的に示す。

■ 例:未熟児死亡

未熟児を持つ親の相談によりよく応じるため,Allen ら (1993) は未熟児の生存に関する調査を行った。彼らは3年間に Johns Hopkins 病院で生まれた在胎週数22〜25週のすべての未熟児を後ろ向きに調査し,在胎週数ごとの未熟児死亡数を表にした。22週で生まれた乳児29人のうち,6か月生存した者はいなかった。25週で生まれた乳児39人では,31人が少なくとも6か月生存した。

彼らはこれらのデータを**信頼区間** confidence interval (**CI**) なしに発表した。しかし,CI の計算は,推定したいより大きな母集団をサンプルが代表する場合に限って意味を持つ。この例では,1つの病院における数年間のデータが,少なくとも米国の大都市における大学病院など,他の病院における他の時期から得られたデータを代表すると仮定することは合理的に思われる。この仮定を否定するならば,CI の計算や解釈をすべきではない。また,この結果が他の病院における後年のものと類似すると研究者が考えるのでなければ,そもそもデータを収集する価値はない。

読み続ける前に,この2つの例 (0/29 および 31/39) における信頼区間 (誤差範囲 margin of error) をどのように考えるか,書き留めておこう。

25週で生まれた乳児では，31/39に対する95% CIは64〜91%の範囲である（複雑な数式に基づくコンピュータ・プログラムにより計算される[*1]）。22週で生まれた乳児では，0/29に対する95% CIは0〜11.9%の範囲である。この範囲が生存する乳児の比率全体を含むことは95%確実である。

　用いるプログラムや選択するオプションによって異なる結果が得られるだろう。比率のCIを計算することは，やや技巧を要し，この区間を計算する最適な方法について統計学者の議論は分かれている（Brownら，2001）。

　これらのCIはサンプル変動を説明するだけである。これらの乳児生存に関する結果を，読者自身の病院で期待される観察結果に適用しようと試みる場合には，異なる病院における母集団の相違や未熟児ケアに用いられる方法の相違などに対する考慮が必要である。計算することが不可能な真のCIが，計算結果より常に広いことは確実である。

■例：世論調査

選挙の直前にランダムに選んだ投票者100人の調査を行い，33人がある特定候補に票を入れると述べた。この候補に票を入れるすべての投票者の比率はどの程度だろうか？

　扱うべき2つの問題がある。まず，サンプルが投票者母集団を実際に代表しているか否か，そして，投票者が調査者に真実を述べたか否かについて考えなければならない。統計計算は，これらの問題を扱うには全く役立たない！　サンプルが投票者母集団を完全に代表し，投票者は調査で述べたように投票すると仮定しよう。次に，サンプリングエラーについて考えなければならない。偶然だけによれば，100人のサンプルがある特定候補に票を投じる比率は，母集団全体の比率より小さいか大きいかのいずれかであることは確実である。

　1つのサンプルにおける支持投票者の比率しか得ることができないため，母集団の比率を確実に得る方法はない。せいぜい母比率を内に含む値の範囲を計算することしかできない。この値の範囲はどの程度の幅を示すべきだろう？　母集団全体では，ある特定候補に票を投じる投票者の比率がほどのような値でもとりうる。したがって，95% CIを得るには，この範囲が母集団の真の値を含まない5%の確率が存在することを受け入れなければならない。

　読み続ける前に，サンプルの比率が33/100である場合の95% CIを予想してみよう。

　この選挙の例における95% CIは0.24〜0.42の範囲である。もちろん，利用するプログラムによって，わずかに異なる結果が得られる。

　予想は正しかっただろうか？　多くの人はこの区間を実際より狭く考える。

[*1] 訳注：本章で後述するClopper法により計算される。

投票者サンプルについて観察したことには不確実さがないことに注意しよう。調査した投票者の33%がある特定候補に投票すると述べたことは完全に確実である。この値が確実なものでなければ，CIの計算は，開票時の誤りや"投票"が意味する不確かさを克服することができない。母集団全体における支持投票者の比率は不明である。しかし，調査した母集団の24〜42%が調査当日にこの候補の支持を表明したことは95%確実である。"95%確実"の意味を次項で詳細に説明しよう。

■ 前提：比率の信頼区間

信頼区間の趣旨は，ある特定のデータから一般的な結論を導くことにある。もちろん，このような一般化は，その前提が真である場合に限って意味を持つ。統計学の学習では，統計学的推論の基となる前提を学ぶことが大部分である。

前提：ランダム（または代表）サンプル

すべての統計学的結論は，解析するサンプルデータが一般化したい母集団データから抽出されることを前提としている。例えば，未熟児の例において，同年齢の他の未熟児より重症（または，軽症）の患児がサンプルに含まれる場合，この前提は成り立たない。

選挙の例では，サンプルが投票者母集団からランダムに抽出されていなければ，前提は成り立たない。実際，1936年，RooseveltとLandonの間で争われた米国大統領選挙で，この誤りが生じた。投票者を見いだすために，調査機関は電話帳と自動車登録リストを主に利用した。しかし，1936年当時，共和党員は民主党員より電話や自動車の所持率がかなり高く，結局，調査では非常に多くの共和党員を抽出してしまった。投票予測では大差をつけてLandonが勝つであろうとされていたが，実際は全く異なる結果となった。

信頼できる調査機関はこのような過ちを繰り返すことなく，サンプルが確実に母集団全体を代表するようなサンプリングを行うよう努めている。しかし，多くのいわゆる世論調査は，テレビ視聴者に電話で意見を述べるように呼びかけて行われる。米国では，通常，1-900番号[*2]が利用され，通話者は調査対象となる特権を有償で得ることになる！ 明らかに，このような"世論調査"で公表される自己選択的なサンプルは，決して母集団を代表することなく，データには何の意味もない。例えば，1994年6月，フットボール・スターであるO. J. Simpson[*3]は前妻を殺害した疑いで逮捕され，この逮捕にまつわる事件は大量のテレビ放映を生んだ。あるニュース番組では，

[*2] 訳注：有料通話。ちなみに，無料通話は1-800。
[*3] 訳注：米国フットボール選手・俳優。主にバッファロー・ビルズで活躍し，1985年 Hall of Fame に選出された。2010年現在，窃盗事件で服役中。

メディア報道が過多か否か，電話による世論調査を行った．報道が過多であると実際に考えた人は，おそらく番組視聴を避けたため，この結果は意味がなかった．

前提：独立した観察
95% CI は，すべての対象が同じ母集団から抽出され，それぞれが他と独立に選ばれている場合に限って妥当である．

　これは，未熟児の例では，それぞれの乳児生存がサンプル内の他の乳児生存と関連しないことを意味する．この前提はサンプル内の乳児のいく人かが双生児であれば成立しない．なぜなら，何らかの生存傾向が共通の遺伝因子や環境因子の結果として生じうるためである．この前提は，研究対象の複数の乳児に影響しうる院内感染や機器の機能不良が死亡原因の一部を占めている場合にも成立しない．

　選挙の例では，家族内の夫と妻の両者を対象としたり，複数回の調査を受ける投票者がいたり，対象の半分がある都市，残りが他の都市から抽出されるような場合，前提は成立しない．

前提：正確なデータ
95% CI は，それぞれのカテゴリーに含まれる対象の数が正しく記載される場合に限って妥当である．

　未熟児の例では，アウトカムは死亡であり，極めて明確である．しかし，この場合でさえ，データを歪める可能性が存在する．治療にあたる医師が 6 か月生存の追跡中であることを知っていた場合，5 か月児の生存を数日延ばすことで 6 か月生存とする大胆な手段を用いるかもしれない．これは，乳児を救うことにはならないが，6 か月生存率を改善させ，統計を歪めることになるだろう．

　選挙の例では，調査機関が意見のいくつかを不正確に記録した場合，この前提は成立しない．また，回答者を特定の方向に無理やり誘導したり，特定の回答を促すような不正確な質問も前提の妥当性を失わせる．

■ 95%信頼区間の実際の意味とは？

真の母集団の値は，計算で得た 95% CI に含まれるか，含まれないかのいずれかである．これを知る方法はない．多くのサンプルから 95% CI を求める場合，95% CI はサンプルのおよそ 95% に母集団の比率を含むが，残りのサンプルには母集団の値を含まない．これは，サンプルから求めた 95% CI が母集団の比率を含むのは 95% 確実であることを意味する．

　このことを示すには，データが抽出された母集団を正確に把握している状況下でシミュレーションを行わなければならない．ボール 100 個を入れた容器を想像し，そのうち 25 個は赤，75 個は黒であるとする．ボールをよく混ぜ，1 つをランダムに取

り出す．そのボールを元に戻し，再び混ぜて別のボールを取り出す．これを15回繰り返し，サンプルが赤である比率を記録し，その比率に対する95% CIを計算する．図4.1に，このような試行を20回行った結果を示す．それぞれの95% CIは，信頼下限から信頼上限までを垂直のバーとして示してある．それぞれのサンプルにおいて観察された比率の値は，それぞれのCIの中央付近に水平線として示されている．また，グラフ自体に描かれた水平線は母集団における真の値（ボールの25%が赤い）を示す．サンプルの半分ではサンプル比率が25%より小さく，残りの半分では大きい．1つのサンプルでは，母集団の値が95% CIの外にある．前提が正しいとすれば，試行を繰り返すうちで，20回に1回（5%）は95% CIの外に母集団の値が存在する．

　図4.1はCIの説明に役立つが，データを解析する場合にこのような作図を行うことはできない．データ解析にあたって，実際の母集団における値が知られていることはない．1つのサンプルからの結果が知られているだけである．計算した95% CIが

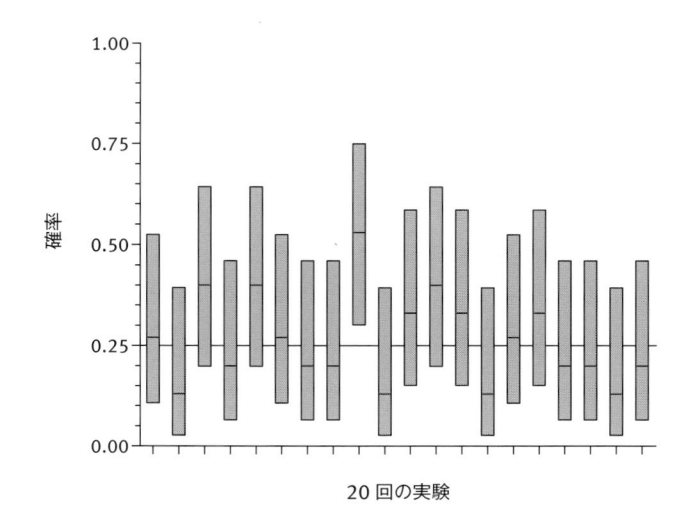

図4.1　多くのサンプルを集め，それぞれの95% CIを計算するとどうなるだろう？

それぞれのバーは1つのシミュレーション実験，すなわち，$n=15$とする場合に，赤いボールを25%含む容器（残りは黒）の中から赤いボールを取り出す比率を示している．成功率がバーの中央近くの線として示され，このバーは95%信頼限界の下限から上限までの範囲を示す．試行結果の1つを除くすべてにおいて，CIは母集団における真の赤いボールの比率（水平線として示す）を含む．しかし，左から9番目のサンプルでは，95% CIが真の母集団の値を含んでいない．サンプルの5%にはこのようなことが生じると期待される．図4.1はシミュレーション結果を示すため，われわれはCIが真の母集団の値を含まない場合にはそれとわかる．しかし，母集団の値が知られていないデータを解析する場合，CIが真の母集団の値を含むか否かを知る方法はない．

母集団の値を含むか否かを知ることはできないが，これはサンプルから計算した値を常に含んでいる．試行を多く繰り返せば，このような区間の95％は母集団の値を含み，5％は含まない．

CIはその定義により，区間が真の母集団の値を含む確率を指し示す区間であり，母集団の値が区間内に存在する確率ではないことに注意が必要である．この両者は完全に同一のことを意味しているわけではない．ランダムな試行は集めるデータに影響を及ぼすことで，CIの範囲に影響する．実験を繰り返す度に異なる区間が得られるのである．しかし，ランダムな試行が，定まってはいるが知られていない真の母集団の値に影響することはない．実験をどの程度多く繰り返すかは問題ではなく，真の母集団の値は変化しない．母集団の値が95％の確率でCIの中に存在すると述べるのが正しくないと考えられるのはこのためである．この表現では，母集団の値がランダムに変動するかのような印象を与えてしまう．結局，"このCIが母集団の値を含む確率は95％である"のような表現が適切である．微妙な違いだが，このほうが統計結果の理解を妨げにくい．

■ なぜ95％か？

慣習以外の何物でもない．

CIはどのような信頼度でも計算可能である．便宜的に95％ CIがもっとも一般に利用されるが，90％ CIや99％ CIとして論文に示される場合がある．

区間が母集団の値を含む確実性を高めたいとすれば，その区間は幅広くなる．したがって，99％ CIは95％ CIより幅広い．信頼度を低くしたければ区間は狭まり，したがって，90％ CIは95％ CIより狭い．

■ 前提が成立しない場合はどうなるか？

多くの場合，前提が必ずしも厳密に正しいとは限らない．研究対象の患者は，推定したい事柄に関して全体の患者母集団より均一な可能性がある．1つの研究室で行われた測定は，別の時期に別の研究室で行われた測定と一致しない場合がある．調査の回答に時間を費やす人は母集団全体を代表していないかもしれず，また，嘘をつきやすいかもしれない．

前提が成立しない場合，CIはおそらく楽観的すぎる（狭すぎる）．真のCI（前提が成立しないことを考慮した）は計算されたCIより幅広い可能性が高く，おそらく，かなり幅広い．このことは，調査者が異なれば，同一のものを測定しても非常に異なるCIが得られる可能性が高いことを説明する．

異なる2つのグループがイラクにおける事故死の推定数に関する調査を2002年と2006年に行った（Brownstein & Brownsteinによる論評，2008）．2つの推定値は5

倍ほどの開きがあった．それぞれのグループとも 95% CI を報告したが，重なり合うことさえなかった．一方の調査が示した CI の上限は，他方の調査による下限の半分より小さかった．CI の計算は容易であるが，科学的探索は困難であり，紛争地帯における良質な科学的探索は，特に，政治的見解（または，調査対象の見解）によるバイアスを受けたデータを除外しようとすると非常に困難である．

■ 実際に関心のある事象を定量化しているか？

95% CI により，数表化した事象に関するサンプルから母集団への推定が可能である．最初の例（未熟児）では，数表化した事象（6 か月死亡）が実際の関心事である．しかし，われわれは数表化したものとは異なる事象に実際の関心を持つ場合がある．

　投票の例では，特定の日時におけるサンプルの回答を評価しており，したがって，その 95% CI から当日の当該調査に対する母集団の回答へ一般化することができる．将来の選挙結果を推定したいが，これは，回答と同様に投票するという前提を追加することで初めて可能となる．この前提は，1948 年に Dewey と Truman の間で争われた米国大統領選挙では典型的な過ちにより成立しなかった．数千人の投票者に基づく世論調査では，Dewey が大差で勝つと予想されていた．CI が非常に狭かったため，調査機関は非常に自信を持っていた．新聞社はこの結果を確信し，"Dewey, Truman を破る" の見出しを結果発表の前に印刷してしまった．しかし，実際には Truman が勝利を得た．世論調査はなぜ誤ったのだろうか？　世論調査は 9 月と 10 月初旬に行われ，選挙は 11 月に実施された．多くの投票者は，この間に心変わりした．9 月に集められたデータから計算された 95% CI が，2 か月後の投票結果予測に不適切に利用されたのである．

■ 専門用語

信頼区間と信頼限界

信頼区間（CI）の両端は**信頼限界** confidence limit と呼ばれる．CI は，一方の信頼限界から他方まで（信頼下限 lower confidence limit から信頼上限 upper confidence limit まで）の範囲を意味する．CI は範囲であるが，それぞれの信頼限界は値である．

　多くの科学者は，CI と信頼限界を同じ意味で用いている．幸いなことに，これらの用語を混同しても，統計学的結果の理解を妨げることはない．

推定

サンプル比率は真の母集団の比率に対する**点推定** point estimate であると言われる．CI は**区間推定** interval estimate であると言われる．

　"推定" は統計学において特別な意味を持っている．これは近似計算や情報に基づ

く直観を意味するものではなく，むしろ定義された計算結果を示す。"推定"は，サンプルから計算された値が，母集団における真の値（知ることはできない）を推し量ったものに過ぎないことから用いられる。

信頼水準

95％に特別な意味はない。**信頼水準** confidence level という用語は，望む信頼度を記述するために用いられる。99％ CI を得る場合，その信頼水準は 99％である。

■ 原理：比率の信頼区間

多くのコンピュータ・プログラムやウェブ上の計算機によって比率の CI を計算することができる。本項では，自身で容易に行える近似計算を説明する。

いくつかの方法が存在する理由とは？

CI の計算にはいくつかの方法が開発され，最良なものに関する意見の一致はない（Brown ら，2001）。幸いなことに，これらすべての方法は極めて類似した結果を与える。

　以下に，Agresti と Coull（1998）により開発された**修正 Wald 法** modified Wald method について述べる。これは非常に正確であり，用手計算も容易である。多くのデータで行ったシミュレーションでは，本法により計算される真の信頼水準が分子と分母の値に依存することが示されている。平均的に，信頼水準は 95％であるが，分子と分母の組み合わせにより，95％より低い場合と高い場合がある（Brown ら，2001；Ludbrook & Lew, 2009）。

　他の多く用いられる方法，いわゆる **Clopper-Pearson の正確法** exact method of Clopper and Pearson（1934）では，少なくとも 95％の信頼水準を常に示すが，分子と分母の値によってはこれより高くなる場合がある。したがって，修正 Wald 法よりやや範囲が広い傾向がある。Clopper 法を用手計算で行うのは困難である。

修正 Wald 法

1. 望む信頼水準に基づいて z を定義する。95％ CI では，$z=1.960$ である。90％ CI では，$z=1.645$ である。99％ CI では，$z=2.576$ である。
2. 成功数（S）と試行数（n）から p' を計算する。この値は，観察された比率（S/n）と 0.5 の間にある。

$$p = \frac{S+z}{n+z^2}$$

95％ CI では，これが次のように単純化される（$1.96^2=3.84$）。

$$p' \approx \frac{S+2}{n+4}$$

3. CI の誤差範囲(または半分の幅)である W を計算する。

$$W = z\sqrt{\frac{p'(1-p')}{n+z^2}}$$

95% CI では,これが次のように単純化される($1.96^2 = 3.84$)。

$$W \approx 2\sqrt{\frac{p'(1-p')}{n+4}}$$

4. 95% CI を計算する。

$$(p'-W) \sim (p'+W)$$

ここに用いた変数 p' は P 値(詳細については第 15 章参照)とは別のものであることに注意しよう。両者に"P"を利用することは混乱を招く可能性がある。本書では大文字の P を P 値(probability)に,小文字の p を比率(proportion)に用いているが,必ずしもすべての統計学書がこの慣習に従っているわけではない。

本章の冒頭で扱った 25 週の未熟児における生存データでは,サンプル比率は $31/39 = 79.5\%$ であった。修正 Wald 法から計算される 95% CI は,64〜89% の範囲である。Clopper 法では,64〜91% のように幅広い CI が得られる。

標準 Wald 法

本書の初版を含む多くの統計学書では,より単純な**標準 Wald 法** standard Wald method を紹介している。標準 Wald 法では,上記ステップ 2 を S/n として求めた p' で置き換え,ステップ 3 で z^2 を無視する。この方法は,n が大きく比率が 0.0 や 1.0 から離れている場合には適切であるが,その他の場合には不適切である(実際の信頼水準が 95% より著しく低下する)。上述の修正 Wald 法はどのようなサンプルにも適切であり,計算が容易であるために好まれる。

比率が 0 または 100% の場合

前の例の 1 つでは,在胎週数 22 週で生まれた未熟児 29 人のうち,6 か月生存したものは 1 人もいなかった。それでも,母集団における真の比率が 0 でない可能性があるため,CI を計算することには意味がある。もちろん,比率が負の値を示す可能性はないため,信頼下限は 0% のはずである。このような状況では,信頼上限を定義する 2 つの方法がある。

通常定義されるように,95% CI では,その上限が真の母集団の比率を含むほど十

分に高くない場合が2.5%の確率で生じ，その下限が真の母集団の比率を含むほど十分に低くない場合が2.5%の確率で生じる。このことは，区間が真の母集団の比率を含む確率が95%であることに他ならない。

分子が0である場合にこのアプローチを利用すれば，区間の上限が十分に高くない確率は2.5%である。しかし，区間の下限が0に固定されているため，これが十分に低くない確率は存在しない。不確実さが一方のみに存在するため，この"95%"CIは実際には97.5% CIを与える。このように計算すれば，生存児の比率に対する95% CIは0〜13.9%の範囲である。

別のアプローチでは，真の母集団の値を含むほど十分に高くない確率を5%とするように区間の上限を計算する。このアプローチは真の95% CIを与えるが，他の区間との整合性はない。このように計算すれば，生存児に対する95% CIは0〜10.2%の範囲である。

分子と分母が等しい場合，サンプル比率は100%であり，これはCIの上限でもある。上述したのと同様に，下限を定義する2つの方法が存在する。

■ 方法：信頼区間の近似計算

50%に近い比率に対する近道

比率が50%に近い場合，CIの誤差範囲は$1/n$の平方根におよそ等しい。これは，表4.1に示す経験則を導く。多くの世論調査ではサンプルサイズとして約1,000を利用し，多くの調査結果は50：50に非常に近い。この場合の誤差範囲は3%であり，世論調査の誤差範囲として新聞にしばしば報道される値である。

分子が0の場合の近道：3の法則

HanleyとLippman-Hand（1983）は，分子が0である場合の比率の95% CIを求めるために，**3の法則** rule of threeと呼ばれる単純な簡易式を考案した。試験で0事象

表4.1 観察された比率が50%である場合の比率のCIの近似値

この表の値は近似値であるため，正式なデータ解析に利用してはならない。これらの値は，報告されたデータを迅速に評価したい場合のものであることを覚えておいてほしい。誤差範囲は，nの平方根の逆数にほぼ等しい。

比率	誤差範囲（%）	95% CIの近似値
5/10	32	18〜82
50/100	10	40〜60
500/1000	3	47〜53
5000/10000	1	49〜51

を観察する場合，95％CIは0.0～3.0/nの範囲である。これは，95％信頼度を実際に示すように区間を定義する。

前の例では，22週で生まれた乳児29人のうち，0人が生存した。3の法則を適用すれば，生存率に対する95％CIは，0.0（もちろん）～3/29，すなわち10.3％の範囲である。

別の例を示そう。新しい抗生物質による治療を受けた最初の250人の患者には，何の副作用も観察されなかった。副作用の真の比率に対するCIは，0.0～約3/250，すなわち1.20％の範囲である。

分子が1または2の場合の近道：5および7の法則

同様に簡易式により，分子が1または2の場合におけるCIの近似計算が可能である（Montoriら，2004）。

$1/n$のCIはどうなるだろう？　この下限は明らかに0に近く，おそらく関心の対象とはならない。しかし，上限はどうだろう？　これは$5/n$として近似計算できる。例えば，50の試験で1つの成功を観察する場合，95％信頼限界の上限は5/50，すなわち0.10に非常に近い。

同様に，分子が2である場合，95％信頼限界の上限は$7/n$に近い。したがって，50の試験で2つの成功を観察する場合，95％信頼限界の上限は7/50，すなわち0.14に非常に近い。

表4.2に3，5，7の法則をまとめる。

■ 展望：パラメータとモデル

これらの例を広く展望し，いくつかの新たな用語を紹介しよう。

CIを解釈するには，上述したいくつかの前提を受け入れる必要があった。より一般的には，母集団のモデルを作成した。この場合，モデルは非常に単純であり，母集団におけるそれぞれの対象が2つの可能性のあるアウトカムのうちの1つを示す。

表4.2　3，5，7の法則
n（nはかなり大きい）に対する比率が0，1，2である場合，これらの法則により95％信頼上限の近似値を計算することができる。下限は小さい値であり（分子が0である場合は0），通常，関心の対象外である。

比率	95％信頼上限（近似値）
$0/n$	$3/n$
$1/n$	$5/n$
$2/n$	$7/n$

モデルは1つのパラメータ，すなわち，母集団においてこれらのアウトカムの1つを示す比率全体によって定義される。1つの例では，これは死亡した未熟児の比率である。別の例では，特定の候補に投票すると述べた投票者の比率である。

母集団における対象が互いにどの程度異なるかを示すモデルも必要である。この例では容易である。それぞれの対象は2つのアウトカムの一方を示す。高度な統計学書で2項分布 binomial distribution について調べるとよいだろう。

このパラメータに対してもっとも可能性の高い値を見いだすために，実験サンプルが用いられる。もちろん，これらのサンプルでは，観察された比率が母集団の値に対してもっとも可能性の高い値を示す。統計学者は，サンプル比率が母集団パラメータの最良推定値であると述べている。CI はこれらの推定の正確さを定量化するもので，区間推定と呼ばれる。

比率および比率の CI を理解する点において，モデルとパラメータという考え方が実際に何かを加えることはない。しかし，本書の最後の部分で見いだすように，このようなアプローチはより複雑な状況に対して非常に有用である。

■■ Q & A

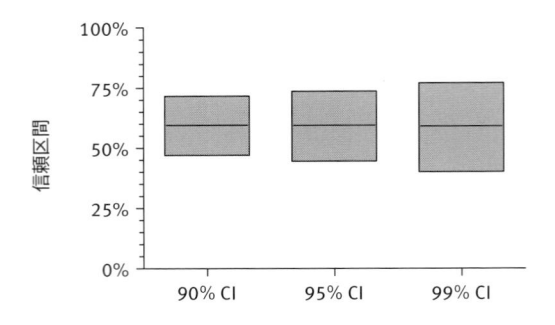

95% CI と 99% CI の違いとは？	区間が真の母集団の値を含むことを確実にするには，広い区間を得なければならない。したがって，99% CI は 95% CI より幅広い。図 4.2 参照。
100% CI を得ることは可能だろうか？	100% CI はすべての値を含む必要があり，0.0 〜 100.0％の範囲である。これは，データに関係なく常に同一であるため，全く有用でない。

図 4.2 CI の幅に対する信頼度の影響
それぞれのバーは 60％の成功率を伴う $n=40$ のサンプルを示す。グラフは，データが抽出された母集団の成功率に対する 90，95，99% CI を示す。より低い信頼度を選べば，CI は狭まる。

サンプルサイズを増すとCIはどのように変化するか？	CIの幅は，サンプルサイズの平方根の逆数にほぼ比例する。したがって，サンプルサイズを4倍に増す場合，CIの幅が半分に減ることが期待される。図4.3は，サンプルサイズが増すにつれてCIが狭まる様子を示す。
CIが，観察された比率の周囲で対称性を示さない理由とは？	比率が0.0未満であったり，1.0を超えることはないため，サンプル比率が0.50からかけ離れていたり，サンプルサイズが小さい場合は非対称的なCIを示す。図4.4参照。

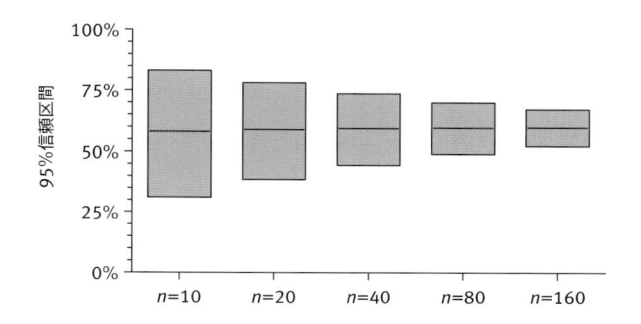

図 4.3　CIの幅に対するサンプルサイズの影響

それぞれのバーは60%の成功率を伴うサンプルを示し，グラフは，データが抽出された母集団の成功率に対する95% CIを示す。サンプルサイズが大きければ，CIは狭まる。

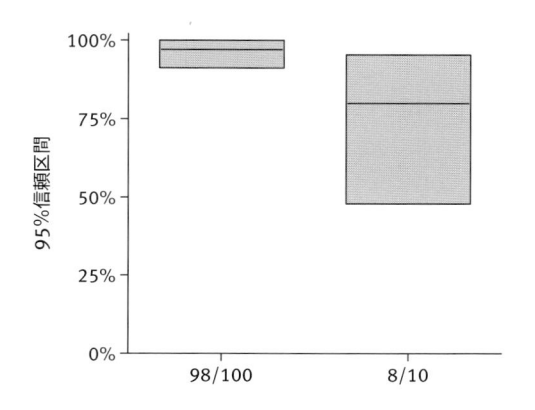

図 4.4　非対称的なCI

比率が50%からかけ離れている場合，比率の95% CIは明らかな非対称性を示し，特にサンプルサイズが小さい場合は顕著である。

CHAPTER 5 生存データの信頼区間

> 長い目で見れば，われわれは皆死ぬのだ。
>
> John Maynard Keynes

一度しか生じないアウトカム（すなわち，死亡）は，時間の関数として生存率を示すグラフにしばしば描かれる。本章では，どのように生存曲線が作成され，その信頼区間をどのように解釈するか解説する。

■ 生存データ

生存曲線 survival curve という用語はやや誤解を招く。事実，生存曲線では，よく定義された**エンドポイント** end point や事象，すなわち，血管グラフトの閉塞や最初の転移が認められた日付，移植腎の拒絶などを時間に対してプロットすることが可能である。この事象が悲観的なものである必要はない。腎機能の回復や退院，感冒の治癒，卒業などであっても構わない。ただし，この事象は1回限りのものでなければならない。繰り返し生じうる事象を生存曲線として解析してはならない。

本項（および第29章）で述べる方法は，それぞれの対象の生存時間（または，データが打ち切られた時期；次項で説明）が知られているときに適用される。これらの方法は，例えば何千個もの細胞の生存を解析するのには向いていない（個々の細胞の生存時間が不明なため）。このような場合には，単純に時間に対する生存率をプロットし，曲線を適合させるか，データ点の間を線で結べばよい。

■ 打ち切られた生存データ

それぞれの対象の生存時間が知られている場合，生存曲線の作成は容易である。しかし，多くの生存時間は未知である。

多くの研究では数年間の期間にわたって患者を登録する。遅く登録された患者は，早く登録された患者ほど長くは追跡されない。1995～2000年の間に患者登録を行い，

表 5.1　図 5.1 にプロットしたサンプルデータに対する詳細な生存データ

開始日	終了日	アウトカム
1998 年 2 月 7 日	2002 年 3 月 2 日	死亡
1998 年 5 月 19 日	2004 年 11 月 30 日	移動（プロトコールから外れる）
1998 年 11 月 14 日	2000 年 4 月 3 日	死亡
1999 年 3 月 4 日	2005 年 5 月 4 日	研究終了
1999 年 6 月 15 日	2005 年 5 月 4 日	死亡
1999 年 12 月 1 日	2004 年 9 月 4 日	死亡
1999 年 12 月 15 日	2003 年 8 月 15 日	自動車事故で死亡

2008 年に終了したがん治療の研究について考えてみよう．ある患者が 2000 年に登録され，研究終了時点で生存していた場合，彼の生存時間は不明であるが，8 年は超えているはずである．研究は 13 年間続けられたが，この患者の 8 年時以降の運命は不明である．

　研究期間の間，おそらく，異なる都市への移動やプロトコールで許可されていない薬物を望むなどの理由で何人かの対象が脱落した．ある患者が 2 年にわたる研究の後に移動した場合，彼の生存時間は未知であるが，2 年は超えているはずである．彼がどの程度長く生存したかを知ったとしても，途中から実験薬物を服用していないため，このデータを利用することはできない．しかし，彼がプロトコールに従って少なくとも 2 年生存したという事実を，この解析では明らかにしなければならない．

　これらの患者に関する情報は，**打ち切り** censor と呼ばれる．打ち切りという言葉はネガティブな意味（検閲）を含んでいる．何か悪いことをしたようにも聞こえる．しかし，そうではない．打ち切られたのはデータであって，対象ではない！　これらの打ち切られた観察を解析から除外してはならず，適切に説明しなければならない．生存解析ではそれぞれの対象がどの程度長く生存し，実験プロトコールに従っていたかを考慮しなければならず，以後の情報を利用してはならない．

　表 5.1 に生存研究データを示す．ここでは 7 人の患者が含まれているだけである．非常に小規模な研究であるが，理解しやすくするためである．3 人の患者から得たデータは，それぞれ異なる理由から打ち切られている．打ち切られた観察の 1 つは，研究終了時点で生存している患者のものである．この後，どの程度長く患者が生存したかは知られていない．別の 1 人は当該地域から移動し，したがって，研究プロトコールから外れた．彼がどの程度長く生きていたか知っていたとしても，もはや研究プロトコールには従っていないため，この情報を利用することはできない．1 人は交通事故で死亡した．研究者が異なれば，これには違った扱い方が生じる．原因を問わず，死亡をそのまま死亡と定義する場合がある．ここでは，明らかに関連性のない原因（自動車事故のように）による死亡を打ち切り観察と定義する．彼が治療に基づいて 3.67

表 5.2 コンピュータ・プログラムへの表 5.1 のデータの入力方法

年数	コード
4.07	1
6.54	0
1.39	1
6.17	0
5.89	1
4.76	1
3.67	0

年間生存したことは知られているが，交通事故による死亡のため，どの程度の長い寿命を得るはずであったかは知る由もない．

表 5.2 には，これらのデータのコンピュータ・プログラムへの入力方法を示す．死亡 (1) および打ち切り (0) のようなコード化が一般に利用されるが，これは必ずしも標準的なものではない．

■ 生存率と時間のグラフ化

生存表の作成に際して 2 通りのわずかに異なる方法がある．**保険数理法** actuarial method では，X 軸が月数や年数などの一定の間隔で区切られ，それぞれの区間に対する生存率が計算される．**Kaplan-Meier 法** Kaplan-Meier method では，それぞれの患者が死亡するごとに生存率が逐次計算される．患者数が膨大でない限り，後者が好まれる．**生命表解析** life-table analysis という用語は一貫性なく用いられているが，通常，両者を含む．

Kaplan-Meier 法は論理的に単純である．特定の日に生存している患者の比率を計算するには，単に，その日の終わりの生存者数をその日の初めの生存者数で除す（その日に打ち切られた対象は分子と分母の両者から除外する）．これは，特定の日の初めに生存し，翌日の初めにも生存していた患者の比率を与える．0 日目から特定の日まで生存している患者の比率を計算するには，1 日目に生存している患者の比率に 2 日目に生存している患者の比率を乗じ，さらに 3 日目に生存している患者の比率を乗じ，…k 日目に生存している患者の比率を乗じる．この方法では，患者が打ち切られた日において分子と分母の両者から除外されるため，打ち切り患者は自動的に処理される．多くの生存率の積を計算することから，この方法は**積極限法** product-limit method とも呼ばれる．多くのコンピュータ・プログラムがこの方法を含んでいるため，退屈な詳細について学ぶ必要はない．

時間 0 は特定の暦日として定められているのではなく，むしろ，それぞれの患者

表 5.3 コンピュータにより計算された Kaplan-Meier 生存率と 95%信頼限界

計算には，本章で示される近似式を利用していない．

年数	下限	生存率	上限
0.00	100.00	100.00	100.00
1.39	33.39	85.71	97.86
3.67	33.39	85.71	97.86
4.07	21.27	68.57	91.21
4.76	11.77	51.43	81.33
5.89	4.81	34.29	68.56
6.17	4.81	34.29	68.56
6.54	4.81	34.29	68.56

が研究に登録された時点を示す．多くの臨床研究では，患者が登録されるに従って，時間 0 が暦上の数年間に及ぶ．定義上，時間 0 ではすべての患者が生存し，生存率は 100％に等しい．患者が死亡するにつれて生存率は低下する．研究期間 (すなわち，X 軸) を十分に長くとる場合，生存率は究極的に 0 まで低下する．

表 5.3 は，患者が死亡したそれぞれの時点における生存率と 95％信頼限界を示す．図 5.1 にはこれらのデータを 4 通りのプロットとして示す．患者が死亡するそれぞれの時点で曲線は低下する．左上と右下の図では打ち切られた患者を丸で示し，左下の図では上向きのヒゲで示す．

データ解析に欠かせないものとして信頼区間 (CI) の計算と解釈がある．生存曲線を計算するプログラムでは，死亡が生じたそれぞれの時点における 95% CI の計算が可能である．これらを結合することで，図 5.1 の左下のグラフに示すように，95％信頼帯として描くことができる．生存曲線は研究対象のサンプルにおける事象を正確に示す．特定の前提 (本章で後述) の下，母集団における真の生存がどの時点においても 95％信頼帯の中に存在することは，95％確実である．

■ 方法：生存率に対する信頼区間の計算

CI の計算はコンピュータ・プログラムに任せるのが一番である．しかし，CI の近似値を計算するのはさほど困難でなく，CI を含まない生存曲線の報告を解釈することが可能である．

ある特定の時点における生存率 (p) の誤差範囲 (W) は近似的に次に等しい．

$$W = 2\sqrt{\frac{p(1-p)}{n}}$$

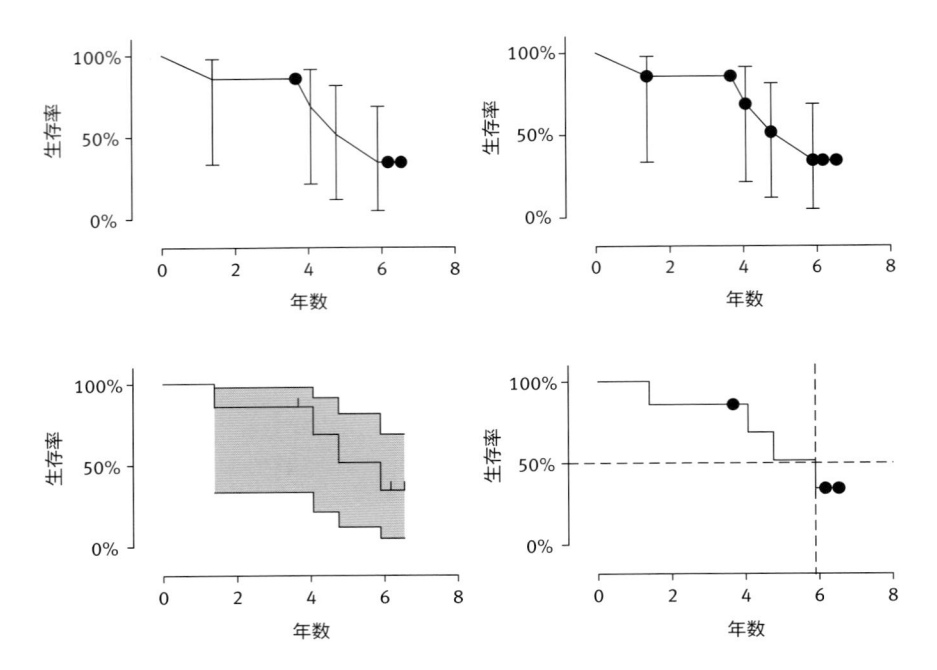

図 5.1　表 5.1 および 5.2 のデータから作成された 4 通りの生存曲線
X軸は，それぞれの対象が登録された以後の年数を示す。時間 0 は特定の日や年を意味するものではないことに注意。Y軸は生存率を示す。3 人の打ち切られた患者が左上と右下のグラフではシンボルとして丸で示されており，左下のグラフでは上向きのヒゲで示されている。対象の 4 人が死亡し，それぞれの死亡は曲線の下降として知ることができる。母集団の 95% CI は，上の 2 つのグラフではエラーバーとして，左下のグラフでは影付きの領域（**信頼帯 confidence band**）として示されている。右下のグラフには，対象の半分が死亡し，残りの半分が生存している中央生存時間を示してある。中央生存時間を得るには，50%を横に読み取る。この例では 5.89 年である。研究終了時点で対象の半分以上が生存している場合，中央生存時間を決定することはできない。

　この式における n は研究の対象数ではない。n は，対象の総数から CI を計算する時点より以前に打ち切られた数を減じたものである。n の値は曲線に沿って進むにつれて変化する。変数 p は特定の時点における生存率を意味し，P 値ではない。

　W を p から減じれば信頼限界の下限が得られる。この値が 0 より小さい場合，下限を 0 とする。上限を得るには W を p に加える。この値が 100% より大きい場合には，上限を 100% とする。

　上述の例において（表 5.3，図 5.1 参照），年数が 4.07 年の人の生存率に対して CI の近似値を得る目的で，上式を利用してみよう。研究は，7 人の患者で開始された。4.07 年の前には 1 人の対象が打ち切られただけである。したがって，この計算では，$n = 7 - 1 = 6$ とする。曲線から読み取れば $p \approx 0.686$ である。p と n を式に代入すれば，95% CI はそれぞれの方向に 0.371 であり，したがって 31.5 〜 100% の範囲である。

グラフには，より正確な方法により計算された CI を示す．

■ 中央生存時間

生存曲線全体を 1 つの値，**中央生存時間** median survival time で要約すると便利な場合がある．中央とは，一連の数における中央の値（50 パーセンタイル）を指すため，中央生存時間は対象の半分が死亡するまでの経過時間を指す．

　生存曲線から中央生存時間を導くのは容易である．生存率 50% を通過する水平線を描き，これが生存曲線と交差する点に注目する．次に，この点から垂直に X 軸まで視線を降ろし，中央生存時間を読む．図 5.1 の右下のグラフは，この例における中央生存時間が 5.89 年であることを示す．

　中央生存時間の計算が不確かな 2 つの状況がある．研究終了時に対象の半分以上が生存している場合，中央生存時間を定義できない．この場合，生存曲線は決して生存率 50% の水平線を横切らない．中央生存時間は生存曲線上にプロットされた最後の時間より長いが，どの程度長いか知る方法はない．もう 1 つの不確かな状況は，生存曲線が生存率 50% で水平な場合である．この場合に中央生存時間を定義する 1 つの方法は，生存率が 50% である場合の最初と最後の平均をとることである．

■ 5 年生存率

がんに伴う生存はしばしば **5 年生存率** 5-year survival rate として評価される．$X=5$ 年に引かれた垂線と交差する Y 値が 5 年生存率である．もちろん，慣習的であることを除けば，この 5 年（2 や 4, 6 年でなく）に特別な意味はない．

■ 前提：生存解析

統計学的解析を評価する場合，すべての前提を見直すことは重要である．生存曲線の解析はこれらの前提に依存する．

前提：ランダム（または代表）サンプル

すべての統計学的解析の要点は，サンプルから一般的な状況にデータを一般化することである．サンプルが定義された母集団からランダムに抽出されていない場合，サンプルがその母集団の代表であることを前提としなければならない．

前提：独立した対象

どのような統計学的解析の結果でも，それぞれの対象から得たデータが独立した情報を示す場合に限って解釈が可能である．2 つの病院からのデータを併合する場合，対

象は独立ではない．1つの病院の対象は，他の病院の対象とは異なる平均生存時間を示す可能性があり，1つの病院からより多く，他の病院からより少なく対象を選ぶことで，生存曲線を変化させることができる．また，大部分の疾患は遺伝的要因を伴うため，1家族（1つの治療グループ）から2人（または，それ以上）を選ぶ場合でも，対象が独立であるという前提は成立しない．

前提：一貫性のある組み入れ基準
通常，対象は数か月から数年の期間にわたって登録される．これらの研究では，**組み入れ基準** entry criteria が登録期間の間に変化しないことが重要である．

　最初に転移が見つかった日付から始まるがんの生存曲線について考えてみよう．診断技術の向上により，さらに早期の転移が発見可能になるとどうなるだろう？　何も変わらなければ同年齢で死亡するとしても，現在では若年での診断が可能であることから，より長生きすることが考えられる．治療法や疾患の自然歴に変化がなくとも，単に組み入れ基準が変わることで，生存時間は見かけ上増大する．

　航空会社は，このトリックを"定時出発"率を向上させるために利用している．予定出発時刻にドアを閉める代わりに，"予定出発時刻"の10分前にドアを閉める．これは実際より10分遅れてドアを閉めることが可能なことを意味するが，この運行は，それでも"定時"と定義される．

前提：定義の一貫したエンドポイント
死亡に至るまでの時間をプロットする場合，どの死亡を数えるべきか明確でないことがある．例えば，がんの臨床試験では，自動車事故により死亡した対象をどのように扱うべきだろうか？　これらを死亡と数える研究者がいれば，打ち切り対象とする研究者もいる．両者のアプローチとも正当化されるが，研究を開始する以前にアプローチを決定しておくべきである．どの死亡を数えるか不明確な場合，患者がどの治療群に含まれるか知らされていない第三者が決定すべきである．

　生存曲線に，死亡とは異なる事象が生じるまでの時間をプロットする場合，その事象について，研究を通じて一貫した評価を行うことが重要である．

前提：定義の明確な開始時点
開始時点は，おそらく最初の登録日や最初の入院日など，客観的な日付であるべきである．患者の記憶による症状に気づいた最初の日など，より早期の開始基準を利用したくなるかもしれない．しかし，これは不適切である．初期症状に対する患者の記憶は，後の事象によって変化しうるため，このようなデータは妥当と言えない．

　割りつけられた治療を受ける以前に対象が死亡した場合はどうなるだろう？　これらの対象は研究から除外したくなるかもしれない．しかし，特に1つの治療（例えば投薬）が直ちに開始される一方，他の治療（手術）には準備や日程計画が必要となる場

合，この除外はバイアスの原因となる。早期に死亡した患者を手術群からは除外するが，投薬群からは除外しない場合，治療が等価であるとしても両群の生存時間は異なってしまう。このようなバイアスを排除するため，多くの研究では，包括解析（第29章参照）の原則に従う。すなわち，治療が実際には行われなかったとしても，割りつけられた治療を受けたかのように対象の生存解析を行う。

前提：打ち切り理由が生存に関連しない

生存解析は，打ち切り理由が生存と関連しない場合に限って妥当なものとなる。対象の大部分におけるデータが打ち切られる場合，この前提の妥当性は結果の整合性にとって重要である。

　研究終了時点で生存していたためにある患者のデータが打ち切られたとする。これらの患者では，生存と関連しない打ち切りという前提を疑う余地はない。

　研究から脱落したという理由で，ある患者のデータが打ち切られたとする。脱落した理由が生存と関連しうる場合，解析の妥当性は失われる。このような例には，病状が重篤で受診不能となった患者や健康が回復し治療を止めた患者，治療が無効と考えたために中止した患者などが含まれる。こうした理由はすべて，疾患の進行や治療効果と関連し，これらの患者の生存は脱落理由と関連する可能性が非常に高い。これらの対象を含める（および，これらのデータを打ち切る）ことは，打ち切りが生存と関連しないという前提に反する。しかし，これらの対象を全く排除してしまうこともバイアスを伴う結果を導く。最良の方法は，これら両方のパターンでデータ解析を行うことである。2つの解析による結論が類似したものであれば，結果の解釈は容易である。2つの解析による結論が大きく異なれば，研究結果は単に不確実である。

前提：平均生存時間が研究期間内に変化しない

多くの生存研究では数年の期間にわたって対象登録を行う。解析が意味を持つのは，最初の数人の対象と最後の数人の対象が同一の母集団から抽出されると仮定する場合に限られる。

　患者登録を行う研究期間内に疾患の性質が変化する場合，結果の解釈は困難になる。急速に進展する感染症の研究では，この可能性が非常に高い。研究経過を通じて治療方法（支持療法を含む）が変化しないことも重要である。

■ Q＆A：生存曲線

生存率のグラフが，点と点を結ぶのでなく，階段状に示される理由とは？

サンプルにおける実際の経験をプロットするのが慣習である。したがって，対象が死亡する場合，曲線は階段状に低下する。点を対角線上に結ぶのは，母集団全体の生存に対する推定を示す点で優れて

	いるかもしれないが，標準的な方法ではない。
対象が異なる日付に登録される場合はどうなるか？	これは全く問題ない。X軸は研究登録からの時間を示すもので，暦上の日付に相当するものではない。
信頼帯が非対称な理由とは？	生存率が0.0％未満や100％を超えることはないため，CIは非対称となる。サンプルの生存率が50％からかけ離れていたり，サンプルサイズが小さい場合，この非対称性は顕著になる。
時間0にCIが示されない理由とは？	時間0では生存率は100％である。時間0において生存していない対象は研究に含まれない！　したがって，時間0における生存はサンプル誤差を生じない。これは100％確実である。
信頼帯が広すぎて有用でない結果が得られた。どのようにすれば幅を狭くすることができるか？	より多くのデータを収集する。CIの幅は，サンプルサイズの平方根の逆数にほぼ比例する。したがって，サンプルサイズを4倍に増やせば，CIの幅を半分にすることができると予想される。
平均生存時間でなく，中央生存時間を示す理由とは？	これは，打ち切られた観察が存在せず，すべての対象が死亡するまで十分に長く研究を続けた場合に限って平均生存時間の計算が得られるためである。一方，中央生存時間は，いくつかの観察が打ち切られたり，すべての対象が死亡する以前に研究が終了しても計算可能である。対象の半分が死亡すると，残りがどの程度長く生存するか不明でも，中央生存時間は確定する。
本章の例では，7人の対象のうち2人が生存した。曲線が$Y=2/7$，すなわち29％で終了しない理由とは？	生存曲線の計算では打ち切りデータが適切に処理される。データが打ち切られた後，その対象は生存率の計算に関係しない。2人の対象のデータは，最終時点より前に打ち切られているため，単純な計算（2/7＝29％）は正しくない。事実，曲線は生存率34.29％で終了する。
データを生存率でなく，死亡率としてプロットすることは可能か？	可能である！　図5.2参照。

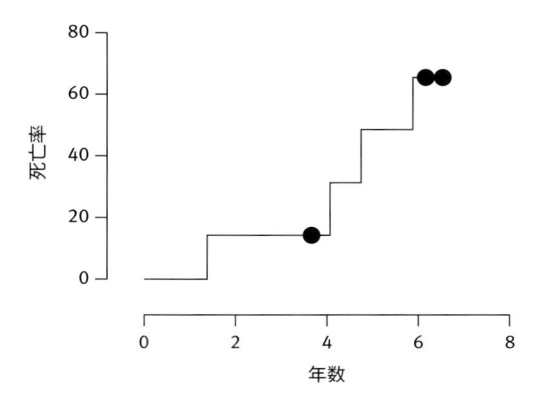

図 5.2　データを死亡率としてプロットしたグラフは生存率のグラフと同じ情報を示す

対象のわずかな数だけが研究終了までに死亡する場合，この種のグラフはより理解しやすくなる（Y 軸を最終的な 100 まで示す必要がないため）。

CHAPTER 6 　計数データの信頼区間

> 必ずしも数えられるものすべてに価値があるわけではなく，価値あるものすべてが数えられるわけでもない。
>
> Albert Einstein

> 事象がランダムかつ互いに独立に，そして時間によって変化しない平均的な確率で生じる場合，一定の時間間隔内に数えられる事象の数（または，一定の容積内に数えられる物体の数）は Poisson 分布に従う。実際に観察された事象の数（または実際に数えた物体の数）から，単位時間あたりの平均的な事象（または単位容積あたりの物体）の数に対する信頼区間が計算できる。

■ Poisson 分布

いくつかのアウトカムはある容積内の物体の数や，ある時間間隔内の事象の数として表現される。この例には，産科病棟で毎日生まれる新生児数や，顕微鏡の 1 視野に観察される好酸球数，計数管で 1 分間に検出される放射性崩壊数がある。

予想されるように，時間間隔（または容積）からの抽出を繰り返す場合，事象（または物体）の数は変化する。このランダムな分布は **Poisson 分布** Poisson distribution と呼ばれる。ある時間（または空間）単位における母集団の平均出現数が与えられれば，Poisson 分布から，事象や物体の特定数が観察される頻度を予測することができる。

図 6.1 に Poisson 分布の例を示す。背景放射[*1]は，どの種の放射線を測定し，どの程度の感度（および検出範囲）を検出器が備えるかに依存するが，1 分間に数カウントから数十カウントの範囲である。図 6.1 は，母集団の平均カウント数が 1.6 カウント/分（左）および 7.5 カウント/分（右）である場合の Poisson 分布による予測を示す。どの時点においても，検出されたカウント数は平均より多いか少ないかのいずれかである。カウントされる崩壊数は常に整数であり，Poisson 分布に従う。図 6.1 右は平

[*1] 訳注：自然に存在する放射線。宇宙放射や地球上に存在する放射性物質に由来する。

平均数＝1.6 カウント/分　　　　　平均数＝7.5 カウント/分

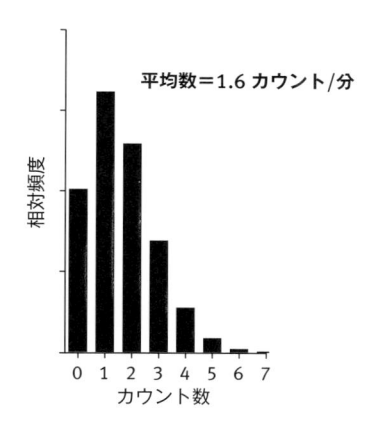

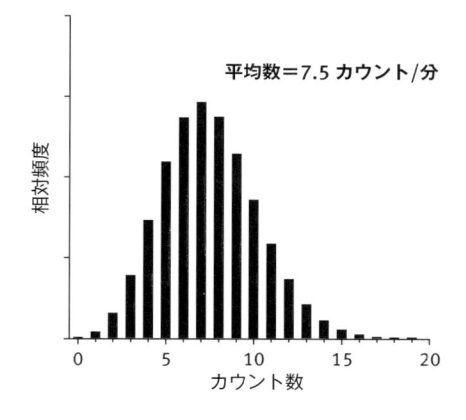

図 6.1　Poisson 分布
放射線カウントの平均数が 1.6 カウント/分（左）および 7.5 カウント/分（右）であると仮定する．どの特定の時点においても，これらの Poisson 分布が示すように，カウント数は平均より多いか少ないかのいずれかである．横軸は実際にカウント（分あたりのカウント数として正規化していない）された放射性崩壊数を示し，縦軸は頻度を示す．

均カウント数が 7.5 カウント/分である場合の Poisson 分布による予測を示す．この Poisson 分布はほぼ対称性を示し，Gauss 分布（第 10 章参照）に類似する．図 6.1 左は平均が 1.6 カウント/分である場合の Poisson 分布による予測を示す．この Poisson 分布は明らかに非対称性である．

　物体や事象の数は 0 より少ないことがなく，一方で上限が存在しないため，特に数が少ない場合，Poisson 分布は歪んだ形状（非対称）を示す．母集団の平均数が多い場合，この非対称性は低下し，Poisson 分布は Gauss 分布に近似する．

■ 前提：Poisson 分布

Poisson 分布に基づく計算は，単位時間あたりの事象数や，ある特定の容積における物体数に利用される．

事象数の前提
事象に関する計算には次の前提を伴う．
- 事象が明確に定義されている．
- それぞれの事象はランダムに，他の事象と独立に生じる．毎日生まれる新生児数を追跡する場合，双子や三つ子が生じうるため，この前提は成立しない場合がある．代わりに，分娩数を数えるとよい（双子や三つ子を 1 つの分娩と数える）．
- 平均的な確率は時間によって変化しない．

- それぞれの事象は1回だけ数えられる。飛行機のニアミスがどの程度多く生じるかを見いだすために行われたある研究では，この前提が成立しなかった。操縦士と副操縦士を調査したが，最初の解析ではニアミス数を過大評価してしまった。この研究デザインでは，1回のニアミスを，双方の飛行機におけるそれぞれ2人の操縦士によって4回と報告されてしまうことが避けられない点に問題があった（"NASA Blows Millions"，2007）。

物体数の前提
物体に関する計算には次の前提を伴う。
- 物体はランダムに分散し，塊とならない。
- それぞれの物体は1回だけ数えられる。
- 物体は明確に定義され，数え方に関して不明確でない。顕微鏡の視野内で細胞を数える場合，細胞と細胞片とは明確に区別されなければならず，細胞が凝集していてはならない。

■ Poisson 分布に基づく信頼区間

Poisson 分布を信頼区間（CI）の計算に利用することができる。知っておくべきことは，容積内で数えられる実際の物体数や時間間隔内で生じる事象数だけであり，容積内の平均物体数や時間間隔内の平均事象数に対する CI を計算することが可能である。計算法は本章の後半で説明する。次の例は概念を説明するためのもので，計算を目的としてはいない。

ベーグル内のレーズン
ベーグルを注意深く調べて10個のレーズンを見つける。ベーグルの中でレーズンがランダムに散らばり，塊を作らず（おそらく，疑わしい前提であるが），ベーグル内の平均レーズン数が時間によって変化しない（レシピが一定）とすれば，Poisson 分布が適用される。95％ CI は 4.8 〜 18.4 の範囲である（表6.1）。ベーグル1個あたりの平均レーズン数がこの範囲に存在することは95％確実である。

放射線カウント
1分間に120カウントの放射線を検出した。放射性崩壊はランダムかつ独立に生じ，その平均的な確率は変化しない（その半減期よりかなり短い妥当な時間枠において）。したがって，Poisson 分布は妥当なモデルである。1分あたりの平均カウント数の95％ CI は 99.5 〜 143.5 である。

　この計算が，カウントされる放射性崩壊の実際の数に基づかなければならないことに注意しよう。試験管内のカウントを10分間行う場合，計算は10分間のカウント

表 6.1 Poisson（計数）データの 95% CI

C は実際に数えた事象数または物体数である。この表は，単位時間あたりの平均事象数や単位容積あたりの平均物体数に対する 95% CI を示している。C を何らかの標準単位に正規化してはならない。C は実際に数えた事象数や物体数でなければならない。C が大きい場合には次式を利用する。

$$\left(C - 1.96\sqrt{C}\right) \sim \left(C + 1.96\sqrt{C}\right)$$

C	下限	上限	C	下限	上限	C	下限	上限
0	0.00	3.69	41	29.42	55.62	82	65.21	101.78
1	0.03	5.57	42	30.27	56.77	83	66.11	102.89
2	0.24	7.22	43	31.12	57.92	84	67.00	104.00
3	0.62	8.77	44	31.97	59.07	85	67.89	105.10
4	1.09	10.24	45	32.82	60.21	86	68.79	106.21
5	1.62	11.67	46	33.68	61.36	87	69.68	107.31
6	2.20	13.06	47	34.53	62.50	88	70.58	108.42
7	2.81	14.42	48	35.39	63.64	89	71.47	109.52
8	3.45	15.76	49	36.25	64.78	90	72.37	110.63
9	4.12	17.08	50	37.11	65.92	91	73.27	111.73
10	4.80	18.39	51	37.97	67.06	92	74.16	112.83
11	5.49	19.68	52	38.84	68.19	93	75.06	113.93
12	6.20	20.96	53	39.70	69.33	94	75.96	115.03
13	6.92	22.23	54	40.57	70.46	95	76.86	116.13
14	7.65	23.49	55	41.43	71.59	96	77.76	117.23
15	8.40	24.74	56	42.30	72.72	97	78.66	118.33
16	9.15	25.98	57	43.17	73.85	98	79.56	119.43
17	9.90	27.22	58	44.04	74.98	99	80.46	120.53
18	10.67	28.45	59	44.91	76.11	100	81.36	121.63
19	11.44	29.67	60	45.79	77.23	101	82.27	122.72
20	12.22	30.89	61	46.66	78.36	102	83.17	123.82
21	13.00	32.10	62	47.54	79.48	103	84.07	124.92
22	13.79	33.31	63	48.41	80.60	104	84.98	126.01
23	14.58	34.51	64	49.29	81.73	105	85.88	127.11
24	15.38	35.71	65	50.17	82.85	106	86.78	128.20
25	16.18	36.90	66	51.04	83.97	107	87.69	129.30
26	16.98	38.10	67	51.92	85.09	108	88.59	130.39
27	17.79	39.28	68	52.80	86.21	109	89.50	131.49
28	18.61	40.47	69	53.69	87.32	110	90.41	132.58
29	19.42	41.65	70	54.57	88.44	111	91.31	133.67
30	20.24	42.83	71	55.45	89.56	112	92.22	134.77
31	21.06	44.00	72	56.34	90.67	113	93.13	135.86
32	21.89	45.17	73	57.22	91.79	114	94.04	136.95
33	22.72	46.34	74	58.11	92.90	115	94.94	138.04
34	23.55	47.51	75	58.99	94.01	116	95.85	139.13
35	24.38	48.68	76	59.88	95.13	117	96.76	140.22
36	25.21	49.84	77	60.77	96.24	118	97.67	141.31
37	26.05	51.00	78	61.66	97.35	119	98.58	142.40
38	26.89	52.16	79	62.55	98.46	120	99.49	143.49
39	27.73	53.31	80	63.44	99.57	121	100.40	144.58
40	28.58	54.47	81	64.33	100.68	122	101.31	145.67

に基づかなければならず，1分間のカウント数から計算してはならない。このことを次に説明する。

人-年

環境毒に対する曝露により1,000人-年曝露につき1.6人の死亡が生じる。95% CIはどの程度だろうか？ CIを計算するには，研究で観察された正確な死亡数を知らなければならない。この研究では，10,000人-年の観察（例えば，1年間に10,000人，または20年間に500人の調査を行う）において16人の死亡を数えた。$C = 16$とすれば，死亡数の95% CIは9.2〜26.0の範囲である。死亡率の95% CIとして表現するために分母（10,000人-年）で除すと，1,000人-年曝露あたりの死亡数の95% CIは0.92〜2.6である。

■ 方法：Poisson分布に基づく信頼区間の計算

計数のCIを計算するには，1つのサンプルにおける数（C）を知ればよい。複数のサンプルでは，単にそれぞれのサンプルにおける計数を加えて，総計数を計算する。これは，実際に観察された事象（または物体）数に基づいた計算でなければならない。CIを計算するまでは，より便利な時間スケールや容積単位に正規化してはならない。正規化された計数に基づいてCIを計算しようとする場合，その結果は無意味となる。

Cが大きければ（25以上），Cの95% CIを求める有用な近似式がある。

$$\left(C - 1.96\sqrt{C}\right) \sim \left(C + 1.96\sqrt{C}\right)$$

したがって，Cが25であれば，95% CIの近似値は15〜35であるが，正確な95% CIは16.2〜36.9の範囲である（表6.1）。

複数のサンプルから得た計数である場合，区間の両端をサンプル数で除し，サンプルあたりの計数の数に対するCIを計算する。

■ より長い時間間隔（または，より大きい容積）を利用する利点

図6.2はより長い時間間隔を利用する利点を示す。放射性サンプルを含む1つの試験管を繰り返し測定する。図6.2の左側には1分間隔でカウントした放射性崩壊数を示す。右側には10分間隔でカウントした放射性崩壊数を示す。グラフでは1分あたりのカウント数をプロットしているため，10分間隔でそれぞれカウントされた放射性崩壊数はグラフ化する前に10で除してある。

Poisson変数に対するCIを計算する場合には，実際に数えた物体数や事象数に基づかねばならない。1分間に700の放射性崩壊をカウントした場合，1分あたりの平

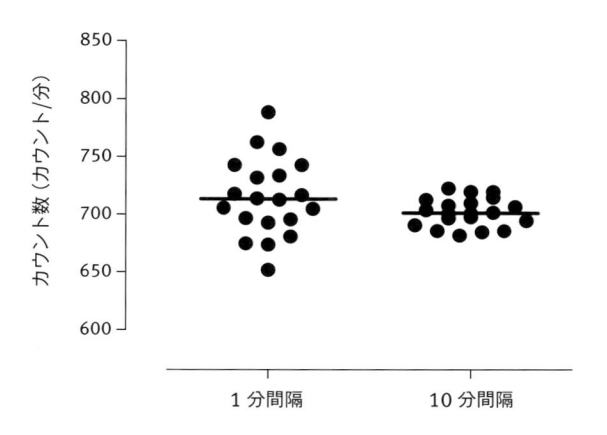

図 6.2　より長い時間間隔で放射性サンプルのカウントを行う利点
1つの放射性サンプルを1分間隔（左）および10分間隔（右）で繰り返し測定する。10分間隔で測定したサンプルの放射線カウント数は10で除してあるため，グラフの両者とも1分あたりのカウント数を示す。より長い時間間隔でカウントすることによって，Poisson誤差は減少する。（データはArthur Christpoulosの厚意による）

均崩壊数に対する95% CIはおよそ650～754である。10分間に7,000の放射性崩壊をカウントした場合，10分あたりの平均崩壊数に対する95% CIは6,836～7,164である。1分あたりの平均崩壊数に対する95% CIを得るために，これらの値を10で除せば，684～716の範囲となる。より長い時間間隔でカウントすることで，間隔あたりの平均カウント数をより正確に評価することができる。

　ベーグル内のレーズンの例を再び考えてみよう。1つのベーグル内のレーズンを数える代わりに7個のベーグルをよく調べ，それぞれ9，7，13，12，10，9，10個のレーズンを見つけた。合計で，7個のベーグルに70個のレーズンが見つかり，したがって，ベーグル1個あたりのレーズン数は平均10個である。CIは実際に数えた総数に基づいて計算しなければならない。一定の容積内で70の物体が数えられる場合，この平均数に対する95% CIは54.6～88.4の範囲である。これは，7個のベーグルにおけるレーズン数の95% CIと等しい。より便利な単位でこれらの結果を表現するには7で除せばよい。すなわち，ベーグル1個あたりのレーズン数に対する95% CIは7.8～12.6の範囲である。

　時間（または容積）単位への正規化は，数えられた事象数や物体数からCIを計算した後に初めて行うことができる。分あたりのカウント数へ最初から正規化を行うことは，CIの計算において誤った結果を導く。

■ Q & A：Poisson 分布

2 項分布と Poisson 分布の違いとは？	2 項分布と Poisson 分布は両者とも数えられるアウトカムに対して用いられるが，これらは大きく異なる。2 項分布は 2 つの可能性のあるアウトカムの分布を記述するものである。Poisson 分布は，一定の容積内に数えられる物体や一定の時間間隔内に数えられる事象の数を記述するものである。
前々項の数式で 1.96 が用いられる理由とは？	このことについては第 10 章で学ぶ。Gauss 分布では，値の 95% が平均値の 1.96 標準偏差内に存在する。C が大きい場合，Poisson 分布は Gauss 分布に近似し，標準偏差は C の平方根に一致する。
観察されたカウント数が 0 である場合，CI を計算することは可能か？	可能である。一定の容積内に 0 個の物体を観察したり，一定の時間内に事象が観察されない場合，その容積内における物体（または，その時間間隔における事象）の平均数に対する 95% CI は 0.0 〜 3.7 の範囲である。

PART 3

連続変数

CHAPTER 7 連続データのグラフ化

> 議論の対象が測定可能で数字として表わせる場合，理解は深まることになる。しかし，測定できずに数字として表せない場合，知識は貧弱で満足できないものとなる。
>
> Lord Kelvin

結果が連続的である場合（血圧，酵素活性，知能指数，血中ヘモグロビン，酸素飽和度，体温など），最初に行うこと（多くは無視される）はデータの視覚化である。本章では，値の実分布が，統計計算を行わずにどのようにグラフ化できるか説明する。

■ 連続データ

データを解析する場合，そのデータの種類に対して適切な方法を選択することが欠かせない。この点を強調するため，本書では3種類のデータに関する解説から始めている。第4章では，比率として要約される2つの可能性のあるアウトカムとしてデータが表される場合について解説した。第5章では，生存データと打ち切られた観察の扱い方について説明した。また，第6章では一定時間内の事象数または一定容積内の物体数として表現されるデータについて述べた。

本章では，血圧や酵素活性，体重，体温などの**連続データ** continuous data について解説する。連続データは他の種類のデータより一般的である。

■ 平均値と中央値

Mackowiak ら（1992）は，数百人の健常人について体温を測定し，実際の正常範囲について検討した。これらの値の 12 個を表 7.1 に示す。これらの値や，基本的な統計学的原理を説明するためにこれらを利用することについては，Schoemaker（1996）の許可を得ている。

表7.1　12人の対象における体温（摂氏度）
これらの値をサンプルデータに用いる。

```
37.0
36.0
37.1
37.1
36.2
37.3
36.8
37.0
36.3
36.9
36.7
36.8
```

　算術平均 arithmetic mean，すなわち**平均** average を求めることはたやすい。すべての値を加え，観察数で除す。上述したわずかなサンプル（$n = 12$）の平均値は 36.77℃である。データが**外れ値** outlier（他とはかけ離れた値）を含む場合，平均値は代表的であるとは言えない。例えば，最大値（37.3）を誤って373（すなわち，小数点を欠く）とコンピュータに入力する場合，平均値は64.74℃となり，他のすべての値より大きくなってしまう。

　平均値 mean は，データの中央または代表を数値化する1つの方法であるが，唯一の選択肢ではない。他のいくつかの選択肢を次に示す。

- **中央値** median は真ん中の値である。最低から最高まで値を順序づけ，中央の値を見いだす。この定義によれば，1つの外れ値，または多くの外れ値を伴う場合でさえ，これらの値には確実に影響されない。値が偶数個存在する場合，2つの中央の値の平均をとる。$n = 130$ のデータでは，中央値は順序づけした値の65番目と66番目の平均であり，36.85℃に等しい。

- **幾何平均** geometric mean はすべての値を対数変換することで計算され，それぞれの対数の平均値を求めた後に，その逆対数を得る（対数と逆対数については付録E参照）。対数は0より大きい値に限って定義されるため，0や負の値を含む場合は幾何平均を計算できない。体温が0や負の値を示すことはなく，したがって，幾何平均は計算可能である。しかし，体温のサンプルデータに対して幾何平均を求めることは有用でなく，これは，0.0が"体温なし"を意味しないためである。摂氏温度は比変数（第8章で定義）ではない。幾何平均については第11章で詳述する。

- **調和平均** harmonic mean はそれぞれの値を逆数に変換し，次に，それらの逆数の（算術）平均を求める。調和平均はこの平均値の逆数である。値がすべて正であれば，大きい数は小さい数より重みが低下する。調和平均が生物科学に適用されることは

まれである。値が 0 または負を示す場合，調和平均は計算できない。
- **トリム平均** trimmed mean は，最小値と最大値を除く，値の大部分における平均値を意味する。オリンピックのフィギュアスケートでは，この方法が採点に取り入れられ，すべての審判員のスコアから平均値を得る前に最大スコアと最小スコアが除外される。最大値と最小値が複数無視される場合もある。
- **最頻値** mode はデータ内にもっとも多く出現する値を意味する。少なくとも小数点以下のいくつかの桁数が精度として評価される連続変数では，それぞれの値が独自であるため，最頻値は有用な意味を持たない。最頻値は整数に表現が限られる場合に有用である。最頻値は必ずしも分布の中心を評価するものではないことに注意しよう。例えば，質問の 1 つが"今までに何回手術を受けたことがありますか？"であるような医療調査を考えてみよう。多くの母集団では，もっとも多い回答が 0 と考えられ，これが最頻値となる。このような場合，最頻値より高い値はあるが，低い値は存在しない。

■ Q & A：平均値と中央値

平均値や中央値が 0 に等しいことはありうるか？　負の値となることはあるか？	ありうる。平均値（または中央値）は負の値や 0 を含むどのような値でもとりうる。
平均値と中央値のどちらが大きいか？	これはデータに依存する。値の分布が対称性を示す場合，平均値と中央値は似た値となる。より大きい値が多く，分布が右に偏る場合，平均値は中央値より大きくなる。
"mean" と "average" は同意語か？	同意語であり，置き換えることが可能である。
平均値と中央値を表現する場合の単位とは？	平均値と中央値はデータと同じ単位で表現される。
$n=1$ である場合，平均値と中央値は計算できるか？　$n=2$ ではどうか？	2 つの値から平均値と中央値を計算することは何ら問題がない。一方，値が 1 つしかない場合，平均値や中央値の概念は無意味となるが，平均値と中央値が両者ともその値に等しいと述べることは可能だろう。
いくつかの値が負である場合，平均値と中央値は計算できるだろうか？	可能である。しかし，幾何平均と調和平均はすべての値が正でなければ計算できない。
50 パーセンタイル値は中央値と等しいか？	等しい。

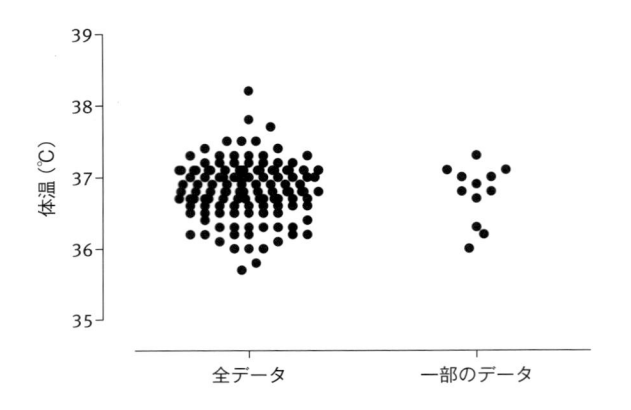

図7.1 体温データのコラム散布図
（左）n＝130によるデータ全体。（右）ランダムに選んだ一部のデータ（n＝12）。コラム散布図では，それぞれのシンボル（点）の垂直位置がその値を示す。それぞれのグラフにおける水平位置は点の重なり合い（多すぎること）を避けるように調整される。

■ 専門用語：誤差とバイアス

図7.1の体温は35.7～38.2℃の範囲にある。この変動の大部分は，おそらく生物学的変動の結果である。人（動物，そして細胞でさえ）は互いに異なり，これらの差が重要である！　さらに，人（および動物）は，日内変動や加齢，活動や気分，食事の変化により時間とともに変化する。生物学研究や臨床研究では，散らばりの多くがしばしば生物学的変動により生じる。

体温変動の一部は不正確さまたは実験誤差 experimental error に由来する。体温計を読むには多少の判断が必要であり，誤差が生じやすい可能性がある。多くの統計学書（特にエンジニア向け）は，大部分の変動が不正確さに由来することを暗黙の前提としている。医学研究では，生物学的変動が実験の不正確さより大きいことがしばしばである。

間違いや誤作動も変動に影響する。値が誤って書き留められたり，体温計の位置が不適切である可能性がある。

誤差 error という用語は，これら3つの変動の由来を示すのによく利用される。しかし，統計学用語としての"誤差"は，間違いを意味する日常的な意味とは全く異なる。**散らばり** scatter や**変動** variability という用語は，誤差という用語より理解しやすいが，統計学書では，変動を意味する場合に誤差という用語を用いる傾向がある。

知っておくべきもう1つの用語は**バイアス** bias である。バイアスを受けた測定は系統的エラーの結果として生じる。バイアスは，結果を一貫して変化させる要因により生じる場合がある。すなわち，よく知られた秤の上の親指[1]や欠陥のある温度計，

コンピュータ・プログラムのバグ（摂氏として測定された温度を華氏に変換するプログラムにバグがあるかもしれない），プラセボ効果などである．統計学で利用されるように，統計学用語としての"バイアス"は，実験者の先入観だけでなく，系統的エラーの原因となるすべてを意味する．

■ 散らばりや分布を示すためのデータのグラフ化

散布図

図 7.1 は体温データをコラム散布図として示す．グラフの左側には 130 個の値すべてを示す．右側にはランダムに選んだ 12 個の値（表 7.1 参照）を示し，別に解析を行う．それぞれの値をシンボルとして丸（点）でプロットする．それぞれのグラフでは，重なり合いを避けるためにシンボルを右や左に移動させてある．この水平位置は任意であるが，もちろん，垂直位置は測定値を意味する．

　この種の**コラム散布図** column scatter graph（**点プロット** dot plot とも呼ばれる）はデータがどのように分布するか，正確に示す．最低値と最高値，および分布を知ることが可能である．それぞれの値が視認できるため，平均値やエラーバーをプロットする必要はない．ただし，平均値や中央値に水平線を描くことは一般的である．

　値の個数が非常に多い場合，コラム散布図は重なり合う点が増して見苦しくなる．図 7.1 の左側には 130 個のシンボルが示されており，この種のグラフの限界を超えている．しかし，12 個のシンボルによる右側の図は非常に明瞭で，より多くの情報を伴いながら，平均値とエラーバーからなるグラフと同程度のスペースで示されている．

箱ヒゲ図

箱ヒゲ図 box whisker plot は個々の値を示すことなく，データの分布に関する直観を与える（図 7.2）．これは，コラム散布図として示すにはデータ点が多すぎる一方，詳細な頻度分布を示すためのスペースをとりたくない場合に役立つ．

　水平線はそれぞれのデータの中央値を示す．中央値は **50 パーセンタイル値** 50th percentile である．値の半分は中央値より大きく，残りの半分は小さい．値が偶数個存在する場合，中央値は真ん中の 2 つの値の平均である．

　箱は 25 〜 75 パーセンタイルを示し，したがって，値の半分を含む．値の 1/4（25%）は箱の上辺より大きく，さらに 1/4 は箱の底辺より小さい．四分位範囲（第 9 章参照）を計算したい場合，パーセンタイルの計算は予想よりもやや複雑であるため注意が必要である．パーセンタイルの計算に用いられる 8 つの数式が知られている（Harter, 1984）．これらはすべて中央値（50 パーセンタイル値）については同一の結果を導くが，他のパーセンタイル値に関しては異なる．しかし，データ数が多ければ，結果は

[*1] 訳注：量り売りなどで親指を秤に載せて重さをごまかす例え．

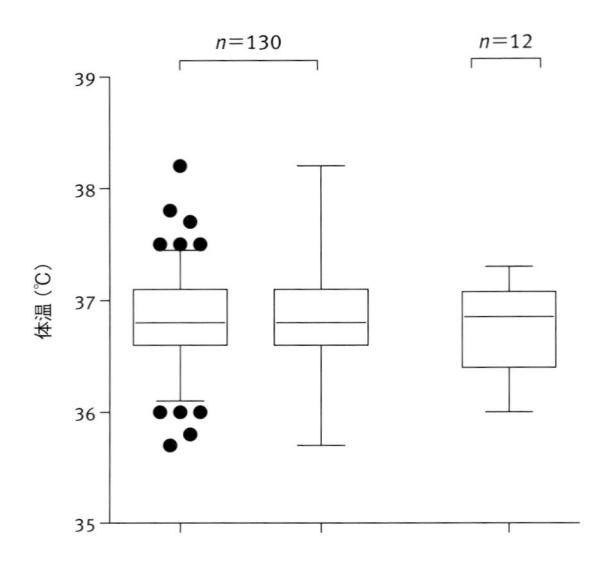

図 7.2　箱ヒゲ図
(左)データ全体の箱ヒゲ図。ヒゲは下方に 5 パーセンタイル，上方に 95 パーセンタイルまでを示し，これらの範囲外にある個々の値がプロットされている。(中央)ヒゲはデータの範囲を示す。(右)12 個の値の箱ヒゲ図。

すべて類似する。

　ヒゲはさまざまな方法でグラフに表現される。図 7.2 の左側に示したヒゲは下方に 5 パーセンタイル，上方に 95 パーセンタイルまでを示し，5 パーセンタイル未満や 95 パーセンタイルより大きい値は，個々の点としてプロットしてある。図 7.2 の中央および右側にある箱ヒゲ図では，下方は最小値，上方は最大値までを示し，したがって，個々の値はプロットしていない。ヒゲは，同様に他の方法による定義が可能である。

頻度分布ヒストグラム

頻度分布は多くの値の分布を視覚化する。値の範囲を小さい範囲 (**ビン** bin) で区切り，それぞれのビンにどの程度多くの値が存在するかを示す。図 7.3 は体温データの**頻度分布ヒストグラム** frequency distribution histogram である。縦棒の高さをすべて加えれば，値の総数が得られる。

　頻度分布を作図する際の要点は，それぞれのビンをどの程度の幅にするか決めることである。図 7.3 の 3 つのグラフは，異なるビン幅を利用している。左上のグラフはビン数が少なすぎる (それぞれのビンに含まれる値の範囲が広すぎる) ため，データの分布に関する詳細が十分につかめない。下のグラフはビン数が多すぎる (それぞれのビンに含まれる値の範囲が狭すぎる) ため，詳しすぎる印象を受ける。右上のグラ

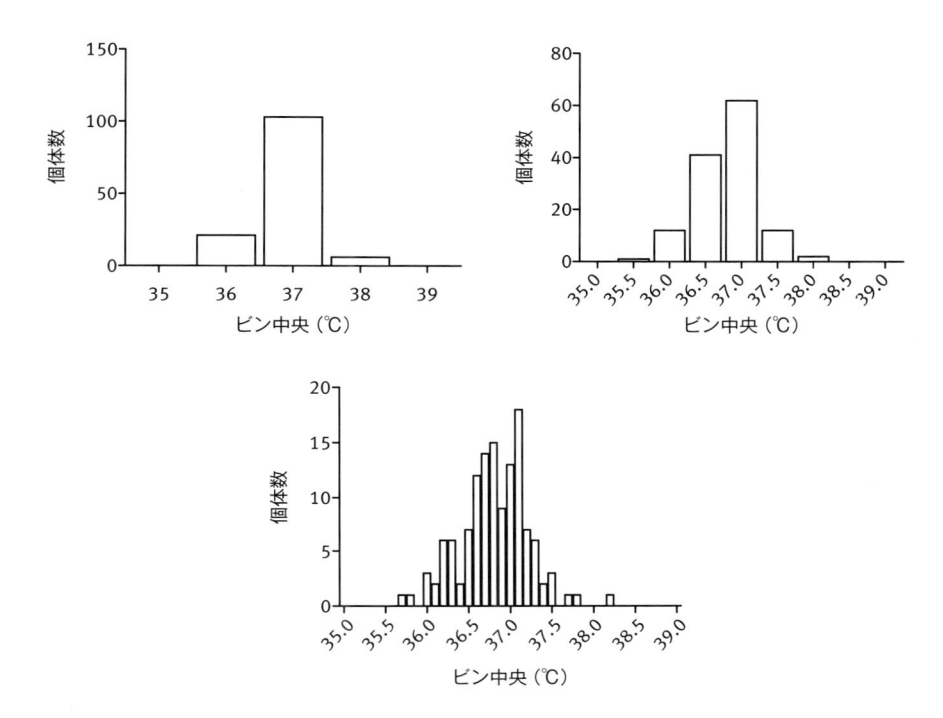

図 7.3　体温データに対するビン幅の異なる頻度分布ヒストグラム
ビン数が少なすぎる場合（左上），値の変化に関する直観が得られない。ビン数が多すぎる場合（下），詳しすぎてしまう。それぞれの縦棒は，区切られた範囲（ビン）に収まる体温を示す個体数をプロットしたものである。それぞれの範囲の中央，すなわちビン中央には温度が表記されている。

フがもっとも有用である。

ヒストグラム histogram という用語は，図7.3に示すように，"棒グラフとしてプロットされた頻度分布"と一般に定義される。しかし，頻度分布にかかわらず，すべての棒グラフを示す意味で用いられる場合もある。

累積頻度分布

ビン幅の選択を避ける1つの方法は，それぞれの Y 値が X 値より小さい値の数を示す**累積頻度分布** cumulative frequency distribution を作図することである。累積頻度分布は $Y=0$ に始まり，$Y=n$，すなわちデータに含まれる値の数に終わる。この種のグラフは，ビン幅を決めずにプロットすることが可能である。図7.4は体温データに対する累積頻度分布を示す。

図7.5は同じグラフであるが，Y軸はそれぞれの X 値より小さいあるいは同じ値の百分率（実際の数でなく）をプロットしている。図7.5右は Gauss 分布（第10章参照）に由来する累積分布が直線となるように Y 軸を変換したグラフを示す。

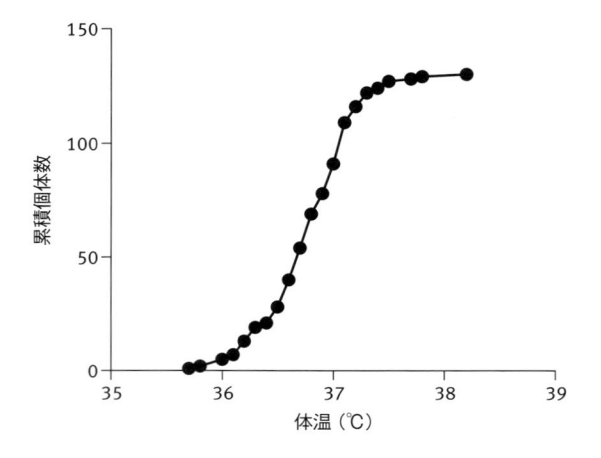

図 7.4　累積頻度分布
それぞれの丸（点）は体温が X 値以下である人の数を示す。累積分布ではビン幅を決める必要がない。このグラフは 130 個の値の分布を示したものである。しかし，データが 0.1℃ の精度でのみ記録されたため，値の数は 21 個しか存在しない。したがって，グラフには 21 個のデータ点が示されている。

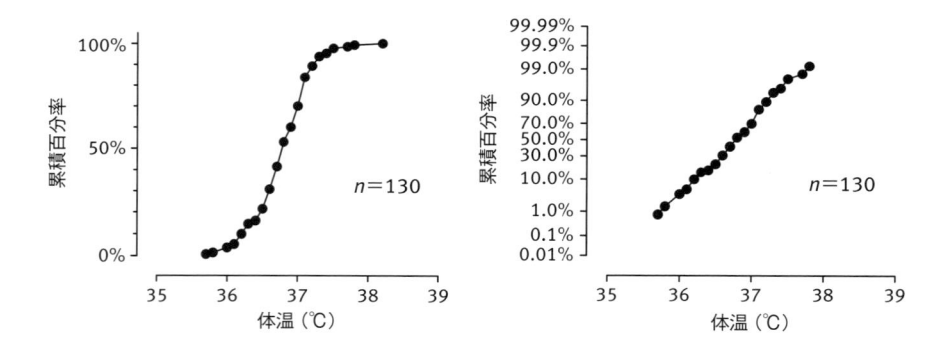

図 7.5　百分率で示す累積頻度分布
（左）このグラフは，Y 軸がそれぞれの X 値より小さいあるいは同じ値の百分率（実際の数でなく）を示す以外，図 7.4 と同一である。（右）累積 Gauss 分布（第 10 章で説明）が直線を示すように Y 軸を変換したデータのプロット。

■ データの意図的な扱いに注意しよう

公表されたグラフが実際に収集されたデータをプロットしたものでなく，その計算結果を示している場合がある。データ収集とグラフ化の間に行われた決定や計算に注意すべきである。

信じ難い値の除外

データはしばしば生じ得ない値を除外するために調べられる。体重が負の値を示すことはない。死亡年が生年以前であることはない。児の年齢が母親の年齢より高いことはない。明らかに誤ったデータに対して統計学的解析を行うことには意味がない。これらの値は訂正（誤りが追跡できる場合）や除外が必要である。

　しかし，注意しよう！ "信じ難い"値を除外することは，重要な発見を妨げる場合がある。1985年，研究者らは南極上空のオゾン濃度が低下していることに初めて気づいた（結局，クロロフルオロカーボンが原因とされた）。しかし，衛星による測定では，このような低下が認められなかった。この違いはなぜ生じたのだろう？　衛星は数年にわたってオゾン濃度の低下を報告していたようだが，これらのデータはあり得ない値と見なされ，自動的に除外されていたのである（Sparling, 2001）。この話は議論を呼んでいるが，真実でなかったにせよ重要な問題点を指摘している。生じ得ない値を自動的に検索する場合には十分な注意が必要である。

データ調整

統計学的検定法により解析される値は，しばしば直接的な実験測定値でないことがある。データ調整を行うことが多いため，これらの調整が適切か否か，誤りを招くものか否か検討することは重要である。統計学的検定の対象となる値に疑いがあれば，その統計学的結論も疑わしい。

　場合によっては多くの調整が必要であり，これらの調整は非常に大きな影響を与える可能性がある。代表的な例として，NASAは気温の歴史的記録を提供している。20世紀の気温変化に対する調査は，世界中の多くの人に気温の上昇傾向を確信させた。しかし，気温記録には多くの修正が必要である。都市部の気温が周辺部より高かったり（ヒートアイランド現象），時代によって異なる温度計が利用されていたり，気温を記録した時刻が一致していないなどの事実を説明するにはさまざまな修正が必要である（Goddard, 2008）。これらの調整すべてを行った結果，初期に報告された気温はおよそ1℃低下し，これは20世紀に生じたとされる気温上昇の約半分であった。これらの調整には判断が必要とされ，研究者が異なれば調整も異なる。これらのデータを解釈する場合，調整が観察結果全体に及ぼす影響や，これらの調整がどの程度，データの方向づけを意図する科学者のバイアスを受けているか理解する必要がある。

　公表されたデータの解釈を行う場合，グラフ化や統計プログラムに入力する以前にそのデータにどのような調整が行われたか，尋ねるべきである。

データの平滑化

時間的変化を伴うデータをプロットする場合，データを**平滑化** smoothing したり，**移動平均** rolling (moving) average をプロットしたくなる。これを行うと，余分な変動が排除され，全体的な傾向が視覚化されやすい。

しかし，平滑化したデータを統計計算に利用してはならない．平滑化データを利用する場合，多くの統計学的検定結果は無意味なものとなる．平滑化は情報を失わせるため，その解析の多くは有用な結果をもたらさない．

平滑化データを解析することが誤った結論を導く例として，図33.4（p.271）を先読みしてみよう．

2つの測定値の比としての変数
しばしば，関心の対象となる値が2つの値の比である場合がある．例えば，酵素活性や結合部位数をタンパク濃度や細胞数で除すことを考えてみよう．比の計算は，例えば，タンパク1 mgあたりの酵素活性のように，解釈や比較が可能な変数として表現するために必要である．通常，比の分子が関心の対象である．分母は整理目的に過ぎない．しかし，比の正確さが分子と分母の両者の正確さに依存することは言うまでもない．

データの正規化
データを0〜100%のように**正規化** normalizing する場合がある．この種のデータでは，0%や100%に相当すると定義された値がどのように選ばれたか疑問に思うべきである．理想的には，0%や100%の定義は理論や多数のデータを基にした対照実験に基づくべきである．0%や100%が明確に定義されていない場合やずさんな定義が行われている場合，正規化した値はほとんど役立たない．

CHAPTER 8　変数の種類

> まず，事実を手に入れなさい。
> 次に，好きなようにそれを歪めなさい。
>
> Mark Twain

第4〜7章では4種類のデータについて解説した．本章では，さまざまな種類の変数についてその違いを復習する．本章の大部分は単なる用語説明であるが，これらの定義は試験問題に出やすい．

■ 間隔変数

第7章では，例として摂氏で表した体温を利用した．この種の連続変数は**間隔変数** interval variable（比変数ではない）と呼ばれる．間隔変数と呼ばれる理由は，1℃の差（間隔）が，尺度上のどこをとっても等しいためである．

2つの値の差を計算することは，間隔変数にとって意味がある．100℃と90℃の間の温度差10℃は，90℃と80℃の間の温度差と同じ意味を持つ．

2つの温度の比を計算することは役立たない．この問題は0の定義が任意なことである．温度0.0℃は水が凍る温度と定義され，"温度なし"を意味するわけではない．0.0°Fは全く異なる温度である（−17.8℃）．このように，0点が任意（温度なしを意味することはない）であるため，温度の比をとることは全く意味がない．100℃が50℃の2倍熱いわけではない．

図8.1に，いくつかの動物種の平均体温を示す（Blumberg, 2004）．カモノハシの平均体温は30.5℃であるが，カナリヤは40.5℃である．カナリヤの体温がカモノハシより33％高いと述べるのは誤りである．華氏を利用して[*1]同じ計算を行うと，異なる結果が得られるだろう．

図8.1Aは誤解を生みやすい．棒は0に始まり，その相対的な高さを比較したり，

[*1] 訳注：カモノハシ86.9°F，カナリヤ104.9°F．

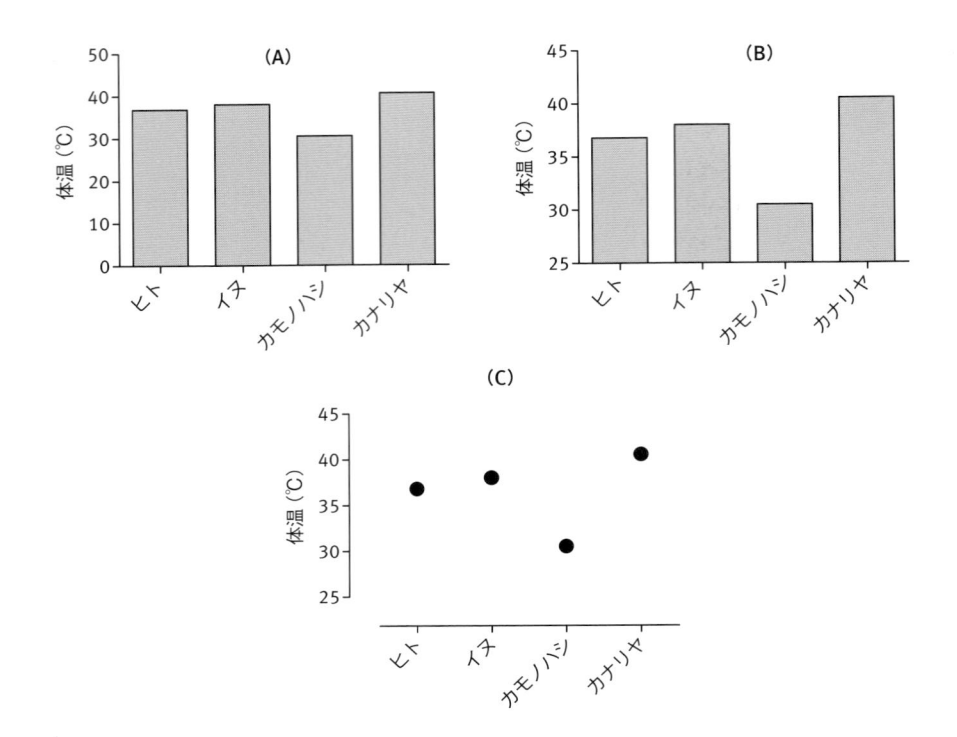

図 8.1　4 つの動物種における体温
(A) は誤解を生じやすい。縦棒の相対的な高さを比較したくなるが，体温 0℃ が "体温なし" を意味しないため，縦棒の高さの比は有用な値とならない。(B) は差を強調するために異なるベースラインを利用している。カナリヤの縦棒はカモノハシより 3 倍ほど高いが，この比は（実際，どの比でも）誤解を生じやすい。(C) は，これらの値をもっとも理解しやすくするグラフ化の方法である。

高さの比について考えさせる。しかし，この比較は役立たない。値の差が見いだし難く，グラフも有用ではない。

図 8.1B は差を強調するため，異なるベースラインを利用している。カナリヤの縦棒はカモノハシの縦棒の高さの約 3 倍を示すが，この比が（実際，どのような比でも）役立つことはない。図 8.1C に，これらの値をグラフ化する場合にもっとも理解しやすい方法を示す。棒でなく点を利用することは，比について考えることを示唆しない。このような値の場合には，どのようなグラフよりも単純な表が適している。

■ 比変数

比変数 ratio variable では，0 は任意ではない。高さ 0 は高さのないことを示す。重さ 0 は重さのないことを示す。酵素活性 0 は酵素活性のないことを示す。高さや重さ，酵素活性は比変数である。

その名称が示すように，2つの比変数の比が意味をなす場合がある。重さが比変数であるため，重さ4gは重さ2gの倍である。しかし，摂氏温度は比変数でないため，温度100℃は温度50℃の2倍高いわけではない。ただし，ケルビン0度は実際に温度のないことを示すため（少なくとも，物理学者にとって），ケルビン温度は比変数であることに注意すべきである。

比変数では，間隔変数のように差だけでなく，比を求めることも可能である。

■ 他の種類の変数

連続変数 continuous variable という用語は間隔変数と比変数の両者に当てはまる。次の6つの章では連続変数を扱う。

順序変数 ordinal variable は順位を示す。正確な値そのものでなく，その順序を問題とする。例えば，痛みは1～10のスケールで表現される。7点は5点より痛みが強く，5点は3点より強い。しかし，2つの値の差をとることは意味がない。これは，7点と5点の間の差と5点と3点の間の差が比較できないためである。この値は単に順序を示しているに過ぎない。もう1つの例は映画やレストランの評価に利用される1～5つ星である。

変数の種類を示す用語リストが完全なものとなるには，さらに2つが加わる。2つの可能性のあるアウトカムを持つカテゴリー変数は**2値変数** binary variable と呼ばれる。2つ以上の可能性のある（順序は関係ない）アウトカムを持つカテゴリー変数は**名義変数** nominal variable と呼ばれる。

表8.1はそれぞれの変数に対して意味のある計算の種類を示す。表8.1に示されている標準偏差と変動係数については第9章，平均値の標準誤差については第14章で説明する。

表 8.1　変数の種類とそれぞれの変数に対して意味のある計算

意味のある場合は○，ない場合は×で示す。標準偏差と変動係数については第9章，平均値の標準誤差については第14章で説明する。

計算	名義変数	順序変数	間隔変数	比変数
頻度分布	○	○	○	○
中央値とパーセンタイル	×	○	○	○
加算または減算	×	×	○	○
比	×	×	×	○
平均値，標準偏差，平均値の標準誤差	×	×	○	○
変動係数	×	×	×	○

■ 見かけほど明らかには特定の変数に区別されないもの

以下のものは，必ずしもその名称が示すほど明確には区別されない場合がある (Velleman & Wilkinson, 1993)。いくつかの不確かな状況を挙げてみよう。

- 色彩：認知に関する心理学的研究では，異なる色彩がカテゴリーと見なされ，したがって，色彩は名義変数である。しかし，色彩は波長によって定義することができ，比変数とも考えられる。また，波長による順位づけを行えば，順序変数とも考えられる。
- 細胞数：細胞数は一定容積内で実際に数えられる。この値は整数でなければならない点を除いて，比変数の性質をすべて示す。これは比変数だろうか，それとも順序変数だろうか？
- EC_{50}：EC_{50} は薬物の効力を示す指標である。これは，最大反応の 50％を生む薬物濃度である。EC_{50} が 0 となることはないが，2 つの EC_{50} 値の比について考えることは非常に有用である。したがって，比変数のように扱われるが，必ずしもそうではない。
- 百分率：比変数や間隔変数として測定されるアウトカムはしばしば正規化され，したがって，百分率として表現される。例えば，心拍数（1 分間あたりの心拍，比変数）は，とりうる最大心拍数の百分率として正規化することが可能だろう。また，互いに排他的なカテゴリーに基づく明確なアウトカムも百分率として示すことが可能である。例えば，1 年間に拒絶される移植腎の率は何パーセントだろうか？ しかし，これら 2 つの状況は全く異なり，必要とされる統計解析も異なる。データが百分率で示されていても，どの種類の変数であるかをそのまま示すわけではない。

CHAPTER 9　散らばりの定量化

> 平均的な人間は1つの乳房と1つの精巣を備える。
>
> Des McHale

第7章では，変動の程度を理解しやすくするためにデータをグラフ化するさまざまな方法を示した。本章では，変動を定量化する標準偏差や分散，変動係数，四分位範囲，中央絶対偏差について説明する。

■ 標準偏差の解釈

値の変動は**標準偏差** standard deviation（**SD**）として定量化することが可能であり，データと同じ単位で示される。

　SDを理解するには，次の一般則を利用する。通常，母集団における観察の約2/3は平均値±1 SDの範囲内に存在する。この定義には，"通常"という非常に不確かな言葉が含まれ，読者は満足できないかもしれない。第10章では，Gauss分布から抽出されたデータに対するSDの厳密な解釈を示す。

　図9.1に示す大きいサンプル（$n=130$）について考えてみよう。平均体温は36.82℃，SDは0.41℃である。図9.1の右側には，平均値とそれぞれの方向に1 SD伸ばしたエラーバーを示す（第14章で述べるように，エラーバーには異なる定義も存在する）。

　範囲36.4～37.2℃は，平均値から上下に1 SDである。図9.1の左側は体温データのコラム散布図であり，値の約2/3がこの範囲内に含まれることが理解できる。

　図9.1をよく眺めてみよう。右側に示すように，平均値とSDだけが示されていることが多く，データの実際の散らばりについて想像する必要がある。グラフを発表する場合には，図9.1の左側のように，平均値とSDだけでなく実データを示すことを考えよう。

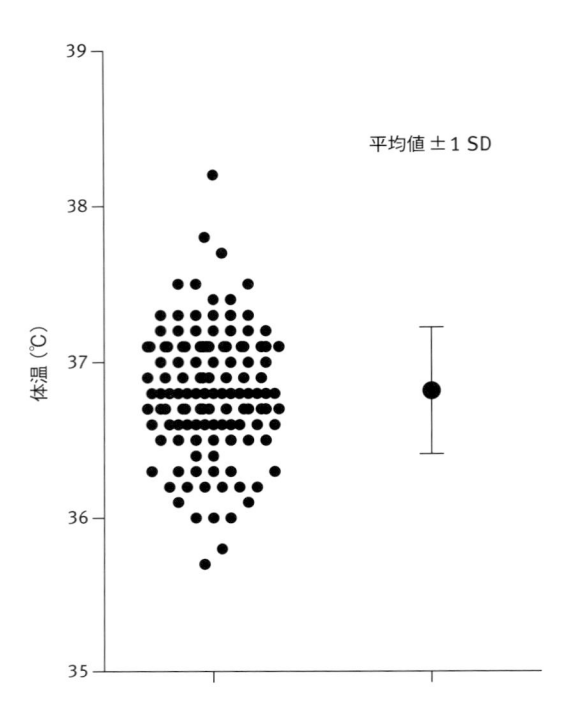

図 9.1 （左）個々の値，（右）平均値と SD

■ 原理：SD の計算

変動を定量化するもっとも単純な方法は，それぞれの値がどの程度すべての値の平均値（または中央値）から離れているかを検討し，それらの値の平均値や中央値を報告することと考えられる。しかし，正の偏差が負の偏差と打ち消し合い，その平均偏差が常に 0 となることから，この考えは役立たない。他のアプローチは，それぞれの値の平均値からの偏差について，その絶対値の平均値や中央値をとることである。実際，この中央絶対偏差は変動を定量化する 1 つの方法であり，本章の後半で説明する。しかし，変動を定量化するもっとも一般的な方法は SD を計算することである。

　SD の計算には，もちろんコンピュータが利用できる。しかし，SD を理解するには，その計算法を知ることが最良の手段である。

1. 平均値を計算する。表 7.1 に示した $n=12$ の体温サンプルでは，平均値が 36.77℃ である。
2. それぞれの値と平均値の差を計算する。
3. これらの差について，その平方を得る。
4. 平方和を求める。例のデータでは，この合計が 1.767 である。

5. この合計を $n-1$ で除す。ここで，n は値の個数である。例では，$n = 12$ であり，結果は 0.161 となる。この値は分散と呼ばれる。

6. ステップ5で求めた値の平方根を得る。この結果がSDである。例ではSD = 0.40℃である。

この"レシピ"は数式として表現できる。ここで，Y_i は n 個の値の1つ，$\overline{Y}$ は平均値を示す。

$$SD = \sqrt{\frac{\sum(Y_i - \overline{Y})^2}{n-1}}$$

■ $n-1$ の理由とは？

SDを計算する場合，平方和を $n-1$ で除す。n でなく，$n-1$ を用いるのはなぜだろう？

分子は，それぞれの値とこれらの値の平均値との差の平方和である。サンプル平均と母平均が偶然に一致するまれな場合を除いて，データは真の母平均（知ることはできない）よりサンプル平均に近い。したがって，この平方和は，それぞれの値と真の母平均の差を計算する場合よりいくらか小さい（決して大きいことはない）だろう。分子がいくらか"小さすぎる"ため，分母も小さくする必要がある。

なぜ $n-1$ なのだろう？ サンプル平均と1つを除くすべての値が知られていれば，残りの値が何であるか計算することができる。n 個目の値は，サンプル平均と $n-1$ 個の値から確実に求められる。$n-1$ 個の値に限っては，どのような値を仮定しても自由である。したがって，$n-1$ で除すことで偏差平方の平均を計算し，$n-1$ の**自由度** degrees of freedom (**df**) であると称する。

多くの人は df の概念に混乱する。幸いなことに，df に対する混乱は大きな妨げにならない！ df について漠然としか理解できなくとも，統計学的検定法を選択し，その結果を解釈することが可能である。

サンプルデータを解析し，より一般的な結論を導きたい多くの状況で $n-1$ の式が利用される。この方法（分母に $n-1$ を用いる）から計算されるSDは，母標準偏差に対するもっとも正確な推定値である。この値は時に**サンプル標準偏差** sample standard deviation (**サンプルSD**) と呼ばれる。これは，1つの特定のサンプルから決定され，母集団全体のSDに対する最良推定値であるため，臨床研究や実験科学において日常的に利用されるべきである。

単に特定のデータにおける変動を定量化したいが，幅広い結論を導くことを期待しない場合，分母に n を利用してSDを計算することができる。このSDは特定の値に対しては正しいが，通常，これらの値が抽出された母集団のSDを過小評価する。データから一般的な結論を導くことを試みない場合に限って，分母に n を用いた式を利用すべきである。例えば，教師が試験点数の変動を定量化する場合を考えてみよう。

表 9.1　n とは何か？
5回の反復測定（行）による3匹の動物（列）からのデータ。得られた15個のデータはそれぞれ独立しているわけではないため，$n=15$ を利用して SD や CI を計算するのは正しくない。代わりに，個々の動物のデータ値から平均値を求め，$n=3$ を利用して3つの平均値から SD や CI を計算する。

	動物 A	動物 B	動物 C
	47.7	64.7	39.3
	43.1	65.4	40.0
	52.3	88.3	23.9
	55.2	64.0	36.6
	42.5	71.9	48.9
平均値	48.2	70.9	37.7

この目的は，より大きい母集団に関する推論を行うのではなく，特定の点数間における変動を定量化したいだけである。

■ n の定義が不明確に思われる状況

SD を計算する（および，さまざまな統計学的検定を行う）場合，いくつかの状況では，サンプルサイズ "n" の定義が不明確に思われる。

反復測定

表 9.1 に一般的な状況を示す。動物3匹（3列で示す）から，それぞれ5回の反復測定（5行で示す）によるデータを収集した。全体として15個の値を集めた。しかし，これらは1つの母集団から得た15個の独立したサンプルではない。2つの変動要素，すなわち，動物間の変動と1匹における反復測定間の変動が存在する。これらを一括りにすることは，妥当でない解析をもたらす。$n=15$ を利用して SD〔および信頼区間（CI；第12章参照）〕を計算することは正しくない。

このようなデータを解析するもっとも単純な方法は，それぞれの動物のデータ値を平均することである。この例では，3つの平均値が存在する（それぞれの動物に対して1つ）。次に，$n=3$ を利用してこれらの SD（および CI）を計算する。この結果は，研究対象である動物母集団の推定に利用できる。

n-of-1 試験

n が不明確な可能性があるもう1つの状況は，第3章で述べた n-of-1 試験である。このような試験は1人の患者だけで行われる（患者自身が対照の役割を果たす）。しかし，"n-of-1" という語句が用いられているにもかかわらず，統計学的解析に利用さ

れる n は 1 でなく，収集された値の数である。この結果は，1 人から収集された結果の母集団に対する推定に利用される。

■ SD とサンプルサイズ

図 7.1 に示すように，体温データ全体（$n=130$）では，SD = 0.41℃である。より小さいサンプルでは（$n=12$；より大きいサンプルからランダムに抽出），SD = 0.40℃である。このように異なるサンプルサイズでも SD が類似していることに読者は驚くかもしれない。しかし，これは十分に想定されるはずである。SD は母集団における変動を定量化する。より大きいサンプルを収集すれば，より正確に変動を定量化できるが，データをより多く収集しても値の変動は変化しない。サンプルサイズを大きくすることは，SD を増やす可能性と減らす可能性を等しく伴う。

この概念を数学的に考える方法がある。"原理：SD の計算"の項に示した数式の分子と分母は，サンプルサイズが大きくなるに従って，両者とも等しく増大する。両者の比，すなわち SD の変化する方向を予測することはできない。

■ 変動係数

比変数では，SD を平均値で除して得られる**変動係数** coefficient of variation（**CV**）として変動を定量化することが可能である。CV が 0.25 に等しい場合，SD は平均値の 25％であることがわかる。

SD と平均値は，両者とも同一の単位で示されるため，CV は単位のない比率である。そこで CV は，しばしば百分率で表される。

体温の例では，CV は全く意味を持たない。0 が任意に定義されるため（第 8 章参照），体温は比変数でなく，間隔変数である。摂氏度として測定された体温から得られた CV は，華氏度として測定された体温による CV と同一ではない。散らばりの指標として平均値で除すという考え方は，0 が実際に 0 を意味する比変数に限って成り立つため，いずれの CV も意味がない。

CV は異なる単位で測定された変数の散らばりを比較する場合に役立つ。例えば，心拍数の変動が血清ナトリウム濃度の変動より大きいか小さいかを問うことができる。心拍数とナトリウム濃度は全く異なる単位で測定されるため，標準偏差を比較することは意味がない。これらの変動係数を比較することが，恒常性の生理学的探求に役立つと証明されるかもしれない。

■ 分散

分散 variance は SD の平方に等しいため，データ単位の平方に等しい単位で示される。

体温の例では，分散は $0.16℃^2$ である。

　分散がさまざまな要素に分けられるため，統計学的理論は SD でなく，分散に基づく。分散のどの程度の割合がさまざまな要因に基づくか求めることはできるが，SD をこのように分けることは意味がない。

　数理統計学者でなければ，変わった単位を伴う分散の概念を避けるほうが賢明と考えるだろう。代わりに，SD を利用しよう。

■ Q & A：SD

SD が 0 に等しいことはあり得るか？ 負の値となることはあるか？	すべての値が同一であれば SD は 0 に等しくなる。SD が負の値となることはない。
どのような単位が SD に用いられるか？	SD にはデータと同一の単位が用いられる。
$n=1$ である場合，SD の計算は可能か？ $n=2$ の場合はどうか？	SD は変動を定量化するものであるため，単一の値から計算することはできない。2 つの値（$n=2$）からは計算可能である。
SD は平均値の標準誤差と同一か？	同一ではない。両者は大きく異なる。第 14 章参照。
データが明らかに Gauss 分布に由来しない場合，SD は計算できるか？	計算可能である。SD はどのような値の組み合わせからも計算できる。Gauss 分布については第 10 章で説明する。データが Gauss 分布に由来しない場合，値の約 2/3 が平均値 ± 1 SD の範囲内に存在するという一般則は，必ずしも当てはまらない。
SD は CV より大きいか，または小さいか？	SD はデータと同一の単位で示される。CV は単位のない比率であり，しばしば百分率で示される。両者の単位が異なるため，大小の比較は意味がない。
SD は分散より大きいか，または小さいか？	分散は SD の平方に等しく，異なる単位で示される。両者の大小を比較することは意味がない。

■ 変動を定量化する他の方法

SD だけが変動を定量化する方法ではない。

四分位範囲

75 パーセンタイル値から 25 パーセンタイル値を減じることで**四分位範囲** interquartile range が得られる。これら両者のパーセンタイル値がデータと同一の単位で示さ

れるため，四分位範囲も同じ単位で示される。

体温データ（n = 12）では，25 パーセンタイル値が 36.4℃，75 パーセンタイル値が 37.1℃ であるため，四分位範囲は 0.7℃ である。すべてのデータ（n = 130）では，25 パーセンタイル値が 36.6℃，75 パーセンタイル値が 37.1℃ であるため，四分位範囲は 0.5℃ である。

中央絶対偏差

中央絶対偏差 median absolute deviation（**MAD**）は変動を定量化する単純な方法である。データ値の半分は MAD より中央値に近く，半分は離れている。

MAD を理解する最良の手段は，計算手順である"レシピ"を理解することである。まず，すべての値の中央値を計算する。中央値は 50 パーセンタイル値に等しい。次に，それぞれの値が，この中央値からどの程度離れているか計算する。値が中央値より大きいか小さいかを問わず，両者の距離を正の値として示す（すなわち，値と中央値の差を絶対値として示す）。そして，これらの差の中央値を見いだす。この結果が MAD である（差の平均値を用いる場合があり，この結果は同様に MAD と略される**平均絶対偏差** mean absolute deviation と呼ばれる）。

体温データ（n = 12）では，中央値が 36.9℃，MAD が 0.2℃ である。すべてのデータ（n = 130）では，中央値が 36.8℃，MAD が 0.3℃ である。

中央絶対偏差の計算にあたっては，混乱しやすい点に注意が必要である。2 つの異なる中央値の計算がある。まず，実データから中央値（50 パーセンタイル値）を計算する。次に，50 パーセンタイル値とデータ値との距離の絶対値について中央値を求める。

SD とは異なるが，MAD の計算は四分位範囲のように外れ値（第 25 章参照）の影響をあまり受けない。

値の半分は中央値の 1 MAD 内に存在する。つまり，中央値から両方向に対称的に 1 MAD を含む範囲では，値のおよそ半分が含まれる。四分位範囲も値の半分を含む。両者の違いは，四分位範囲が中央値に対して非対称性を示しうることである。

CHAPTER 10 Gauss 分布

> 正規近似が広く信奉されているが，実験者は数学的定理と考え，数学者は実験的事実と考えるためである。
>
> G. Lippman（1845 〜 1921）

多くの統計学的方法はデータが Gauss 分布に従うことを前提とする．本章では，Gauss 分布の由来とその応用について簡単に説明する．第 24 章では，Gauss 分布からの逸脱を検定する方法について説明する．

■ Gauss 分布の由来

鐘型の Gauss 分布は統計学における大部分の基礎である．これは，多くのランダム要因が変動を作る場合に生じる．ランダム要因は互いに打ち消し合う傾向があるからである．ランダム要因には値を押し上げるものもあれば，引き下げるものもある．通常，この影響は互いを部分的に打ち消し合うため，多くの値は中央付近（平均値）に近づく．ただし，時に，多くのランダム要因が同じ方向に作用し，値を平均値から遠ざける場合がある．また，まれに多くの要因がほとんどすべて同じ方向に作用し，値を平均値から大きく遠ざける場合がある．したがって，多くの値は平均値近くに存在し，一部の値は平均値から離れ，ごく少数の値は平均値から遠く離れたところに存在する．このようなデータを頻度分布としてプロットすると，**Gauss 分布** Gaussian distribution として理想化される対称性の鐘型分布となる．

　数学者の証明によれば，多くの変動要因がある場合，変動に対するさまざまな影響が組み合わさって最終結果が生じ，かつ，サンプルサイズが大きければ，散らばりは Gauss 分布に近似する．散らばりの要因が多いほど，予測結果は Gauss 分布に近づく．

　多くの統計学的検定法の解釈は，統計学に多く共通する前提を必要とする．すなわち，データは Gauss 分布に従う母集団から抽出されていなければならない．これは，妥当な前提であることが多い．例えば，実験研究では，実験間の変動がいくつかの要因，すなわち，試薬の不正確な秤量や不正確なピペット操作，放射性崩壊のランダム

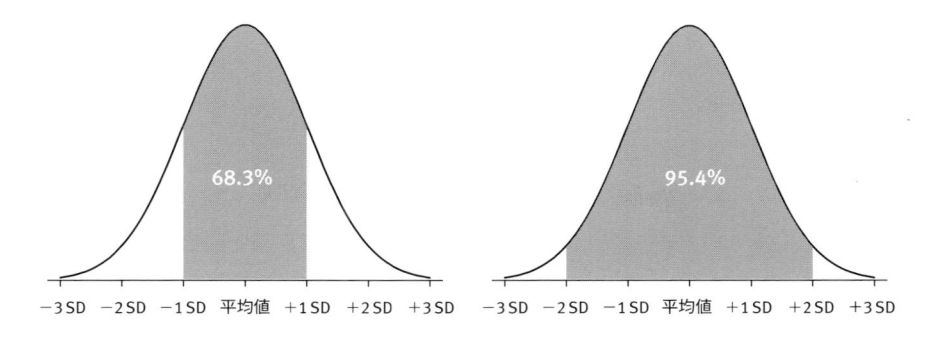

図 10.1 典型的な Gauss 分布
横軸は観察されるさまざまな値を，縦軸はこれらの相対頻度を示している．曲線下面積は母集団のすべての値を示す．値の範囲内における面積の比率は，これらの値の出現頻度を示す．（左）値の約 2/3 (68.3%) は平均値の 1 SD 以内に存在する．（右）値の 95%強は平均値の 2 SD 以内に存在する．

な性質，細胞や細胞膜の不均一な懸濁液などに起因する．臨床値の変動は多くの遺伝または環境要因を原因とする．このように散らばりが多くの独立した原因による場合，その分布は鐘型の Gauss 分布に従う傾向がある．

■ SD と Gauss 分布

図 10.1 に典型的な Gauss 分布を示す．横軸は観察されるさまざまな値を示し，縦軸はその相対頻度を示す．もちろん，平均値は Gauss 分布の中心である．Gauss 分布は平均値近辺が高く，これは，ここに値の大部分が存在するためである．平均値から離れるほど分布は低下し，特徴的な鐘型を示す．分布は対称性を示し，したがって中央値と平均値は一致する．

標準偏差 (SD) は分布の広がりや幅の指標である．曲線下面積の全体は母集団全体を示す．図 10.1 左では，平均値の 1 SD 以内に相当する曲線下面積に影を付けている．影の付いた部分は全面積の約 2/3 (68.3%) を占め，Gauss 母集団における値の約 2/3 は平均値±1 SD 内にあることを示す．図 10.1 右は，Gauss 母集団における値の約 95%が平均値±2 SD（実際の乗数は 2 でなく 1.96 である）内に存在することを示す．

科学論文や発表では，しばしば平均値と SD が報告されるが，実データが示されることはない．分布が Gauss 分布に近似している場合，その分布を頭の中に描くことができる．図 9.1 の体温データの例に戻ってみよう．平均値が 36.82℃，SD が 0.41℃ ($n = 130$) であることだけが知られている場合，何が推定できるだろう？ Gauss 分布を前提とする場合，値の約 2/3 は 36.4〜37.2℃ の範囲に存在し，値の 95%は 36.0〜37.6℃ の間に存在すると推定できる．図 9.1 を振り返れば，これらの推定値がかけ離れたものではないことが理解できる．

表 10.1　標準正規分布
表 10.1 は例からもっともよく理解できる。例えば，$z=-1$ と $z=+1$ の間の範囲は標準正規分布の 68.27%を含む。

z	$-z \sim +z$ における標準正規分布の百分率
0.67	50.00%
0.97	66.66%
1.00	68.27%
1.65	90.00%
1.96	95.00%
2.00	95.45%
2.58	99.00%
3.00	99.73%

■ 標準正規分布

平均値が 0 に等しく，SD が 1.0 に等しい場合，Gauss 分布は**標準正規分布** standard normal distribution と呼ばれる。図 10.1 は，軸ラベルとして SD と平均値を用いずに，$-3 \sim +3$ とすれば，標準正規分布である。

　すべての Gauss 分布は標準正規分布に変換可能である。変換するためには，それぞれの値から平均値を減じ，この差を SD で除す。

$$z = \frac{値 - 平均値}{SD}$$

　変数 "z" は平均値から離れる SD の数である。$z=1$ であれば，値は平均値より上方に 1 SD である。$z=-2$ であれば，値は平均値より下方に 2 SD である。表 10.1 にさまざまな z の値に対する $-z \sim +z$ の間の正規分布の比率を示す。

　薬理学領域では，薬物検出に用いるアッセイの質を評価するために Z ファクターという特別なパラメータ（Zhang ら，1999）が利用されるが，これを変数 z と混同してはならない。この 2 つには何の関係もない。

■ "正規"分布は正常範囲を定義しない

Gauss 分布は**正規分布** normal distribution とも呼ばれる。これは，日常的な言葉に特殊な意味を持たせる統計学用語の一例である。"正規 normal"という言葉のこのような特殊な意味を，多く観察される値，または疾患を示唆しない検査値や臨床測定値を示す通常の意味と混同してはならない。

　しばしば用いられる，単純ではあるが誤ったアプローチを挙げてみよう。すなわち，

母集団における体温データ（前章の例に基づく）が Gauss 分布に従うと仮定し，母集団の 5% を異常と定義する．$n=130$ のサンプル平均と SD を利用すれば，正常範囲は平均値 ± 1.96 SD，すなわち 36.82 ± (1.96 × 0.41)，したがって 36.0 〜 37.6℃ と定義される．

　このアプローチには多くの問題が含まれる．
- 一般母集団における値の分布から正常と異常を区別するのは，必ずしも意味があるとは言えない．高体温は感染や炎症性疾患を示唆しうることが知られている．したがって，実際に回答を得たい質問は，検査が必要なほど高い体温はどの程度か，である．この質問に対する回答には，科学的または臨床的な思考を必要とし，統計学的計算から得られるものではない．
- 正常と異常の定義は，年齢や性別などの要因に依存する．25 歳における異常が，80 歳では正常な場合がある．
- 多くの場合，正常と異常の間には明確な区切りを必要としない．いくつかの値を"境界"として扱うことはしばしば意味がある．
- 母集団が Gauss 分布に近似するとしても，正確に Gauss 分布に従う可能性は低い．Gauss 分布からの逸脱は，分布の両端（極端な値）においてもっとも明らかである可能性が高く，ここには異常値が存在する．
- このアプローチでは，異常な高値と異常な低値がほぼ同数であると定義される．体温がもっとも低い 2.5% に含まれることは，実際に何らかの異常を示唆し，さらに医学的検査を必要とするだろうか？　正常範囲を平均値や中央値に対して対称的に定義する理由はない．

　臨床測定値の正常範囲を定義することは単純でなく，臨床的な思考を必要とする．したがって，平均値や SD，Gauss 分布に基づく単純な統計学的原則を用いるべきではない．

■ Gauss 分布が統計学的理論の中心となる理由とは？

Gauss 分布は，**中心極限定理** central limitation theorem として知られる数学的関係により，統計学の中心的役割を担う．この定理を実際に理解するには，理論的な統計学書を読む必要があるが，次の説明はその基礎となる．

　この定理を理解するには，次の仮想実験を行う．
1. Gauss 分布でない既知の分布に従う母集団を考える．
2. この母集団からサイズの等しいサンプルをランダムに抽出する．
3. これらのサンプルの平均値を表に示す．
4. 平均値の頻度分布をグラフ化する．

　中心極限定理では，母集団が Gauss 分布でなくとも，サンプルサイズが十分に大きい場合，平均値の分布は Gauss 分布に従うとする．大部分の統計学的検定法（t 検

定や分散分析など)は平均値の差だけに関わるため，中心極限定理によれば，母集団がGauss分布でなくとも，これらの検定法は十分に役立つことになる。

■ Q & A：Gauss 分布

Gauss とは誰か？	Karl Gauss は，1809 年，天文学データの解析にこの分布を利用した数学者(歴史的偉人の 1 人)である。分布の名称には彼の名前が付けられているが，実際には，他の人々(Laplace や de Moivre)がもっと早く利用していた。
Gauss 分布は正規分布と等しいか？	等しい。2つの用語は同義に用いられる。
鐘型の分布はすべて Gauss 分布か？	図 10.1 が示すように，Gauss 分布は鐘型を示す。しかし，必ずしもすべての鐘型曲線が Gauss 分布を示すとは限らない。
散らばりを生む数多くの要因が，常に Gauss 分布を生じるか？	必ずしもそうではない。Gauss 分布は，それぞれの変動要因が独立で，互いに相加的であり，独占的な変動要因が存在しない場合に限って生じる。第 11 章では，変動要因が相乗的な場合について説明する。

CHAPTER 11 　対数正規分布と幾何平均

> すべての統計の 42.7% はその場ででっちあげられる。
>
> Steven Wright

対数正規分布はあまり知られていない数学的表現ではなく，多くの科学分野で非常に一般的である。本章では，対数正規分布の由来や対数正規データの解析方法について説明する。実際には対数正規分布から抽出したデータを扱う場合に，Gauss 分布からの抽出と仮定して解析方法を選択してしまうという一般的な誤りを避けるには，本章を読むべきである。

■ 例：膀胱弛緩

読者の多くは，統計学を学ぶ際には決してリラックスできないと考えているだろう！
　Frazier ら (2006) は，膀胱筋を弛緩させるイソプレナリン（神経伝達物質であるノルアドレナリンと同様に作用する薬物）の作用を測定した。この結果は，最小弛緩と最大弛緩の中間に相当する膀胱弛緩を得るのに必要な濃度，すなわち EC_{50} として示された。図 11.1 左のグラフは，線形軸にプロットしたデータを示す。
　この分布は対称性とはかけ離れ，非常に偏っている。1 つの値だけが他から離れ，ほとんど誤りのように見える。

■ 対数正規分布の由来

第 10 章では，相加的な多くの要因が変動の原因である場合に Gauss 分布が生じることを説明した。値を押し上げる要因もあれば，引き下げる要因もあり，その累積的な結果は，Gauss 分布に近似する対称性の鐘型分布となる。
　しかし，いくつかの要因は，相加的でなく相乗的に働く。要因が相乗的である場合，これは，等しい確率で値を 2 倍にしたり，半分にしたりする。100 に始まる値が 2 倍されると結果は 200 になる。100 が 2 で除される場合，結果は 50 となる。したがって，

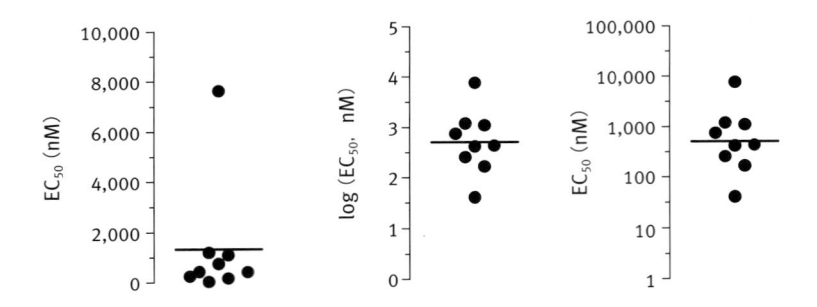

図 11.1　対数正規データ
これらのデータは膀胱筋を弛緩させるイソプレナリンの EC_{50} を示す（Frazier ら，2006）．それぞれの点は，異なる個体の膀胱から得たデータを示す．EC_{50} は最小弛緩と最大弛緩の中間に相当する膀胱弛緩に必要な濃度であり，単位は nM（nmol/L）である．左のグラフは，元の濃度スケールでプロットしたものである．データは対称性からかけ離れ，最高値は外れ値のようである．中央のグラフは EC_{50} の対数（10を底とする）をプロットしたもので，対称性を示す．右のグラフは対数軸に生データをプロットしたものであり，この種のグラフのほうがやや理解しやすい．

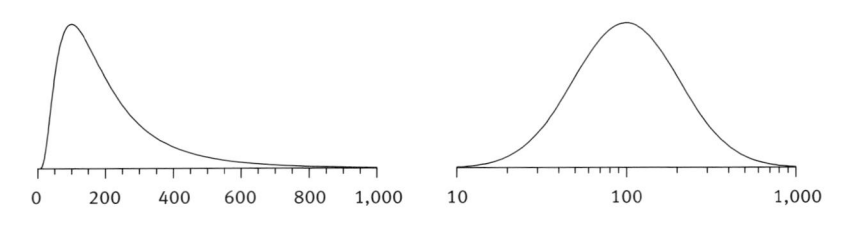

図 11.2　対数正規分布
（左）対数正規分布．この分布は，対数軸上にプロットしたり（右），すべての値を対数に変換すると Gauss 分布を示す．

この要因は，値を 100 増加させたり，50 減少させたりする等しい可能性を有する．この影響は非対称性である．
　多くの要因が相乗的に働く場合，結果として分布は，図 11.2 左に示すように非対称性となる．この分布は**対数正規分布** lognormal distribution と呼ばれる．対数？この図に対数がどのように示されるのだろうか？　次項で明らかになるように，値の対数は Gauss 分布に従うが，生データは従わない．

■ 対数正規データの解析方法

対数正規分布の値をすべて対数に変換すると，分布は Gauss 分布となる．対数（および逆対数）については付録 E を参照．

図 11.1 中央のグラフには EC_{50} 値の対数をプロットしてある。分布が対称性であることに注意しよう。

図 11.1 右にはデータをプロットする別の方法を示す。軸が対数スケールとなっている。軸上のすべての主目盛りが，前の値の 10 倍の値を示していることに注意しよう。データ点の分布は中央のグラフと同一であるが，Y 値が対数でなく自然単位で示されているため，右のグラフのほうが理解しやすい。

■ 幾何平均

図 11.1 のデータにおける平均値は 1,333 nM である。これは，図 11.1 左のグラフにおける水平線として示されている。平均値は 1 つを除くすべての値より大きく，したがって，データの中心傾向を示すよい指標ではない。

中央のグラフは線形軸に値の対数をプロットしている。水平線は対数の平均値である 2.71 に引かれている。値のおよそ半分は平均値より大きく，半分は小さい。

図 11.1 右のグラフは対数軸を利用している。値は左のグラフと同様であるが，軸上の値は対数スケールとなっている。水平線は対数の平均値の逆対数に引かれている。このグラフは 10 を底とする対数を用いているため，逆対数を求めるには $10^{2.71}$ を計算する。これは，513 に等しい。この値，513 nM は**幾何平均** geometric mean と呼ばれる。

幾何平均を計算するには，まず，値のすべてを対数に変換する。次に，これらの対数の平均値を計算する。そして，対数の平均値をデータの元の単位に再変換する。

■ Q & A：対数正規分布

対数と逆対数の復習はどこで行うか？	付録 E を参照。
lognormal か，それとも log-normal か？	両者とも一般に用いられる。
対数正規分布の値は常に正の値か？	正の値である。0 や負の値の対数は定義できない。0 や負の値を含む分布を対数正規分布として扱うことはできない。
0 や負の値を含む場合，幾何平均を求めることは可能か？	不可能である。
幾何平均を計算する場合，自然対数を用いるべきか，それとも 10 を底とする常用対数を用いるべきか？	一貫性のある限り，大きな問題ではない。10 を底とする対数を用いる場合が多く，逆変換は 10 の乗数となる。幾何平均は，逆変換が合致している限り，いずれを底とする対数でも同一の値を示す。付録 E 参照。

対数正規分布は一般的か？	一般的に多く生じる（Limpertら，2001）。例えば，薬物の効力（EC_{50}, IC_{50}, K_m, K_i などとして表現される）はほとんど常に対数正規性を示す。このため，差でなく比を利用した治療群の比較や，幾何平均でデータを要約することには意味がある。対数正規分布の他の例には，多くの天然物質や毒物の血中または血清濃度がある。
対数正規分布のデータをプロットするには，対数軸を用いるべきか？	用いるべきである。より理解しやすくなる。図11.1右を参照。
対数正規分布のデータをGauss分布から抽出されたように扱う場合，何が生じるか？	これはデータの詳細やサンプルサイズに依存する。Gauss分布と仮定した場合の統計学的解析による結果は，誤解を招く可能性が高い。 外れ値（第25章）の存在についても誤りやすくなる。図11.1左のグラフで誤りやすいのは，これらの値がGauss分布から抽出され，1つの外れ値を含んでいると結論づけることである。外れ値検定を実行すると，この結論を確認することができる。しかし，これも誤りを招く結果となりうる。外れ値検定は値のすべて（外れ値を除く）がGauss分布から抽出されていることを前提とする。対数正規分布のデータに対して外れ値検定を行うと，実際には高い値が対数正規分布内のものと考えられる場合でも，これらを外れ値として誤って検出する可能性が高い。
幾何平均を表す場合の単位とは？	解析される値と同じ単位が用いられる。したがって，平均値と幾何平均は同一の単位で表される。

CHAPTER 12 平均値の信頼区間

> 統計学があれば嘘をつくのは容易である。
> 統計学なしに真実を語るのは困難である。
>
> Andrejs Dunkels

第4～6章では，比率や計数，生存率の信頼区間について説明した．本章では，これらの概念を平均値の信頼区間に拡張する．この計算は，サンプルサイズや値の変動（標準偏差として表される）に依存する．

■ 平均値の CI の解釈

$n=130$ の体温データ（図7.1参照）では，どの統計プログラムを使っても平均値の95%信頼区間（CI）は 36.75～36.89℃ の範囲であると計算される．サンプルサイズがより小さい $n=12$ のデータでは，平均値の 95% CI は 36.51～37.02℃ の範囲である．

　サンプル平均に関して不確実さが存在しないことに注意しよう．サンプル平均が正しく計算されることは100%確実なはずである．すなわち，データの記録や平均値の計算における誤りが，平均値の CI の計算で考慮されることはない．定義上，CI の中心には常にサンプル平均が置かれる．母平均は未知であり，知る方法もない．しかし，計算された区間にこれが含まれることは 95% 確実である．

　"95%確実"とは，正確には何を意味するのだろう？　1つのサンプルだけを測定する場合，母平均の値は未知である．母平均は，サンプル平均の 95% CI に含まれるか含まれないかのいずれかである．これがわかるはずはなく，見いだす方法もない．多くの独立したサンプルから平均値の 95% CI を計算する場合，母平均はサンプルの95%において CI に含まれるが，残りの5%においては CI の範囲外にある．したがって，1つのサンプルから得たデータを利用する場合，サンプル平均の 95% CI が母平均を含むことは 95%確実であると言うことができる．

　正しい用法では，CI を "36.75～36.89"，または "[36.75, 36.89]" と表す．CI を "36.75－36.89" と表すのは，値が負である場合にハイフンが混乱を招くため，好ましくな

いと考えられている．CI を"36.82±0.07"と表すのは賢明と思われるが，この形式はほとんど用いられない．

■ 平均値の CI を決定する値とは？

平均値の CI は 4 つの値から計算される．
- サンプル平均：母平均の最良推定値はサンプル平均である．したがって，CI の中心にはサンプル平均が置かれる．
- 標準偏差（SD）：データの散らばりが大きい（SD が大きい）場合，サンプル平均は，データが近接する（SD が小さい）場合より母平均から遠ざかる可能性が高い．したがって，CI の幅はサンプル SD に比例する．
- サンプルサイズ：$n=130$ の例では，サンプル平均は母平均に極めて近い可能性が高く，CI は非常に狭くなる．一方，サイズの小さいサンプルでは，サンプル平均が母平均から遠ざかる可能性が高く，CI は広くなる．CI の幅はサンプルサイズの平方根に反比例する．サンプルサイズが 4 倍であれば，CI の幅は半分になる（SD が等しいと仮定する場合）．$n=12$ のサンプルにおける CI は，$n=130$ のサンプルにおける CI より幅広いことに注意しよう（図 12.1）．
- 信頼度：CI は一般に 95％信頼度として計算されるが，信頼度はどのような値でも

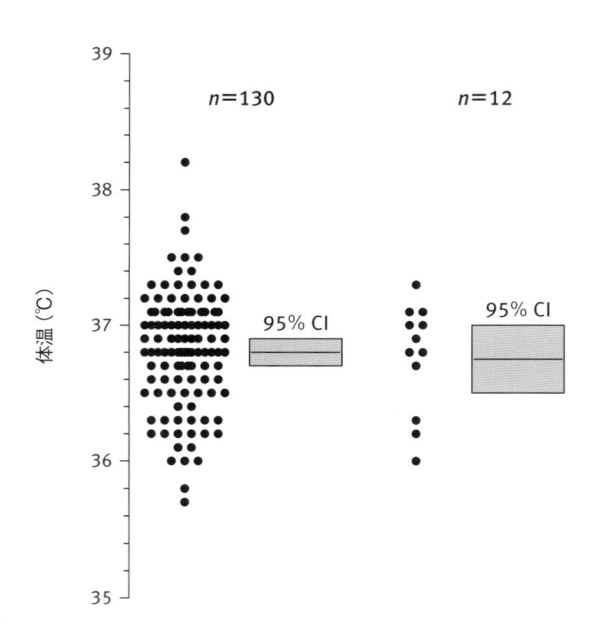

図 12.1　95％ CI は，特にサンプルサイズが大きい場合，値の 95％を含まない

構わない。より高い信頼度を望む場合（すなわち，99%信頼度），区間は幅広くなる。より低い信頼度が許容できる場合（すなわち，90%信頼度），区間は狭まる。

■ 前提：平均値の CI

平均値の CI を解釈するには，次の前提に従う必要がある。

前提：ランダム（または代表）サンプル

95% CI はサンプルが母集団からランダムに抽出されているという前提に基づく。多くの場合，この前提は真ではない。それでも，サンプルが母集団を代表していると仮定する限り，CI の解釈は可能である。

臨床試験では，類似した患者全体の母集団からランダムに抽出することは不可能である。代わりに，適切な時期に適切な医療機関を偶然に受診したという理由から対象患者が選ばれる。これは**ランダムサンプル** random sample でなく，**便宜的サンプル** convenience sample と呼ばれる。統計計算を有意義なものとするには，便宜的サンプルが十分に母集団を代表し，実際にランダムサンプルを利用して観察する場合と結果が類似するという前提が必要である。

例えば，体温データの例では，他の多くの人より自身の体温が一貫して高かったり，あるいは低かったりすることを知っている（または，疑っている）研究対象が選択される場合，この前提は成立しない。

前提：独立した観察

95% CI は，すべての対象が同一母集団から抽出され，それぞれが他と独立である場合に限って妥当である。母集団内のある 1 人を選んだ結果，他の人を選択する確率が変化してはならない。ある個人の体温が 2 回測定され，両者の値がサンプルに含まれる場合，この前提は成立しない。対象のいくつかに兄弟が含まれる場合，遺伝的要因が体温に影響する可能性があるため，この前提は同様に成立しない。

前提：正確なデータ

95% CI は，それぞれの値が正しく測定される場合に限って妥当である。対象が体温計を正しく口腔に入れていなかった場合や体温を誤って読み取った場合，この前提は成立しない。

前提：実際に関心のある事象を評価する

95% CI により，収集した事象に関してサンプルから母集団を推定することが可能である。しかし，われわれは実際には異なる事象に関心を持つ場合がある。体温の例では，実際に知りたいのは中枢温であるが，代わりに，舌下温が測定された。この例の

差はわずかであるが，測定したものと実際に知りたいものとの違いを考慮することは常に価値がある。

高密度リポタンパク high-density lipoprotein（HDL；"善玉コレステロール"）が低値であることは，動脈硬化や心疾患のリスク増大と関連する．Pfizer[*1]は，HDLを上昇させる薬物であるトルセトラピブを心疾患の予防効果を期待して開発した．Barterら（2007）は，心血管系疾患のリスクが高い数千人の患者にこの薬物を投与した．その結果，"悪玉"〔低密度リポタンパク low-density lipoprotein（LDL）〕コレステロールが25％低下し，善玉（HDL）コレステロールは72％上昇した．CIは狭く，P値は非常に小さかった（＜0.001）．目的をコレステロール値の改善とする場合，この薬物は非常に好成績を収めた．しかし，残念なことに，トルセトラピブによる治療は心発作の発症数を21％増加させ，死亡数を58％増大させた．この薬物は，血中脂質に対して期待どおりの効果を示したが，実際の関心である事象に対しては逆の効果を及ぼした．

前提：母集団の分布は Gauss 分布に従うか，少なくとも近似する

もっとも一般的な平均値のCIの計算法は，データがGauss分布に従う母集団から抽出されるという前提に基づく．この前提は，サンプルサイズが大きい場合にはさほど重要ではない．95％CIを計算する別のリサンプリング法はGauss分布からの抽出を前提としない．これについては第13章で説明する．

前提が成立しない場合はどうなるか？

多くの状況では，これらの前提が必ずしも厳密には真でない．研究対象の患者は，患者全体の母集団より均一かもしれない．ある研究室での測定は，他の研究室による時期の異なる測定よりSDが小さいかもしれない．より一般的には，実際に関心の対象となる母集団はデータが抽出される母集団より多様性に富んでいる．さらに，母集団はGauss分布に従っていないかもしれない．前提が成立しない場合，CIはおそらく非常に楽観的である（非常に狭い）．真のCI（前提の不成立を考慮した）は，計算されたCIより幅広い可能性が高い．

■ 方法：平均値のCIの計算

コンピュータが計算を行ってくれるが，その計算方法を知れば，平均値のCIを理解しやすくなる．CIの中心はサンプル平均（m）である．幅を計算するには，SD（s）やサンプルにおける値の数（n），望む信頼度（通常，95％）を考慮する必要がある．

サンプルサイズと望む信頼度に基づく定数の値を決定するには表12.1（付録Dに

[*1] 訳注：米国ファイザー製薬株式会社．

表 12.1 CI を計算するための t 分布の棄却値

平均値の CI を計算する場合、自由度 (df) は n−1 に等しい。より一般的には、df は、n から推定パラメータ数を減じたものに等しい。

df	信頼度 80%	90%	95%	99%	df	信頼度 80%	90%	95%	99%
1	3.0777	6.3138	12.7062	63.6567	27	1.3137	1.7033	2.0518	2.7707
2	1.8856	2.9200	4.3027	9.9248	28	1.3125	1.7011	2.0484	2.7633
3	1.6377	2.3534	3.1824	5.8409	29	1.3114	1.6991	2.0452	2.7564
4	1.5332	2.1318	2.7764	4.6041	30	1.3104	1.6973	2.0423	2.7500
5	1.4759	2.0150	2.5706	4.0321	35	1.3062	1.6896	2.0301	2.7238
6	1.4398	1.9432	2.4469	3.7074	40	1.3031	1.6839	2.0211	2.7045
7	1.4149	1.8946	2.3646	3.4995	45	1.3006	1.6794	2.0141	2.6896
8	1.3968	1.8595	2.3060	3.3554	50	1.2987	1.6759	2.0086	2.6778
9	1.3830	1.8331	2.2622	3.2498	55	1.2971	1.6730	2.0040	2.6682
10	1.3722	1.8125	2.2281	3.1693	60	1.2958	1.6706	2.0003	2.6603
11	1.3634	1.7959	2.2010	3.1058	65	1.2947	1.6686	1.9971	2.6536
12	1.3562	1.7823	2.1788	3.0545	70	1.2938	1.6669	1.9944	2.6479
13	1.3502	1.7709	2.1604	3.0123	75	1.2929	1.6654	1.9921	2.6430
14	1.3450	1.7613	2.1448	2.9768	80	1.2922	1.6641	1.9901	2.6387
15	1.3406	1.7531	2.1314	2.9467	85	1.2916	1.6630	1.9883	2.6349
16	1.3368	1.7459	2.1199	2.9208	90	1.2910	1.6620	1.9867	2.6316
17	1.3334	1.7396	2.1098	2.8982	95	1.2905	1.6611	1.9853	2.6286
18	1.3304	1.7341	2.1009	2.8784	100	1.2901	1.6602	1.9840	2.6259
19	1.3277	1.7291	2.0930	2.8609	150	1.2872	1.6551	1.9759	2.6090
20	1.3253	1.7247	2.0860	2.8453	200	1.2858	1.6525	1.9719	2.6006
21	1.3232	1.7207	2.0796	2.8314	250	1.2849	1.6510	1.9695	2.5956
22	1.3212	1.7171	2.0739	2.8188	300	1.2844	1.6499	1.9679	2.5923
23	1.3195	1.7139	2.0687	2.8073	350	1.2840	1.6492	1.9668	2.5899
24	1.3178	1.7109	2.0639	2.7969	400	1.2837	1.6487	1.9659	2.5882
25	1.3163	1.7081	2.0595	2.7874	450	1.2834	1.6482	1.9652	2.5868
26	1.3150	1.7056	2.0555	2.7787	500	1.2832	1.6479	1.9647	2.5857

再掲)を利用する。この値は t 分布の棄却値(定数)と呼ばれ,本書では略号 t^* を用いる。体温データの例は $n=12$ であり,したがって自由度 $(df)=11$,t^*(95%信頼度に対する)は2.201である。t 分布については次章で説明する。

CI の誤差範囲である W を t^* や SD (s),サンプルサイズ (n) から計算しよう。

$$W = \frac{t^* \cdot s}{\sqrt{n}}$$

$n=12$ の体温データでは $s=0.40$℃ であるため(表7.1,第9章参照),$W=0.254$ である(95%信頼度)。

CI は次の範囲である。

$$(m-W) \sim (m+W)$$

このデータでは,$m=36.77$℃ であるため,95% CI は 36.52 ~ 37.02℃ の範囲である。

90% 信頼度を望む場合,$t^*=1.796$($n=12$,したがって $df=11$),$W=0.207$ であり,90% CI は 36.56 ~ 36.98℃ の範囲である。

■ Q & A:平均値の CI

なぜ95%信頼度か？	CI はどのような信頼度に対しても計算可能である。便宜的に 95% CI がもっとも多く用いられるが,90% CI や 99% CI も時に報告される。 CI が母集団の値を含む確率を高めるには,区間を広くとらなければならない。したがって,99% CI は 95% CI より広く,90% CI は 95% CI より狭い。
CI は変動を定量化するか？	定量化しない。CI が値の広がりを示唆すると考えるのは一般的な誤りである。広がりを示唆することはない。CI の幅は部分的に値の散らばりに依存するが,サンプルサイズにも影響される。実際の値の 95% が平均値の CI 内に存在すると考えてはならない。実際,サンプルが大きい場合,値のわずかな比率しか CI 内に存在しない。平均値の CI は推定した母平均の正確さを教えてはくれるが,値の散らばりを示すわけではない。
95% CI が平均値±2 SD に等しいという一般則が適用できるのはどのような場合か？	決して適用できない。Gauss 分布では,個々の値の約 95% が平均値の 2 SD 内に存在することが期待される。しかし,CI の目的はどの程度の正確さで母平均を知っているか定義することである。このためには,サンプルサイズを考慮する必要がある。

95% CI が平均値±2 SEM に等しいという一般則が適用できるのはどのような場合か？	n が大きい場合である。第14章で平均値の標準誤差（SEM）を説明する。
値の95%は CI 内に存在するか？	存在しない！ CI はどの程度正確に母平均を知っているかを定量化するものである。大きいサンプルでは，母平均を極めて正確に推定できるため，CI は非常に狭く，値のわずかな部分だけしか含まない（図12.1参照）。
データをさらに多く収集する場合，新たな値の95%が，この CI 内に存在すると期待すべきか？	期待してはならない！ CI はどの程度正確に母平均を知っているかを定量化するものである。大きいサンプルでは，母平均を極めて正確に推定できるため，CI は非常に狭く，将来的に集める値のわずかな部分だけしか含まない。
平均値の95% CI は，平均値に対して常に対称的か？	これは計算法に依存する。しかし，前項で示した標準的な方法では，CI は常に平均値の上下に等しく広がる。
99% CI は 90% CI より広いか，または狭いか？	広い（図12.2参照）

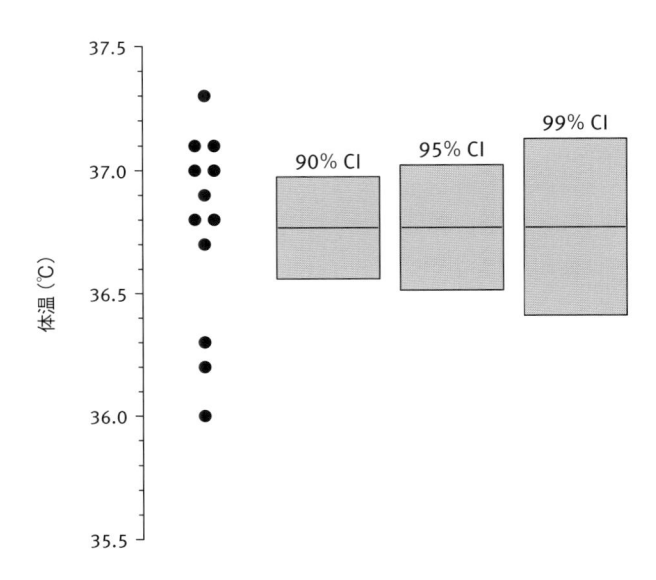

図12.2 CI がより確実に母平均を含むことを望む場合，区間を広げなければならない
99% CI は 95% CI より広く，95% CI は 90% CI より広い。

■ 片側 CI（高度なトピック）

今まで述べてきたように，CI は，ほとんど常に 2 つの信頼限界（信頼下限と信頼上限）から定義される区間として計算や報告が行われる。しかし，**片側信頼区間** one-side confidence limit（**片側 CI**）を計算することも可能である。

上述の例では，90% CI は 36.56 〜 36.98℃ の範囲である。これは両側 90% CI であるため，それぞれの信頼限界で 5% の誤りが生じうる。すなわち，上限（36.98）が母平均より低い確率が 5% 存在する。下限（36.56）が母平均より高い確率も 5% 存在する。したがって，区間 36.56 〜 36.98℃ が真の母平均を含む確率として 90%（100 − 5 − 5）が残る。

しかし，臨床的に発熱だけに関心があり，信頼上限だけが知りたい場合はどうなるだろう？ 母平均が 36.98℃ より高い確率が 5% 存在するため（前段落参照），真の母平均が 36.98℃ より低い確率として 95% が残る。これが片側 95% CI である。より正確を期すなら，"− ∞ 〜 36.98℃ の範囲が真の母平均を含む確率は 95% である"と表現できる。

■ SD の CI（高度なトピック）

データのサンプルから得たほとんどどのような値に対しても CI を決定することができる。$n = 12$ の体温データにおける SD は 0.40℃ であった。多くは行われないが，SD 自体の 95% CI を計算することが可能である。この例では，SD の 95% CI は SD = 0.28 〜 0.68℃ の範囲である（http://graphpad.com におけるウェブ計算機を利用して求めた）。

この解釈は容易である。平均値の CI を解釈する場合と同じ前提に基づけば，計算された区間が真の母標準偏差を含むことは 95% 確実である。$n = 130$ の体温データでは，SD = 0.41℃ である。サンプルサイズがかなり大きいため，このサンプル SD は，より正確な母標準偏差の推定値である。CI は狭く，SD = 0.37 〜 0.47℃ の範囲である。

表 12.2 はさまざまなサンプルサイズに対する SD の CI を示す。

■ 幾何平均の CI（高度なトピック）

第 11 章では幾何平均の計算法を説明した。これは，幾何平均の 95% CI を計算する場合に容易に拡張される。幾何平均を計算する際に最初に行うことは，値のすべてを対数に変換することである。次に，対数の平均値を求めて，それを逆対数に変換し直す。この結果が幾何平均である。

幾何平均の CI を得るには，対数の平均値の CI を計算し，それぞれの信頼限界を逆変換する。

表 12.2　SD の CI

サンプルが Gauss 分布からランダムに抽出されたと仮定すれば，表 12.2 は，与えられたサンプル SD とサンプルサイズ (n) に基づいた母標準偏差に対する 95％ CI を示す。これらの値は Sheskin（2007）の p.197 に示された数式から計算した。

n	SD の 95％ CI
2	0.45 〜 31.9 SD
3	0.52 〜 6.29 SD
5	0.60 〜 2.87 SD
10	0.69 〜 1.83 SD
25	0.78 〜 1.39 SD
50	0.84 〜 1.25 SD
100	0.88 〜 1.16 SD
500	0.94 〜 1.07 SD
1000	0.96 〜 1.05 SD

　第 11 章の EC_{50} の例では，対数の平均値は 2.71 であり，この平均値の 95％ CI は 2.22 〜 3.20 の範囲である。これらの値のそれぞれを逆変換すると，幾何平均（513 nM に等しい）の 95％ CI は 167 〜 1,569 nM の範囲である。幾何平均の CI が幾何平均に対して対称的でないことに注意しよう。

CHAPTER 13 信頼区間の理論

> 信頼とは，問題を理解する前に持っているものである。
>
> Woody Allen

> 信頼区間の基礎となる統計学的理論は難解である。確率理論は既知の母集団に始まり，次にさまざまなサンプルを得る確率を計算する。統計学的解析はこの論理を反転させる。すなわち，データに始まり，さまざまな母集団からデータが抽出される可能性を計算する。本章では，どのように論理が逆転されるか，その一般論の提示を試みる。本章以降の章より数学的要素を多く含んでいるが，読み飛ばしても，あるいは熟読しても構わない。残りの章は本章の理解を前提としていない。

■ t 分布による平均値の CI

t 分布とは？

第12章では，t 分布から値を見いだすことを必要とする平均値の信頼区間 (CI) の計算法について示した。t 分布を十分に理解するには本書の内容を超える数学的アプローチを必要とするが，ここでは，その概要を示す。

　Gauss 分布に従う母集団が知られていると仮定する。この母集団の平均値はギリシャ文字 μ（ミュー）で表される。ギリシャ文字 σ（シグマ）で表されるこの母集団の標準偏差 (SD) も知られていると仮定する。

　コンピュータ・プログラムを利用して，この母集団からランダムに値を抽出する。n 個の値を選び，このサンプルの平均値 (m) を計算する。さらに，このサンプルの SD (s) も計算する。このサンプルがランダムに抽出されているため，m と s は母集団の値である μ や σ と等しくはない。

　これを数千回繰り返す。それぞれのランダムサンプルに対し，t 比を次のように計算する。

$$t = \frac{\mu - m}{s/\sqrt{n}}$$

　仮の母集団からシミュレーションを行ったデータであるため，nと同様に，μは既知の定数である。それぞれのサンプルでmとsを計算し，次に，上式を利用してtを求める。

　それぞれのランダムサンプルでは，サンプル平均が母平均より大きい可能性と小さい可能性が等しい。したがって，t比が正の値や負の値を示す可能性もそれぞれ等しい。これは，通常，0に近い値を示すが，離れている場合もある。どの程度離れているだろうか？　これは，サンプルサイズ（n）や変動（s），確率に依存する。図13.1はサンプルサイズが12である場合に計算されたtの分布を示す。もちろん，これらのシミュレーションを実際に行う必要はない。すでに，数理統計学者が微積分を利用してt分布を導いている。

　サンプルサイズnがtの定義式に含まれるため，t分布がサンプルサイズにかかわらず同一であるとは予想しないかもしれない。事実，t分布はサンプルサイズに依存する。小さいサンプルでは，図13.1の曲線は幅広くなる。大きいサンプルでは，曲線の幅が狭まる。膨大なサンプルでは，図13.1の曲線は図10.1に示したGauss分布と区別できなくなる。

t分布の棄却値

図13.1の曲線下面積は，抽出しうるすべてのサンプルを含む。サンプルの95%を含むt比の範囲を決定するには，両端の2.5%（影の付いた領域）を除外する。この$n=$ 12，自由度（df）＝11のデータでは，サンプルの95%に相当するt比の範囲は-2.201〜2.201である。変数t^*を2.201に等しいと定義する（この略号は標準的ではない）。

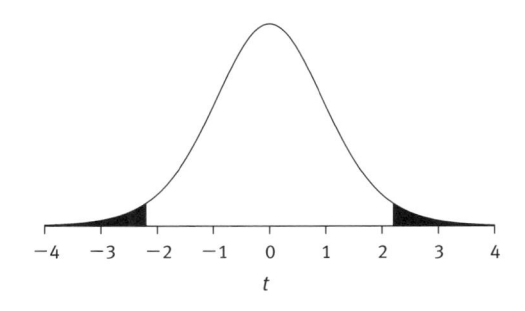

図13.1　自由度（df）が11であるt分布
両端の影の部分は，それぞれ曲線下面積の2.5%を示し，影のない部分は95%である。このt分布から抽出された値はその95%が-2.201〜2.201の範囲に存在するため，95% CIはt^*を2.201に等しいとして計算される。

t^* の値はサンプルサイズや望む信頼度（ここでは，一般的である 95% を選ぶ）に依存する．この値が，解析を行う実データに依存しないことに注意しよう．この値は **t 分布の棄却値** critical value of t distribution と呼ばれ，付録 D から参照できる．

逆転！
ここでもっとも重要なステップを迎える．すなわち，CI を求めるために数学的論理を逆転させるのである．

どのサンプルでも，サンプルの平均値 (m) や標準偏差 (s) がサンプル数 (n) と同様に知られている．知られていないのは母平均である．これが CI を求めたい理由である．

前項の式を整理し，μ について解く．

$$\mu = m \pm t^* \cdot \frac{s}{\sqrt{n}}$$

この n = 12 の例では，$m = 36.77$℃，$s = 0.40$℃ である．t^* が $-2.201 \sim 2.201$ の間に存在する確率は 95% であり，したがって $t^* = 2.201$ である．これらの値を代入し，母平均を 2 回計算する．最初に + で計算し，次に − で計算する．この結果は 95% CI の信頼上限と信頼下限であり，36.51 〜 37.02℃ の範囲となる．

原理
t 分布は母集団が Gauss 分布であることを前提とし，多くのサンプルから得た平均値の変動を調べることで定義される．1 つのサンプルにおける平均値と SD から母平均を推定するために数学的論理を逆転させる．

■ リサンプリング法による平均値の CI

リサンプリング法
平均値の CI を計算する通常の方法（t 分布）では，Gauss 分布から抽出されている値であることが前提の 1 つである．Gauss 分布の前提が支持できない場合はどうしたらよいだろうか？

ブートストラップ法 bootstrap method とも呼ばれる**リサンプリング法** resampling method は，Gauss 分布を前提としない場合の統計学的手段である．

リサンプリングにより多くの偽サンプルを得る
最初のステップは，リサンプリングにより多くの偽サンプルを生成することである．

解析するデータには 12 の値が含まれ，したがって，"リサンプリングしたサンプル" それぞれにも 12 の値が含まれる．最初の値を見いだすには，1 〜 12 の間でランダムに 1 つの整数を選ぶ．これが 3 であれば，元のサンプルから 3 番目の値を取り出す．

次の値を見いだすには，1〜12 の間で再びランダムに 1 つの整数を選び，相応する値を取り出す。これは再び 3 番目であるかもしれないが，残る 11 の値の 1 つである可能性が高い。12 の値を含む新たな**偽サンプル** pseudosample が得られるまで，この操作を繰り返す。

これを多数回繰り返し，例えば 500 の偽サンプルを得たとする。これらの新たなサンプルは同じ一連のデータ（この例では 12 の値を含む）から抽出されたものである。これら同じ 12 の値が繰り返し出現し，他の値が現れることはない。しかし，サンプルがすべて同一であるとは限らない。それぞれのサンプルでは，繰り返し選ばれる値もあるが，選ばれない値もある。

500 の新たな偽サンプルについて，それぞれ平均値を計算する（母平均の CI を求めたいため）。次に，これらの平均値の 2.5 パーセンタイル値と 97.5 パーセンタイル値を得る。この例では，2.5 パーセンタイル値が 36.55℃，97.5 パーセンタイル値が 36.97℃ である。97.5 と 2.5 の差が 95 であるため，偽サンプルの平均値の 95％ は 36.55〜36.97℃ の範囲にあると言える。

逆転！

統計学的結論を得るには，多くのサンプルの分布から母平均の CI へと論理を逆転させる必要がある。リサンプリング法では，この逆転は単純である。リサンプリングされた偽サンプルの平均値の 95％ を含む値の範囲（36.55〜36.97℃）は母平均の 95％ CI に相当する。

この例では，リサンプリング法による CI と従来の方法（Gauss 分布を前提とする）により計算された CI がほぼ同一である。しかし，リサンプリング法では Gauss 分布を前提とする必要がなく，この前提が成立しない場合により正確な値を与える。リサンプリング法における唯一の前提は，サンプルの値が独立に変化し，母集団を代表していることである。

これで終わりか？

このリサンプリング法は単純すぎて有用でないように感じられる！　同じ一連のデータからのランダムなリサンプリングにより，サンプルを抽出した母集団に関して有用な情報が得られるのは驚きである。しかし，実際に有用な結果が生じる。多くの理論的および実践的（シミュレーションによる）研究からこの方法は正当化されており，統計学者によっては多用すべきと考えている。

■ リサンプリング法による比率の CI

第 4 章の投票の例を振り返ってみよう。調査では，100 人のうち 33 人が特定の候補に投票すると述べた。本項での目的は，真の母比率に対する 95％ CI を見いだすこと

である。

　比率に対するリサンプリング法は，平均値に対するものより容易である。$n=100$ におけるサンプル比率は33％である。リサンプリング法を行うには，単に，母比率が0.33であると仮定し，数多くのランダムサンプルを抽出し，これらのサンプルの95％を含む比率の範囲を見いだせばよい。

　図13.2に解答を示す。全投票者母集団の33％が特定の候補を推す場合，投票者100人のサンプルを数多く集めれば，これらのサンプルの95％は，24〜42％の範囲で特定の候補者を推す。

　この範囲は1つの母集団から得られる多くのサンプルについてのものである。われわれは，母集団に関して1つのサンプルから推定できる事柄を知りたい。したがって，これと同じ範囲がCIである。1つのサンプルが与えられる場合，真の母集団の値が24〜42％の範囲にあることは95％確実である。

　連続データでは，t 分布によるアプローチよりリサンプリング法のほうが，Gauss（または他の）分布を前提としないために汎用性に富む。2値データでは，2項分布に基づく方法（次項参照）よりやや理解しやすい点を除いて，リサンプリング法に特別な

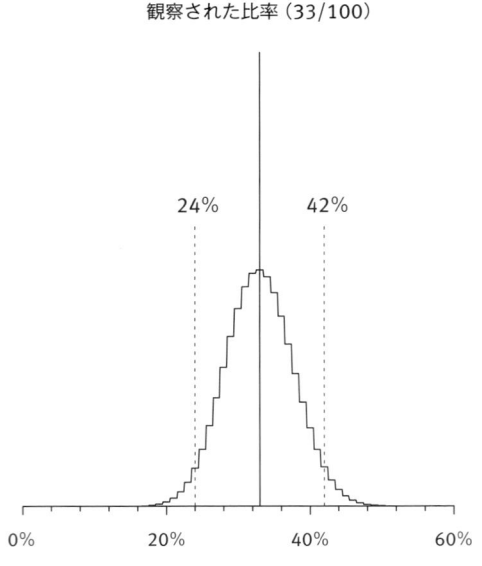

図13.2　比率のCIを導出するリサンプリング法

真の"当選"（この例では，特定の候補への投票）の比率が33％である場合，このグラフは100人のサンプルを数多く集めた場合の当選率の確率分布を示す。両端から2.5％を除外すれば，サンプルの95％が当選率24〜42％の範囲にあることが見いだされる。驚くことに，論理を逆転させて，このグラフをCIの導出に利用することができる。

利点はない。

■ 2 項分布による比率の CI

調査では，100 人のうち 33 人が特定の候補に投票すると述べた。ここでの目的は 2 つの信頼限界，信頼下限（L）と信頼上限（U）を見いだすことであり，したがって，比率の 95% CI は L から U の範囲である。本項では，図 13.3 に要約される 1 つの方法を示す。第 4 章で述べたように，比率の CI を計算する方法はいくつか存在するが，これらは必ずしも正確には同じ結果を示さない。

95% CI の L は間接的に求められる。確率の計算により次の質問に解答することができる。すなわち，母比率が L に等しい場合，サンプル比率（$n=100$）が 0.33（サンプルで観察されたように）に等しいか，またはそれ以上である確率はどの程度か？ 95% CI を計算するには，分布の両端が 2.5% でなければならず，したがって，質問に対する解答が 2.5% であるような L の値を見いだしたい。

95% CI の U も類似したアプローチで求められる。母比率が U に等しい場合，サンプル比率（$n=100$）が 0.33 またはそれ以下である確率はどの程度か？ この解答が 2.5% となる U の値を見いだせばよい。

L と U を求めるのに 2 項分布を利用することは必ずしも単純ではない。集約的なアプローチは，累積 2 項分布から 2.5% という結果が得られるように，可能な L と U の値を数多く試してみることである。これは，Excel のソルバー機能による自動的な計算が可能である。

この例では，L は 0.24 すなわち 24% に等しい。24% より少ない投票者が真に特定候補を推す場合，33%（または，それ以上）がその候補を推す 100 人の対象をランダムに抽出する確率は 2.5% より低い。

この例では，U は 0.42 すなわち 42% に等しい。42% より多い投票者が真に特定候補を推す場合，33%（または，それ以下）がその候補を推す 100 人の対象をランダムに抽出する確率は 2.5% より低い。

ここまでは，既知の母比率（L または U）が与えられる場合にサンプル比率が示す可能性について述べてきた。そこで，1 つのサンプルから母集団に関する推定を行いたい。これには，論理の逆転が必要である。次に示そう。

100% − 2.5% − 2.5% を計算すると，95% が得られる。したがって，特定の候補を推す投票者の真の比率が 24 〜 42% の範囲にある確率は 95% である。

この方法では，論理的に単純な確率計算を利用し，データ解析に関する質問の解答として得られた結果を逆転させる。読者の考え方によって，上述（逆転）の内容は自明か非常に深遠かのいずれかである。この種の逆の確率について考えることは難解であり，統計学者や哲学者を数世紀にわたって悩ませている。

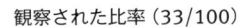

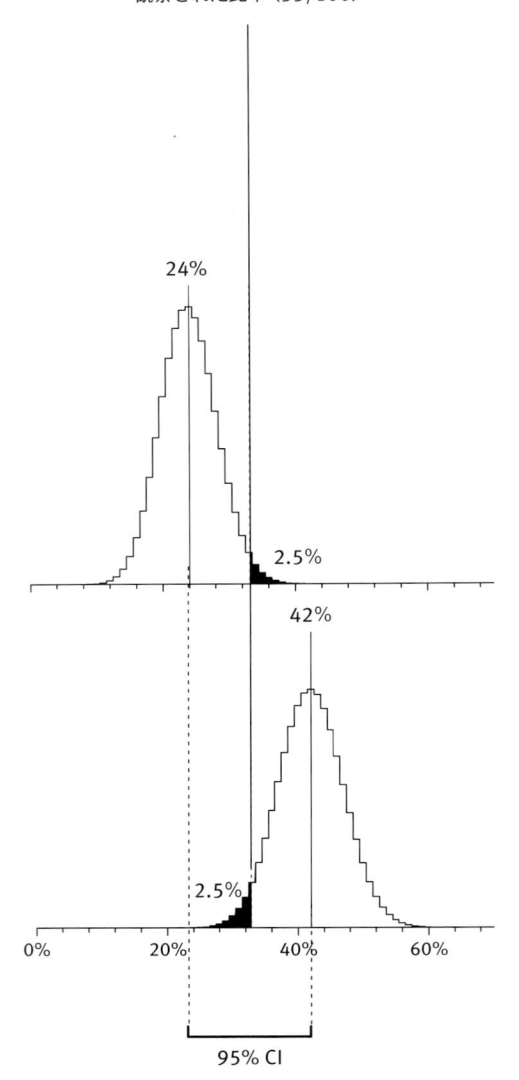

図 13.3　比率の CI の導出法
33％における実垂線はサンプル比率（33/100）を示す。上の確率分布は真の母比率が 24％である場合のさまざまな結果の確率を示す。これは 24％を中心とするが，分布の右端は，ある特定のサンプルで観察された比率が 33％またはそれ以上である確率として 2.5％存在することを示す。下の分布は母比率が 42％である場合のさまざまな結果の確率を示す。左端は，ある特定のサンプルで観察された比率が 33％またはそれ以下である確率として 2.5％存在することを示す。100％から 2.5％を 2 回減じると，24 〜 42％の範囲である 95％区間が残る。

■ 学習を深める

ブートストラップ法またはコンピュータ集約法（第 41 章）とも呼ばれるリサンプリング法について学習を深めるには，Wilcox (2001) や Manly (2006) の著書から始めるとよい。本章で説明した方法は，**信頼区間を求めるためのパーセンタイルに基づくリサンプリング法** percentile-based resampling confidence interval と呼ばれる。より精妙な方法は，わずかではあるがさらに正確な CI を与える。

　リサンプリング法の最大の利点はその汎用性にある。これは，中央値や四分位範囲，さらに他のほとんどすべてのパラメータの CI を得るために利用できる。リサンプリング法はゲノムデータの解析に広く利用されている。

CHAPTER 14 エラーバー

> 標準誤差の唯一の役割は…データを歪め,隠すことにある。読者は実際のデータ範囲を知りたいと願う。しかし,研究者は平均値の推定範囲を示す。
>
> A. R. Feinstein

科学論文では,しばしば平均値±SD または平均値±SEM として表やグラフに結果が示される。本章では,この違いを説明する。SEM は変動を定量化しない。これは平均値の正確さを定量化するものであるが,信頼区間のほうが正確である。エラーバーは SD や SEM,その他の値を示しうるため,エラーバーを伴うグラフでは,その意味を説明する記述が常に必要である。

■ SEM

SEM とは?

標準偏差(SD ; s)をサンプルサイズ(n)の平方根で除した比は**平均値の標準誤差** standard error of the mean と呼ばれ,**SEM** と略される。次の式から定義される。

$$\text{SEM} = \frac{s}{\sqrt{n}}$$

しばしば,SEM は**標準誤差** standard error (**SE**) と呼ばれ,平均値という言葉が抜け落ちているが,言外に含まれている。多くの統計学用語のように,この専門用語は混乱の元である。SEM は標準や誤差とは何の関わりもなく,標準誤差は平均値以外の値に対して計算される場合がある(例えば,線形回帰の傾きの最適値に対する標準誤差;第 33 章参照)。

SEM は値の変動を定量化しない

SEM が母集団の値における散らばりや変動を直接定量化しないことに注意しよう。

多くの科学者はこの点を誤解している。サンプルサイズが大きい場合，SD が大きくとも SEM は小さい値を示しうる。膨大なサンプルでは，SEM は常に小さい。$n = 130$ の体温データの例では，SEM は 0.0359℃ である。

SEM は母平均の推定がどの程度正しいかを定量化する

母集団からサンプルサイズ n のサンプルを数多く集めるとする。これらのサンプル平均は同一でなく，したがって，これらの平均値に対して SD を計算し，その変動を定量化することができる。1 つのサンプルから計算された SEM は，実際に多くのサンプルを（無限に）集める場合，サンプル平均の SD をもっともよく推定する。

第 12 章では，平均値の信頼区間（CI）の誤差範囲（W）を次のように定義した。

$$W = \frac{t^* \cdot s}{\sqrt{n}}$$

SEM の定義を代入すると，次式が得られる。

$$W = t^* \cdot \text{SEM}$$

したがって，平均値の CI の幅は SEM に比例する。

■ 方法：SEM から SD を計算する

多くの科学者は論文や研究発表で SEM を示している。次の式を記憶すれば，SD（s）の計算は容易である。

$$s = \text{SEM} \cdot \sqrt{n}$$

$n = 12$ の体温データの例では，SEM は 0.1157℃ に等しい。これだけしか知られていなかったとしても，SD を計算することは可能である。0.1157 に 12 の平方根を乗じれば，SD は 0.4008℃ に等しい。これは，近似でなく，正確な計算である。

■ Q & A：SEM と SD

SD が定量化する対象とは？	SD は散らばり，すなわち，値がどの程度互いに異なるかを定量化する。
SEM が定量化する対象とは？	SEM は真の母平均がどの程度正確に知られているかを定量化する。SEM の値は，SD とサンプルサイズの両者に依存する。
SD と SEM は同一の単位で表されるか？	同一の単位で表される。両者ともデータと同一の

	単位である。
SD と SEM ではどちらが小さいか？	SEM は常に SD より小さい。
サンプルサイズを増やす場合，SD は大きくなるか，小さくなるか，変わらないかのいずれが予想されるか？	データを多く集めるに従って，SD がどのように変化するかは予測できない。SD はデータの散らばりを定量化するものであり，サンプルサイズを増やすことは散らばりに影響しない。サンプルサイズを増やした場合，SD が大きくなる可能性と小さくなる可能性は等しい。 　注意事項：すべてのサンプルサイズにおいて，サンプル SD の平方は，母分散の最良推定値である。これは，n の値にかかわらず不偏 unbiased である[*1]と言われる。対照的に，n が小さい場合，サンプル SD はわずかに母標準偏差を過小評価しがちである。したがって，n を増やせば，SD がわずかに大きくなることが期待される。すべての統計学的理論は SD でなく分散に基づいているため，サンプル SD におけるこのバイアスについて悩んだり，修正したりする必要はない。統計学書はこの点にほとんど触れていない。
サンプルサイズを増やす場合，SEM は大きくなるか，小さくなるか，変わらないかのいずれが予想されるか？	小さくなる。SEM はサンプル平均がどの程度正確に決定されたかを定量化する。大きいサンプルでは，サンプル平均がより正確に定義されるため，SEM はより小さくなる傾向を示す。より大きいサンプルの平均は，小さいサンプルの平均より真の母平均に近い可能性が高いため，その SEM を求めることには意味がある。 　もちろん，どの実験においても，n を増やせば SEM が小さくなるとは限らない。これは一般則であるが，確率の問題でもある。サンプルサイズを増やすことで SEM が大きくなる可能性はあるが，まれである。
95％ CI が平均値±2 SEM に等しいという一般則が適用できるのはどのような場合か？	CI の計算には t 分布から得られる棄却値（乗数）が必要であり，本書ではこれを t^* と略す。大きいサンプルでは，t^* は 2.0 に近い値である。したがって，平均値の 95％ CI は平均値±2 SEM に等しいという一般則がある。しかし，サンプルサイズが小さい場合，その 95％ CI の近似値は，正しい乗数が 2.0 より大きいために狭すぎる結果となる。SEM の 2 倍では不十分である。より大きい値を乗じる必要

[*1] 訳注：$n-1$ で除す場合を不偏分散と呼ぶ。

	がある(付録 D 参照)。例えば, $n=3$ の場合, 95% CI は平均値から両方向に 4.30 SEM の範囲である。
グラフには, しばしば平均値から両方向に 1 SEM の範囲でエラーバーが示される。この意味とは?	平均値 ± 1 SEM で示される範囲は単純には解釈できない。サンプルサイズが大きい場合, この範囲は平均値の 68% CI である。しかし, 信頼度はサンプルサイズに依存する。$n=3$ であれば, この範囲はわずか 58% CI に過ぎない。平均値 ± 1 SEM は約 60% CI の範囲であると考えられる。
エラーバーに SEM が多用される理由とは?	SEM は常に SD より小さく, 平均値の正確さを示す簡潔な手段であるため, エラーバーに多用される。

■ どの種のエラーバーをプロットすべきか?

この選択は目的に依存する。

目的:値の変動を示すため

それぞれの値が異なる対象を示す場合, われわれはおそらく, 値の変動を示したいと考える。それぞれの値が異なる実験を示すとしても, 変動を示すことにはしばしば意味がある。

サンプルサイズが 100 より小さい場合は, すべての値を示す散布図が描ける。すべての値を示すよりもその変動を示すよい方法は何だろうか? データが 100 以上の値を有する場合, 散布図は見にくくなる。代わりの方法には, 箱ヒゲ図や頻度分布 (ヒストグラム), 累積頻度分布がある (第 7 章参照)。

平均値と SD をプロットするのはどうだろう? SD は散らばりを定量化するため, これは実際に変動を視覚化する 1 つの方法である。しかし, SD は単一の値であることから, これは変動を示す上で非常に限られた方法である。平均値と SD エラーバーを示すグラフは他の方法より情報量に乏しい。したがって, コラム散布図や箱ヒゲ図, 頻度分布に対し, 平均値と SD エラーバーをプロットすることには利点がない。

もちろん, SD エラーバーを示す場合, SEM との混同を避けるため, そのように凡例に示すべきである。

グラフでなく表を示す場合, 示したい情報の詳細に依存していくつかの方法がある。1 つの選択は, 平均値に加えて最小値と最大値を示すことである。さらに簡潔な選択は平均値 ± SD を示すことである。

目的:平均値の正確さを示すため

目的が t 検定 (第 30 章参照) や分散分析 (第 39 章参照) による平均値の比較にある場

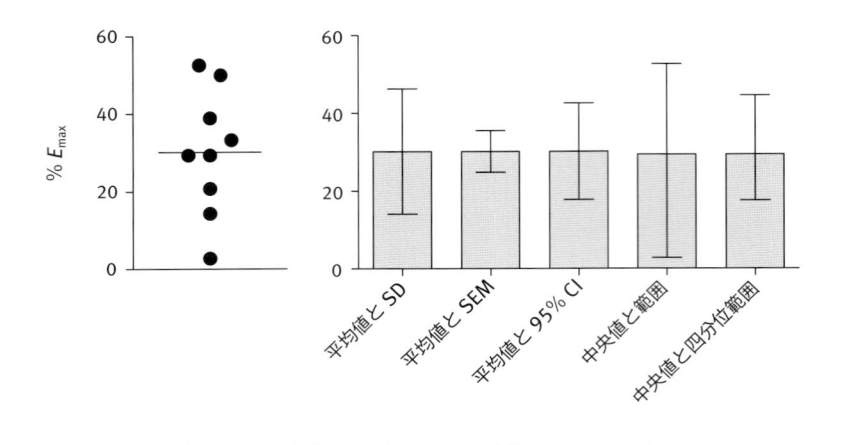

図 14.1　（左）実データ，（右）変動を表現する 5 種類のエラーバー
［訳注：SEM と CI エラーバーは実際には変動を示さない。これらは，どれほど正確に母平均を決定したかを示す］

合や，データがモデル予測にどの程度近いかを示したい場合，その目的は値の変動を示すことではなく，平均値がデータによってどの程度正確に決定されているかということにある。この場合，もっとも優れた方法は平均値の 95% CI（または，90% CI や 99% CI）をプロットすることである。

　SEM はどうだろう？　平均値と SEM エラーバーをグラフ化することは，平均値の正確さを示す一般的な方法である。SEM エラーバーの唯一の利点は短めであることにあるが，その解釈は CI ほど簡単ではない。

　どのエラーバーを選択しても，その選択について記述すべきである。

目的：説得力のある喧伝のため

Simon (2005) は彼の優れたブログで次の方法を"提唱"した。もちろん，彼のジョークである！

- データにおけるわずかで重要性の低い差を強調したい場合には，SEM エラーバーを示し，読者が SD と勘違いすることを期待する。
- 大きい差を隠すことが目的である場合には，SD エラーバーを示し，読者が SEM と勘違いすることを期待する。

■ エラーバーの表示

Frazier ら (2006) は，神経伝達物質であるノルアドレナリンが膀胱筋の弛緩に与える影響を測定した。第 11 章では，対数正規データの例として，膀胱の 50% 弛緩に必要な濃度（EC_{50}）を調べた。ここでは，高齢ラットにノルアドレナリンの大量投与を行っ

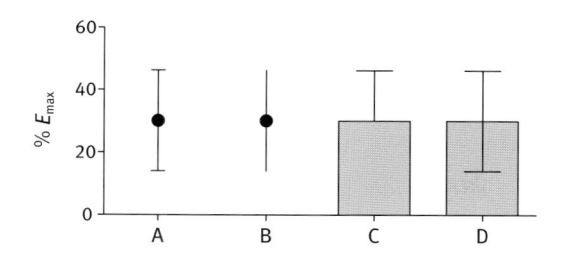

図 14.2 平均値と SD を示す 4 種類の方法
これらの方法ではすべて同一の値をプロットしている。いずれかを特に選ぶ理由はない。

て得られる最大弛緩（% E_{max} と略される）について眺めてみよう。図 14.1 左にはコラム散布図として生データを示す。

図 14.1 右には内容の異なるエラーバーをいくつか示す。ここでは，エラーバーは SD や SEM，95% CI，範囲，四分位範囲である。エラーバーを伴うグラフでは，それらがどのように得られたか明確に記述すべきである。

図 14.2 には平均値とエラーバー（ここでは SD を表す）をプロットする 4 つの方法を示す。いずれかを特に選ぶ理由はない。好みとスタイルの問題である。

PART 4

P 値と有意性

CHAPTER 15 P値の紹介

> P値を誤解するより，信頼区間の理解が不完全であるほうがましで，危険性が低い。
>
> Hoenig & Heisey (2001)

多くの統計学的解析はP値とともに報告される。本書の中でも特に重要な本章ではこのP値について説明する。P値は，おそらく読者が考えたことのないような質問に対して解答を与えるため，しばしば誤解される。

■ 例1：コイン投げ

コインを20回投げたところ，16回は表，4回は裏であった。この確率はどの程度低いだろうか？

P値の定義

表の出る確率が50%であるため，20回のうち，約10回は表であることが期待される。16回表が出る確率は低いと考えられるが，どの程度低いだろうか？

まず，それぞれのコイン投げで表と裏の出る確率が等しく50%であり，結果が正しく表形式で記録されるとする前提が必要である。これは帰無仮説 null hypothesis の一例である。この例では，公正なコイン投げが期待されるため，帰無仮説は真と予想される。多く（おそらく，大部分）の例では，帰無仮説は偽であることを証明したい対象である。

帰無仮説が真であるとすれば，何が期待できるだろうか？ それぞれのコイン投げが表と裏2つの結果のいずれか一方をもたらすため，この結果は2項分布と呼ばれるものに従う。2項分布を記述する数式はやや複雑で，ここには示さない。しかし，この数式はExcelやR[*1]，ウェブ上の計算機に組み込まれているため，これを利用し

[*1] 訳注：次頁を参照。

て提起される問題の答えを得ることができる。

表が16回観察されたが，20回のうち，正確に16回表が出る確率に実際の関心があるわけではない。表が17回観察された場合，この確率はさらに低いだろう。したがって，16回またはそれ以上の表が出る確率に関心がある。しかし，これで終わりではない。16回またはそれ以上の裏，すなわち4回またはそれ以下の表が出る確率も同様に低いだろう。

適切な質問は次の通りである。すなわち，コイン投げがランダムで，正しく記録される場合，20回投げて表が16回以上または4回以下（16回以上裏が出る場合）に観察される確率はどの程度か？　答えは1.19%である。

確率1.19%はP値P value と呼ばれる。これは通常，百分率でなく比率（0.0119）として報告される。P値は次の一般的な質問に対する答えである。すなわち，帰無仮説が真であるとすれば，この特別な実験で観察されるのと同程度に極端，または非常に極端な結果が得られる確率はどの程度か？

P値を内容から解釈する

P値はどのように解釈されるだろうか？　これは事象の内容に依存する。

公正なコイン投げに基づきコインがランダムに投げられ，その結果が正しく記録されることが100%確実な場合，表が出る一連の事象が確率に依存することは100%確実である。P値が小さいにもかかわらず，この帰無仮説が真であることは100%確実である。

これがマジックショー内での出来事であれば，公正なコイン投げに基づきコインがランダムに投げられ，正しく結果が記録されるという前提は，トリックにより正当化されないことがかなり確実かもしれない。帰無仮説が偽であることが100%確実な可能性がある。

これら2つの極端な例は，小さいP値の解釈が科学的内容に依存することを示している。これはしばしば見過ごされている重要な点であり，第18章で再び考える。

どの程度多くのP値を計算したか？

200人の学生からなるクラス全員がコイン投げを20回行い，結果を記録したと仮定しよう。これら200の"実験"を調べ，さらに解析を行うために，もっとも多く表（または裏）の出た実験を1つ選ぶ。20回のうち，16回（または，それ以上）の表が出た実験を見いだすことは十分にありうる。実験の1.19%では，16回以上の表（または，16回以上の裏）が期待される。したがって，200の実験では，16回またはそれ以上に表が出た実験を1つも（または，それ以上）見いださないことはまれである。

---

*¹ 訳注：統計解析向けのプログラミング言語。オープンソースとして，例えば http://cran.md.tsukuba.ac.jp に公開されている。本書発行時点での最新リリースは ver. 2.12.1 である（付録C参照）。

この考え方は，第 22 および 23 章で多重比較について解説する際に再び扱う。結果がどの程度まれであるかを判断する場合，どの程度多くの比較を行ったか考慮しなければならない。多くの比較を行う場合，これらのすべてが報告されていなくとも，小さい P 値が期待される。

P 値はどのように計算するか？

累積 2 項分布 cumulative binomial distribution により答えを計算することができる。計算時に入力するのは，母集団における成功の確率（例では，16 回またはそれ以上に表または裏が観察されることを"成功"とする）と試行数である。2 項分布から，特定の成功数が観察される確率を計算する。次に累積 2 項分布により，これら個々の確率を合計し，少なくとも特定の成功数（例えば，16 回またはそれ以上）を観察する確率（P 値）を得る。逆の可能性（4 回またはそれ以下の表）を含めるように，この値を 2 倍する。

統計学的有意性はどうか？

P 値はそれ自体として理解可能であり，また，理解すべきである。統計学的有意性の概念を適用することは，全く任意である。第 16 章で説明する。

■ 例 2：体温

P 値の定義

平均的な正常体温は 37.0℃ であると多くの書物（少なくとも西暦 2000 年以前に書かれた書物）が示している。多くの体温計は，正常と異常の間を示す境界値としてこの値にマークを付けている。以前の数章で利用した体温データの例を振り返ってみよう。130 人の平均体温は 36.82℃，95％信頼区間（CI）は 36.75 ～ 36.89℃ の範囲である。95％ CI は 37.0℃ を含んでいない。すなわち，このデータは，平均値が 37.0℃ の母集団から抽出された値であるという仮説に一致していないことが（95％信頼度で）明らかである。

サンプル平均と仮の母平均の差は 0.18℃ である。P 値は次の質問に答える。

母平均が真に 37.0℃ であるとすれば，$n=130$ のサンプルで，サンプル平均と仮の母平均の差の絶対値が 0.18℃ またはそれ以上である確率はどの程度か？

P 値は 0.0000018 に等しい。多くのプログラムは，単に $P<0.0001$ と報告する。この小さい P 値は，母平均が真に 37.0℃ である場合，130 人のサンプル平均が実際に観察されるのと同程度に仮の平均から離れている確率がわずかしか存在しないことを示す。これは帰無仮説が正しくないことを証明するものではない。この仮説が正し

いとすれば，観察されたデータを得る確率が非常に低いことを示すだけである。

P 値を内容から解釈する
P 値は常に科学的内容から解釈されなければならない。平均体温が 37.0℃ であるというデータはどの程度強固なものだろうか？ この値が数千人による多くの研究に基づくものであれば，これを棄却するには，非常に強力なデータが必要である。事実，この経験則は圧倒的に確実なデータに基づくものではなく，むしろ，慣習的なものである。したがって，この場合には，真の平均が必ずしも 37.0℃ でないという主張がより確実であるように思われる。第 18 章で，この考え方を再び扱う。

どの程度多くの P 値を計算したか？
これは，130 人の単一サンプルだろうか？ それとも，データベースを検索して集めた数千人の中から体温が最低の 130 人を得たのだろうか？ それとも，それぞれの対象で複数回測定した上で，最低値だけを記録したのだろうか？ 後者 2 つの場合，値が代表的なものでないことがすでに知られているため，P 値は無意味である。この点は多重比較の問題を示唆するものであり，第 22 および 23 章で再び扱う。

P 値を内容から解釈する —— 違いはどの程度大きいか？
仮の平均値と真の平均値との差は小さく，わずか 1/4℃ であり，これは約 1/2°F でもある。このようにわずかな差は，あるとしても，ほとんど実質的な差にならない。統計学的計算は，この差が偶然の産物によらないことを明らかにするが，関心を惹くほど十分大きさであるか否かについては統計学と何の関係もない。

より小さい $n=12$ のサンプルの P 値
より小さいサンプル ($n=12$) では，サンプル平均は 36.77℃，95% CI は 36.51 〜 37.02℃ の範囲である。95% CI は，37.0℃ を含んでいる。すなわち，このデータは，平均値が 37.0℃ である母集団から抽出された値であるという仮説に（95%信頼度で）一致する。P 値は次の質問に答える。

> 母平均が真に 37.0℃ であるとすれば，サンプル平均（$n=12$）と仮の母平均の差の絶対値が 0.23℃，またはそれ以上である確率はどの程度か？

P 値は 0.0687 である。P 値が 0.05 より大きい場合，結果は統計学的に有意でないと言われる（第 16 章参照）。これは，母平均が 37.0℃ であるとする帰無仮説を確実に証明するものではない。この仮説が真であるとすれば，観察されたデータ（$n=12$）は驚くに値しないと言えるだけである。

サンプルサイズの大きい研究と小さい研究とで結論が異なる理由とは？

サンプルサイズが小さい場合（$n=12$ 対 $n=130$），母平均の推定は正確さに欠け，したがって，平均値の標準誤差（SEM）は大きく，95% CI は広くなる。このように小さいサンプルしか得られない場合，データは母平均が 37.0℃ であるとする仮説に一致するだろう。大きいサンプルの場合は，実際には，この仮説に一致しないデータであることが理解できる。

P値の計算

1 サンプル t 検定 one-sample t test から計算される P 値は 0.0000018 である。本項では，この検定がどのように行われるか一般的な説明を加える（例として，$n=130$ のサンプルを利用する）。

まず，観察されたサンプル平均と仮の母平均の差を求める。すなわち，36.82 − 37.00℃ = −0.18℃ である。負の符号は，単にサンプル平均が仮の母平均より低いことを示しているだけである。

次に，変動とサンプルサイズを考慮するため，この差を SEM（第 14 章参照）で除す。この結果は **t 比** t ratio と呼ばれる。ここでは，$t = -0.18℃ / 0.036℃ = -5.00$ である。この無次元の比は，仮の母平均と実際のサンプル平均の差が SEM の 5 倍に相当することを示している。

P 値は，ランダムなサンプリングが，$n=130$〔したがって，自由度（df）= 129〕の場合に 5.0 より大きいか，−5.0 より小さい t 比を生じる確率に等しい。コンピュータ・プログラムがこの P 値を求める複雑な計算を行ってくれる。

第 13 章では，リサンプリング法を利用した別の CI の求め方について説明した。このアプローチでも P 値を計算することができる。シミュレーションによるリサンプリングを行った 500 の同様なデータ群（それぞれ $n=12$ のデータを含む）を利用する。これら 500 のデータでは，わずか 7 つが 37.0℃ より高い平均値を示す。これは，リサンプリング法による P 値（片側）が 7/500，すなわち 0.014 であることを意味する。両側 P 値を得るには，この値を 2 倍すればよく，0.028 が得られる。

■ 例 3：手術創と抗生物質

Heal ら（2009）は，手術創に対する抗生物質（クロラムフェニコール）の投与が創感染を減少させるか調べた。彼らは，手術患者を抗生物質軟膏群と不活性の軟膏群にランダムに割りつけた。

抗生物質軟膏群では 6.6% に感染が生じ，不活性軟膏群では 11.0% であった。これら 2 つの比率を比較し（第 27 章で説明する方法により），P 値を 0.010 と報告した。

どの P 値を解釈する場合にも，帰無仮説が定義されていなければならない。ここでの帰無仮説は，抗生物質軟膏投与群と不活性軟膏投与群における感染のリスクが等

しく，感染率の差は偶然の結果によるというものである．P 値は次の質問に答える．

> 帰無仮説が真であるとすれば，ランダムなサンプリングが，この研究で観察されたのと同程度，またはより大きい感染率の差を生じる確率はどの程度か？

■ 例 4：心筋梗塞と血管形成術

Cantor ら (2009) は，心筋梗塞を生じたものの，経皮冠動脈インターベンション percutaneous-coronary intervention (PCI；血管形成術としても知られる) が行われていない病院に入院した患者を治療する上で，最適な治療法に関する研究を行った．彼らは，このような患者 1,059 人をランダムに 2 群に割りつけた．一方の群は異なる病院に直ちに転送し，PCI を受けた．他方の群は，入院した病院で標準的な治療を受けた．Cantor らは，30 日以内に死亡または心疾患の悪化 (新たな心筋梗塞やうっ血性心不全の悪化) を認めた比率を評価した．

30 日までにこれらのエンドポイントの 1 つ (または，それ以上) が生じた患者の比率は，転送された群では 11.0%，標準的治療を受けた群では 17.2% であった．リスク比は 11.0/17.2 = 0.64，P 値は 0.004 であった．

どの P 値を解釈する場合にも，帰無仮説が定義されていなければならない．ここでの帰無仮説は，死亡や再梗塞，心不全のリスクが両母集団で等しく，したがって，この研究における特定の患者で観察された差は偶然の結果によるというものである．すなわち，帰無仮説は，母集団全体におけるリスク比が 1.0 に等しいというものである．P 値は次の質問に答える．

> 帰無仮説が真であるとすれば，ランダムなサンプリングが，この研究で観察されたのと同程度に 1.0 から離れるリスク比を生じる確率はどの程度か？

■ 片側 P 値と両側 P 値

体温の例

2 群を比較する場合，片側 (one-tail または one-side) P 値と両側 (two-tail または two-side) P 値が区別されなければならない．上述の体温データ ($n = 12$) の例では，両側 P 値が次の質問に答える．

> 母平均が真に 37.0℃ であるとすれば，サンプル平均 ($n = 12$) と仮の母平均の差の絶対値が 0.23℃，またはそれ以上である確率はどの程度か？

サンプル平均が仮の母平均より高い場合と低い場合とを等しく扱うため，P 値は両

側である。

　片側 P 値を計算するには，対立仮説の方向を特定しなければならない。帰無仮説は上述のものと変わらず，母平均が 37.0℃ に等しいとする。片側 P 値を計算するには，方向性を持った対立仮説を特定しておかなければならないが，この方向性を実際に実験で観察されたものに基づいて決めるのは公正でない。対立仮説の方向は前もって決めておかねばならない。平均体温が真に 37.0℃ より低いと信じる理由があるとしよう。すると，ここで次の質問に対する答えを与える片側 P 値の計算や解釈が可能になる。

　母平均が真に 37.0℃ であるとすれば，サンプル平均が仮の母平均より少なくとも 0.23℃ 低い確率はどの程度か？

　サンプル平均は実際に仮の母平均より低く，したがって，この P 値は両側 P 値の半分である。標準的なアプローチ（Gauss 分布を前提）に固執すれば，片側 P 値は 0.0343 である。
　真の平均体温が仮の平均体温である 37.0℃ より高いとする実験仮説を考えてみよう。サンプル平均は実際 37.0℃ より低かった。この場合，片側 P 値を計算する意味はない。これは，0.5 より大きいだろう。

2 群の比較

2 群の平均値を比較する場合（第 30 章で説明する対応のない t 検定を用いる）について考えよう。片側 P 値も両側 P 値も同じ帰無仮説，すなわち，"2 つの母集団は実際に等しく，サンプル平均の間で観察された差は偶然による" に基づく。
　両側 P 値は次の質問に対する答えを与える。

　帰無仮説が真であるとすれば，ランダムに抽出されたサンプルが，この実験で観察されたのと同程度に（または，それ以上）離れた平均値を示す確率（いずれかの群がより大きい平均値を示す）はどの程度か？

　片側 P 値を解釈するには，データを収集する以前に，いずれの群が大きい平均値を有するか予測しておかなければならない。片側 P 値は次の質問に対する答えを与える。

　帰無仮説が真であるとすれば，ランダムに抽出されたサンプルが，この実験で観察されたのと同程度に（または，それ以上）離れた平均値を示す確率（特定の群がより大きい平均値を示す）はどの程度か？

観察された差が，実験仮説により予測された方向に向かう場合，片側P値は両側P値の半分である（必ずしもすべてではないが，大部分の統計学的検定法において）。
　以前のデータや身体的制約，一般常識が，いくらかでも一方向だけに差が存在することを示す場合，片側検定が適切である．次の両者とも真であれば，片側検定だけを選ぶべきである．

- データを収集する以前に，いずれの治療群が大きい差（または比率）を示すか予測している場合．
- 他方の治療群がより大きい（または，非常に大きい）平均値を有することが示されても，この差が偶然によるものであり，"統計学的有意差なし"と見なす場合．

　片側P値を選ぶことが適切な場合の例を示そう．新たな抗生物質が，血清クレアチニン値として測定される腎機能障害を示すか否か検討する．多くの抗生物質は腎細胞毒性を示し，糸球体濾過値の低下や血清クレアチニン値の上昇を招く．著者の知る限り，血清クレアチニン値を低下させる抗生物質は存在しない．データを収集する以前に，2つの可能性が存在すると考えるのは不合理ではない．すなわち，薬物により母集団の血清クレアチニン値が変化しないか，または上昇するかのいずれかが考えられる．したがって，薬物はクレアチニン値を上昇させないとする帰無仮説を検定する片側P値の計算には意味がある．クレアチニン値が低下する場合，程度にかかわらず，その低下は偶然によるものだろう．
　このアプローチに伴う問題点は，薬物が腎機能を改善し，クレアチニン値を低下させる可能性を完全に排除する前提にある．このような薬物を検定するとどうなるだろうか？　片側P値の原則を当てはめれば，このクレアチニン値の低下は偶然によるものとされ，実際，重要な発見を見逃すかもしれない．

片側P値が適切な場合とは？

片側または両側P値を選ぶ問題は，差の存在を期待するか否かとは関わりがない．差が存在するか否かがすでに知られている場合，データを集める理由はない．
　母集団間に差がない，または特定の方向に差が存在することが確実な場合（データを集める以前に），片側P値だけを用いるべきである．データが"異なる"方向の差を示す場合，サンプルの差が母集団間の真の差を反映すると考えることさえせず，この差をランダムサンプリングの結果と見なしたくなるかもしれない．異なる方向の差に悩む（わずかでも）場合には，両側P値を計算すべきである．

疑わしい場合は両側P値を利用しよう

両側P値は，次の理由から片側P値より多用される．

- P値と CI の関係は両側P値のほうが理解しやすい．
- 両側P値はより大きい（より保守的）．多くの実験は，必ずしも，統計学的計算の根拠となるすべての前提に従わないため，多くのP値はあるべき値より小さい傾

向を示す．より大きい両側 P 値を用いることは，この部分的な補正を意味する．
- 3 群以上を比較するいくつかの検定では，片側や両側の概念が不適切なものになる（より正確には，P 値は 2 つ以上の側を有する）．両側 P 値はこれらの検定による P 値と一致する可能性が高い．
- 片側 P 値を選択することが不適切な場合がある．片側 P 値の計算と決めていたが，実験仮説と反対の方向に大きい差を観察した場合はどうすべきだろうか？ 正直に言えば，P 値は大きく"有意差なし"とするべきである．しかし，多くの場合，これは困難である．そのため，両側 P 値に変更したり，片側 P 値に固執しても仮説の方向を変えるなどの衝動に駆られる．最初に両側 P 値を選んでおくことで，この誘惑が避けられる．

報告された P 値を解釈する場合，これらの計算が片側または両側のいずれに基づくか注意しよう．この点が触れられていない場合，結果はいくらか不確実である．

■ P 値が理解困難な理由とは？

P 値について考えることは，この種の矛盾した議論に慣れている法律家やユダヤ律法学者を除いて，最初から直観に反するように思われる．悩むのは次の 3 つの点である．
- 検定される仮説（帰無仮説）は，通常，実験で期待される仮説や，真であることが望ましい仮説と逆である．
- 数学者は確率分布の考え方に馴染みがあるが，臨床医や科学者は，実際には得られていない結果を得る確率の計算に違和感を感じる．理論的な確率分布の導出は数学に依存し，これは，ほとんどすべての科学者の守備範囲を超えている．
- 論理が，直観的に得られる方向とは逆に進む．サンプルを観察し，母集団に関する推定を行いたい．P 値の計算は母集団に関する仮定（帰無仮説）に始まり，観察されたのと同程度に差が大きいサンプルをランダムに抽出する確率を決定する．これは，統計学における基本的な問題である．数学的論理（詳細は触れないが）は，既知母集団からサンプルに関する予測を行う場合，極めて明解である．既知のサンプルから母集団に関する推定を行う場合，この同じ論理を逆転させなければならない．

■ Q & A：P 値

P 値は帰無仮説が真である確率に等しいか？	等しくない．P 値は帰無仮説が真であることを前提とするため，真である確率ではない．
P 値は，結果がサンプリングエラーに起因するものである確率に等しいか？	等しくない．P 値は帰無仮説が真であり，すべての差はランダムサンプリングの結果によるとの前提に基づいて計算される．したがって，P 値が，サン

	プリングエラーに起因する結果の確率を示すことはない。
1.0−P値は，対立仮説が真である確率に等しいか？	等しくない。P値が0.03である場合，われわれは"差が偶然に起因する確率がわずか3％であれば，実際の差を原因とする97％の確率が存在しなければならない"と考えがちである。しかし，この前提は正しくない。P値が0.03であることを，"差が偶然に起因する確率"と解釈することは誤りである。前提が誤っているため，結論も正しくない。"差が真である確率は97％である"と述べることは誤りである。 　正しくは，帰無仮説が真であるとすれば，実験の97％は観察された差より小さい差を示し，実験の3％は観察されたのと同程度またはそれより大きい差を示す，である。
1.0−P値は，実験を繰り返す場合に結果が再現される確率に等しいか？	等しくない。P値が0.03である場合，"実験を繰り返せば，同様な結果が得られる確率は97％である"と考えがちである。しかし，そうではない。
P値が大きければ，帰無仮説が真であると証明されるか？	証明されない。P値が大きいことは，帰無仮説が真であるとすれば，実験で示された差や効果を観察することがまれではないことを示す。しかし，このことは帰無仮説が真であることの証明にはならない。
P値が負の値を示すことはありうるか？	あり得ない。P値は比率であるため，常に0.0と1.0の間にある。
P値は比率または百分率として報告されるべきか？	P値は0.0と1.0の間の値を示す比率である。同様に，0.0％と100.0％の間の値を示す百分率でもある。しかし，慣習的にP値は百分率でなく比率として示される。
片側P値は常に両側P値の半分に等しいか？	必ずしも等しくない。 　いくつかの分布は非対称性を示す。例えばFisher正確検定（第27章参照）の片側P値は，通常，必ずしも両側P値の半分にならない。事実，いくつかのデータでは，片側P値と両側P値が同一な場合がある。これはまれである。 　分布が対称性を示しても（大部分がそうである），差（関連など）の方向性を前もって正しく予測している場合に限って，片側P値は両側P値の半分に等しい。実際の効果が予測と反対の方向に向かう場合，片側P値は両側P値の半分に等しくない。

	これを計算するならば，その値は0.5より大きく，両側P値よりも大きいだろう。
片側P値は常に計算可能か？	必ずしも計算可能ではない。効果が2つの方向性を有する場合に限って，片側P値や両側P値を議論する意味がある。分散分析のようないくつかの解析では，このことが当てはまらないため，片側P値や両側P値の区別は実際に意味をなさない。
P値は常に帰無仮説と関連するか？	関連する。帰無仮説が何であるか不明確な場合，P値を解釈することはできない。
P値は常に結果の統計学的有意性に関する結論とともに示されるべきではないか？	必ずしもそうではない。P値はそれ自体で解釈されるべきである。いくつかの場合には，一歩踏み込んで結果が統計学的に有意（第16章で説明）か否か示すことに意味がある。しかし，これは任意である。
片側P値を選択したが，結果は予測と反対方向であった。統計プログラムにより計算された片側P値を報告できるか？	おそらく報告できない。 　大部分の統計プログラムは仮説の方向性を求めないため，差（または関連）の方向性を正しく予測する場合に限って片側P値の報告が可能である。データが予測と反対方向の差を示す場合（例えば，増大を予測したが，データは減少を示した場合），正しい片側P値は1.0からプログラムが計算したP値を減じた値である。例えば，プログラムが片側P値として0.04を報告し，予測した方向が誤っているとすれば，真の片側P値（予測が誤っているとして）は$1.0 - 0.04 = 0.96$である。予測が実際の効果と反対の場合，正しい片側P値は常に0.5と1.0の間である。
帰無仮説は常に真か？	まれに真である。 　P値は常に"帰無仮説が真であるとすれば"に始まる質問に答える。しかし，多くの場合，すでに帰無仮説が真でないことは確実である。2群を比較する場合，常に，2つの母平均（または比率など）が全く等しい可能性は非常に低い。治療を行う場合，治療効果が0である可能性は非常に低い。 　実際的または科学的な問題は，群間の差が関心を惹くほど十分に大きいか否かである。いくつかの状況では，両群が非常に類似するか，治療がわずかな効果しかもたらさない。しかし，このような場合でも，帰無仮説は必ずしも真ではない。 　実際に帰無仮説が真ではないことが知られていても，P値をエビデンスの強さを示す指標として用

いることが可能である。

■ P値か，それとも CI か？

多くの統計学的解析では P 値と CI の両者が算出される。多くの科学者は P 値を報告し，CI を無視する。しかし，これは誤りである。

P 値の解釈はやや複雑であり，帰無仮説の定義や仮説的な実験結果の分布に関する考察を必要とする。

対照的に，CI は極めて単純である。われわれはデータを収集し，計算を行って，差や比，最適値などの治療効果を定量化する。次に，値とともに，その正確さを定量化する CI を報告する。このアプローチは非常に論理的かつ直観的である。どの程度確実かを示す CI とともに計算結果を報告すればよい。

基本的な理屈は CI と P 値とで同一である。両者が正しく解釈される場合，結論も等しい。しかし，この解釈には困難がつきまとう！ P 値はしばしば誤って解釈されるのである（本書の読者を除く）。

CHAPTER 16 統計学的有意性と仮説検定

> 過去 80 年間，科学の分野では，統計学的有意性に基づく決定により一部過ちを犯してきたようである。
>
> S. Ziliak & D. McCloskey (2008)

"統計学的に有意"という語句はしばしば誤解される。"有意"という言葉の使われ方が，重要で必然的な事象を指すために用いられる慣習的な意味とは何の関連もないからである。本章では，この混乱しやすい用語を克服すれば，その概念が極めて明解であることを説明する。

■ 統計学的仮説検定

ある種のデータを解析する場合，その主な目的は意志決定にある。新薬の予備実験では，次の段階の実験を行うに足る十分な利点をもたらす結果であるか否かを判断することが目的である。第Ⅲ相臨床試験では，その薬物を推奨するか否かを判断することが目的である。

統計学的**仮説検定** hypothesis testing では意志決定が自動的に行われる。まず，結果が統計学的に有意（**統計学的有意性** statistical significance）となるか否かを決める閾値としての P 値を定める。この閾値は検定における**有意水準** significance level と呼ばれる。"α"で表されるこの値は 0.05 に設定されることが多い。P 値が α より小さい場合，統計学的に有意な差であると結論づけ，帰無仮説を棄却する。そうでなければ，統計学的に有意な差でないと結論し，帰無仮説を棄却しない。

統計学では，"仮説検定"という用語に独自の意味を持たせており，大部分の科学者が科学的仮説の検証を行う上で考える意味とは大きく異なる。

■ 類似例：有罪が証明されるまでは無罪

科学者が統計学的有意性を決定する場合に従うステップと陪審が有罪を決定する場合

に従わなければならないステップは類似している。

　陪審は被告が無実であるという推定の下に始める。科学者は"差がない"という帰無仮説が真であるという前提の下に始める。

　陪審は，裁判で示された事実証拠だけに基づく判断を行い，新聞記事のような他の情報を考慮してはならない。科学者は，1つの実験から得たデータだけに基づいて統計学的有意性を判断し，他の実験から得た結論を考慮しない。

　陪審は，証拠が，無実であるという前提と一致しない場合に有罪判決に到達する。そうでなければ，陪審は無罪判決に至る。統計学的検定を行う場合，科学者は，帰無仮説の可能性がないと思われるほど十分に小さいP値であれば，統計学的に有意であるという結論に達する。そうでなければ，科学者は，結果が統計学的に有意でないと結論づける。

　陪審は，無罪判決のために被告が無実であることを確信する必要はない。陪審は，証拠が無実であるという推定に一致する場合に無罪判決に至る。科学者は，データが帰無仮説に一致する場合は常に，結果が統計学的に有意でないという結論に達する。科学者は，帰無仮説が真であると確信する必要はない。

　陪審では，被告が無実であるという判決に達することは決してない。唯一の選択は有罪か有罪でないかである。統計学的検定では帰無仮説が真であると結論づけられることは決してなく，その棄却に至る証拠が十分でないと言えるだけである。

　陪審は，有罪か有罪でないかの結論を出さなければならず，"その決定は確実ではない"と結論づけることはできない。同様に，それぞれの統計学的検定は，統計学的に有意であるか有意でないかという明確な結論をもたらす。統計学的仮説検定の論理に厳密に従う科学者ならば，"決定を行う前に，さらにデータを集めるまで待とう"と結論づけることはない。

■ 陪審による裁判とジャーナリストによる裁判

陪審だけが刑事裁判で示された証拠の評価を行うのではない。

　ジャーナリストも裁判で示された証拠を評価するが，陪審とは非常に異なる原則に従う。ジャーナリストの仕事は有罪か有罪でないかの判決に至ることではなく，むしろ，その進行具合を要約することにある。

　多くの科学者は，陪審の役割を担うより，ジャーナリストの役割を果たすことがしばしばである。科学者の目的の多くはデータの要約である。1つの実験から明確な決定を行うことは必ずしも必要でない。結果が統計学的に有意であるか否かに集中することは，良質な科学の妨げになりうる。

■ 仮説検定が有用な場合とは？

統計学的仮説検定の本質は1つの結果から明確な決定を行うことにある。統計学的に有意な結果に対しては1つの決定を下し，結果が統計学的に有意でない場合には別の決定を下す。この状況は，品質管理において一般的であるが，探索的な基礎研究ではまれである。

多くの科学的状況では，必ずしも，統計学的に有意か有意でないかという明確な結論に達する必要はない。明確な結論を導くことで逆効果を生むことさえある。P値と信頼区間（CI）は，"統計学的に有意"という語句を伴わなくとも，科学的証拠の評価や報告に役立つ。

科学論文では，統計学的有意性に関する結論が，実際にデータの示す事柄を解釈しようとする読者の理解を妨げてはならない。統計学的仮説検定の注釈により明瞭な科学的思考を妨げてはならないのである。

■ 有意，非常に有意，それとも極めて有意？

$P=0.004$ の結果は，$P=0.04$ の結果より統計学的に有意だろうか？

ノーと答える統計学的立場がある。有意水準をいったん決めたならば，すべての結果は統計学的に有意か，有意でないかのいずれかである。P値が α に対して非常に近いか，または離れているかは問題とならない。統計学的仮説検定の目的は明確な決定を下すことであり，わずか2つの結論が必要とされるだけである。

多くの科学者はそれほど厳密でなく，小さい P 値を"非常に有意な結果"または"極めて有意な結果"と言う。

P 値をグラフに示す場合，研究者は，"ミシュラン・ガイド"スケールとして用いられるアステリスクマークを利用することが多い（表16.1）。この種のグラフを読む場合，研究者が異なれば用いられる閾値も異なるため，シンボルの定義に注意すべきで

表 16.1　統計学的有意性を示すアステリスクの利用法
この表に示した方法は多く用いられているが，普遍的なものではない。統計学的有意性を示すアステリスクが用いられているグラフでは，シンボルの定義を凡例で注意深く確認しよう。

シンボル	語句	P 値
NS	有意でない	$P>0.05$
*	有意	$P<0.05$
**	高度に有意	$P<0.01$
***	極めて有意	$P<0.001$

ある。

■ 統計学的有意性の境界

統計学的仮説検定の厳密な理論に従い，α を慣習的な値である 0.05 に設定する場合，P 値として 0.049 は統計学的な有意差を示し，0.051 は示さない。統計学的仮説検定の要点は，すべての実験において例外なく明確な結論を導くことにあるため，この恣意的な区別を避けることはできない。

　P 値が α よりわずかに大きい場合，この結果を"わずかに有意"または"ほぼ有意"と言う科学者がいる。しかし，むしろ言語的なトリックにこだわらず，実際の P 値を報告し，これが任意に決めた閾値の上か下かを悩まないほうがしばしば賢明である。

　両側 P 値が 0.05 と 0.10 の間にある場合，片側 P 値に変更したくなるかもしれない。片側 P 値は両側 P 値の半分に等しいため（まれな例外はあるが），0.05 より小さくなる。片側 P 値への変更は，マジックのように，統計学的に有意な結果をもたらす。しかし，明らかにこれは片側 P 値を選ぶ適切な理由とは言えない！　この選択は，データを収集する以前に決めておくべきである。

　P 値の境界例を扱う 1 つの方法は，2 者間でなく，3 者間で選択することである。差が統計学的に有意か有意でないかを決定するのでなく，中間のカテゴリーとして"結論できない"を加えるとよい。ただし，このアプローチは必ずしも一般的ではない。

■ 専門用語：第 1 種の過誤と第 2 種の過誤

統計学的仮説検定では 1 つの比較における結果に基づいて決定を行う。この決定には 2 種類の過誤がつきまとう（表 16.2）。

第 1 種の過誤

母集団の間で実際に差（関連，相関）が存在しなくとも，ランダムサンプリングは統計学的な有意差（関連，相関）を伴うデータを生じうる。これが**第 1 種の過誤** type I error であり，実際には帰無仮説が真であるにもかかわらず帰無仮説を棄却する場合に生じる。

表 16.2　第 1 種の過誤と第 2 種の過誤の定義

	決定：帰無仮説を棄却する	決定：帰無仮説を棄却しない
帰無仮説は真である	第 1 種の過誤	（過誤なし）
帰無仮説は偽である	（過誤なし）	第 2 種の過誤

第2種の過誤

母集団の間で実際に差（関連，相関）が存在しても，ランダムサンプリング（および小さいサンプルサイズ）はサンプルデータに統計学的な有意差を示さない場合がある。したがって，帰無仮説を棄却しないと決定するが，この決定は誤った結論に基づく。これが**第2種の過誤** type Ⅱ error であり，実際には帰無仮説が偽であるにもかかわらず帰無仮説を棄却しない場合に生じる。

不可知である

第1種の過誤と第2種の過誤は理論的な概念である。どの特定のデータを解析する場合でも，母集団が同一であるか否かは知られていない。特定のサンプルにおけるデータだけが知られている。どのような特定の解析でも，その一部で第1種の過誤や第2種の過誤を犯しているか否かを知ることはできない。

■ 有意水準の選択

相殺関係

P 値が前もって決めた有意水準（α）より小さい場合，結果は統計学的に有意と見なされる。慣習的に，α は 0.05 に設定される。α をより低い値，例えば 0.01 や 0.001 に設定することで，有意となる確率を低下させることが行われないのはなぜだろう？

　より厳しい有意水準を選ぶ場合，実際の効果も見いだしにくくなる。したがって，有意水準を選ぶ場合，相殺関係に直面することになる。

　α を非常に低い値に設定する場合，第1種の過誤は少なくなる。これは，帰無仮説が真であるとすれば，結果が統計学的に有意であると誤る確率が低くなることを意味する。しかし，帰無仮説が偽であるとしても，有意差を見逃す確率は高くなる。すなわち，α の値を低くすることは第1種の過誤を犯す確率を低下させるが，第2種の過誤の確率を高めることになる。

　α を非常に高い値に設定する場合，第1種の過誤は多くなる。帰無仮説が真であるとすれば，誤って有意差を見いだす確率が高くなる。しかし，実際の差を見逃す確率は低くなる。すなわち，α の値を高くすることは第1種の過誤を犯す確率を上昇させるが，第2種の過誤の確率を低下させる。第1種の過誤と第2種の過誤の両者の確率を低下させる唯一の手段は，より大きいサンプルを集めることである（第43章参照）。

　理想的には，科学者は第1種の過誤と第2種の過誤におけるコストや結果のバランスを見て，α を適切な値に変更すべきである。しかし，標準的な閾値である 0.05 がほとんど常に用いられる。

迷惑メールの検出

　表 16.3 は，表 16.2 の内容を迷惑メールの検出用に作り直したものである。迷惑メー

表 16.3　迷惑メールフィルターにおける第 1 種の過誤と第 2 種の過誤

	決定：迷惑メールとして削除	決定：受信ボックスに置く
問題のないメール	第 1 種の過誤	（過誤なし）
迷惑メール	（過誤なし）	第 2 種の過誤

ルフィルターは，特定の電子メールが迷惑メール（ジャンク）である可能性を評価するためにさまざまな基準を利用し，受信ボックスにそのメッセージを送るか，迷惑メールボックスに宛先を変更する（または削除する）。

　帰無仮説は，送られてきた電子メールが問題のないメールである（迷惑メールではない）とするものである。第 1 種の過誤は，問題のないメールが誤って迷惑メールボックスに送られる場合に生じる。第 2 種の過誤は迷惑メールが受信ボックスに送られる場合に生じる。

　ここでは，第 1 種の過誤の結果は非常に悪く，メールが迷惑メールボックス内で無視されるか，削除されてしまう。第 2 種の過誤の結果はそれほど悪くなく，迷惑メールが受信ボックスに送られるだけである。迷惑メールフィルターは，第 2 種の過誤が代償的に多くとも，第 1 種の過誤が少なくなるように設計される傾向にある。用いられる基準が調整可能である迷惑メールフィルターのソフトウェアが存在する。この場合，第 1 種の過誤を多く，または第 2 種の過誤を多くするという選択が可能である。

陪審による裁判

表 16.4 は，統計学的有意性と法律システムの類似性に関する議論を続けたものである。第 1 種の過誤と第 2 種の過誤の相対的な結果は裁判の内容に依存する。

　米国をはじめ他の多くの国家では，刑事裁判における被告は，"合理的な疑いの余地なく"有罪が証明されるまでは無罪と見なされる。このシステムは，無実の一個人を誤って有罪と宣告するより，多くの有罪者を自由にさせたほうがよいとする考え方に基づいている。このシステムは，第 2 種の過誤が代償的に多くとも，刑事裁判に

表 16.4　刑事犯罪における陪審による裁判での第 1 種の過誤と第 2 種の過誤

	判決：有罪	判決：有罪でない
罪を犯していない	第 1 種の過誤	（過誤なし）
罪を犯している	（過誤なし）	第 2 種の過誤

おける第1種の過誤を避けるように考慮されている。αが極めて低い値に設定されていると言える。

民事裁判では，原告が正しい"可能性が高い"ことを証拠が示す場合，裁判官や陪審は原告に有利な判断を下す。この考え方では，被告に誤って有利な判断を下すより，原告に誤って有利な判断を下すほうが価値がないとする。民事裁判では，第1種の過誤と第2種の過誤の確率を等しくすることが試みられている。

第Ⅲ相臨床試験
第Ⅲ相試験では，すでに良好な治療が存在する疾患（例えば，高血圧）に対する薬物試験を行う。結果が統計学的に有意である場合，その薬物を市場に公開する。結果が統計学的に有意でなければ，その薬物に対する研究は中止となる。この場合，帰無仮説は，薬物が全く役立たないというものであり，第1種の過誤は，将来の患者を無効な薬物で治療するという結果をもたらす。第2種の過誤は，すでに良好な薬物で十分に治療されうる疾患に対して，良好な新薬の開発を中止するという結果をもたらす。科学的な（商業的でない）考え方では，第2種の過誤の確率を代償的に高めるとしても，第1種の過誤を最小限とすることに意味がある。

しかし，この試験が，良好な治療が存在しない疾患に対し，その治療を目的に働く薬物を対象としたものであるとする。結果が統計学的に有意であれば，薬物を市場に公開することになる。結果が統計学的に有意でなければ，薬物に関する研究は中止となる。この場合，第1種の過誤は，将来の患者を有用でない薬物で治療することになる。第2種の過誤は，現在治療不可能な病態に対して有効な薬物の開発を中止することになる。第1種の過誤はそれほど悪くはないが，第2種の過誤は悲惨であるため，αを相対的に高い値に設定することは意味がある。αを0.10やさらに高い値に設定することに価値があるかもしれない。

もちろん，これらのシナリオは単純化したものである。薬物の開発に関する困難な決定が，統計学的有意性に関する1つの結論に依存することはまれである。以上のシナリオは，第1種の過誤と第2種の過誤における相殺関係を理解するために利用したものであり，これらの困難な決定をどのように行うか解説するものではない。

■ Q&A：統計学的有意性と仮説検定

"有意"という語句を使用せずに科学的データを報告することは可能か？	可能である。CIやP値とともにデータを報告すればよい。統計学的有意性に関する決定は，しばしば必要とされないか，役立たない。
統計学的仮説検定の概念は，意志決定や結論に関するものか？	意志決定に関するものである。統計学的仮説検定は，1つの統計学的解析に基づく明確な決定が必要とされる場合に完全な意味を持つ。特に意志決定

	を必要としない場合，統計学的に有意という語句を用いることは有用でない。
しかし，統計学の要点は，効果が統計学的に有意である場合に決定を行うことではないのか？	そうではない。統計学の要点は科学的証拠や不確実性を定量化することにある。
統計学的仮説検定が一般的である理由とは？	不確実さに対しては，ごく自然な嫌悪感がある。"結果が統計学的に有意である"という明確な結論は，"帰無仮説が真であるとすれば，ランダムサンプリングは，実験の3%において，観察されたのと同程度，またはそれ以上に大きい差を生じる"という冗長な結論より多くの人に好まれる。
意味のある統計学的有意性としての閾値，$P<0.05$を考案したのは誰か？	この閾値は，統計学の大部分と同様に，Ronald Fisherの業績から生まれた。彼は，広く定着した値になるとは考えてもいなかった。
P値とαは等しいか？	等しくない。P値はデータから計算され，証拠の強さの指標である。有意水準αは，データを収集する以前に，実験デザインの一部として設定されるため，データの影響を受けない。データから計算されるP値が前もって決められたαの値より小さい場合，その差は統計学的に有意と言われる。
P値は帰無仮説を棄却する確率に等しいか？	等しくない。特定の実験によって得られたP値が，前もって実験デザインの一部として設定する（すべきである）有意水準αより小さい場合に，帰無仮説を棄却する（統計学的に有意な結果と見なされる）。帰無仮説が真であるとすれば，αは帰無仮説を棄却する確率である。これは，科学者により前もって決められる。対照的に，P値はデータから計算される。
多くの統計学的検定を行う場合，"統計学的に有意である"という結論が，これらの5%で正しくないのは真実か？	真実ではない！　これは，科学的内容に依存する。第18章で詳しく説明する。
両側P値は統計学的に有意であると言えるほど小さくないが，片側P値は十分に小さい。どう判断したらよいだろうか？	データをもて遊ぶのは止めよう。実験プロトコールの一部として片側P値の利用を決めた場合に限って，その計算が可能である（第15章参照）。
統計学的仮説検定を別のモデルを選ぶ方法として考えることは可能か？	可能である。第35章参照。

CHAPTER
17

信頼区間と統計学的有意性の関係

自然を欺けるはずはなく，真実は宣伝に勝る。

Richard Feynman

> 本書では，信頼区間の概念と統計学的仮説検定を別の章で述べている。2つのアプローチは同じ仮定や同じ数学的論理に基づく。本章では両者の関係を説明する。

■ CIと統計学的仮説検定には密接な関係がある

信頼区間 (CI) と統計学的仮説検定は，同じ統計学的理論と同じ前提に基づくため密接に関連する。

　CIの計算により，母集団の値を含むことが95%確実な範囲が求められる（いくつかの前提の下に）。

　仮説検定のアプローチからは，帰無仮説が真である場合に，実験結果を含むことが95%確実な範囲が計算される。この範囲にある結果はどのようなものでも統計学的に有意でないと考えられ，範囲外の結果は統計学的に有意と見なされる。

■ CIが帰無仮説を含む場合

図17.1は $n=12$ のデータで観察された平均体温と仮の平均体温37.0℃（第15章参照）を比較した結果を示す。

　図17.1の下のバーは平均値の95% CIを示す。これはサンプル平均を中心に置く。この範囲は，平均値の標準誤差 (SEM) に付録Dに示した t 分布の棄却値（95%信頼度に対する）を乗じて求められる距離分を両方向に伸ばすことで得られる。

　図17.1の上のバーは，統計学的に有意でない結果 ($P>0.05$) の範囲を示す。この場合には平均体温が37.0℃に等しいという帰無仮説を中心に置く。下のバーと同様に，SEMに t 分布の棄却値を乗じて得られる距離分を等しく両方向に伸ばしたもの

```
         n=12      観察された      帰無仮説で定めた
                   平均値          平均値
                                                    有意でない
                                                    (P>0.05)

                                              95% CI

        36.5              37.0               37.5
                    体温（℃）
```

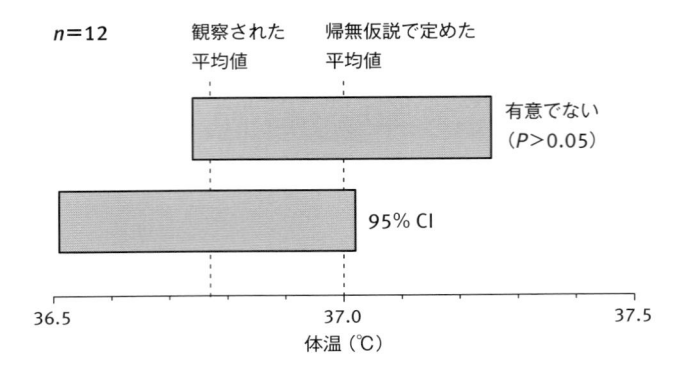

図 17.1 $n = 12$ のデータで観察された平均体温と仮の平均体温 37.0℃の比較

上のバーは，統計学的に有意でない結果（$P>0.05$）の範囲を示す。下のバーは平均値の 95% CI を示す。これはサンプル平均を中心に置く。2 つのバーの長さは等しい。95% CI が帰無仮説で定めた仮の平均値を含むため，統計学的に有意でない結果の領域はサンプル平均を含まなければならない。

である。

2 つのバーは幅が等しいが，中心は異なる。CI は観察値に基づいており，母平均に一致する結果の領域を示す（図 17.1 の下のバー）。統計学的に有意でない領域は帰無仮説に基づいており，この帰無仮説に一致するサンプル平均の範囲を示す（図 17.1 の上のバー）。

この例では，95% CI が帰無仮説で定めた平均値を含む。したがって，統計学的に有意でない結果を示す領域はサンプル結果（この例では，観察された平均値）を含まなければならない。

■ CI が帰無仮説を含まない場合

図 17.2 は $n = 130$ のデータを示すが，その他は図 17.1 と同様である。

図 17.2 の下のバーは平均値の 95% CI を示す。中心にサンプル平均を置く。このバーは，SEM に付録 D に示した t 分布の棄却値（95%信頼度に対する）を乗じて得られる距離分を両方向に伸ばしたものである。このバーは図 17.1 の相応するバーよりかなり短い。その主な理由は，サンプルサイズがかなり大きいために SEM が小さくなることによる。もう 1 つの理由は，t 分布の棄却値がやや小さいことにある（2.20 でなく 1.98）。

図 17.2 の上のバーは統計学的に有意でない結果（$P>0.05$）の範囲を示す。これは，平均体温が 37.0℃であるという帰無仮説を中心に置く。下のバーと同様に，SEM と t 分布の棄却値の積に等しい距離分を等しく両方向に伸ばしたものである。

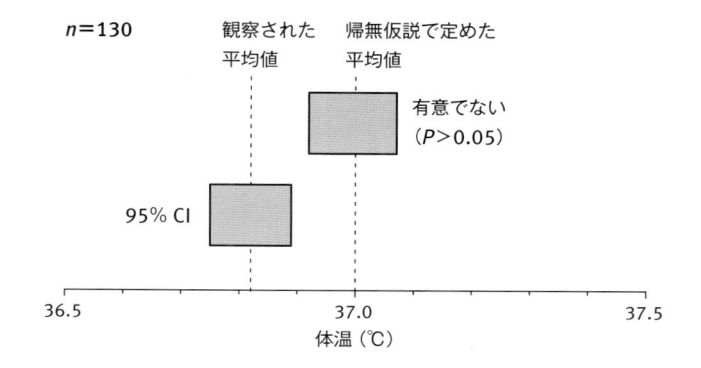

図 17.2 図 17.1 と同一の要領で描いた図（$n = 12$ でなく $n = 130$ のデータを利用）

サンプルサイズが大きいため，図 17.1 と比較して CI が狭く，統計学的に有意でない結果の領域も狭い。95% CI が帰無仮説で定めた平均値を含まないため，統計学的に有意でない結果の領域がサンプル平均を含むことはない。2 つのバーが重なり合うか否かは関係がない。

この例では，95% CI は帰無仮説で定めた平均値を含まない。したがって，統計学的に有意でない結果の領域がサンプル平均を含むことはない。

■ CI と統計学的有意性を結びつける原則

覚えておくべき一般則を次に示す。
- 95% CI が帰無仮説の値を含まないとすれば，結果は $P<0.05$ で統計学的に有意でなければならない。
- 95% CI が帰無仮説の値を含むとすれば，結果が統計学的に有意であってはならない（$P>0.05$）。

95% CI と有意水準 5% に特別な意味はない。この原則は次のようにも考えられる。すなわち，99% CI が帰無仮説の値を含まないとすれば，P 値は 0.01 より小さくなければならない。

この例では，"結果"はサンプル平均と仮の母平均の比較を示していた。この原則は，他の多種類のデータにも当てはまる。例えば，次の通りである。
- 2 つの平均値の差に対する CI が 0 を含まないとすれば（帰無仮説），結果は統計学的に有意でなければならない（$P<0.05$）。
- 2 つの比率の比に対する CI が 1.0 を含まないとすれば（帰無仮説），結果は統計学的に有意でなければならない（$P<0.05$）。

CHAPTER 18 統計学的に有意な結果の解釈

> 事実は"自明"ではなく，理論に照らして解釈される。
>
> Stephen Jay Gould

"統計学的に有意な"結果を得る場合，そこで考えを止めてはならない。本章で説明するように，この語句はしばしば誤解される。この語句は，計算された P 値があらかじめ設定した閾値より小さいことを意味するだけである。帰無仮説が真であれば，これは結果が驚くべきものである（しかし，あり得ないことではない）ことを意味する。統計学的に有意であるという結論は，関心を持つ，または追跡する価値があるほど差が大きいことを意味するものでなく，この発見が科学的または臨床的に有意であることを意味するものでもない。

■ 科学的重要性と統計学的有意性の区別

計算された P 値があらかじめ設定された有意水準 α の値より小さい場合，結果は統計学的に有意であると言われる。これは，帰無仮説が真であるとすれば，結果が驚くべきものであり，必ずしも一般的に生じるものではないことを意味する。すなわち，"統計学的に有意"という結論は，データから計算された数値（P 値）が以前に決めた閾値より小さいことを意味するだけである。まさにその通りである！

統計学的に有意であるという結論は，差が関心を惹くほど大きいことを意味するわけでなく，さらに研究を進める価値があるほど結果が魅力的であるか，発見が科学的または臨床的に有意であることを意味するわけでもない。

第15章の例では，平均体温が37.0℃（一般に平均体温と信じられていた）と異なるか否かを求めた。サイズの大きいサンプル（$n = 130$）では，P 値は小さく，わずか 0.0000018 である。しかし，仮の平均と真の平均の差も小さく，たとえ差があるとしても，実質的なものとは言えない。この差は統計学的には非常に有意であるが，臨床的に有意であるとはとても考えられない。

"有意"という言葉を耳にすると，データについて考えるのを止める人がいる。統

計学的有意性が役立つという信念はカルトと呼ばれている(Ziliak & McCloskey, 2008)。ここで，次のことを提案する。

- 統計学的仮説検定から結論を得る場合，常に"統計学的に有意"という言葉を使おう。有意という言葉だけを使ってはならない。さらによいのは，"帰無仮説を棄却する"という語句を用い，"有意"という言葉を完全に避けることである。多くの場合，単にP値を報告するほうが意味を持つ。
- データの重要性やインパクトについて議論する場合に"有意"という言葉をどうしても使いたいときには，"科学的に有意"や"臨床的に有意"のように，語句の一部として使おう。ただし，この言葉の使用は極力避け，代わりの言葉として次のいずれかを使うよう心がけよう。結果的に，重大な，意義のある，重要な，大きい，実質的な，顕著な，価値の高い，価値のある，印象的な，卓越した，などである。

■ 一般的な誤解

多くの科学者や学生は統計学的有意性（およびP値）の定義を誤解している。

表18.1に，それぞれ帰無仮説を棄却するか否かの決定に用いられる多くの統計学的仮説検定の結果を示す。最初の行は，帰無仮説が実際に真である場合の実験結果を示す。次の行は，帰無仮説が真でない場合の実験結果を示す。この種の表は，統計学的理論を理解する場合に限って役立つ。データを解析する場合，帰無仮説が真であるか否かは未知であり，実際に行った一連の実験からこの表を作成することは決してできない。表18.2は第1種の過誤と第2種の過誤の復習である。

有意水準（通常，5％に設定）は，比$A/(A+B)$に等しいと定義される。有意水準は，次の2つの等価な質問に対する答えである。

帰無仮説が真であるとすれば，誤って帰無仮説を棄却する確率はどの程度か？

表18.1 それぞれ帰無仮説を棄却するか否かの決定に用いられる多くの統計学的仮説検定の結果

最初の行は帰無仮説が実際に真である場合の実験結果を示す。次の行は帰無仮説が真でない場合の実験結果を示す。この種の表は，統計学的理論を理解する場合に限って役立つ。データを解析する場合，帰無仮説が真であるか否かは未知であり，実際に行った一連の実験からこの表を作成することは決してできない。A，B，C，Dは解析の数を示す整数（比率ではない）である。

	決定：帰無仮説を棄却する	決定：帰無仮説を棄却しない	合計
帰無仮説は真である	A	B	$A+B$
帰無仮説は偽である	C	D	$C+D$
合計	$A+C$	$B+D$	$A+B+C+D$

表 18.2　第 1 種の過誤と第 2 種の過誤の定義

	決定：帰無仮説を棄却する	決定：帰無仮説を棄却しない
帰無仮説は真である	第 1 種の過誤	（過誤なし）
帰無仮説は偽である	（過誤なし）	第 2 種の過誤

帰無仮説が真である場合に行ったすべての実験のうち，結果が統計学的に有意であるという結論に達するのはどの程度の比率か？

多くの人は有意水準を比 $A/(A+C)$ と誤って考える。**偽発見率** false discovery rate（**FDR**）と呼ばれるこの比は，有意水準とは全く異なるものである。

第 22 章で述べる FDR は次の 2 つの等価な質問に答えを与える。

結果が統計学的に有意であるとすれば，帰無仮説が実際に真である確率はどの程度か？

統計学的に有意であるという結論に達するすべての実験のうち，帰無仮説が真である比率はどの程度か？

■ FDR に影響する事前確率

FDR は有意水準の選択によって影響される。しかし，実験内容によっても影響される。

製薬会社に勤務し，高血圧治療薬のスクリーニングを行うと仮定しよう。一群の動物で薬物の試験を行う。血圧の平均低下 10 mmHg が関心の対象であるとし，真の母平均の差が 10 mmHg である場合に，統計学的有意差（$P<0.05$）を見いだす確率が 80％であるように十分大きいサンプルを利用する（サンプルサイズの計算法については第 43 章で説明）。

新薬を利用して，平均血圧における統計学的に有意な低下を見いだす。2 つの可能性が存在する。すなわち，薬物が実際に血圧を低下させるのに有効であるか，または全く血圧を変化させないものの実験動物で偶然に血圧の低下を見いだすか，のいずれかである。この 2 つの可能性はどの程度だろうか？

α を 0.05 に設定しているため，不活性の薬物で行った研究の 5％は，統計学的に有意な血圧の低下を示すだろう。しかし，これが答えを求めている質問ではない。次の質問に対する答えを得たい。すなわち，統計学的に有意な血圧低下を観察した実験のうち，どの程度の比率で薬物が有効なのだろうか？　この答えは必ずしも 5％とは限らない。

答えは，実験を始める以前に把握している薬物知識，すなわち薬物が作用する**事前**

確率 prior probability に依存する．この点を次の３つの例で示そう．

薬物 A
この薬物はアンギオテンシン受容体を弱く阻害することが知られているが，その親和性は低く，化学的に不安定である．このような薬物に関する知識から，血圧を低下させる確率は約 10％であると推測される．言い換えれば，この薬物が作用する事前確率は 10％である．このような薬物 1,000 種類に対して試験を行う場合，どのような結果が生じるだろうか？　比だけに関心があるため，1,000 は任意の数である．答えを表 18.3 に示す．

この表を作成するには次のようなステップに従う．

1. 1,000 種類の薬物に対する 1,000 の実験結果を予想するため，総合計は 1,000 である．重要な結論が比として表現されるため，この数は任意である．
2. スクリーニングされる 1,000 の薬物のうち，10％が実際に有用であると期待する．すなわち，事前確率は 10％に等しい．したがって，1,000 の 10％，すなわち 100 を第 2 行の合計欄に置くと，第 1 行の合計欄には 900 が残る．
3. 実際に有効な 100 の薬物のうち，統計学的に有意な結果を 80％に見いだす〔実験デザインの検出力（第 20 章参照）が 80％であるため〕．したがって，100 の 80％，すなわち 80 を第 2 行の左の欄に置く．すると，実際に有効な薬物による 20 の実験が残るが，$P>0.05$ であるためこれらの薬物は有効でないと結論づけられる．
4. 実際に有効でない薬物 900 では，統計学的に有意な血圧低下を偶然により 5％に見いだす（α を 0.05 に設定したため）．したがって，左上の欄は 5％×900，すなわち 45 である．この結果，無効な薬物による 855 の実験が残り，これらに対しては統計学的有意差のないことが正しく観察される．
5. 足し合わせることで各列の合計を得る．

1,000 種類の薬物による 1,000 の実験のうち，125 の実験に統計学的有意差（$P<0.05$）を見いだすことが期待される．これらのうち，80 の薬物は実際に有効で，45 は有効でない．統計学的に有意な結果を示す薬物について考えると（事前確率は 10％），実際に有効である確率は 64％ (80/125)，実際に有効でない確率は 36％ (45/125) と結論づけられる．すなわち，FDR は 36％に等しいと期待される．

表 18.3 検出力 80％，有意水準 5％，事前確率 10％における結果の分布

	決定：帰無仮説を棄却する	決定：帰無仮説を棄却しない	合計
薬物は無効である	45	855	900
薬物は有効である	80	20	100
合計	125	875	1,000

薬物 B

この薬物は優れた薬理学的特徴を持っているとする。すなわち，薬物 B は正しい種類の受容体を遮断し，その親和性は妥当で，化学的に安定している。このような薬物に関する知識から，薬物が有効である事前確率は 80% に等しいと推定する。このような薬物 1,000 の試験を行う場合はどうなるだろうか？ この計算は薬物 A の場合に類似しており，結果を表 18.4 に示す。

このような薬物 1,000 の試験を行う場合，650 の統計学的に有意な結果が期待される。このうち，98.5% (640/650) が実際に有効である。統計学的に有意な結果を示す薬物について考えると（事前確率は 80%），実際に血圧を低下させる確率は 98.5%，実際に無効である確率は 1.5% と結論づけられる。

薬物 C

この薬物は製薬会社の化合物リストからランダムに抽出された。この薬物が血圧に及ぼす影響については全く知られていない。このような薬物の約 1% が血圧を低下させるだろうという予測がせいぜいである。このような薬物 1,000 のスクリーニングを行う場合はどうなるだろうか？ この答えを表 18.5 に示す。

このような薬物 1,000 の試験を行う場合，58 の統計学的に有意な結果が期待される。このうち，14% (8/58) は実際に有効であり，86% (50/58) は無効である。統計学的に有意な結果を示す薬物について考えると（事前確率はわずか 1%），実際に血圧を低下させる確率は 14%，実際に無効である確率は 86% と結論づけられる。

表 18.4　検出力 80%，有意水準 5%，事前確率 80%における結果の分布

	決定：帰無仮説を棄却する	決定：帰無仮説を棄却しない	合計
薬物は無効である	10	190	200
薬物は有効である	640	160	800
合計	650	350	1,000

表 18.5　検出力 80%，有意水準 5%，事前確率 1%における結果の分布

	決定：帰無仮説を棄却する	決定：帰無仮説を棄却しない	合計
薬物は無効である	50	940	990
薬物は有効である	8	2	10
合計	58	942	1,000

■ Bayes 論理

これらの例は，統計学的に有意な結果の解釈が，実験を始める以前に把握している薬物知識に適切に依存することを示している。結果の解釈には，実験から得られたP値と実験内容に依存する事前確率の統合を必要とする。このアプローチは，18世紀半ばにこの問題に関する著作を初めて発表した Thomas Bayes にちなんで，**Bayes 推定** Bayesian inference と呼ばれている。Bayes 思考（**Bayes 論理** Bayesian logic）の概念は，実験的証拠と事前知識を組み合わせることである。

例えば，遺伝子連鎖解析のように，事前確率が明確に定義される場合がある。2つの遺伝子座が連鎖する事前確率が知られているため，遺伝子連鎖の解析には Bayes 統計学が日常的に用いられる。事前確率が正確に知られている場合には，Bayes 推定を利用する点で何の問題も生じない。

しかし，上述の例では，事前確率は単なる主観に過ぎない。これらの主観を数値（"99％確実"または"70％確実"）に置き換えて事前確率とすることに問題がないとする統計学者がいる。一方で，主観と確率を等しく考えてはならないとする統計学者もいる。

Bayes アプローチは，把握している，または信じている内容においてなぜP値と統計学的有意性の結論を解釈しなければならないのか，データを解釈する場合になぜ生物学的妥当性について考えなければならないのかを説明する。

科学的理論が変化する場合，事前確率の認識やデータの解釈を変更することは適切である。したがって，同一のデータであっても，解析者が異なれば異なる結論が実際に導かれる。統計学的に有意な結果がすべて等しく生じるとは限らない。

■ Bayes 思考の非公式な適用

生物医学研究の論文や発表では，P値の解釈に Bayes 計算が用いられていることはまれである（あるとしても）。しかし，多くの科学者は，事前確率を明確に示したり，計算の追加を行ったりせずに，Bayes 思考を非公式に適用している。3つの研究に対し，次のような考え方ができるだろう。

- この研究では，生物学的に妥当で以前のデータから支持されている仮説の検定を行う。P値は 0.04 であり，標準的な閾値に近い。この結果が，帰無仮説の下に 25 回のうち 1 回偶然に生じたものと信じるか，実験仮説が真であると信じるかの 2 つの選択肢がある。実験仮説の妥当性が高いため，後者を信じる。帰無仮説はおそらく偽である。
- この研究では，生物学的な意味がなく，以前のデータによる支持も受けていない仮説の検定を行う。P値は標準的な閾値である 0.05 より低い 0.04 であるが，極端に低くはない。この結果が，帰無仮説の下に 25 回のうち 1 回偶然に生じたものと信

じるか，実験仮説が真であると信じるかの2つの選択肢がある．実験仮説が極めて奇妙であるため，結果は偶然によると信じるほうが妥当である．帰無仮説はおそらく真である．
- この研究では，生物学的な意味がなく，以前のデータによる支持も受けていない仮説の検定を行う．この仮説が真であれば驚きである．P 値は信じられないほど低い（0.000001）．研究の詳細を調べるが，どのようなバイアスや欠点も見いだせない．これは高名な科学者によるものであり，正直に報告されたデータであると信じる．この結果が，帰無仮説の下に百万回のうち1回偶然に生じたものと信じるか，実験仮説が真であると信じるかの2つの選択肢がある．実験仮説は極めて奇妙に思われるが，データの信憑性は高い．帰無仮説はおそらく偽である．

　実験データは科学的理論や以前のデータに基づいて解釈すべきである．同一のデータであっても，解析者が異なれば異なる結論が正当に導かれるのはこのためである．

CHAPTER 19 統計学的に有意でない結果の解釈

すぐに答えられると喜ばれたのでそうした。
「わからない」と言ったのである。

Mark Twain

"統計学的に有意でない"結果を得る場合, そこで考えを止めてはならない。"統計学的に有意でない"は, 単に計算された P 値があらかじめ設定した閾値より大きいことを意味するだけである。したがって, 帰無仮説が真であるとすれば, 観察されたのと同程度に大きい差 (関連, 相関など) がランダムサンプリングによりまれではなく生じる。これは帰無仮説が真であると証明したことにはならない。本章では, 統計学的に有意でない結果の解釈に役立つ信頼区間の利用法について説明する。

■ "統計学的に有意でない"は"差がない"を意味しない

P 値が大きいことは, 観察されたのと同程度に大きい差 (関連, 相関など) がランダムサンプリングの結果としてしばしば生じることを意味する。しかし, これは必ずしも, 差がないという帰無仮説が真であることや, 観察された差が明らかにランダムサンプリングの結果であることを意味しない。

Vickers (2006a) は, この点に関する優れた挿話を披露している。

先日, 私は Michael Jordan (有名なバスケットボール選手)[*1]とバスケットボールをした (私は統計学者であって, でっち上げ屋でないことを覚えておいてほしい)。彼は 7 回連続してフリースローを決めた。私は 3 回ゴールを決め, 4 回外したところでサイドラインまでダッシュし, ノートパソコンをつかむとすぐに, Fisher の正確検定でこの P 値が 0.07 で

[*1] 訳注:米国の元プロバスケットボール選手 (1963-)。シカゴ・ブルズで主に活躍。2009 年殿堂入りする。

あることを計算した。さて，この P 値が私と Michael Jordan との間でバスケットボール技術に差がないことを示すと考えられるだろうか？ この実験は差があることを証明していないだけなのである。

大きい P 値は帰無仮説を証明しない。帰無仮説を棄却しないという決定は，帰無仮説が明らかに真であると信じることと同一ではない。エビデンスが存在しないことは，存在しないことのエビデンスにはならない (Altman & Bland, 1995)。

■ 例：血小板 α_2 アドレナリン受容体

α_2 アドレナリン受容体を介して作用するアドレナリンは血小板の粘着性を高め，血液凝固を促す。著者らはこれらの受容体を数えることで，健常人と高血圧患者を比較した (Motulsky ら，1983)。これは，アドレナリンのシグナル伝達機構が，高血圧患者では異常をきたしているという考えに基づく。心臓や血管，腎，脳に対する影響にもっとも関心を持っていたが，当然これらの組織を対象とするわけにはいかず，代わりに，血小板の受容体を数えた。表 19.1 に結果を示す。

結果は対応のない t 検定 (第 30 章) で解析した。血小板あたりの平均受容体数は 2 つの群でほぼ同一であったため，もちろん P 値は高く，0.81 であった。両母集団の平均値が等しいとすれば，この規模の研究の 81％において，観察されたのと同程度またはこれより大きい差を認めるだろう。

明らかに，このデータは平均受容体数が 2 つの群で異なるという証拠を示していない。この研究を 25 年前に発表したとき，著者は結果は統計学的に有意でないと述べ，そこで止めることで帰無仮説が真であることを大きい P 値が示しているかのような印象を与えた。しかし，これはデータを示す完璧な方法ではない。信頼区間 (CI) を解釈すべきであった。

群平均の差に対する 95％ CI は $-45 \sim 57$ 受容体/血小板の範囲である。この全体を把握するには，血小板あたりの平均受容体数がおよそ 260 であることを知る必要がある。したがって，95％ CI はおよそ ± 20％の範囲である。

"信頼性"を正しく解釈することは科学的内容を考慮することで初めて可能となる。

表 19.1　対照と高血圧患者における血小板 α_2 アドレナリン受容体数

	対照	高血圧
対象数	17	18
平均受容体数 (受容体/血小板)	263	257
標準偏差 (SD)	87	59

これらの結果に対する 2 つの相反する考え方を示そう。
- 受容体数における 20％の変化は大きい生理学的影響をもたらしうる。このように広い CI は，高血圧患者の血小板において受容体が実質的に多い，または少ないといった差を示さないため，データから結論を見いだすことはできない。
- CI は，真の差がいずれの方向にも 20％以上はないことを示している。この実験では，他臓器の受容体数の指標として便宜的に血小板の受容体数を数えており，血小板あたりの受容体数は個人によって非常に異なることが知られている。したがって，2 つの群の受容体数が少なくとも 50％異なる場合に限って，関心ある結果となる（さらに研究を進めたくなる）。ここでは，95％ CI はそれぞれの方向に約 20％の範囲である。したがって，高血圧患者の受容体数には変化がないか，またはこのような変化は生理学的な意味に乏しく追求の価値がないという確固たるネガティブな結論に達しうる。

これら 2 つの結論は互いに相反する。この差は科学的判断による事柄である。受容体数における 20％の変化は科学的に重要だろうか？ この答えは科学的（生理学的）思考に依存する。統計学的計算とは関係がない。統計計算はデータ解釈のわずか一部に過ぎない。

■ 例：胎児超音波検査

Ewigman ら（1993）は，出生前超音波検査の日常的な利用により周産期アウトカムが改善するか否か調査した。彼らは妊婦の大きい一群を 2 つにランダムに分けた。一方の群では，日常的な超音波検査（ソノグラム）を妊娠中に 2 回行った。他方の群では，臨床的な必要性がある場合に限って超音波検査を行った。妊婦の主治医は検査結果を見て，それに従って管理した。研究者らはいくつかのアウトカムを調査した。表 19.2 に，胎児死亡や新生児死亡（死亡率），または中等度から重度の障害として定義される有害事象の総数を示す。

帰無仮説は，有害事象のリスクが 2 つの群で等しいというものである。すなわち，帰無仮説は，日常的な超音波検査の利用により周産期死亡や周産期合併症が阻止およ

表 19.2　胎児超音波検査とアウトカムの関係
リスクは，有害事象の数を妊婦数の合計で除して計算される。相対危険度は一方のリスクを他方のリスクで除して計算される（詳細については第 27 章参照）。

	有害事象	合計	リスク	相対危険度
日常的に検査	383	7,685	0.050％	1.020
必要時のみ検査	373	7,596	0.049％	
合計	756	15,281		

び誘発されることはなく，したがって相対危険度は 1.00 に等しいというものである。第 27 章では，相対危険度について詳しく説明する。

表 19.2 から，相対危険度が 1.02 であることがわかる。これは，帰無仮説の値である 1.00 からそれほど離れてはいない。両側 P 値は 0.86 である。

結果の解釈には相対危険度の 95% CI を知る必要があり，これはコンピュータ・プログラムにより求められる。この例では，95% CI は 0.88 〜 1.17 の範囲である。

CI が 1.00 を含むため，データは確実に帰無仮説と一致する。このことは帰無仮説が真であることを意味しない。CI は，データが 0.88 〜 1.17 の範囲にある相対危険度に一致（95％信頼度内で）することを示している。

結果の解釈には 3 つのアプローチがある。

- CI は 1.00（差がない）を中心に置き，非常に狭い。これらのデータは超音波検査の日常的な利用が役立ちもしないし，有害でもないことを確実に示す。
- CI は狭いが，必ずしもそれほど狭くはない。超音波検査による詳細な情報が産科医による妊娠管理に役立ち，有害事象の確率を低下させるであろうことは，確実に臨床的に意味がある。CI の下限は 0.88，すなわちリスクは 12％まで低下しうる。妊娠中であれば，児のリスクを 12％も低下させるこの危険性のない検査を利用したいだろう！　データは，必ずしも日常的な超音波検査が有益であることを証明していないが，非常に厄介な有害事象の確率を 12％も低下させる可能性を残している。
- CI の上限は 1.17 である。これはリスクが 17％高まることに等しい。規模のより大きい研究データがなければ，超音波検査が役立つという確信は得られず，このリスクは不安の原因となる。

統計学では，これら 3 つのアプローチ間の違いを解決できない。これらの違いはすべて，0.88 と 1.17 の相対危険度をどのように解釈するか，超音波検査の潜在的な危険性がどの程度不安なものであるか，この研究データと他の研究データ（著者はこの領域が専門ではないし，他の研究データを調べたこともない）をどのように結びつけるか，などに依存する。

この例の結果の解釈には，有害事象の減少としては示されない利点や危険についても考慮する必要がある。超音波画像を見せれば，両親は児が正常に発育していると安心するし，身内や親族とのきずなも深まる。これは，有害事象の確率を低下させるか否かにかかわらず，価値が高いであろう。統計学的解析では，その時点の 1 つのアウトカムに注目するが，結果を評価するにはアウトカム全体を考慮しなければならない。

■ 幅の狭い CI を得るには

上述の例は両者とも，CI を実験の科学的内容から解釈する重要性について示している。どの程度大きい差（または相対危険度）が科学的あるいは臨床的に重要か，そし

て有意でない結果をどのように解釈するかについては，それぞれ異なる適切な考え方がある。

臨床的または科学的に重要と考える値を含むほど十分に広い CI であれば，その研究から結論を導くことはできない。方法論を改善することで CI の幅を狭め，標準偏差（SD）を減少させることが可能な場合がある。しかし，多くの場合，繰り返し行う研究で CI を狭めるにはサンプルサイズを増やすことが唯一の手段である。次の一般則が役立つ。すなわち，サンプルサイズが4倍になれば，CI の幅は半分に狭まることが期待される。一般的な表現をすれば，CI の幅は，サンプルサイズの平方根に反比例する。

■ P 値が実際に高い場合はどうなるか？

帰無仮説が実際に真である多くの実験を行う場合，P 値は 0.0 と 1.0 の間で一様に分布することが予想される。P 値の半分は 0.5 より大きい値を示し，10% は 0.9 より大きい値を示す。しかし，P 値が実際に高い場合にはどのような結論を下すのだろうか？

1865年，Mendel はエンドウマメの遺伝に関する論文を発表した。これは遺伝と劣性形質について説いた最初の記述であり，実際，遺伝学の基礎となった。Mendel は劣性遺伝形質のモデルを提案し，エンドウマメによるモデル実験を計画して，データがモデルによく適合することを示した。非常に素晴らしく!! Fisher（1936）はこのデータを見直し，Mendel が報告したすべてのデータをまとめて，次の質問に答えるための P 値を計算した。

> Mendel の遺伝理論が正しく，すべてのエンドウマメが正しく分類されると仮定すれば，期待されるものと観察されるものの差が実際の観察に等しいか，またはそれ以上である確率はどの程度か？

この答え（P 値）は 0.99993 である。すなわち，すべてのデータが正直に報告されている場合，データがこのようによく合致する確率はわずか 0.007% である。つまり，理論とデータの差はもっと大きいはずである。100,000人の科学者がこの研究を追試する場合，理論と非常によく一致する観察データを集めるのはわずか7人と予想される。

Mendel が非常に幸運であった可能性もあるが，Fisher は Mendel のデータはあまりにできすぎていると結論づけた。この説明には，分類に際して意図的でなくともバイアスが生じたこと，期待を裏切る実験データを発表しなかったことなどが挙げられる。理論と観察の信じられないほどの合致は，おそらく，Mendel や彼の助手たちがデータを歪曲した結果である。

CHAPTER 20 統計学的検出力

> 調べたものと作り上げたものの2種類の統計がある。
>
> Rex Stout

> 実験デザインの検出力は次の質問に答える。すなわち，真の効果が特定の大きさであり，多数の実験を繰り返す場合，結果が統計学的に有意となる確率はどの程度か？ 検出力の概念は，サンプルサイズをどの程度多くすべきか決定する場合（第43章参照）に有用であり，統計学的に有意でない結果の解釈に役立つ。

■ 検出力とは？

P 値の定義は "帰無仮説が真であるとすれば…" に始まる。

しかし，帰無仮説が偽であり，治療が実際にアウトカムに影響する場合はどうなるだろうか？ この場合でさえ，データから，その効果が統計学的に有意でないという結論が示されるかもしれない。単なる偶然により，データから 0.05（または，任意の有意水準）より大きい P 値が生じるかもしれない。次の質問が関係する。

母集団全体において特定の値を持つ差（または，相対危険度や相関など）が実際に存在するとすれば，ある1つのサンプルで統計学的に有意な差（または，相対危険度や相関など）が生じる確率はどの程度か？

実験の**検出力** power と呼ばれるこの答えは，サンプルサイズや散らばりの程度，存在すると仮説を立てた差の大きさに依存する。これらの値が与えられれば，検出力は統計学的に有意な結果を導く実験の比率として求められる。

表 20.1（表 18.1 とほぼ同一）は，多くの統計学的仮説検定の結果を示し，それぞれが "統計学的に有意である"，または "統計学的に有意でない" 結論を得るように解析を行う。帰無仮説が真でないと仮定する場合，検出力は統計学的に有意な結論に至る

表 20.1 検出力の定義
$A+B+C+D$ の実験結果を示す．帰無仮説が真である場合（最初の行）があれば，そうでない場合（次の行）もある．第 1 列は統計学的に有意な結果（したがって，帰無仮説を棄却すると結論づける）を示すが，第 2 列は統計学的に有意でない結果を示す．検出力は，帰無仮説が偽である場合に統計学的に有意な結果を得る実験の比率である．したがって，検出力は $C/(C+D)$ と定義される．

	決定：帰無仮説を棄却する	決定：帰無仮説を棄却しない	合計
帰無仮説は真である	A	B	$A+B$
帰無仮説は偽である	C	D	$C+D$

実験の比率である．したがって，検出力は $C/(C+D)$ に等しい．第 2 種の過誤を犯す確率 β（ベータ）は 1.0 − 検出力であり，したがって $D/(C+D)$ に等しい．

α と β の定義における類似性に注意しよう．帰無仮説が真であるとすれば，α は誤った結論（帰無仮説を棄却する）を導く確率である．帰無仮説が偽である（特定の対立仮説を伴う）とすれば，β は誤った結論（帰無仮説を棄却しない）を導く確率である．

■ 検出力を理解するための類似例

次の例は統計学的検出力の概念を明らかにするのに役立つ（Hartung, 2005）．工具を探しに子供を地下室に行かせる．彼は戻ってきて言う．「そこにはなかったよ」 結論は何だろうか？ 工具はあるのだろうか，ないのだろうか？

確実に知る手段がないため，この答えは確率でなければならない．答えが実際に望まれる質問は，"工具が地下室にある確率はどの程度か"である．しかし，適切な事前確率や Bayes 思考（第 18 章参照）を利用することなく答えるのは不可能である．代わりに，次の質問について考えよう．"工具が実際に地下室にある場合，子供がそれを見つける確率はどの程度か？" 答えはもちろん，"子供による"，である．この確率を推定するには，次の 3 つの事柄が知りたい．

- どの程度長く探し物をしたのだろうか？ 長時間探したのであれば，工具を見つける可能性は高くなる．これはサンプルサイズと同等である．これはデータの散らばりの程度と同等である．大きいサンプルサイズによる実験は効果を見いだす検出力が高い．
- どの程度大きい工具なのだろうか？ 眼鏡の修理に使う小さいスクリュードライバーより，雪掻きショベルのほうが見つけやすい．これは，求める効果の大きさと同等である．小さい効果より大きい効果を見いだすほうが実験の検出力は高い．
- どの程度地下室が乱雑なのだろうか？ 地下室が実際に乱雑であれば，きちんと整理されている場合より工具を見いだす可能性は低くなる．これはデータの散らばりの程度と同等である．データが非常にまとまっていれば（散らばりが少ない），実

験の検出力は大きくなる。

整理された地下室で大きい工具を探すのに長時間を費やす場合，工具が存在するものであれば，それを見いだす可能性は高まる。したがって，工具が存在しなかったという彼の結論は極めて確実であると考えられる。同様に，サンプルサイズが大きく，求める効果が大きく，散らばりの非常に少ない〔標準偏差（SD）が小さい〕実験では検出力が高い。この状況では，効果が実際に存在する場合，統計学的に有意な効果を得る確率は高い。

子供が乱雑な地下室で小さい工具を探すのにわずかな時間しか費やさなかった場合，"工具がなかった"という彼の結論はほとんど意味がない。たとえ工具が存在していたとしても，おそらく見つかることはないだろう。同様に，サンプルサイズが小さく，求める効果が小さく，データに多くの散らばりが伴う場合，実験の検出力は非常に小さくなる。この状況では，効果が実際に存在するとしても，"統計学的に有意な"結論を得る確率は低い。

■ 2つの研究例の検出力

実験デザインの検出力は，さまざまな仮の差を検出するために計算される。図20.1左は，平均値の間のさまざまな仮の差を検出するための血小板研究（第19章参照）の検出力を示す。この検出力は，研究のサンプルサイズや2群のSD，有意性の定義（$P<0.05$）から，プログラムのGraphPad StatMate（付録A参照）を利用して計算され

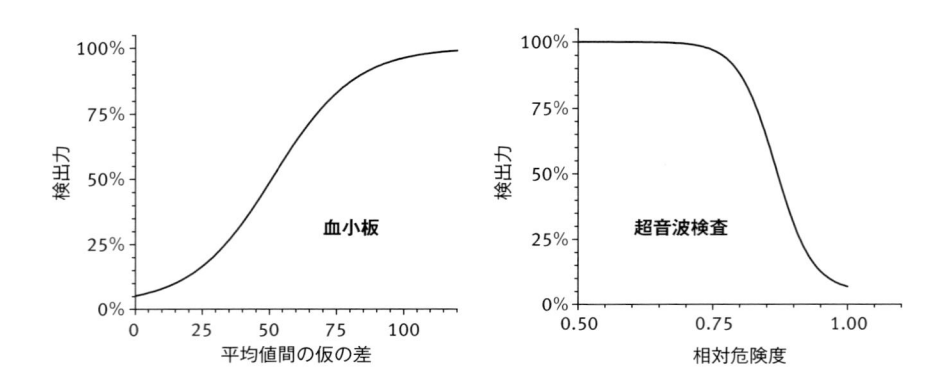

図20.1　2つの実験の検出力
左のグラフは表19.1の実験，すなわち対照群と高血圧患者群におけるα_2アドレナリン受容体数の比較を要約したものである。右のグラフは，胎児超音波検査の利点を評価した表19.2のデータを要約したものである。左のグラフは，平均値間の仮の差（X軸）に対する統計学的有意差（$P<0.05$）を見いだす研究の検出力を示す。血小板の例において効果が増す（受容体数の差が大きい）ことは左から右への移動を意味するが，超音波検査の例における効果の増大（相対危険度の低下）は右から左に向かうことに注意しよう。

ている。

　母平均の差が実際にないとすれば，統計学的に有意な結果を導く5%の確率が存在する。これが統計学的有意性の定義である（慣習的な有意水準である5%を利用）。したがって，この曲線はY軸を5%の点で横切る。母平均の間に差が存在する場合，この研究の検出力は差の大きさに依存する。差が小さい場合（グラフの左側），検出力は低い。差が大きい場合，検出力は高くなり，非常に大きい差では100%に近づく。

　図20.1右は超音波研究（第19章参照）の検出力を示す。相対危険度が実際に1.0である（効果がない）とすれば，統計学的有意性の定義から，統計学的に有意な結果を得る5%の確率が存在する。したがって，この曲線は相対危険度が1.00である場合に検出力5%を示し，効果が増す（低い相対危険度は超音波検査が有益であることを示す）につれて検出力は増大する。

　図20.1の形状は普遍的なものである。すべての実験デザインは，わずかの差に対しては検出力が低く，大きい差に対しては検出力が高い。研究によって異なるのは，曲線の水平位置である。

　これらのグラフは統計学的検出力と有意でない結果の概念を説明するのに役立つ。血小板の研究では，受容体数が100より大きい場合には差を見いだす検出力が非常に高く，超音波検査の例では，相対危険度が0.75未満の場合に検出力が高い。信頼区間（CI）を解釈することにより同様な結論が得られるため，有意でない結果を解釈する場合にこの種の検出力グラフが利用されることはまれである。

■ 事後解析は有用でない

いくつかのプログラムでは容易な解析を試みており，科学的内容から考える必要性を省いている。これらのプログラムは，特定の実験で実際に観察された**効果サイズ** effect size（または，差，相対危険度など）を検出するための検出力を計算する。この結果は**観察された検出力** observed power と呼ばれることもあり，その手法は**事後検出力解析** post-hoc power analysis または**後ろ向き検出力解析** retrospective power analysis と呼ばれる。

　しかし，このアプローチは役立たない（Hoenig & Heisey, 2001；Lenth, 2001；Levine & Ensom, 2001）。差が有意でないという結論に達する場合，定義上，実際に観察された効果を検出する検出力は極めて低い。観察された検出力を計算することで新たなものが得られることはない。

　対照的に，ある特定の大きさの効果を検出する検出力を研究がどの程度備えているか求めることは意味がある。効果サイズは科学的目標に基づいて選択されなければならず，特定の実験で実際に観察された効果とは何の関連もない。

CHAPTER 21 等価性検定と非劣性検定

> 問題は知らないことではなく，知らないということを知っていることである。
>
> Will Rogers

多くの科学研究や臨床研究における目標は，1つの処理が別の処理と実質的に異なる効果を生むか否かを見いだすことではない．新たな処理の効果が標準的な処理のそれと等価（または，劣っていない）であるか否かを見いだすことである．本章では，統計学的仮説検定の通常のアプローチがどの程度有用でないかを説明する．2つの処理間の差が統計学的に有意であるという結論は，等価性に関する質問に答えるわけではない．これは，差が統計学的に有意でないという結論の場合でも同じである．

■ 等価性は統計学的にではなく，科学的に定義されなければならない

後発薬を開発し，標準薬と同一の作用を示すことを証明したい．薬理作用には比較可能な多くの面が存在するが，中でも次の1つの質問に注目する．すなわち，2つの製剤における最高血中濃度は等価か？ 最初に一方の薬物が投与され（洗い出し期間の後），次に他方が投与されるが，その順序はランダム化される．それぞれの薬物の最高血中濃度がそれぞれの対象で測定される．

2つの薬物を比較する場合，常にいくらか異なる最高血中濃度が得られるだろう．2つの薬物が全く等しい結果を示すか否かを問うことは意味がない．等価性を問う場合，結果が十分に近く，臨床的または科学的に区別できないか否かが問題である．

どの程度近ければ十分だろうか？ これは，科学的または臨床的にわずかと考えられる治療効果の範囲に従って定義されなければならない．それには，実験の科学的または臨床的な内容に関する考慮が必要である．統計計算や統計学的有意性に関する結論は，この**等価領域** equivalent zone または**等価限界** equivalent margin とも呼ば

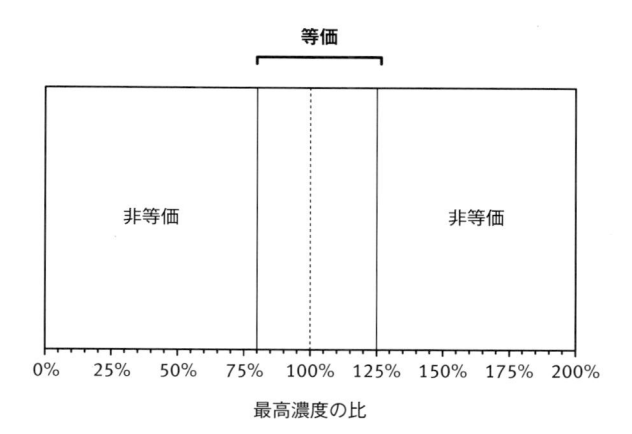

図 21.1 科学的基準により定義される等価領域
FDA は，2 つの薬物の比較において最高濃度の比（百分率）が 80 〜 125％である場合，その結果を"等価"としている。

る範囲の決定には全く関与しない。

　後発薬を検証する場合，米国食品医薬品局 U.S. Food and Drug Administration（FDA）は，2 つの薬物の血漿中における最高濃度の比が 0.80 〜 1.25 の間にある場合を"等価 equivalence"と定義している[*1]。この定義は，薬理作用に関する臨床的な理解に基づいており，統計学的な考え方はこの限界の設定に関係していない。さらに，FDA は，この比の 90％信頼区間（CI）全体が 0.80 〜 1.25 の範囲内に含まれることも規定している。

　図 21.1 はこの定義を示す。これが図 21.2 と 21.3 の基本となるため，確実に理解しておこう。

　等価領域は 100％の周囲で対称的でないように見えるが，実際には対称的である。最高濃度の比を計算する場合，新薬の最高濃度を標準薬の最高濃度で除すか，または標準薬の最高濃度を新薬の最高濃度で除すかは全く任意である。80％の逆数は 125％（1/0.8 = 1.25），125％の逆数は 80％（1/1.25 = 0.80）である。したがって，等価領域は実際的な意味で対称的である。

■ 等価領域内の平均値

図 21.2 には，最高濃度の比の平均値が等価領域内にある 3 つの薬物のデータを示す。

[*1] 訳注：わが国では，厚生労働省による「後発医薬品の生物学的同等性試験ガイドライン」に従うが，血中濃度の評価基準は FDA と同様に定義される。

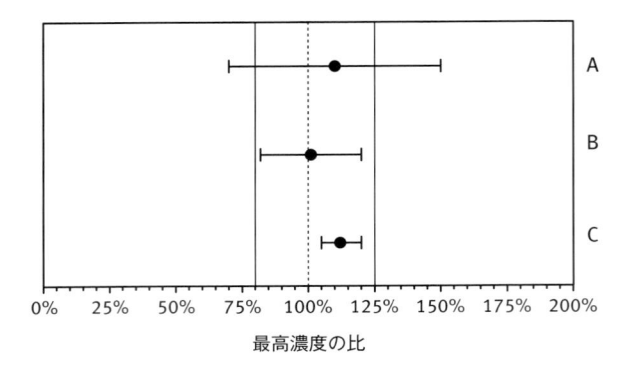

図 21.2　最高濃度の比が等価領域内にある 3 つの薬物
薬物 A では，CI は等価領域の外側に伸びるため，結果は決定的でない。ここでの結果は，2 つの薬物が等価であるか等価でないかのいずれかである。薬物 B と C では，CI は完全に等価領域内に存在するため，このデータは 2 つの薬物が標準薬と等価であることを示す。

平均値が領域内にあるという事実は等価性の証明にならない。最高濃度の比の CI 全体が等価領域内にある場合に限って，2 つの薬物は "生物学的に同等 bioequivalence" と定義される（FDA により）。

これは，薬物 B と薬物 C に当てはまる。これらの CI は全体として等価領域内に存在するため，このデータは，薬物 B と C が比較対象である標準薬と等価であることを示す。

対照的に，薬物 A の CI は部分的に等価領域内に存在し，部分的に等価領域外にある。したがって，このデータは決定的でない。

■ 等価領域外の平均値

図 21.3 には，最高濃度の比の平均値が等価領域内にない 3 つの薬物のデータを示す。このデータは，薬物が等価でないことを証明しない。CI 全体を考えなければならない。

薬物 D と E の CI は部分的に等価領域内に存在し，部分的にその外側にある。したがって，このデータは決定的でない。

薬物 F の CI は完全に等価領域外にある。これらのデータは薬物 F が標準薬と等価でないことを証明する。

■ 統計学的仮説検定の通常のアプローチは役立たない

一般的な誤りは，対応のある t 検定（第 31 章参照）を利用して，2 つの薬物の最高血

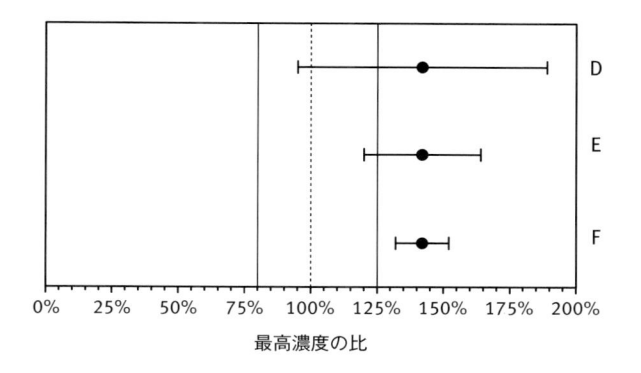

図 21.3　最高濃度の比が等価領域内にない 3 つの薬物
薬物 D と E では，CI は等価領域と等価領域外の両者を含むため，結果は決定的でない。薬物 F の CI は等価領域から完全に外れているため，標準薬と等価ではないことが証明される。

中濃度を単に比較することである。P 値が情報を与えてくれそうであるが，このアプローチは役立たない。結果が統計学的に有意でない場合，2 つの薬物の血中濃度が等価であると結論づけるのは誤りである。同様に，結果が統計学的に有意である場合，2 つの薬物が等価でないと結論づけるのも誤りである。

対応のある t 検定は，2 つの薬物が等しい平均最高濃度を示すという帰無仮説を検定し，したがって，最高濃度の比は 1.0 に等しい。3 つの図（図 21.1 ～ 21.3）すべてで垂直の点線がこれを示している。

図 21.2 や 21.3 に示したデータを調べると，直ちに，最高濃度の差が統計学的に有意か否か知ることができる。95% CI が帰無仮説により定義される値を含まない場合，結果は P 値が 0.05 未満で統計学的に有意である。薬物 C（図 21.2），および薬物 E と F（図 21.3）のデータは，これらの CI が 100% を含まないため，基準に合致する。最高濃度におけるこれらの薬物それぞれと標準薬との差は統計学的に有意である。しかし，（上述したように）薬物 C は標準薬と等価であるが，薬物 F は等価でなく，薬物 E のデータは決定的でない。

95% CI が帰無仮説により定義される値を含む場合，結果は統計学的に有意でない（$P > 0.05$）。薬物 A や B，D のデータは，CI が 100% を含むためにこの基準に合致する。これらの薬物それぞれと標準薬の最高濃度における差は統計学的に有意でない。しかし，このことは等価性とは関係がない。薬物 B のデータは等価であることを示すが，薬物 A や D のデータは標準薬と等価な薬物であるか否か決定的でない。

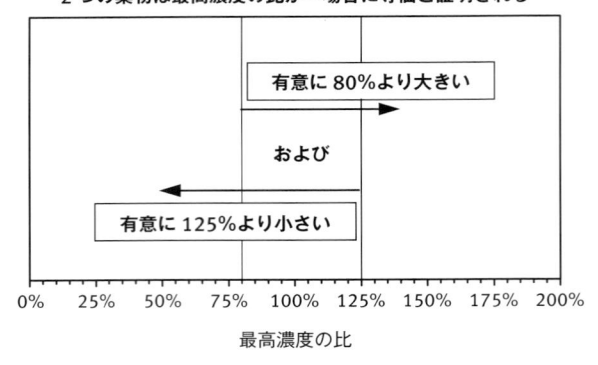

図 21.4　統計学的仮説検定の考え方を等価性検定に適用する
等価であるという結論を得るには，2本の垂直線で示される2つの帰無仮説を持つ2つの片側検定において統計学的有意性を見いだすことが必要となる。それぞれの帰無仮説は，矢印で示される片側対立仮説によって検定される。2つの薬物の最高濃度比が有意に80％より大きく，また有意に125％より小さい場合，両者は等価と考えられる。

■ 統計学的仮説検定が等価に適用されるように努力する

統計学的仮説検定の概念を等価性検定に当てはめることは可能であるが，やや複雑である (Wellek, 2002)。このアプローチでは2つの帰無仮説を提起し，2つの片側検定を利用して統計学的有意性を定義する。

2つの薬物の最高濃度を比較する例を続けよう。次の条件が両者とも真であるとすれば，2つの薬物は等価であることが示される (図 21.4)。

- 比の平均値が 0.80 (等価を定義する下限) より大きく，この増大は統計学的に有意である。
- 比の平均値が 1.25 (等価を定義する上限) より小さく，この減少は統計学的に有意である。

それぞれの仮説は片側帰無仮説 (比の平均値が 0.80 より小さく，1.25 より大きい) の形式に変えられる。両者の片側 P 値が前もって設定した閾値より小さい場合，両者の帰無仮説とも棄却し，したがって，比の平均値は 0.80 と 1.25 の間でなければならないと結論づける。したがって，この結果は等価を示す。

2つの帰無仮説と2つの P 値 (それぞれ片側) を利用することは，統計学の初心者向きではない。この結果は，上述した CI によるアプローチと同様である。CI アプローチのほうがかなり理解しやすい。

■ 非劣性試験

同等性試験 equivalence trial では，新たな治療や新薬が標準治療や標準薬とほぼ同等に働くことの証明を試みる。**非劣性試験** noninferiority trial では，新たな治療が標準治療より劣っていないことの証明を試みる。

同等であることを証明するには，CI のすべての部分が等価領域内に存在しなければならない。非劣性であることを証明するには，CI のすべての部分が等価領域の下限より右に存在しなければならない。したがって，CI 全体は，新薬が優れているか，新薬がわずかに劣っているか，のいずれかを示す範囲に含まれるが，それでも，実際に等価と定義される領域内になければならない。

■ 標準治療が役立つことが確実でなければならない

Snapinn (2000)，そして Kaul と Diamond (2006) は，等価性や非劣性を示すと称されるデータを解釈する場合に考慮しなければならない多くの問題を見直した。

もっとも重要な問題は次のものである。すなわち，標準薬が役立つことは 100％確実でなければならない。新たな治療が，標準治療に対して等価（または非劣性）であるという結論は，標準治療がプラセボより実際に有効であるということに絶対的な確信がある場合に限って意味を持つ。他の研究によるデータから標準治療の有用性に疑いが残る場合，新たな治療が等価（または非劣性）であるか否かを問うことは実際意味がない。

PART 5

統計学における問題

CHAPTER 22 多重比較の概念

> データを十分に長く傷めつければ，それは聞きたいことを何でも教えてくれる。
>
> James L. Mills (1993)

多重比較 multiple comparison に対処することはデータ解析における大きな問題の1つである．多くの P 値を計算する場合，いくつかは単に偶然の結果として小さい値を示す可能性がある．したがって，どの程度多くの比較が行われたかを知らずに小さい P 値を解釈することはできない．本章では，多重比較に対処するための3つのアプローチを説明する．

■ 多重比較の問題

2つの独立した比較を行う場合，偶然により一方または両方が統計学的に有意な結論を導く確率はどの程度だろうか？　これとは反対の質問に答えるほうが容易である．すなわち，両方の帰無仮説が真であるとすれば，2つの比較が統計学的に有意でない結論を導く確率はどの程度だろうか？　この答えは，最初の比較が有意でない確率 (0.95) に，次の比較が有意でない確率 (これも 0.95) を乗じた値，すなわち 0.9025 である．偶然により少なくとも1つの統計学的に有意な結論を得る10％の確率が残ることになる．

この論理を，より多くの比較に対して一般化することは容易である．K 個の独立した比較 (ここでは，K は正の整数) では，すべてが有意でない確率が 0.95^K に等しいため，1つまたはそれ以上の比較が統計学的に有意である確率は $1.0 - 0.95^K$ である．図22.1に，独立した比較の数に対するこの確率をプロットする．

不幸な数13を覚えておこう．13個の独立した比較を行う場合 (すべてにおいて帰無仮説は真であるとする)，これらのうち1つまたはそれ以上の P 値が 0.05 より小さい，すなわち，1つまたはそれ以上の比較から統計学的に有意な結論が導かれる確率は約50％である．

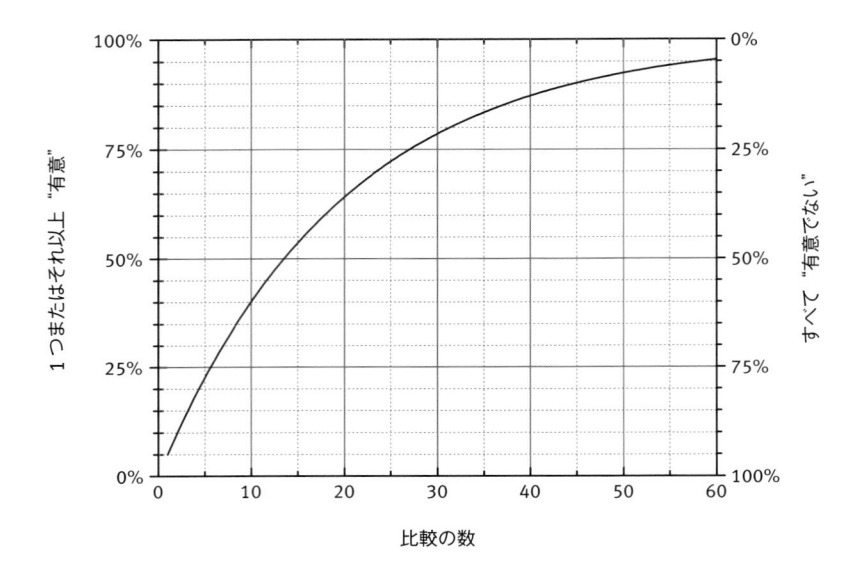

図 22.1　偶然により統計学的に有意な結果を得る確率
X軸は統計学的な比較の数を示し，それぞれが他と独立していると仮定する．左側のY軸は，偶然により，1つまたはそれ以上の統計学的に有意な結果（$P<0.05$）を得る確率を示す．

　13個より多い比較では，1つまたはそれ以上の比較が偶然により有意となる可能性はさらに増す．すべてが真である100個の帰無仮説では，少なくとも1つの有意なP値を得る確率は99％である．
　多重比較の問題は明確である．多くの比較を行う場合（そして，多重比較に対する特別な修正を加えない場合），偶然により，いくつかの統計学的に有意な結果を見いだす可能性は高まる．

■ 多重比較に対する修正は常に必要なわけではない

データの解析者が比較の数を考慮する場合，多重比較の修正は不要である

多重比較に対する修正を決して推奨しない統計学者がいる（Rothman, 1990）．代わりに，個々のP値や信頼区間（CI）をすべて報告し，多重比較に対する数学的修正を加えていないことを明確にする．このアプローチでは，すべての比較（または，少なくとも比較の数）を報告しなければならない．これらの結果を解釈するには，多重比較について非公式に考慮すべきである．すべての帰無仮説が真であれば，修正されていない0.05未満のP値が比較の5％に期待される．この数を実際に得られた小さいP値の数と比較しよう．

少数の計画された比較だけを行う場合，多重比較の修正は不要かもしれない

多くのデータを収集したとしても，すべての比較ではなく，科学的な関心を惹く少数の比較だけに注目したくなるかもしれない．この状況を示す用語として**計画的比較** planned comparison が用いられる．これらの比較は実験デザインに含まれていなければならず，データを調べた後に決めてはならない．少数の計画的比較だけを行う場合，多くの統計学者は多重比較の修正を加えなくとも問題がないと考えている．

補完的な比較では，多重比較の修正は必須ではない

Ridker ら (2008) は，低密度リポタンパク (LDL) 濃度が高くなく，心疾患の既往を持たない（しかし，何らかの炎症性疾患の存在が示唆される異常検査値を示す）患者において，LDL コレステロールを低下させることが心疾患を抑制するか否か調べた．この研究では，約 18,000 人を対象とした．このうち半分には LDL コレステロールを低下させるスタチン系薬が投与され，残りの半分にはプラセボが投与された．

研究者たちの主目的（プロトコールの一部として計画された）は 2 群における"エンドポイント"数の比較であり，これらには，心発作や脳卒中による死亡，非致命的な心発作や脳卒中，胸痛による入院が含まれる．これらの事象は，プラセボ群と比較して投薬群では約半分に認められた．この薬物は有効であった．

研究者たちはそれぞれのエンドポイントを個別にも解析した．投薬群では（プラセボ群と比較して），死亡や心発作，脳卒中，胸痛のための入院のいずれも少なかった．

次に，さまざまな比較群のデータが個別に解析された．これらの解析は，男性と女性，高齢者と若年者，喫煙者と非喫煙者，高血圧患者と正常血圧者，心疾患の家族歴を有する群と有しない群，などで行われた．これら 25 のサブグループのそれぞれで，投薬群における主なエンドポイントはプラセボ群より少なく，その効果はすべて統計学的に有意であった．

研究者たちは，アウトカムやサブグループに対する個々の解析すべてについて多重比較の修正を行わなかった．結果が一貫性を有するため，読者が非公式に多重比較の修正を試みる必要はない．この多重比較では，それぞれの比較群に対して同じ基本的な質問をしており，すべての比較から，投薬群ではプラセボ群に比較して心血管イベントが少ないという同じ結論が導かれている．

■ 多重比較を考慮しない場合

表 22.1 は多くの比較の結果を示す．行に対する入力は"母なる自然"の存在を仮定したもので，それぞれの帰無仮説が真であるか否かがわかっている．しかし，実際の解析では真偽が知られておらず，実データによりこの表を作ることはできない．したがって，この表は概念的なものである．

表 22.1 この表（表 18.1 とほぼ同一）は多くの統計解析の結果を示し，それぞれが帰無仮説を棄却するか否かの決定に用いられる

最初の行は帰無仮説が実際に真である場合の実験結果を示す．次の行は帰無仮説が真でない場合の実験結果を示す．データ解析では，帰無仮説が真であるか否かが知られておらず，したがって，実際に行った一連の実験からこの表を作成することはできない．A，B，C，D は解析の数を示す整数（比率ではない）である．

	決定："統計学的に有意" または"発見"	決定："統計学的に有意でない" または"発見ではない"	合計
帰無仮説は真である	A	B	A+B
帰無仮説は偽である	C	D	C+D
合計	A+C	B+D	A+B+C+D

　最初の行は帰無仮説が実際に真である場合，すなわち，治療が実際に役立たない場合の比較結果を示す．次の行は実際に差がある場合の比較結果を示す．最初の列は統計学的に有意（または，本章で後述する FDR 法の用語における"発見"）と考えられるほど十分に小さい P 値を有する比較を示す．次の列は統計学的に有意でない（または，発見ではない）と考えられるほど大きい P 値を持つ比較を示す．

　すべての比較が B や C に集約され，A と D が空であることが望ましい．しかし，これは非常にまれな場合である．帰無仮説が真であるとしても，ランダムサンプリングはいくつかの比較に誤って統計学的に有意な結論を導き，A に寄与することが確実である．また，帰無仮説が偽であるとしても，ランダムサンプリングはいくつかの結果が統計学的に有意でないことを確実にし，D に寄与する．

　A，B，C，D はそれぞれ比較の数を示すため，$A+B+C+D$ は，行う比較の総数に等しい．

　多重比較に対する修正を行わず，有意水準 α を慣習的な 5% に設定する場合はどうなるだろうか？　帰無仮説が真であるとすれば，行われたすべての実験において，その 5% は偶然により統計学的に有意であることが期待される．すなわち，比 $A/(A+B)$ が 5% に等しいと期待される．この 5% の値はそれぞれの比較に対して個別に適用され，したがって，**比較ごとのエラー率** per-comparison error rate と呼ばれる．どの特定の比較の組み合わせにおいても，この比は 5% より大きいか小さいかのいずれかである．しかし，多くの比較を行う場合，平均的には，これが期待される値である．表 22.2 に，多重比較に対処する 3 つの方法を要約する．

■ 多重比較の修正に対する伝統的なアプローチ

族ごとのエラー率

多重比較の修正を加えることなくそれぞれの比較を個々に行う場合，慣習的な有意水

表 22.2　多重比較に対処するための 3 つのアプローチ

アプローチ	コントロール対象	表 22.1 より
有意水準（α）で多重比較の修正を行わない	α＝すべての帰無仮説が真である場合に，結論が統計学的に有意であるすべての実験の比率	$\alpha = A/(A+B)$
族ごとの有意水準	α＝帰無仮説が真である場合に，1 つまたはそれ以上の統計学的に有意な結論を得る確率	α＝確率($A>0$)
偽発見率（FDR）	Q＝帰無仮説が実際に真である場合のすべての発見の比率	$Q = A/(A+C)$

準 5％がそれぞれの比較に適用されるため，これは比較ごとのエラー率として知られている（上述）。これは，ランダムサンプリングが，この特定の比較に対し，特定の帰無仮説が真である場合に差が統計学的に有意であるという誤った結論を導く確率である。

多重比較では，すべての帰無仮説が実際に真である場合に，1 つまたはそれ以上の統計学的に有意な結論を得る確率として有意水準を再定義する。この考え方は有意性を定義する閾値をより厳密なものとする。α を通常の値である 5％に設定し，すべての帰無仮説が真であるとすれば，統計学的に有意な結果を得ない 95％の確率と，1 つまたはそれ以上の統計学的に有意な結果を得る 5％の確率を見いだすことが目標となる。この 5％の確率は実験で行われる一連の比較全体に適用されるため，**族ごとのエラー率** family-wise error rate または**実験ごとのエラー率** per-experiment error rate と呼ばれる。

Bonferroni 修正

族ごとのエラー率を得るもっとも単純な方法は，α の値（多くは 5％）を比較の数で除すことである。次に，P 値がこの比より小さい場合に限って，その比較は統計学的に有意であると定義する。これは **Bonferroni 法** Bonferroni method と呼ばれる。

実験で 20 の比較を行うとする。20 の帰無仮説すべてが真であり，多重比較に対する修正を加えない場合，これらの比較の約 5％は統計学的に有意（α の通常の定義を利用）であることが期待される。表 22.3 に，1 つ以上の統計学的に有意な結果を得る約 65％の確率が存在することを示す。

Bonferroni 修正を用いる場合，その P 値が $0.05/20 = 0.0025$ より小さい場合に限って，結果は統計学的に有意となる。これは，20 の比較すべてにおいて，統計学的に有意な結果を見いださない 95％の確率と，1 つ以上の統計学的に有意な結果を見いだすわずか 5％の確率が存在することを確実にする。有意水準 5％は，20 の比較それぞれでなく，比較族全体に適用される。

表 22.3　20 の比較では，どの程度多くの有意な結果を見いだすか？

この表では，20 の比較を行い，20 の帰無仮説すべてが真であると仮定している。多重比較に対する修正を加えない場合，統計学的に有意な結果を見いださない確率はわずか 36% である。Bonferroni 修正を行うと，この確率が 95% まで高まる。

"有意性"を見いだす数	修正なし (%)	Bonferroni 修正 (%)
0	35.8	95.1
1	37.7	4.8
2 つ以上	26.4	0.1

Bonferroni 修正の例

Hunter ら (1993) はビタミン補充が乳がんのリスクを減少させるか否か調査した。1980 年，彼らは 100,000 人の看護師に食生活に関する質問票を送った。彼らは，質問票から参加者のビタミン A，C，E の摂取量を得て，それぞれのビタミン摂取量に対して 5 等分した（すなわち，最初の五分位範囲には摂取量が非常に少ない看護師の 20% が含まれる）。次に，これらの看護師を 8 年間追跡し，乳がんの罹患率を求めた。"傾向に対する χ^2 検定"と呼ばれる方法を利用して，彼らは，ビタミン摂取量の五分位数と乳がんの罹患率は直線傾向を示さないという帰無仮説を検定する P 値を求めた。ビタミン摂取量の増大と乳がん罹患率の増大（または減少）に関連があれば直線傾向を示すだろう。また，（例えば）最小五分位と最大五分位の乳がん罹患率が他の 3 つの真ん中の五分位と比較して低ければ，直線傾向を示さないだろう。彼らは，それぞれのビタミンに対して異なる P 値を得た。ビタミン C では $P = 0.60$，ビタミン E では $P = 0.07$，ビタミン A では $P = 0.001$ であった。

それぞれの P 値を解釈することは容易である。帰無仮説が真であるとすれば，P 値は，ランダムに対象を抽出することが，この研究で観察されたのと同程度（または，それ以上）に大きい直線傾向を生じる確率を示す。帰無仮説が真であるとすれば，傾向が統計学的に有意であるようにランダムに対象を抽出する確率が 5% 存在する。

多重比較の修正を行わない場合，3 つの帰無仮説すべてが真であるとしても，1 つまたはそれ以上の有意な P 値を観察する 14% の確率が存在する。Bonferroni 法では，有意水準 (0.05) を比較の数 (3) で除すことで，より厳格な有意性の閾値を設定するため，この P 値が 0.05/3，すなわち 0.017 より小さい場合に限って統計学的に有意な差となる。この基準によれば，ビタミン A の摂取量と乳がん罹患率の関係は統計学的に有意であるが，ビタミン C や E の摂取量は乳がん罹患率と有意な関係を示さない。

用語が混乱を招くかもしれない。有意水準は 5% のままであり，したがって，α は 0.05 に等しい。しかし，有意水準は一連の比較全体に適用される。それぞれの特定の比較が統計学的に有意か否かを決定するために低い閾値 (0.017) が用いられるが，α（族ご

とのエラー率）は 0.05 のままである。

　Bonferroni 法では，個々の P 値を報告することに意味はない。多重比較の要点が族ごとの有意水準を適用することにあるため，それぞれの比較を統計学的に有意であるか，そうでないかの 2 つに分けることだけが意味を持つ。個々の P 値を追求する意味はない。

比較族が巨大な場合の Bonferroni 法

Bonferroni 法は，一度に多くの比較を行う場合には役立たない。例えば，正常細胞とがん細胞の遺伝子発現の比較について考えてみよう。遺伝子チップを利用すれば，10,000 以上の遺伝子の発現が測定可能である。Bonferroni 法を利用して，統計学的有意性の定義を慣習的な 5% に設定すれば，P 値が 0.05/10,000，すなわち 0.000005 より小さい場合に限って，遺伝子発現の変化が有意であると言える。遺伝子発現に変化がない場合，統計学的に有意な差（1 つ，またはそれ以上の）を見いだす確率はわずか 5% である。しかし，閾値を厳格に設定することにより，実際の差を見いだす検出力は非常に低下する。このアプローチは非実用的である。α の値を高くすることが可能である。しかし，この値を 0.5 に上げるとしても，検出力はわずかである。

　Bonferroni 法の拡張である Holm 法では検出力の低下は著しくないが，同じ一般的な問題を伴う。次項では，大きい比較族に対して特に有用な，全く異なる多重比較の対処法について説明する。

■ 偽発見率による多重比較の修正

偽発見率によるアプローチは多重比較に対処するアプローチの 1 つであり，同時に比較する数が多い場合に特に有用である（Benjamini & Hochberg, 1995）。

専門用語：FDR

まず，用語を説明しよう。このアプローチでは "統計学的に有意" という用語を使用せず，代わりに，"**発見** discovery" という用語を用いる。P 値が閾値より低い場合を発見とする。

　その比較に対する帰無仮説が実際に真であるとすれば，発見は偽である。**偽発見率** false discovery rate (**FDR**) は次の 2 つの等価な質問に対する答えである。

　比較を発見として分類する場合，帰無仮説が実際に真である確率はどの程度か？

　すべての発見のどの程度の比率が偽であると期待されるか？

　このアプローチでは，実際には正の偽発見率 positive false discovery rate (pFDR)

を定めるが，pFDR と FDR の違いはわずかなものである．

FDR の調整
一連の P 値を解析する場合，Q で表される FDR を望む値に設定できる．Q を 10% とする場合，目標は発見の少なくとも 90% が真，10% 未満が偽であることである（帰無仮説が実際に真であるとすれば）．もちろん，実際にいずれが何% かは知られていない．

Benjamini と Hochberg（1995）が開発した方法では，発見と考えられるほど十分に小さい P 値を決定する閾値を定める．この方法では，実際にはそれぞれの比較に対して異なる閾値を設定する．この閾値は最小の P 値との比較では小さく，最大の P 値に対しては大きい．これは意味がある．P 値を 100 個計算し，それぞれの帰無仮説がすべて真であるとしよう．P 値は 0.0 〜 1.0 の間でランダムに分布することが期待される．最小の P 値が 0.01 に等しいことは全く驚くに値しない．これは想定の範囲内である．しかし，（すべての帰無仮説が真であるとすれば）P 値の中央値が 0.01 であれば驚きである．この値はおよそ 0.50 であることが期待される．したがって，P 値を小さい方から大きい方に順序づけ，発見を定義する閾値を選ぶ場合にこの順位を利用することは意味がある．

これらの閾値をどのように決定するか，簡単に説明する．すべての帰無仮説が真であるとすれば，P 値は 0 と 1 の間でランダムな散らばりを示すことが期待される．半分は 0.50 より小さく，10% は 0.10 より小さい，などと考えられる．100 の比較を行い，Q（望む FDR）を 5% に設定するとしよう．すべての帰無仮説が真であるとすれば，最小の P 値はおよそ 1/100，すなわち 1% であると期待される．この値に Q を乗じる．したがって，最小の P 値が 0.0005 より小さい場合，この P 値が発見であると定義する．小さいほうから 2 番目の P 値はおよそ 2/100，すなわち 0.02 であると期待される．したがって，比較する P 値が 0.0010 より小さければ，これを発見と呼ぶ．小さいほうから 3 番目の P 値の閾値は 0.0015 である．最終的に，最大の P 値を伴う発見は，その値が 0.05 より小さい場合に初めて発見と呼ばれる．これはやや単純化した説明であるが，方法論の背後にある概念を示す．

FDR の他の利用法
上述した内容は 1 つのアプローチである．望む FDR を選び，結果が発見とされるか否かの決定に利用する．一連の比較全体に対する 1 つの FDR が存在する．

別のアプローチは，まず，"発見" を定義する閾値を決定することである．例えば，遺伝子チップのアッセイでは，もっとも変化のあった発現を示す遺伝子の 5% を選択する．次に，この定義に従って FDR を計算する．一連の比較全体に対する 1 つの FDR が存在することは同様である．

FDR を利用するもう 1 つのアプローチでは，それぞれの比較に対する FDR を計算

する．それぞれの比較についてかろうじて定義を満たすように"発見"を定義し，この定義を利用して，すべての比較に対してFDRを全部計算する．この値はq値と呼ばれる．それぞれの比較でこれを計算する．1,000の比較を行う場合，1,000のq値が得られる．

■ "族" とは何か？

伝統的なアプローチ（Bonferroni 法）と FDR アプローチは，両者とも P 値ファミリー（族）を一度に解析する．しかし，比較族とは何だろう？ この答えは必然的にやや不明確となる．"族"とは関係する一連の比較群を指す．通常，比較族は，1つの実験あるいは実験の主要な部分における比較群から構成される．多重比較の修正結果を読む場合，比較族をどのように定義したか把握しておくべきである．

■ 全体像

多重比較への対処はデータ解析における重大な問題の1つである．多くの P 値を計算する場合，いくつかは単なる偶然から小さい値を示す可能性がある．われわれは，これらの小さい P 値に惑わされやすい．

　本章では，この問題を解決する3つのアプローチについて説明した．1つのアプローチは，通常のようにデータを解析するが，行った比較の数をすべて報告し，読者に比較の数を考慮させることである．もう1つのアプローチは，個々の比較でなく，比較族全体に適用される有意水準を決定することである．3つ目のアプローチは，FDRを調整または定義することである．

　続く第23章では多重比較の問題が広範囲にわたることを示し，第40章では分散分析後の多重比較を扱う特別な手段を説明する．

CHAPTER 23

多重比較の落とし穴

> 魚を釣り上げたら元の場所に返すべきであり，釣果を得るための釣りと言ってはならない。
>
> James L. Mills

第22章では多重比較の問題を説明した。本章では，この問題が広範囲にわたることを説明する。統計解析を適切に解釈するには，どの程度多くの比較が行われたか知る必要がある。したがって，すべての解析が前もって計画され，すべての計画された解析が実行・報告されなければならない。これらの単純な指針は守られていないことが多い。

■ 無計画なデータ解析

"データの歪曲"(Mills, 1993)は，統計学的な有意差を必死に求めようとして，明確な計画なしに多くの方法でデータを解析する場合に生じる。

Vickers(2006b)は次の挿話を披露している。

統計学者「もう，P値を計算したのかい？」
外科医「はい。多項ロジスティック回帰を利用しました」
統計学者「本当かい？　どうやって計算したんだい？」
外科医「SPSS[*1]のメニューにある解析をそれぞれやってみたんですが，このP値がもっとも小さかったんです」

ワシントンD.C.の前市長であるMarion Barryの発言から，もう1つの例を挙げよう。

[*1] 訳注：統計解析のための代表的ソフトウェア。通常は，基本的なベースモジュールに加えて高度な解析を行う専用オプションを必要とするが，医療用にはDr. SPSSパッケージが用意されている。

殺人事件を除けば，ワシントン D. C. は国内でもっとも犯罪率の低い都市の 1 つと言えるだろう．

　研究者は，データから統計学的有意差を無理に引き出す多くの方法を見いだしてきた．すなわち，アウトカムの定義を変更する，対象の組み入れ基準や除外基準の変更を試みる，外れ値として除外するデータ点を任意に決める，サブグループをまとめたり分けたりする方法の変更を試みる，統計学的検定法の計算アルゴリズムを変更する，異なる統計学的検定法を試みる，などである．
　重回帰モデル（第 37, 38 章参照）の適合は，この機会をさらに増す．すなわち，可能な交絡変数の導入や除外，交互作用の導入や除外，アウトカム変数の定義変更，いくつかの変数変換などの方法による．
　十分に試みれば，どのように複雑なデータからでも究極的には統計学的に有意な結果が得られるだろう．解析可能な比較の数はほとんど無制限なため，この数が前もって定義されない場合，その結果はおそらく，将来の研究で検定される仮説を生む手段として以外，解釈することができない．
　この種のデータ乱用は実際に生じるのだろうか？　Chan ら（2004）は，多くのアウトカムを伴う研究では，統計学的に有意な改善を伴うアウトカムが，有意でない効果を伴うアウトカムよりはるかに報告されやすいことを示した．Gotzsche（2006）は，この定量化に賢明なアプローチを利用した．彼は，結果が正直に報告される場合，0.04 〜 0.05 の間にある P 値の数と 0.05 〜 0.06 の間にある P 値の数がほぼ等しいと考えた．しかし，2003 年に報告された 130 の論文抄録では，0.04 〜 0.05 の間にある P 値の数が 0.05 〜 0.06 の間にある P 値の数より 5 倍多かった．彼は，著者らが標準的な閾値に非常に近い P 値を 0.05 未満に下げるトリックを用いたと結論づけている．編集者らが高い P 値を示す論文を受け入れなかった可能性もある．

■ 公表バイアス

編集者は統計学的に有意な結果を示す報告を好む．有意でない結論を示す研究が排除される一方で統計学的に有意な結果を示す報告が公表される場合，報告された結果の解釈が問題となる．このことは，帰無仮説がすべて真であるとしても，報告された研究で統計学的に有意な結果を見いだす確率が 5 % よりかなり高いことを意味する．
　Turner ら（2008）は，**公表バイアス** publication bias と呼ばれるこの種の選択性を，抗うつ薬の有効性に関する企業主導の研究で見いだした．米国食品医薬品局（FDA）は，1987 〜 2004 年におけるこのような 74 の研究を見直し，陽性，陰性，不明に分類した．その結果，38 の研究が陽性結果（抗うつ薬が有効）を示すことがわかった．これらの研究の 1 つを除くすべてが公表されていた．FDA は残りの 36 の研究が陰性結果または不明であることを見いだした．これらのうち 22 の研究は公表されず，11

の研究はいくらか陽性となるように"変更"が行われた後に公表され，3つの陰性研究だけが明確な陰性結果として公表されていた．

　陽性結果を示す研究は，陰性結果あるいは不確実な結論に達する研究よりはるかに公表されやすい．選択的な公表は，論文の適切な解釈を不可能にする．

■ 多時点 ── 逐次解析

P 値を適切に解釈するには，実験プロトコールを前もって決めておかなければならない．通常，このプロトコールは，サンプルサイズの選択やデータ収集，その解析の手順を意味する．

　しかし，結果が統計学的に全く有意でない場合はどうなるだろうか？　実験者は数回実験を追加し（または対象をわずかに増やし），より大きいサンプルサイズでデータの再解析を行う誘惑にかられる．それでも結果が有意でない場合，実験を数回行い（または対象数を追加し），さらに解析する．

　このようにデータ解析を行う場合，結果を解釈することは不可能である．この非公式な逐次アプローチ（**逐次解析** sequential analysis）を用いるべきではない．

　差がないという帰無仮説が実際に真であるとすれば，この非公式な逐次解析から統計学的に有意な結果を得る確率は5％よりはるかに高くなる．実際，このアプローチを十分に長く続ける場合，たとえ帰無仮説が真であるとしても，究極的には単一の実験すべてが有意な結論に達する．もちろん，"十分に長く"は，実際には極めて長く，予算や研究者の寿命を越えるほどかもしれない．

　ここでの問題は，結果が有意でない場合には実験を継続するが，有意な場合には中止することである．有意性に達した後も実験を継続する場合，データを追加することが有意でない結論を導くかもしれない．しかし，有意性が得られた時点で実験を中止するため，このことは決して予想できない．好ましい結果でなければ実験を継続し，好ましい結果であれば実験を中止する場合，結果の解釈は不可能である．

　統計学者は逐次解析に対処する厳密な方法を開発した．これらの方法では，多重比較に対する有意性の定義より厳格な基準を使用する．これらの特別な方法を使わない場合には，前もってサンプルサイズを設定しない限り，結果を解釈することは不可能である．

■ 多数のサブグループ

データにおける多数のサブグループを解析することは，多重比較の一形式である．治療がいくつかのグループでは有効であるが，他では有効でない場合，これらのサブグループの解析は多重比較の一形式となり，惑わされやすい．

　Lee ら（1980）によるシミュレーション研究で，この問題が指摘されている．彼らは，

冠動脈疾患に対する2つの"治療"後の生存率を比較するシミュレーションを行った。まず，実際の冠動脈疾患患者の一群について研究を行い，ランダムに2群に分けた。実際の研究では，この2群に異なる治療を行って生存率を比較する。このシミュレーション研究では対象に等しい治療を行ったが，ランダムに分けた2群が実際に異なる治療を受けたかのようにデータを解析した。予想されるように，2群の生存率には差が見られなかった。

次に彼らは，1枝病変や2枝病変，3枝病変のいずれであるか，および心室収縮が正常であるか否かによって，等しい治療を受けた患者を6群に分けた。これらは患者生命に影響すると予想される変数であるため，6つのサブグループのそれぞれで"治療"に対する反応を個別に評価することは意味がある。サブグループのうち，5つでは実質的な差を認めなかったが，もっとも重篤な患者では驚くべき結果が示された。心室収縮障害を伴う3枝病変では，治療Aより治療Bのほうが非常に優れた生存率を示した。2つの生存曲線の差は，P値が0.025より低く，統計学的に有意であった。

これが実際の研究であれば，治療Bは重篤な患者に優れた効果をもたらし，将来的に，これらの患者に治療Bを推奨すると結論づけたくなる。しかし，これは実際の研究ではなく，2つの治療は，患者のランダムな割りつけだけを表している。すなわち，2つの治療は同一であり，したがって，観察された差は完全に偶然により生じた陽性結果である。

Leeらが6つの比較において1つの低いP値を見いだしたことは驚くに値しない。図22.1は，すべての帰無仮説が真であるとすれば，6つの独立した比較の1つが0.05より小さいP値を示す確率は26%であることを示している。

すべてのサブグループ比較が事前に定義されている場合，解析の一部として，または結果の非公式な解釈として，多くの比較を修正することが可能である。しかし，この種のサブグループ解析が事前に定義されていない場合，結果のすべてが報告されるとしても厳密な解釈は不可能であり，統計学的に有意な結果だけが報告されている場合には誤解を招きやすい。

■ 偶然

1991年，H. W. Bush大統領と彼の妻Barbaraは，Graves病による甲状腺機能亢進症に罹患した。これは偶然だろうか，それとも，両人にGraves病が生じる何らかの原因があったのだろうか？　大統領と彼の妻が2人とも偶然によりGraves病に罹患する確率はどの程度だろうか？　この確率を正確に計算することは困難であるが，100万人に1人の確率より低い。これは非常にまれであるため，食物や水，空気に原因を求める探索努力がなされた。しかし，何の原因も見いだせなかった。

これは，実際に100万に1つの偶然だったのだろうか？　この"確率"に伴う問題は，確率を計算しようと誰かが考える以前に，この事象がすでに生じていたことである。

より適切な質問は，"著名な人物とその伴侶が2人とも，この年に同じ疾患にかかる確率はどの程度だろうか？"かもしれない。しかし，どの程度著名であればよいのだろうか？　どの疾患にすべきだろうか？　期間をどれくらいにすべきだろうか？

暗黙のうちに多くの比較が行われた。したがって，この偶然はもはや驚くようなことではない。データに促された質問であるため，この関連がどの程度まれ（または，一般的）であるか，実際に計算することは不可能である。

■ 疾患集積

特定の学校における児童5人が昨年白血病に罹患した。これは偶然だろうか？　それとも症例の集積は，原因となる環境毒の存在を示唆するのだろうか？　これは答えるのが非常に困難な質問である (Thun & Sinks, 2004)。"この特定の学校における児童5人が，この特定の年に，白血病に罹患する確率はどの程度か？"という質問の答えを予想したくなる。小児における白血病の全罹患率やこの学校の入学者数を知れば，この質問に対する答えを計算（または，少なくとも予想）することができる。この答えは非常に低いであろう。誰もが直観的にこれを知っており，したがって，疾患が集まることに驚くのである。

しかし，すでに疾患の集積を観察していれば，誤った質問をしていることになる。この学校が注目を集めたのは，疾患の集積が認められたためであり，したがって，他のすべての学校や他のすべての疾患について考えなければならない。正しい質問は，"どの学校においても，5人の児童が，同じ年に同じ重篤な疾患に罹患する確率はどの程度か？"である。これは，学校の母集団（この市，またはこの州？）や関心のある期間（1年，または10年？），含める疾患の重症度（喘息を含めるか？）などの定義が必要であるため，答えるのが困難な質問である。この問題に対する答えは，明らかに，前述の答えよりずっと高い。

約1,000のがん集積が，毎年，米国の保健当局に報告されている。これらの約3/4は実際には同じ種類のがん集積ではないが，残りの数百のがん集積は同じ種類であり，毎年確認されている。既知の環境毒を探し，実際の問題を示唆しうる他の所見に注意するため，これらは十分に調査されている。しかし，実質的にすべての疾患集積は単なる偶然によることが判明する。ある特定の疾患の集積を，ある特定の場所や特定の時点で見いだすことは驚きである。しかし，さまざまな場所や時点におけるさまざまな疾患の集積は，偶然によってのみ生じうる。

■ 多重予測

2000年，気候変動に関する政府間パネル (IPCC) が将来の気候に関する予測を行った。Pielke (2008) は一見単純なように思われる質問をした。すなわち，次の7年間に対

するこれらの予測はどの程度正しいのか？　これは，地球温暖化の予測を厳密に評価できるほど長期間ではないが，最初のステップとして必要な質問である。しかし，この質問に答えるのは不可能であることが証明された（Tierney, 2008）。問題は，報告が数多くの予測を含み，どの気候データソースを用いるか特定していなかったことにある。予測は正しかったのだろうか？　答えは，どの予測を検定し，どのデータを検定対象とするかの選択に依存する。

　予測や診断の正確さを評価できるのは，時期や方法論，データソースを含めて，それが正確に定義されている場合に限られる。そうでなければ，あまりにも多くの方法が存在するために予測を評価することはできず，ほしいと望むどのような答えでも入手することが可能になってしまう。

■ 群の統合

2群を比較する場合，群は研究デザインの一部で定義されなければならない。群がデータによって定義される場合には，暗黙のうちに多くの比較が行われ，結果を解釈することはできない。

　AustinとGoldwasser（2008）はこの問題を明らかにした。彼らは，カナダのオンタリオ州における心不全の入院率を調べ，患者を星座（誕生日に基づく）によって12群に分けた。これらを比較した結果，魚座に生まれた人は心不全の罹患率がもっとも高かった。次に，彼らは単純な統計学的検定を行い，心不全の罹患率について，魚座に生まれた人と他の星座に生まれた人（残りの11星座に生まれた人を1つの群に統合）を比較した。額面通りに受けとれば，この比較は，罹患率の差が偶然による結果である可能性が非常に低いことを示した（P値は0.026であった）。魚座では，他の11星座に生まれた人より統計学的に有意な罹患率の差を示した。

　問題は，研究者が実際に1つの仮説を検定したのではなく，12の検定を行ったことにある。彼らは，12の星座すべての人について心不全の罹患率を調べた後，魚座だけに注目した。したがって，他の11を暗黙のうちに比較したことを考慮せずに，1群とその他を比較するのは公平でない。これらの多重比較を修正した後，星座と心不全の間に有意な関連は認められなかった。

■ 重回帰における多重比較

重回帰は（ロジスティック回帰や比例ハザード回帰と同様に），アウトカムを複数の独立変数（入力）の関数として予測するモデルの適合を行う。いくつかのプログラムでは，どの独立変数をモデルに含めるか，モデルから除外するかを選択する自動的な手段を提供している。これらの手法については第37および38章で説明する。

　Freedman（1983）は，これらの方法がどのように誤った結果を導くか示すための

シミュレーションを行った．彼の論文は，Good と Hardin (2006) によって書かれた教科書に掲載されている．彼は，それぞれの対象から 50 の独立変数が記録されたデータを基に，100 の対象による研究のシミュレーションを行った．このシミュレーションは，すべての変動がランダムであるように行われた．シミュレーションされたアウトカムは，その入力と何ら関連を認めなかった．すなわち，データはすべてノイズであり，何のシグナルも含まれていなかった．

すべての入力からもっともよくアウトカムを予測する数式を見いだすため，重回帰（第 37 章参照）が利用され，それぞれの入力変数に対する P 値が計算された．それぞれの P 値は，特定の入力変数が，アウトカムの予測に何の影響も及ぼさないという帰無仮説を検定する．結果は驚くべきものではなく，P 値はランダムに 0 と 1 の間の広がりを示した．モデル全体がアウトカムの予測に役立たないという帰無仮説を検定する全体の P 値は，高い値 (0.53) を示した．

ここまでで驚くべきものは何もない．ランダムな変数が入力され，P 値のランダムな組み合わせが生まれた．結論を見る（そして，データがランダムに生成されていることを知らない）誰もが，50 の入力変数はアウトカムを予測する能力がないと結論づけるだろう．

しかし，まだ先がある！

次に，彼は特に小さい P 値 (0.25 より小さい) を有する 15 の入力変数を選び，以前のように 50 すべてではなく，これら 15 の入力変数だけを利用して重回帰プログラムを再び走らせた．その結果，全体の P 値は小さくなった (0.0005)．モデルに含まれた 15 の変数のうち，6 つの P 値が 0.05 より小さくなった．

この解析だけを眺め，50 の群から 15 の入力変数だけが選ばれたことを知らなければ，誰もが，アウトカム変数は 15 の入力変数から合理的に予測され，6 つの入力変数はアウトカムの予測に役立つ統計学的に有意な能力を有すると結論づけるだろう．これらはシミュレーションされたデータであるため，この結論が誤っていることは明らかである．

この研究では，非常に多くの変数を含め，偶然に予測能力のあったその一部を選ぶことで多重比較を行っている．Freedman はこのことを理解しており，これが論文の骨子となっている．しかし，変数選択におけるこの種の多重比較は，規模の大きい研究解析ではしばしば生じる．重回帰の利用において変数選択の機会が多い場合には，結果に惑わされやすい．

■ 多重比較の落とし穴（要旨）

Berry (2007) は多重比較の重要性と普遍性を指摘している．

大部分の科学者は多重性の問題を忘れがちである．しかし，これらは至るところにある．

どのような形式であれ，多重性はすべての統計学に存在する。これらは明らかである場合と隠されている場合がある。多重性が明らかであるとしても，これらを認識することは困難な推論過程の第 1 段階に過ぎない。多重性は，統計学者が直面するもっとも困難な問題である。これらは，すべての統計学的結論の妥当性を脅かす。

CHAPTER 24 Gauss 分布か そうでないか？

> 統計学を説明する仮定法が必要である。
>
> David Colquhoun

第 10 章では Gauss 分布の由来と有用性を説明した。本章では，データの分布が，Gauss 母集団から抽出されたデータであるという前提に一致するか否かを検定する方法について説明する。

■ Gauss 分布は手の届かない理想である

多くの統計学的検定法（t 検定や分散分析，回帰を含む）はデータが Gauss 分布（第 10 章参照）から抽出されていることを前提とする。この前提は合理的だろうか？　単純な質問のように聞こえるが，実際にはそうではない。

　ほとんどすべての場合，データが理想的な Gauss 分布から抽出されていないことは 100％確実である。これは，理想的な Gauss 分布が非常に低い負の値や非常に高い正の値を含んでいるためである。これらの値は，母集団すべての値のうちでわずかな部分を占めるに過ぎないが，すべての理想的な Gauss 分布に含まれている。大部分の科学的状況では，可能な値に制約が存在する。血圧や濃度，重量などの多くの変数は負の値を持たないため，完全な Gauss 分布から抽出されることはない。その他の変数は負の値をとりうるが，物理的または生理的な限界により非常に高い値（または非常に低い負の値）を示すことはない。これらの変数も完全な Gauss 分布に従うことはない。Micceri（1989）は，心理学者が測定する 440 種類の変数を調べ，すべてが Gauss 分布からかけ離れていると結論づけた。大部分の科学領域でも同様なことが当てはまると考えられる。

　測定するほとんどすべての変数が理想的な Gauss 分布に従わないのに，なぜ，Gauss 分布の前提に依存する検定を利用するのだろうか？　シミュレーションされたデータによる多くの研究が，Gauss 分布の近似に過ぎない分布から抽出されたデータに対して，Gauss 分布に基づく統計学的検定法が有用であることを示している。これ

らの検定法は，特にサンプルサイズが等しい場合，Gauss 分布の前提が成立しないことに対してかなり頑健 robust である．したがって問題となる質問は，データが理想的な Gauss 母集団から抽出されているか否かではなく，むしろ，抽出される対象が，統計学的検定法の結果が有用であるほど十分に Gauss 分布に近いか否かである．正規性の検定がこの質問に答えることはない．

■ Gauss 分布は実際どのようなものか？

理想的な Gauss 頻度分布を図 10.1 (p.79) に示した．サイズの大きいデータでは，これが Gauss 分布として期待できるものである．しかし，小さいデータではどうだろうか？

　図 24.1 に，シミュレーションされたデータを示す．8 つの頻度分布は，それぞれ Gauss 分布からランダムに抽出された値の分布を示す．上の 4 つの分布はそれぞれ 12 の値を含む異なるサンプルで，下の 4 つの分布は 130 の値を含むサンプルを示す．ランダムサンプリングに伴う変動により，これらの頻度分布はいずれも鐘型や対称性を示していない．

　鐘型の Gauss 分布は母集団の理想的な分布である．サンプルが巨大でない限り，実際の頻度分布は対称性に乏しく，鋸歯状を示す．これは単にランダムサンプリングの性質による．

　図 24.2 は，頻度分布でなく，個々の値をプロットすることで同じ問題を示したものである．それぞれのサンプルは Gauss 分布から抽出されている．しかし，多くの人にとって，これらの分布のいくつかは Gauss 分布に見えないだろう．

■ 正規性検定

統計学的検定法は，データが Gauss 分布と想定されるものからどの程度かけ離れているかを定量化するのに利用できる．このような検定は**正規性検定** normality test と呼ばれる．

　最初のステップは，値の一群がどの程度 Gauss 分布の予想と異なるかを定量化することである．より一般的な正規性検定の 1 つは，**D'Agostino-Pearson 検定** D'Agostino-Pearson test（オムニバス K^2 検定）である．この検定では，最初に，理想的な Gauss 分布からどの程度離れているかを定量化する 2 つの値を求める．
- **歪度** skewness は対称性を定量化するものである．完全な対称性を示す分布は歪度 0 である．理想的な Gauss 分布は対称性を示すため，歪度は 0 である．右方に傾く非対称性を示す分布は歪度が正の値となる．非対称性が反対側，すなわち左方に傾く場合，歪度は負の値となる．
- **尖度** kurtosis は分布の尖鋭度を定量化するものである．Gauss 分布は理想的であり，

図 24.1 Gauss 分布は必ずしも Gauss 分布のように見えない

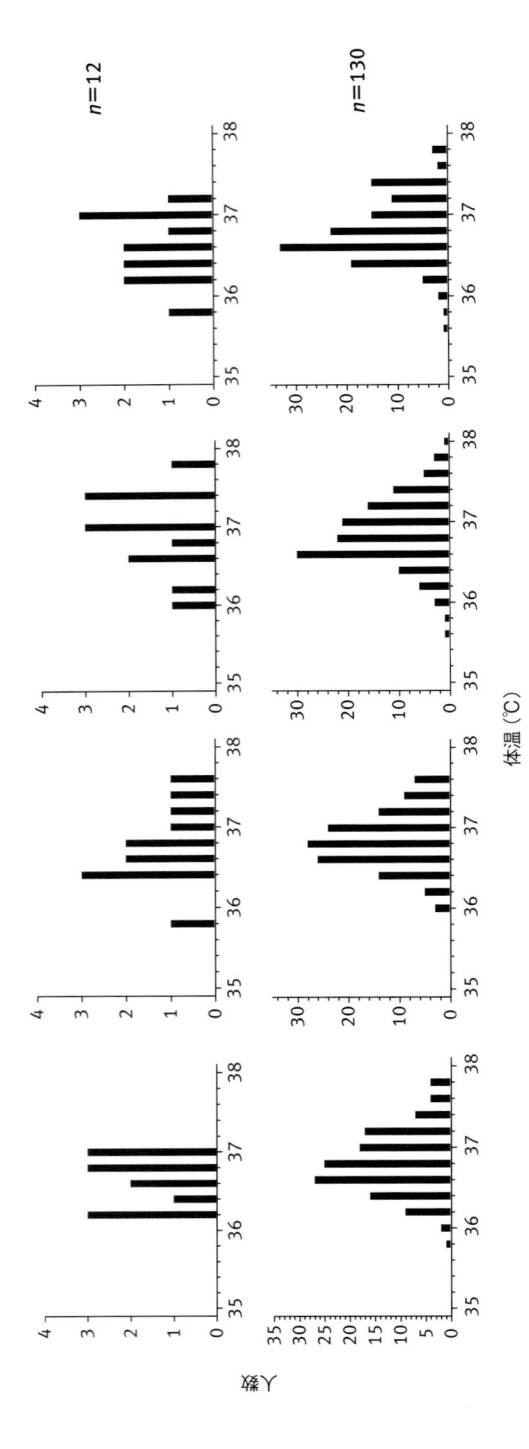

これらのグラフは，Gauss 分布からランダムに抽出された値の頻度分布を示す。上の 4 つのグラフに，それぞれ 12 の値を含む異なるサンプルを示す。平均値は 36.77℃，標準偏差 (SD) は 0.40℃である。Gauss 分布には平均値が 36.82℃，SD が 0.41℃の n=130 のサンプリングを示す。グラフ間（サンプル間）の変動は，Gauss 分布から抽出される場合のランダムサンプリングの結果に過ぎない。サンプルサイズが巨大でない限り，滑らかな鐘型の曲線を見ることはまれである。

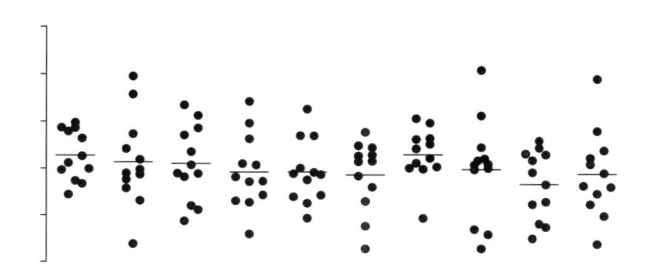

図 24.2　Gauss 分布は必ずしも Gauss 分布のように見えない
10 のサンプルすべては Gauss 分布からランダムに抽出されたものである。ランダム変動に惑わされ，データが Gauss 分布とはかけ離れていると考えやすい。

尖度は 0 である。より尖ったピークと幅の狭い裾を伴う分布は正の尖度を示す。滑らかなピークと広い裾を伴う分布は負の尖度を示す。

D'Agostino-Pearson 検定は歪度と尖度を単一の値に統合し，Gauss 分布からどの程度離れているかを示す。他の正規性検定 (Shapiro-Wilk 検定や Kolmogorov-Smirnov 検定，Anderson-Darling 検定) では，観察された分布と Gauss 分布の違いを定量化するのに異なるアプローチを利用する。

■ 正規性検定の結果を解釈する

正規性検定から得られる P 値の意味
すべての正規性検定は次の質問に答える P 値を計算する。

Gauss 母集団からランダムにサンプルを抽出する場合，このサンプルと同程度 (または，それ以上) に Gauss 分布からかけ離れているサンプルを得る確率はどの程度か？

大きい P 値
正規性検定が示す P 値が大きい場合，言えることは，データが Gauss 分布に不一致ではないということである。全く，もう！　統計学には二重否定が付きものである。

正規性検定では，データが Gauss 分布から抽出されていることを証明できない。

正規性検定ができることは，理想的な Gauss 分布からの乖離が，偶然だけから予想されるものより大きくはないと示すことだけである。サイズの大きいデータの場合，これは頼もしいことと言える。しかし小さいデータの場合，正規性検定は，理想的な Gauss 分布からのわずかな乖離を検出するほどの検出力を持たない。"わずかな"とは，どの程度小さい差だろうか？　これは，Gauss 分布からどの程度離れているかに依存する。

小さい P 値

ここでの帰無仮説は，データが Gauss 分布から抽出されているというものである．P 値が十分に小さい場合，帰無仮説を棄却し，データが Gauss 母集団から抽出されていないという対立仮説を採択する．データが Gauss 分布から抽出されている場合，観察されたのと同程度に Gauss 分布から離れているサンプルを見いだすことはまれである．大きいデータに対して正規性検定を行う場合，その分布が Gauss 分布からわずかに離れているとしても，小さい P 値が報告されやすい．

■ 正規性検定が否定したデータをどのように扱うか？

正規性検定が小さい P 値を示す場合，いくつかの選択肢がある．
- データは別の同定可能な分布に由来するかもしれない．そうであれば，値を変換して Gauss 分布を作り出すことが可能である．通常，データが対数正規分布（第 11 章参照）に由来する場合，すべての値を対数に変換する．
- 1 つまたは少数の外れ値の存在が，正規性検定で否定される原因かもしれない．外れ値検定（第 25 章参照）を行おう．
- 正規性からの乖離がわずかであれば，何もしないという選択肢がある．統計学的検定は，Gauss 分布の前提をわずかに侵すことに対して，極めて頑健である．
- 最後の選択は，Gauss 分布を前提としないノンパラメトリック検定に変更することである．第 41 章では，ノンパラメトリック検定の利点と欠点について述べる．

ノンパラメトリック検定を利用するという 4 番目の選択肢にすぐに飛びつくような過ちを犯してはならない．Gauss 分布に基づく統計学的検定やノンパラメトリック検定をそれぞれどのような場合に行うか決定することは極めて困難である．これは本当に難しく，熟考や大局観，一貫性を必要とする．

正規性検定が否定したデータをどのように扱うかについての決定は，次の理由から自動的に行ってはならない．
- 一連の実験を解析する場合，すべて同様に解析すべきである．したがって，正規性検定の結果を，個々の実験に対する検定法の選択に利用してはならない．代わりに，特定のアッセイに関する経験から，すべての実験に対する統計学的検定法を決定すべきである．
- データ変換（おそらくは対数変換）が Gauss 分布を作り出す場合がある．単一の外れ値（第 25 章）が正規性検定における小さい P 値の原因となる場合がある．
- パラメトリック検定またはノンパラメトリック検定のいずれを用いるかについての決定は，サイズの小さいデータにおいてもっとも重要である（ノンパラメトリック検定の検出力が極めて低くなるため）．しかし，小さいデータにおける正規性検定の検出力は低い．検出力の概念は第 20 章で説明した．

■ Q&A：正規性検定

特定のデータが Gauss 分布に由来するか否かを問うことは有意義か？	有意義ではない。一般的な誤解は，正規性検定が Gauss 分布からのデータであるか否かを問うものであると考えることである。しかし，Gauss 分布とは母集団全体について示す言葉である。データが抽出された母集団について問うことに限って意味がある。正規性検定は，データが Gauss 分布から抽出されたという前提に一致するか否かを問うものである。
正規性検定はすべての実験の一部として行うべきか？	必ずしもそうではない。ある種のデータが Gauss 分布から抽出されたという前提に一致するか否かを知りたい。これを見いだすもっともよい方法は，収集されたデータの分布を問うためだけの特別な実験を行うことである。この実験では，多くのデータ点を作り出す必要があるが，比較をしたり，科学的な質問をする必要はない。多くのデータ点による解析から，特定の実験プロトコールにより Gauss 分布に一致するデータが生じると確信する場合には，個々の実験からの小さいデータを検定する意味はない。

CHAPTER 25 外れ値

> 嘘つき liar や仲間はずれ outlier，生来の嘘つき out-and-out liar がいる。
>
> Robert Dawson

外れ値とは，異なる母集団に由来すると考えられる他とはかけ離れた値を指す。より広義には，外れ値とは，あまりに極端なために予想とは適合しないデータ点を指す。外れ値の存在は，多くの統計学的検定を不当なものにする。本章では，外れ値を同定する困難さについて説明する。

■ 外れ値はどのように生じるか？

外れ値は，異常値や偽値，不良値，乱れ値，質の低い観察値などとも呼ばれ，いくつかの理由から生じうる。

- 不当なデータ入力。外れ値は，単純な数字の置き換えや小数点の移動の結果として生じうる。外れ値を疑う場合，最初に行うべきことは，データが正しく入力され，計算（単位変換や正規化など）が正確に行われたか点検することである。
- 生物学的多様性。それぞれの値が異なる人や動物に由来する場合，外れ値は正しい値の可能性がある。個々の値が実際に他とはかけ離れているため，外れ値となりうる。これは，データ内でもっとも興味深い発見かもしれない！
- 偶然。どのような分布にも，偶然により他と離れた値が存在しうる。
- 実験の誤り。大部分の実験は多くの段階を経て行われ，誤りの生じる可能性がある。
- 誤った前提。Gauss 分布から抽出されたデータであるとすれば，大きい値を外れ値と結論づけるかもしれない。しかし，実際の分布が対数正規分布であれば，大きい値は一般的であり，外れ値ではない。第 11 章参照。

■ 外れ値検定の必要性

外れ値の存在は，見かけ上の差（関連，相関など）を作り出したり，実際の差の発見

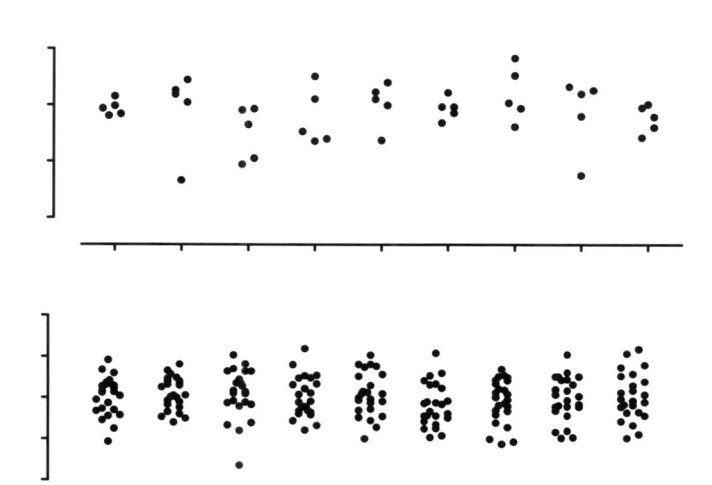

図 25.1 ここには外れ値は存在しない
これらのデータはすべてコンピュータによって生成され，Gauss 分布から抽出されたものである．しかし，これらを眺めると，同じ分布の中に他とはかけ離れているように見える点が存在する．これらは，真の外れ値のように見えるかもしれないが，そうではない．人間の脳は，パターンおよびパターンからの逸脱の認識に優れているが，ランダムな散らばりに対する認識力は劣っている．

を妨げたりすることなどにより多くの解析を無用なものにする．

外れ値の存在が明らかなように見えることがある．このような場合，外れ値は非公式に処理されるだろう．しかし，外れ値を同定することは見かけ以上に困難である．

図 25.1 は，外れ値を非公式に見いだそうとする場合の問題を示す．図に示す 18 のデータは，すべて Gauss 分布から抽出されたサンプルである．サンプルの半分は 5 つの値，残りの半分は 24 の値を含む．グラフを眺めると，他の点とはかけ離れた点があるように見える．これは，外れ値であることが明らかであるように思われる．しかし，実際は，これらの値すべてが同じ Gauss 分布から抽出されたものである．

外れ値をその場しのぎで排除する問題の 1 つは，非常に多くの外れ値を見いだしやすいことである．もう 1 つの問題は，実験者によってほぼ常にバイアスがかかることである．公正かつ客観的であろうとしても，どの外れ値を排除するかの決定は，おそらく本人が見たいと望む結果に影響される．

■ 外れ値検定を行う以前に問うべき質問

外れ値検定を行う以前に，次の質問に対して自問すべきである．
- データ入力に誤りはないか？ そうであれば修正しよう．外れ値は，単なる数字の

置き換えや小数点を移動した結果かもしれない．
- 外れ値は，実際には欠損値を示すコードではないか？ いくつかのプログラムでは，実験者は欠損値を空欄のまま残す．他のプログラムでは，999のような値を入力する．欠損値に対して誤ったコードを入力する（または，プログラムを誤って設定する）場合，解析は不当な結果を示すことになる．
- 実験中に気づいた問題か？ 外れ値検定に悩んではならない．値に伴う問題が実験中に認められる場合には，値を除外する．
- 極端な値は生物学的変動の結果であるか？ そうであれば，これは興味深い値かもしれない．極端な値が実際にありうるか否かを考慮せずに除外することを考えてはならない．新たな多型性や突然変異を発見したのかもしれない．研究の対象疾患が，実際には2つの異なる疾患であることを発見したのかもしれない．
- 分布がGauss分布でない可能性があるか？ そうであれば，Gauss分布に従うように値を変換することが可能かもしれない．大部分の外れ値検定はデータ（可能性のある外れ値を除く）がGauss分布に由来することを前提とする．

■ 外れ値検定

外れ値検定が答える質問

上述の質問すべてに"ノー"と答える場合，2つの可能性が残る．
- 極端な値は他の値と同一の分布に由来するが，他より偶然に大きい（または，小さい）だけである．この場合，値を特別扱いしてはならない．
- 極端な値は誤った結果である．これは，未熟なピペット操作や電圧ノイズ，フィルターの漏れ，などによるのかもしれない．また，値の記録ミスかもしれない．これらの誤りは偶然に生じる可能性があり，必ずしもデータ収集の際に気づくとは限らない．解析に誤った値を含めると不当な結果を導くため，除去すべきである．すなわち，他の値と異なる母集団に由来する値は誤った結果を生む．

もちろん，問題なのは，これらのどの可能性が正しいか確実に知ることはできないことである．過ちか，それとも偶然か？ 外れ値が他と同じ母集団に由来するか，異なる母集団に由来するかを数学的な計算が確実に示すことはできない．しかし，**外れ値検定** outlier test は次の質問に答えることが可能である．

値が，実際にすべてGauss分布から抽出されているとすれば，観察されたのと同程度に離れた1つの値を見いだす確率はどの程度か？

小さい P 値の解釈

この P 値が小さい場合，外れ値は，他の値と同じ母集団に由来するものではないと結論づける．外れ値検定を利用する前に，上述の5つの質問すべてに"ノー"と答え

るとすれば，解析から除外する妥当性を得たことになる。

大きい P 値の解釈
P 値が大きい場合，極端な値が他の値と異なる母集団に由来する証拠はない。これは，値が実際に他と同じ母集団に由来することを証明しない。言えることは，値が異なる母集団に由来するという強い証拠に欠ける，ということだけである。

外れ値検定の原理
統計学者は外れ値を検出するいくつかの方法を開発してきた。これらの方法では，まず，外れ値が他の値とどの程度離れているかを定量化する。これは，極端な値とすべての値の平均値との差や，極端な値と他の値の平均値との差，極端な値と 2 番目に極端な値との差などを求めることである。次に，この値を，変動の指標であるすべての値の標準偏差 (SD) や極端な値以外の値の SD，2 番目に極端な値との距離，データの範囲などで除すことにより正規化する。最後に，この比を棄却値の表と比較する。この比が非常に大きい場合，この値は統計学的に有意な外れ値である。値のすべてが実際に Gauss 母集団から抽出されるとすれば，他の値と離れた値をランダムに見いだす確率は 5%（または，任意の有意水準）より少ない。

複数の外れ値を検出することは，単一の外れ値の検出より困難である。2 番目の外れ値の存在が最初の存在を隠し，したがって，いずれも同定できない場合がある。

■ 対数正規分布に注意しよう

大部分の外れ値検定は，可能性のある外れ値を除いて，データが Gauss 分布に由来するという前提に基づく。データが Gauss 分布以外の分布から抽出される場合，結果は誤解を招く。

図 25.2 は対数正規分布が特に誤解を招きやすいことを示す。これらのシミュレーションされた値は，すべて対数正規分布に由来する。値の大部分が Gauss 分布に由来するという前提に基づく外れ値検定は，4 つのデータのうち 3 つで外れ値を見いだす。しかし，これらの値は外れ値ではない。極端に大きい値は対数正規分布では一般的である。

データが対数正規分布に由来すると知られていない場合，外れ値検定は誤解を招きやすい。これらの極端な値を外れ値として除外することは過ちであり，間違った結果につながる。データが対数正規性を示す場合，データを適切に解析するのは容易である。値をすべて対数に変換すれば，見かけ上の外れ値は消え去る（図 25.2 右）。

生データ　　　　　　　　　　対数変換後

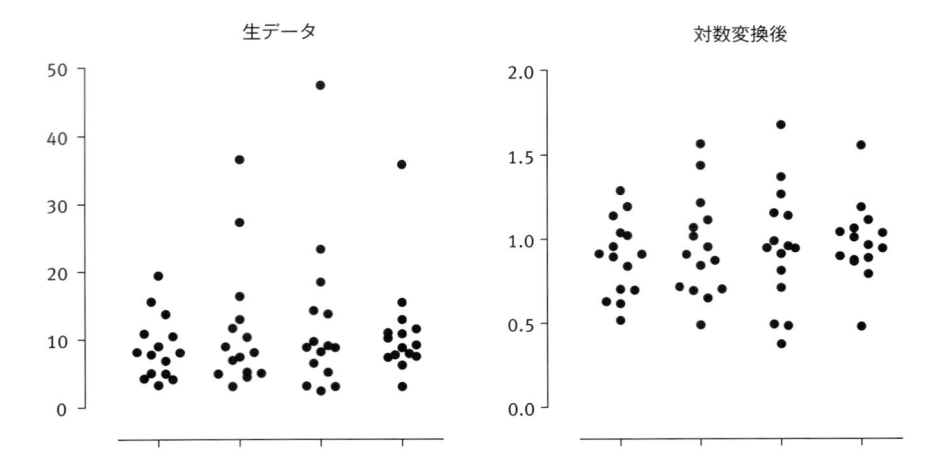

図 25.2　ここには外れ値は存在しない
（左）4 つのデータは，対数正規分布からコンピュータによりランダムに抽出されたものである．外れ値検定の 1 つである Grubbs の棄却検定から，4 つのデータのうち，3 つで有意（$P<0.05$）外れ値が見いだされる．（右）対数変換した後の同じ値のグラフを示す．外れ値は見いだせない．値が Gauss 分布から抽出されていない場合，大部分の外れ値検定は不適切なだけである．

■ Q & A：外れ値

外れ値を除外することは妥当か？

外れ値の除外を"不正行為"と見なす人がいる．外れ値をその場しのぎで除外するような場合や，特に，好ましい結果を得るべく邪魔な外れ値だけを除外するような場合は，その通りである．しかし，解析データに外れ値を残しておくことも"不正行為"である．これは，不当な結果につながる可能性があるためである．

外れ値を除外するか否かを，データ収集以前に設定した原則や方法に基づいて決定し，これらの原則（および，除外される外れ値の数）をデータ公表の際に報告することは，"不正行為"に該当しない．

外れ値が生じる場合，2 つの可能性がある．1 つの可能性は，散らばりの全体が Gauss 分布であるとしても，実験の 5% に生じるような偶然の結果によるものである．他の可能性は，"不良な点"がデータに含まれていることである．

いずれの可能性が高いだろうか？　これは実験系に依存する．

• 実験系によって，実験の数% に 1 つまたはそれ

	以上の不良な点が生じる場合，この値を外れ値として除外する．これは，他の値と同一の分布に由来するというよりは，実験の誤りによる可能性が高い． • 実験系が妥当なもので不良な値がほとんど生じないようにコントロールされている場合には，その値を残す．この値は実験系の誤りを表すというよりは，他の値と同一の分布から抽出されている可能性が高い．
外れ値を除去または除外することは何を意味するか？	外れ値が除去される場合，解析は，その値が収集されなかったかのように行われる．外れ値がグラフに示される場合には，明らかな目印が付けられる．解析から外れ値を除外することは，実験ノートから外れ値を消し去ることを意味するわけではない．外れ値の値と除外された理由を記録すべきである．
外れ値検定は線形回帰や非線形回帰に利用できるか？	利用できる．事実，著者はそのような方法を報告した（Motulsky & Brown, 2006）．
外れ値の除外はどのように報告されるべきか？	科学論文では，いくつの値が外れ値として除外されたか，外れ値の同定に用いられた基準やこれらの基準が実験デザインの一部として選ばれたか否かについて述べるべきである．外れ値を含めた場合と除外した場合の2つについて計算された結果を報告することも意味がある．
合理的な科学者は外れ値の対処法に同意しないだろうか？	同意しない！

■ 頑健な統計学

　外れ値を除外するのではなく，結果に対して外れ値の影響がわずかであるようにデザインされた統計学的方法を用いるやり方がある．外れ値の存在によって大きな影響を受けないデータ解析方法は"**頑健** robust である"と言われる．外れ値に順応するようにデザインされた方法であるため，この方法を用いる場合，外れ値を除外する時期について決める必要はない．外れ値は自動的に消え去る．

　もっとも単純で頑健な統計量は中央値である．1つの値が非常に高いか非常に低くとも，中央値の値は変化しない．一方，平均値の値は大きく変化する．すなわち，中央値は頑健であるが，平均値は頑健でない．

頑健な統計学についてさらに学ぶには，Huber (2003) の著作から始めるとよい。

■ 原理：Grubbs の棄却検定

外れ値を評価する **Grubbs の棄却検定** Grubbs's outlier test は特に理解しやすい。この検定は ESD (extreme studentized deviate) とも呼ばれる。この検定では，値の一群においてもっとも極端な値が有意な外れ値か否かが問われる。検出できるのは 1 つの値のみであり，それ以上多くを検出することはできない。

1. 外れ値と疑われる値を含むすべての値の平均値と SD を計算する。
2. それぞれの値と平均値の差を計算し，この差を SD で除す。この比の絶対値は G で表される (標準的な略号ではない)。
3. G の最大値を見いだす。
4. 計算された G の値が表 25.1 の棄却値 (データの観察数に対する) より大きい場合，

表 25.1　Grubbs の棄却検定の棄却値 ($\alpha = 0.05$)

n	棄却値	n	棄却値
3	1.15	27	2.86
4	1.48	28	2.88
5	1.71	29	2.89
6	1.89	30	2.91
7	2.02	31	2.92
8	2.13	32	2.94
9	2.21	33	2.95
10	2.29	34	2.97
11	2.34	35	2.98
12	2.41	36	2.99
13	2.46	37	3.00
14	2.51	38	3.01
15	2.55	39	3.03
16	2.59	40	3.04
17	2.62	50	3.13
18	2.65	60	3.20
19	2.68	70	3.26
20	2.71	80	3.31
21	2.73	90	3.35
22	2.76	100	3.38
23	2.78	110	3.42
24	2.80	120	3.44
25	2.82	130	3.47
26	2.84	140	3.49

極端な値は有意な外れ値と結論づける ($P<0.05$)。

Gauss 母集団における値の 5% は，平均値 ±1.96 SD の範囲外にあるため，最初は，G が 1.96 より大きければ，外れ値が異なる母集団に由来すると結論づけるだろう。しかし，どの外れ値も SD の値を押し上げることになり，したがって，G の値を低下させるため，この原則は役立たない。サイズの小さいサンプルでは，G が 1.96 にまで大きくなることはない。1, 2, 3, 4, 999999 から構成される値の一群を考えてみよう。最後の値は明らかに外れ値であるが，G はわずか 1.79 である。

この例では，$n=5$ であり，したがって，G の棄却値は 1.71 である。計算された G の値はこれより高く (1.79)，したがって，最大値 (999999) は有意な外れ値である。

PART 6

統計学的検定法

CHAPTER 26

観察された分布と期待される分布の比較

> データを得る前に理論を立てるのは大きな誤りだ。
> 人は，理論を事実に合わせるのではなく，理論に合うように事実をわずかに歪め始める。
>
> Sherlock Holmes

χ^2 検定は，結果の離散分布と理論に基づく分布の比較を行う．

■ データは期待される分布に従うか？

Kales ら (2007) は，消防士の勤務中死亡においてもっとも多い原因が心疾患である理由について調査した．彼らは，これらの心疾患による死亡が，実際に消火活動中の消防士に生じるか否かを見いだしたかった．

彼らは，心疾患によるそれぞれの死亡に対し，当該時点における消防士の活動内容を調べた．その内容を，表 26.1 の左列に示す（実際の報告をやや単純化してある）．これらの死亡の約 1/3 は，実際の消火活動中のものであった．

ここでの帰無仮説は，死亡が勤務時間中にランダムに生じ，活動内容とは関係がないというものである．Kales らは死亡時点の実際の分布と帰無仮説による予想との比較を行った．

この例では，期待される分布に関する理論があるわけではない．そこで，代わりに，消防士の業務時間データが利用された．例えば，消防士の業務時間のうち約 2% が消火活動に費やされる．したがって，帰無仮説の下，消火活動中に予想される死亡数は，総死亡数 (449) の 2%，すなわち 9 人だろう．実際には，消火活動中に 144 例の冠疾患による死亡が認められた．表 26.1 では実際の分布と期待される分布を比較している．観察された分布と期待される分布の差は非常に大きいように見える．この計算は χ^2 適合度検定により行うことができる．

表 26.1　消防士の冠疾患による死亡
データは Kales（2007）による．単純化のために，市消防局のデータに限定し，行数を減らすためにいくつかのカテゴリーをまとめた．実際の消火活動中の死亡数は，期待数（活動時間の比率に基づく）をはるかに超える．

活動	観察数	期待数	期待率 (%)
消火活動	144	9.0	2.0
警報反応と復帰	138	71.8	16.0
身体訓練	56	35.9	8.0
他の活動	111	332.3	74.0
合計	449	449.0	100.0

■ χ^2 適合度検定

χ^2 **適合度検定** chi-square goodness-of-fit test（χ はカイと読む）は，それぞれのカテゴリーで観察された対象数と期待される対象数を比較する．

　観察値は，それぞれのカテゴリーにおける実際の対象数でなければならない．比率や正規化を加えた値に χ^2 検定を利用してはならない．それぞれの観察値は正の整数であるべきである．

　期待値は，それぞれのカテゴリーに期待される対象数である．これらの値が整数である必要はない．それぞれの期待値は，実験を多く繰り返す場合に，そのカテゴリーに期待される数の平均である．どの 1 つの実験でも，観察値は整数でなければならない．しかし，多くの実験を平均して得られる期待値は，比率である可能性がある．

　すべての観察値の合計はすべての期待値の合計に等しくなければならない．

　この例では，カテゴリーが順位づけされていない．しかし，順位づけされる場合もある．

　この検定はいくつかの近似値に基づいており，すべての期待値が大きい場合に限って正確である．いずれかの期待値が 5 より小さい場合，結果は疑問視される．これは，カテゴリー数（行）が多い場合には問題にならないが，2 つしかカテゴリーが存在しない場合には問題となる（この場合，期待値は 10 以上であるべきである）．

　χ^2 検定は，観察値と期待値の差を統合し，次の質問に答える P 値を計算する．

帰無仮説が真であるとすれば，観察された分布と期待される分布の間にこれほど大きい差を持つ対象をランダムに抽出する確率はどの程度か？

例えば，P 値が小さく，0.0001 未満であるとしよう．この場合，データは帰無仮説に基づく期待から有意に離れている．偶然を超える何らかの要因が，消火活動中の消防士における冠疾患死亡を説明しなければならない．

表 26.2　Mendel のエンドウマメ
この表は Mendel の実験の 1 つを示す（Cramer, 1999 より改変）．2 番目の列は，彼が集めた種子の形質における実際の分布を示す．最後の列は遺伝理論から期待される分布を示す．

表現型	種子の観察数	期待比率	期待数
丸，黄	315	9/16	312.75
丸，緑	108	3/16	104.25
しわ，黄	101	3/16	104.25
しわ，緑	32	1/16	34.75
合計	556	16/16	556.00

P 値が大きい場合，これは，観察された分布が，偶然から期待される分布以上に理論的分布から離れていないことを意味する．このことは，理論が正しいことを証明しているのではなく，理論からの乖離が小さく，単にランダム変動に一致するということを示している．

■ χ^2 適合度検定と Mendel 遺伝

Mendel は遺伝学領域の先駆者である．χ^2 検定（彼の死後に開発された）は，実際のデータと Mendel のモデルによる予測を比較するために利用できる．表 26.2 に，彼の実験の 1 つを示す（Cramer, 1999）．この実験で，Mendel はエンドウマメの種子の形が丸かしわか，そして種子の色が黄色か緑色かを同時に調べた．その結果，黄色で丸の形質をもつものが優性であった．表 26.2 には，4 つの表現型の期待される比率と 556 のエンドウマメで行われた実験における期待数を示す．期待数は整数ではないが，多くの実験を行った場合の平均値であるため，問題はない．

χ^2 検定は，観察された分布と期待される分布の比較を行い，次の質問に答える P 値を計算する．

期待される分布を生む理論が正しいとすれば，実験で観察されるのと同程度，またはそれ以上に大きい違いをランダムサンプリングがもたらす確率はどの程度か？

P 値は 0.93 である〔自由度（df）= 3 における χ^2 値 0.470 から計算される〕．このように高い P 値では，期待される分布にデータが従うことを疑う理由はない（Mendel の P 値の多くは高い値を示し，第 19 章で述べたように，捏造されたデータか否か疑う向きがある）．

■ 原理：χ^2 適合度検定

観察数と期待数は次のように単一の値に統合される。
1. それぞれのカテゴリーで，観察値と期待値の差を計算する。この差を 2 乗する。2 乗値を期待値で除す。
2. すべてのカテゴリーのステップ 1 の結果を合計する。この結果は χ^2 値である。消防士の例では，$\chi^2 = 2,245$ である。Mendel の例では，$\chi^2 = 0.470$ である。
3. df の数を，（カテゴリー数）− 1 と定義する。2 つの例とも，4 つのカテゴリーから構成されるため，df は 3 である。これは合理的である。消防士の総数と 3 つのカテゴリーにおける死亡数を知れば，4 つ目のカテゴリーにおける死亡数が自動的に得られる。エンドウマメの総数と 3 つの形質カテゴリーにおける数を知れば，残るカテゴリーにおけるエンドウマメの数を容易に知ることができる。
4. 帰無仮説が真である場合の χ^2 分布（特定の df に対する）が知られている。計算された χ^2 値と df に相応する P 値をプログラムや表から見いだす。

以下に，χ^2 値を求める数式を示しておく。

$$\chi^2 = \sum \frac{(観察値 - 期待値)^2}{期待値}$$

■ 2 つの異なる χ^2 検定を混同してはならない

χ^2 検定は 2 種類の方法で用いられるが，両者は混同されやすい。

本章では，χ^2 検定により，1 つの対象群で観察された分布と期待される分布をどのように比較するか説明した。それぞれのカテゴリーやアウトカムに対して，観察値と期待値の両者を入力しなければならない。期待数は理論や外的データに由来していなければならず，解析されるデータに基づいてはならない。例では，消防士がさまざまな業務に費やす時間の比率を総死亡数に乗じることで期待値が計算される。この χ^2 検定は観察された分布と期待される分布を比較する。

第 27 および 28 章では，分割表の解析に用いられる χ^2 検定による独立性の検定を説明する。この χ^2 検定では，データを分割表に入力する。この表は，与えられたさまざまな治療（または，危険因子への曝露）と異なるアウトカムを伴う対象数を示す。分割表では，2 つ以上の異なる治療（または，曝露）と 2 つ以上の異なるアウトカムを必要とする。表 26.1 は 1 つの対象群に対するさまざまなアウトカムを示しているため，分割表ではない。

両者の検定とも同じ χ^2 分布に基づくが，その計算はいくぶん異なる。分割表の解析では，期待値は理論からでなく，実験データから計算される。

■ 2項検定

上述の χ^2 検定は近似検定である。2つのカテゴリーしか存在しない場合には，近似やサンプルサイズにとらわれることなく，**2項検定** binomial test により正確な P 値を計算することができる。

第15章のコイン投げの例では，2項検定を利用した。2項検定を行うには，観察数や2つのアウトカムの一方の比率，そのアウトカムを示す期待比率（帰無仮説に基づく）を入力しなければならない。コイン投げの例では，期待される比率は50％であるが，これが必ずしも常に当てはまるとは限らない。

CHAPTER 27

比率の比較：前向き研究と実験研究

> 発案者を除く誰もが仮説を信じないが，実験者を除く誰もが実験を信じる。
>
> W. I. B. Beveridge

本章と次章では，2つの比率を比較した結果の解釈について説明する．本章では，結果が2つの罹患率や有病率の差や比として要約される横断研究や前向き研究，実験研究について説明する．

■ 専門用語：横断研究，前向き研究，実験研究，ケースコントロール研究

本章と次章では，次の単純な質問に対する答え方を説明する．すなわち，危険因子に対する曝露は疾患の原因となるか？　この質問に答える前に，いくつかの用語を学んでおかなければならない．

罹患率 incidence とは，新たな疾患発症例の比率である．

有病率 prevalence とは，疾患を有している群の比率である．

横断研究 cross-sectional study では，疾患や危険因子にかかわらず，対象として単一のサンプルを選ぶ．次に，この対象を，危険因子に対する以前の曝露に基づいて2群に分ける．そして，2群における疾患の有病率を比較する．

前向き研究 prospective study（**縦断研究** longitudinal study とも呼ばれる）では，対象として2群を選ぶ．一方の群は可能性のある危険因子に曝露されており，他方の群は曝露されていないものとする．次に，疾患の自然歴の進行を待ち，2群における罹患率を比較する．

実験研究 experimental study では，対象として単一のサンプルを選び，これをランダムに2群に分ける．群のそれぞれで異なる治療（または，治療ありとなし）を行い，疾患の罹患率を比較する．本章の例は実験研究である．

ケースコントロール研究 case-control study では，対象として2群を選ぶ．一方の

群は疾患や研究の対象となる条件を有するもので，ケースに相当する。他方の群は，条件を有しないという点を除く多くの点でケースと類似するもので，コントロールに相当する。可能性のある危険因子の曝露について，時間を遡ってこれら2群の比較を行う。第28章では，ケースコントロール研究のデータを解釈する方法について説明する。

■ 分割表

これら4つすべての研究から得られたデータは，表27.1のように**分割表** contingency table に示すことができる。この分割表は，アウトカムが治療または危険因子の曝露とどのように関係しているか（付随しているか）を示す。

行は，異なる治療や可能性のある危険因子に対する曝露（または，非曝露）を示す。それぞれの対象は，治療や危険因子の曝露に基づく1つの行に属する。列は異なるアウトカムを示す。それぞれの対象はアウトカムに基づく1つの列に属する。したがって，表のそれぞれの"欄"（変数 A, B, C, D）は，1つの特定の治療群（曝露群）に属し，1つの特定のアウトカムを有する対象数を示す。

必ずしもすべての表が分割表ではない。分割表は，常にさまざまなカテゴリーにおける実際の対象数（または，他のいくつかの実験単位）を示す。したがって，それぞれの数は正の整数でなければならない。比率や比，百分率，平均値，変化，期間が示されているものは分割表ではない。人口1,000人あたりの症例数などの比率も，分割表では示されない。観察数と期待数を比較する表26.1も分割表ではない。

分割表に適した方法を他の種のデータに当てはめても，結果は意味をなさない。

■ 実験研究の例：臨床試験

Cooper ら（1993）は，ヒト免疫不全ウイルス human immunodeficiency virus（HIV）に感染した無症状患者の治療におけるジドブジン〔アジドチミジン（AZT）としても知

表 27.1　一般的な分割表
4つの値（A, B, C, D）のそれぞれは，対象数を実際に数えたものでなければならない。分割表には，百分率や比率，平均値などではなく，実際の観察数を示さなければならない。

	疾患あり	疾患なし	合計
治療または曝露	A	B	$A+B$
プラセボまたは非曝露	C	D	$C+D$
合計	$A+C$	$B+D$	$A+B+C+D$

られる]の有効性を調べた。AZT は後天性免疫不全症候群 acquired immunodeficiency syndrome（AIDS）の患者や，ヘルパー T 細胞（CD4$^+$ T 細胞）の数が低下した無症状の HIV 感染患者に有用である。患者は，AIDS 症状を呈する，あるいは CD4$^+$ T 細胞数が低下する数年前に HIV に感染した可能性がある。AZT はこれらの HIV 感染患者を救うだろうか？

Cooper らは，HIV に感染しているが症状を示さない成人を抽出し，AZT 投与群とプラセボ投与群にランダムに割りつけた。これらの対象は 3 年にわたって追跡された。データはいくつかの方法で解析され，いくつかのアウトカムが調査された。ここでは，疾患が 3 年の間に進行したか否かという 1 つのアウトカムに注目する。疾患の進行は，AIDS 症状の発現や CD4$^+$ T 細胞数の低下を認めることと定義する。AZT による治療が疾患の進行を抑制したか否かが問われた。

研究者たちは，他のアウトカムを測定し，それらの結果についても解析した。薬物の副作用についても調査した。この研究の全体的な結論を得る前に，データのすべてを眺めなければならない。統計学的検定法は 1 回に 1 つの結果に注目するが，全体的な結論を得る前には，さまざまな結果を統合しなければならない。

この研究は**ランダム化二重盲検前向き研究** randomized double-blind prospective study と呼ばれる。

対象は AZT 投与群とプラセボ投与群にランダムに割りつけられたため，これは"ランダム化"研究である。したがって，患者や医師たちは治療内容を選ぶことはできなかった。

患者も研究者たちも AZT が投与されるか，プラセボが投与されるかを知らされていないため，これは**二重盲検** double-blind である。**二重マスク化** double-masked と呼ばれることもある。研究が終了するまで，どの患者がどの薬物を投与されたかはコード化されており，対象患者や研究者たちがこのコードを知ることはない（医学的緊急時を除く）。

対象は時間の経過に従って追跡されるため，これは"前向き"研究である。第 28 章では，時間を遡る"後ろ向き"研究，すなわちケースコントロール研究について説明する。

結果を表 27.2 に示す。プラセボが投与された患者では 28%（129/461）に疾患の進

表 27.2　Cooper らによる AZT 研究の結果

治療	疾患進行	進行なし	合計
AZT	76	399	475
プラセボ	129	332	461
合計	205	731	936

行が認められたが，AZT を投与された患者ではわずか 16％（76/475）にしか認められなかった。

ここでの目的は，HIV 感染患者の一般母集団に一般化することである。読者は，すでに第 4 章で説明した方法により，2 つの比率それぞれの 95％信頼区間（CI）を計算することでデータから推論する 1 つの方法を知っているはずである。AZT 投与を受けた患者の 16％に疾患の進行が認められ，その 95％ CI は 13 〜 20％の範囲である。プラセボ投与を受けた患者の 28％に疾患の進行が認められ，その 95％ CI は 24 〜 32％の範囲である。

■ 寄与危険度

結果を要約する 1 つの方法は 2 つの比率の差を計算することである。プラセボ投与を受けた対象では 28％に疾患の進行が認められ，AZT 投与を受けた対象では 16％に認められた。この例では，差は 28 − 16，すなわち 12％である。2 つの罹患率におけるこの差は**寄与危険度** attributable risk と呼ばれる。

差の 95％ CI は 6.7 〜 17.3％の範囲である。このような計算は多くのコンピュータ・プログラムで行われるため，本書では詳細に触れない。この例が，HIV に感染しているが発症していない成人患者のより大きい母集団の代表であるとすれば，AZT による治療が疾患進行の罹患率を 6.7 〜 17.3％の間に低下させることは 95％確実である。これらの計算では罹患率における実際の差（減算）を扱っており，相対的な変化（除算）を扱っているわけではないことに注意しよう。

■ 治療効果発現必要症例数

Laupacis ら（1988）は，差の逆数を報告することを提唱し，これを**治療効果発現必要症例数** number needed to treat（**NNT**）と呼んだ。この値は，定義されたエンドポイントの期待症例数を 1 つ減らすために，どの程度多くの薬物治療を受けた患者が必要かを示す。上述の例では，0.12 の逆数は 8.3 である。したがって，治療を受ける 8 人の患者ごとに，1 人の患者の疾患進行を食い止めることが期待される。NNT の CI は，寄与危険度の CI 両端の逆数を計算することで得られるため，5.8 〜 14.9 の範囲である。すなわち，6 人のうちの 1 人から 15 人のうちの 1 人の間で治療効果が期待できる。もちろん，患者の治療前には効果があるか否か不明である。

結果を NNT として報告するには 2 つの利点がある。1 つは小さい比率について考える必要がないことである。もう 1 つは結果を臨床的な内容に近づけられることである。

治療や曝露が害を及ぼす場合には，NNT という用語が適さないため，この値は**副作用発現必要症例数** number needed to harm（**NNH**）と呼ばれる。

■ 相対危険度

2つの比率の差でなく，比について考えるほうがより直観的に理解できる場合が多い。この比は**相対危険度** relative risk と呼ばれる。上述の例では，プラセボ投与を受けた対象の28％，AZT投与を受けた患者の16％に疾患の進行が認められた。この比は16/28，すなわち0.57である。すなわち，AZT治療を受けた対象では，疾患の進行する可能性がプラセボ投与を受けた対象の57％程度である。0.0～1.0の間の相対危険度は，治療（または，危険因子に対する曝露）によりリスクが減少することを示す。1.0より大きい相対危険度は，リスクが増すことを意味する。相対危険度が1.0の場合は，2つの群でリスクが同一であることを示す。

この比を28/16，すなわち1.75のように別の方法で計算することも可能である。これは，プラセボが投与された患者では，AZTが投与された患者よりも疾患の進行する可能性が1.75倍大きいことを意味する。相対危険度を解釈する場合，どちらの群がより高いリスクを伴うか知っておく必要がある。

相対危険度の95％CIは0.44～0.74の範囲である。これらの計算は多くのコンピュータ・プログラムで行われるため，本書では詳細に触れない。解釈はすでに馴染み深いはずである。対象が，HIVに感染してはいるが発症していない成人患者のより大きい母集団の代表であるとすれば，AZTによる治療が疾患進行の相対的な罹患率を44～74％の間に低下させることは95％確実である。

百分率の2つの利用法を混同してはならない。比率の差を計算する場合，この百分率は対象の百分率である。相対危険度を計算する場合，百分率は相対的な変化を定量化するものである。

この例では，"危険度"という用語が疾患の進行を指しているため，適切である。しかし場合によっては，あるアウトカムが他より悪くないことがあり，その場合には相対危険度を**相対確率** relative probability や**相対比** relative rate と呼び替えるほうが適切である。

■ 相対危険度か，比率の差か？

相対危険度と比率の差は両者ともデータを1つの値に要約する。第28章では3番目の要約値，オッズ比について説明する。しかし，1つの数でデータを要約するのは必ずしも十分でないため，どのような単純化も誤解を生じる可能性がある。

特定の感染リスクを半減させるワクチンについて考えてみよう。すなわち，このワクチン接種を受けた対象は，非接種対象に対して感染の相対危険度が0.5を示す。これらの結果はどの程度重要なのだろうか？　この答えは，ワクチンによって予防される疾患の有病率に依存する。曝露されていない人のリスクが1,000万人に2人の割合であれば，1,000万人に1人の割合に半減したとしてもそれほど重要ではない。曝露

されていない人のリスクが20％である場合，リスクを10％に低下させることは公衆衛生的に重大な結果をもたらす．相対危険度だけでは，これら2つの場合を区別できない．

データをリスクの差（比でなく）として表現することは，この例の場合，有用である．最初の例における差は0.0000001，次の例では0.1である．NNTは差の逆数である．この例では，最初がNNT＝10,000,000，次がNNT＝10である．すなわち，1つの症例を予防するために，前者では1,000万人の接種が必要であり，後者ではわずか10人の接種しか必要ない．

■ P 値の計算

P 値によってCIを補うことができる（ただし，必ずしも必要ではない）．すべての P 値は帰無仮説に始まり，ここでは，AZTが疾患の進行する確率を変化させないというものである．P 値は次の質問に答える．

> 帰無仮説が真であるとすれば，対象のランダムサンプリングが，観察されたのと同程度（または，それ以上）に異なる罹患率をもたらす確率はどの程度か？

P 値は，サンプルサイズや，相対危険度がどの程度1.0から離れているかに依存する．コンピュータ・プログラムが P 値を計算してくれるため，本書ではその計算を説明しない．利用する最適な検定法は **Fisherの正確検定** Fisher's exact test である．（ここでの例より）大きいサンプルサイズでは，Fisherの検定は数学的に扱いにくく，代わりに χ^2 検定が用いられる．

P 値（両検定から計算される）は小さく，0.0001である．P 値の解釈は容易である．帰無仮説が真であるとすれば，罹患率にこれほど（または，これ以上）大きい差を伴う対象をランダムに抽出する確率は0.01％より低い．

■ 前提

前向き研究や実験研究における結果の解釈は次の前提に依存する．

前提：ランダム（または代表）サンプル

95％CIは，サンプルが母集団からランダムに抽出されることに基づく．多くの場合，この前提は真ではない．それでも，サンプルが母集団の代表であると仮定する限り，CIの解釈は可能である．

例における患者は，確かにランダムに抽出されてはいないが，HIVに感染した無症状の成人患者を代表すると考えることは合理的である．

"ランダム"という用語の2つの利用法に注意しよう。それぞれの対象はAZTまたはプラセボを投与するために，ランダムに割りつけられた。しかし，これらの研究対象が，無症状のHIV感染患者すべての母集団からランダムに抽出されているわけではない。

前提：独立した観察
95% CIは，すべての対象が同一の母集団から抽出され，それぞれが他とは独立に抽出されている場合に限って妥当である。母集団内の1人のメンバーを選び出すことが，他を選択する機会に変化を与えてはならない。

1つの家族や，同じHIV株を持つ可能性がある個人の集まりから数人が研究対象に選ばれる場合，この前提は成立しない。

前提：正確なデータ
95% CIは，それぞれのカテゴリーにおける対象数が正しく数表化される場合に限って妥当である。最初の例において，患者の1人が異なる薬物を使用しているか，"薬物の副作用"の1つが実際に別の原因による場合，この前提は成立しない。選挙の例では，調査員が意見のいくつかを誤って記録する場合，この前提は成立しない。

前提：実際に関心のある事象を評価する
95% CIは，数表化した事象に対して，サンプルから母集団の推定を可能にする。しかし，研究で測定したこれらの事象は，実際に関心がある事象とは異なる場合がある。

この研究は，症状やCD4$^+$T細胞数として定義される疾患の進行について読者に知らせることができる。しかし，読者にとって実際に関心のある変数に関しては報告できない。すなわち，実際に知りたいのはこの薬物が苦痛を緩和し，寿命を延長させるか否かである。この点を忘れて，結果をあまりに一般化しようとすることには注意が必要である。

前提：治療以外は2群間に差がない
この研究では，対象がランダムにAZT投与群とプラセボ投与群に割りつけられたため，2群が異なると考える理由は存在しない。しかし，偶然により，2群が重要な点で異なる可能性がある。研究者らは，2群が年齢やCD4$^+$T細胞数，性別，HIV危険因子の点でほぼ同じであることを示すデータを提示した。

■ Q&A：比率の比較

本章で述べたχ^2検定は，第26章で述べたχ^2検定とどのように関連するか？

第26章で述べたχ^2検定は，観察された分布と理論から期待される分布を比較する。本章で述べた

	χ^2 検定は，分割表に示した観察された分布と，帰無仮説の下にデータから計算された期待される分布を比較する。
3群以上，または3つ以上のアウトカムが存在する場合はどうなるか？	χ^2 検定は2行2列より大きい場合を処理できる。寄与危険度や相対危険度は計算できないが，P 値を求めることは可能である。
3つ以上の行や列が存在する場合，その置かれる順序は問題となるか？	通常の χ^2 検定では，行や列の順序に注意を払う必要はない。表が2つの列と，3つまたはそれ以上の順序が問題となる行（例えば，投与量や年齢）から構成される場合，**傾向に対する χ^2 検定** chi-square test for trend は，行数とアウトカムの分布に有意な傾向が存在するか否かを問う。
Yates の補正とは？	分割表の解析にプログラムを使用する場合，Yates の補正について求められるかもしれない。分割表の解析に用いられる χ^2 検定は，2つの方法で計算される。**Yates の補正** Yates' correction は，通常の χ^2 検定におけるバイアスを調整するために，結果として得られる P 値を増大させるが，過剰補正である。サイズの小さいサンプルでは Fisher の正確検定が優れており，Yates の補正を考慮する必要はない。大きいサンプルの場合は，Yates の補正を行ってもほとんど差が出ない。
それぞれの対象が治療的（実験的）介入の前後に測定されるような，対応のあるデータに対して特別な解析が存在するか？	存在する。McNemar 検定については第31章で説明する。

CHAPTER 28

比率の比較：
ケースコントロール研究

> 喫煙が統計学の動機づけの1つであることは，今や疑問の余地なく明らかである。
>
> Fletcher Knebel

> 本章では，ケースコントロール研究（後ろ向き研究とも呼ばれる）の結果を解釈する方法について説明する。この研究では，対象の2群，すなわち疾患や研究対象となる条件を有するケースと，この条件を有しないが多くの点でケースと類似するコントロールが選択される。研究者たちは時間を遡って，治療や可能性のある危険因子の曝露について2群を比較する。

■ 例：コレラワクチンは有用か？

コレラはアフリカで多くの人命を奪った。過去，コレラに対するワクチンは非常に有効とは言えなかったが，新たなワクチンはこの恐怖の疾患を予防する上で非常に有望である。

　Lucas ら (2005) はコレラワクチンが有効であるか否か調査した。理想的なアプローチは，ワクチン接種者と非接種者を集め，数年にわたって両群を追跡し，コレラの罹患率を比較することである。しかしこのような研究では，実行に多くの年限や非常に大きい対象数，多くのワクチン接種を控えることが必要となる。そこで，Lucas らはケースコントロール研究を行い，コレラ患者が，非コレラ患者よりワクチン接種を受けた可能性が低いか否かを調べた。

　この種の研究は，研究者たちが対象としてケースとコントロールを抽出するため，**ケースコントロール研究** case-control study と呼ばれる。疾患から始め，時間を遡って原因の有無について調べるため，**後ろ向き研究** retrospective study とも呼ばれる。

　表28.1 にこの結果を示す。この分割表と前章の例（AZT研究）から得た表27.2 の違いに注意しよう。AZT研究の例では，研究者たちは，それぞれの薬物投与を受けた対象数を選ぶことで行合計を設定し，観察されたアウトカムを2つの列に示した。

表 28.1　コレラとワクチン非接種の関連を調査するケースコントロール研究

Lucas ら（2005）による。

	ケース（コレラ患者）	コントロール
ワクチン接種	10	94
非接種	33	78
合計	43	172

この例では，研究者たちは，調査したケースとコントロールの数を選ぶことで列合計を設定し，次に，それぞれの群がワクチン接種を受けたか否かを決定した。

■ ケースコントロールデータから相対危険度を計算することは意味がない

ケースコントロール研究から相対危険度を計算しようと試みてはならない。表28.1を眺めて，10（ワクチン接種を受けたコレラ患者数）を104（この研究におけるワクチン接種者の総数）で除すことで，"ワクチン接種者がコレラに罹患するリスクは10%である"と結論づけるのは誤りである。これは有用な計算でなく，正しい表現ではない。Lucasらはケースの4倍ほど多いコントロールを選んだ。しかし，例えばケースのわずか2倍ほど多いコントロールを選んだ場合，同じ計算を行うと10を57で除すこととなり，"ワクチン接種者がコレラに罹患するリスクは20%である"と結論づけられる。相対危険度を直接ケースコントロール研究から計算することは妥当でない。

■ オッズ比

ケースコントロール研究はオッズ比によりもっともよく要約される。

確率とオッズ

事象が生じる機会は確率またはオッズとして表される。多くの場合，確率でなくオッズについて考える特別な利点はない。大部分の科学者（競馬場で多くの時間を過ごす者を除く）はオッズより確率について考えるほうが心地よい。

- 事象が生じる**確率** probability は，多くの試行でその事象を観察することが期待される回数の比率である。
- **オッズ** odds は，事象の生じる確率を事象の生じない確率で除した値と定義される。

確率は常に0～1の範囲にある。オッズは正の数（または0）である。確率0はオッズ0に等しい。確率0.5はオッズ1.0に等しい。コインを投げて表が出る確率は

50％である。オッズは"50：50"で1.0に等しい。確率が0.5から1.0に増すにつれて，オッズは1.0から無限大に向かう。例えば，確率が0.75であれば，オッズは75：25＝3：1，すなわち3.0である。

　確率からオッズへ変換するには，確率を（1－確率）で除す。したがって，確率が10％，すなわち0.1であれば，オッズは0.1：0.9＝1：9，すなわち0.111である。

　オッズから確率へ変換するには，オッズを（1＋オッズ）で除す。したがって，オッズ1/9を確率に変換するには1/9を10/9で除し，確率0.1が得られる。

オッズ比

ケースコントロール研究の結果は**オッズ比** odds ratio として要約される。ケースのうち，ワクチン接種のオッズは10：33，すなわち0.303である。コントロールのうち，ワクチン接種のオッズは94：78，すなわち1.205である。オッズ比は0.303/1.205＝0.25である。コンピュータ・プログラムによりこのオッズ比の95％信頼区間（CI）を計算すると，0.12～0.54の範囲となる。

　自明とは言えないが，疾患がかなりまれ（研究母集団の約10％未満）である場合，ケースコントロール研究から計算されるオッズ比は，真の相対危険度にほぼ等しい。関心があれば，本章の最後に示す非公式な証明を参照するとよい。この例では，オッズ比は0.25である。コレラがまれであるとすれば，ワクチン接種を受けた対象が罹患する可能性は，非接種者の場合の25％と結論づけられる。

　ワクチン研究の例では，オッズ比を1.0から減じることに意味がある。この差は0.75であり，ワクチンがコレラ予防に75％有効であることを意味する。このCIは，オッズ比のCIの両端をそれぞれ1.0から減じることで得られる。ワクチン有効性の95％CIは46～88％の範囲である（Lucasらが報告した数はこれらとわずかに異なるが，これは，それぞれのケースとコントロールのマッチングを考慮した条件つきロジスティック回帰と呼ばれる巧妙な手法がデータ解析に用いられたためである）。

■ *P* 値の解釈

オッズ比とそのCIは通常*P*値を伴う。帰無仮説は，ケースとコントロールにおけるワクチン接種率の間に関連がないとするものである。この例に対する*P*値は0.0003である（Fisherの正確検定により求められる）。

　*P*値の解釈は容易である。ケースとコントロールの間でワクチン接種率が実際に等しい場合，この規模の実験が疾患とワクチンの間にこれほど強固な関連を示す確率はわずか0.03％である。これは両側*P*値であるため，ワクチンにより疾患が減少する場合と増加する場合の両者の可能性を含んでいる。

　コンピュータ・プログラムを利用する場合，Fisherの正確検定が好ましい。もう1つの方法はχ^2検定である（用手計算ではχ^2検定のほうが容易であるが，そうする理

由があるだろうか？）。P 値は，χ^2 計算のやり方によって 0.0002 または 0.0004 となる。

■ ケースコントロール研究の問題

ケースコントロール研究の利点は，以前に記録されたデータから，比較的小さいサンプルサイズでより早く実行できることである。ワクチンの有効性を評価する別の方法では，数千人のワクチン接種者と非接種者を 1〜2 年追跡しなければならない。コレラは発症が早いため，前向き研究が 1 年で行えるかもしれないが，多くの疾患はより長い自然歴を示し，したがって，数年〜数十年続く前向き研究が必要である。このような疾患の場合には，特にケースコントロール研究が有用である。

　ケースコントロール研究の問題は正しいコントロールを得る点にある。このことは，結果を混乱させうる外的要因を排除するという考え方に基づいているが，求める要件を排除してはならない。

　コレラの例では，患者の住まいの近隣家庭を訪問することでコントロールを得た。このアプローチにはいくつかの問題がある。

- ケース（コレラ患者）と同じ性別のコントロールを抽出した（わずかな例外を除く）。したがって，この研究では，ワクチンがコレラ罹患率を低下させる点で男女間の違いを調べることはできない。
- ケースと同年齢のコントロールを抽出した。したがって，この研究では，ワクチンがコレラ罹患率を低下させる点で年齢の影響を調べることはできない。
- ケースは明らかにコレラに罹患していることを知っており，コントロールよりワクチン接種の記憶が明確な可能性がある。
- 調査者は，面接の対象がコントロールであるかケースであるかを知っていた。彼らは一貫性を持って質問しようと試みたが，ケースに対しては気づかぬうちに何か強調するような印象を与えたかもしれない。
- ケースはコレラに苦しんでおり，彼らには，研究者が疾患に対する知識を深めるのを助けようとする意図があったかもしれない。コントロールは，できるだけ早く面接を切り上げることに集中していたかもしれない。したがって，ケースとコントロールは，同程度に詳しく正確な情報を提供しなかったかもしれない。
- 患者が研究に加わる唯一の手段はコレラ治療センターを受診することであった。したがって，この研究の症例には，軽症であるために治療を求めなかった患者は含まれていなかった。必ずしもすべての患者が治療を求めたわけでなく，この研究は，疾病に際して医師を受診する患者に限られていた。この選択基準がコントロールに対して適用されることはなかった。
- コントロールが研究に加わる唯一の手段は，調査者の訪問に際して在宅していることであった。この方法では，在宅傾向の高い人が選択される。この選択基準がケースに対して適用されることはなかった。

この種の問題は，すべてのケースコントロール研究に内在する。この研究の主導者たちはこれらの問題の可能性に十分気づいていた。彼らは，これらのバイアスが結果に影響するか否かを調べるために，2番目のケースコントロール研究を行った。この研究では，コレラを原因としない血性下痢の患者をケースとした。コントロールは最初の研究と同様に選択した。最初とほぼ同様なバイアスの可能性がある2番目の研究では，下痢とコレラワクチンの間には何の関連も認められなかった。オッズ比は0.64，95% CI は 0.34 ～ 1.18 の範囲であった〔これらの値はデータから計算したものであり，実際の報告では，ロジスティック回帰（第37章参照）を利用したことによる，やや異なった結果が示されている〕。CI が 1.0 を含むため，この研究はコレラワクチンとコレラを原因としない血性下痢の間に何の関連も示さない。2番目の研究による否定的な結果は，主研究で報告された関連が，上述のバイアスによるものではなく，実際にワクチンによるものであることを示唆する。

　これらの問題が存在するため，P 値が小さく，CI が狭くとも，オッズ比が3または4より大きくない限り（または，0.33 や 0.25 より小さくない限り），非常に懐疑的に考える統計学者がいる (Taubes, 1995)。わずかなバイアスに対するあまりに多くの手段が結果に影響しうる。結果が受け入れられるのはどのような場合だろうか？オッズ比が大きく，結果が再現され，さらにその結果が生物学的な意味を持つ場合，結果は真である可能性が高い。

■ ケースコントロール研究における前提

前提：ランダム（または代表）サンプル

95% CI は，ケースとコントロールが母集団からランダムに抽出されているという前提に基づく。多くの場合，この前提は真ではない。それでも，サンプルが一般化しようとする母集団の代表であると見なす限り，CI を解釈することは可能である。

　この例の患者は確かにすべてのコレラ患者からランダムに抽出されたものではないが，この特定の都市，おそらくはアフリカ全土におけるコレラ患者の代表であると考えることは合理的である。

前提：独立した観察

95% CI が妥当であるのは，すべての対象が同一の母集団から抽出され，それぞれが他と独立に選ばれる場合に限られる。母集団内の1人のメンバーを選び出すことが，他を選択する機会に変化を与えてはならない。

　この前提は，1つの家族から数人を含めたり，独自株のコレラ菌がいくつか存在する場合には成立しない。

前提：正確なデータ
95% CI が妥当であるのは，それぞれのカテゴリーにおける対象数が正しく数表化されている場合に限られる．この前提は，この例におけるケースが実際にはコレラでないか，コントロールのいく人かがコレラであった場合には成立しない．

前提：実際に関心のある事象を評価する
95% CI は，数表化した事象に対して，サンプルから母集団への推定を可能にする．しかし多くの場合，研究で測定した事象は，実際に関心のある事象とは数段階離れている．この研究では，関心のある事象，すなわちコレラの罹患を正確に調査しているため，問題ではない．

前提：疾患以外は 2 群間に差がない
ケースコントロール研究の妥当性は，疾患のない点を除いては，コントロールがケースと系統的に異なることはないという前提に依存する．しかし，上述のように，ケースコントロール研究がこの前提を確実に満たすことは難しい．

■ オッズ比が相対危険度に近似する理由

"オッズ比"の項では，（証明はしていないが）重要な点を述べた．かなりまれな疾患である場合，ケースコントロール研究から計算されたオッズ比は相対危険度にほぼ等しい．この結論が必ずしも明確でないため，本項では非公式な証明を示す．

疾患がまれな場合，横断研究から得たオッズ比は相対危険度に非常に近い値を示す

横断研究におけるデータがどのようなものか考えてみよう．コレラワクチンとコレラについて，危険地帯における非常に多くの人々から情報を収集する．データは表 28.2 のように示される．これは横断研究 cross-sectional study と呼ばれる．対象は，コレラに罹患しているか否か，またはワクチン接種を受けているか否かにかかわらず母集団全体からランダムに抽出されていることに注意しよう．

表 28.2　母集団全体を調査した場合の仮想データ

	ケース（コレラ患者）	コントロール
ワクチン接種	A	B
非接種	C	D
合計	A+C	B+D

これらすべてのデータが得られる場合，ワクチン接種を受けた対象におけるコレラの相対危険度（非接種者に対する）は次の通りである。

$$相対危険度 = \frac{\dfrac{A}{A+B}}{\dfrac{C}{C+D}}$$

コレラがまれであるとすれば，A は B よりかなり少なく，C は D よりかなり少ない。したがって，相対危険度は次のような近似式で示される。

$$相対危険度 = \frac{\dfrac{A}{A+B}}{\dfrac{C}{C+D}} \approx \frac{A/B}{C/D} = オッズ比$$

ケースコントロール研究から得たオッズ比は，横断研究から得たオッズ比に非常に近い値を示す

ケースコントロール研究を行う場合には，ケースとコントロールの一部が選ばれる（表28.3）。すなわち，すべてのケースのうち，ある比率（M と呼ぶ）が研究対象に選ばれる。コレラに罹患していないすべてのコントロールのうち，ある比率（K と呼ぶ）が研究対象に選ばれる。

表28.3 の6つの変数は，どれも知られていないことに注意しよう！　$A \sim D$ を知る唯一の方法は，完全な横断研究を行うことである。調査した母集団におけるケースとコントロールすべての比率が知られていないため，K と M も未知である。

オッズ比を計算する場合，K と M の値が式から消去される。

表 28.3　ケースコントロール研究では，ケースとコントロールの一部が選ばれる

表28.2 を拡張したこの仮想的な表では，ケースに対して比率 M が，コントロールに対して比率 K が選択されている。

	ケース（コレラ患者）	コントロール
ワクチン接種	$A \cdot M$	$B \cdot K$
非接種	$C \cdot M$	$D \cdot K$
合計	$(A+C) \cdot M$	$(B+D) \cdot K$

$$\text{オッズ比} = \frac{\dfrac{A \cdot M}{B \cdot K}}{\dfrac{C \cdot M}{D \cdot K}} \approx \frac{A/B}{C/D}$$

ケースコントロール研究から計算されたオッズ比は，横断研究から計算されるオッズ比と同一であることが期待される。

ケースコントロール研究のオッズ比は相対危険度に近似する

この非公式な証明の最初の部分は，まれな疾患に対する横断研究では，オッズ比と相対危険度がほぼ同一であることを示す。次の部分は，ケースコントロール研究のオッズ比が横断研究から計算されるオッズ比とほぼ同一であることを示す。これら2つの考えをまとめれば，まれな疾患のケースコントロール研究から得られるオッズ比は相対危険度に近似する，と結論づけられる。

CHAPTER 29 生存曲線の比較

> 統計学者とは，根拠のない前提から既定の結論に至る数学的に正確な道筋を描く人のことである。
>
> 著者不詳

第5章では，生存曲線の描き方とその信頼区間の解釈について説明した。本章では，2つの生存曲線の比較について説明する。

■ 生存データの例

プレドニゾロンまたはプラセボの投与を受けた慢性活動性肝炎患者の生存が比較された（Kirk ら，1980；生データは Altman & Bland, 1998 による）。データ収集の終了時点で何人かの患者が生存しており，これらは表 29.1 にアステリスクで示す。これらの患者からの情報は，研究から収集されたデータの重要な部分である。これらの値はコンピュータ・プログラムに打ち切り値として入力された。また，プレドニゾロン投与を受けた1人の患者が追跡56か月で脱落した。彼のデータも打ち切りと呼ばれ，生存解析プログラムに他の打ち切り値と同様に入力された。彼は少なくとも56か月生存したが，その後は不明である。

図 29.1 には，第5章で説明した Kaplan-Meier 法による生存曲線を示す。

■ 生存曲線を比較する場合の前提

第5章で詳しく述べたように，生存解析を解釈する場合に受け入れなければならない前提がある。それらを以下のリストにまとめる。

- ランダム（または代表）サンプル
- 独立した対象
- 一貫性のある組み入れ基準
- 定義の一貫したエンドポイント

表 29.1　Kirk ら (1980) による生存データサンプル

慢性活動性肝炎患者がプレドニゾロンまたはプラセボの投与を受け，その生存が比較された。値は，生存時間を月数として示したものである。アステリスクはデータ解析の終了時点で生存中の患者を示す。これらの患者データは打ち切りと呼ばれる。生データは Altman & Bland (1998) による。

プレドニゾロン	対照 (プラセボ)
2	2
6	3
12	4
54	7
56 (研究から脱落)	10
68	22
89	28
96	29
96	32
125*	37
128*	40
131*	41
140*	54
141*	61
143	63
145*	71
146	127*
148*	140*
162*	146*
168	158*
173*	167*
181*	182*

- 定義の明確な開始時点
- 打ち切り理由が生存に関連しない
- 平均生存時間が研究期間内に変化しない

曲線を比較する場合には，さらに次のような前提が存在する。

前提：データ収集を始める前に治療群を定義する

群を比較する場合，データ収集を始める前にその定義が必要である。患者の一群（すべて同様な治療を受ける）を，治療に対する反応に基づいて2群に分けることは妥当性を欠く。例えば，治療により腫瘍が縮小した対象の生存と，大きさの変わらない対象の生存を比較したり，検査成績が改善した群とそうでない群とを比較したくなる。反応者と非反応者の生存を比較することは，次の2つの理由から妥当でない。

最初の理由は，腫瘍が評価できるほど十分に長く患者が生存しない限り，これを"反

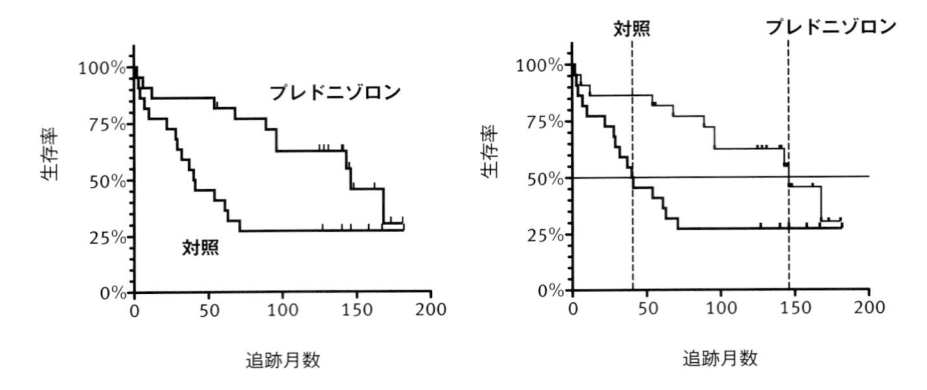

図 29.1　表 29.1 のデータから作成された Kaplan-Meier 生存曲線
生存曲線におけるそれぞれの下降は 1 人（または，それ以上）の患者が死亡した時点を示す。上向きのヒゲは打ち切り時点を示す。対象の 1 人は脱落時点で打ち切られた。他のデータは，データ収集の終了時点で生存中であったため，打ち切りとなった。右のグラフには中央生存時間を示す。

応者"と定義できないためである。研究早期に死亡した患者は確かに非反応者群に定義される。すなわち，生存は患者が割りつけられた群に影響する。したがって，この 2 つの群の生存を比較することから何かを学ぶことはできない。

次の理由は，疾患が一様でない可能性があるためである。反応した患者は非反応者と疾患の型が異なるかもしれない。この場合，反応者は，治療を受けなくとも長く生存する可能性がある。

研究の実験段階を開始する以前に比較群を定義しなければならない。実験段階で収集したデータを群に分けたり，調整したりするような研究の場合には注意が必要である。

前提：データが生じるごとに一貫した群の定義を利用する

患者を数年かけて集める生存研究がある。このような研究では，診断群を一貫して定義しなければならない。

この前提が成立しない例を示そう。がんが転移した患者の生存と局在したままの患者の生存を比較する。平均生存時間は転移のない患者のほうが長い。ここで，より精巧なスキャナーが登場し，転移の早期発見が可能になる。2 つの群における患者生存はどうなるだろうか？

転移のない患者群は少なくなるだろう。すなわち，"転移なし"群からは，新たな技術なしには検出できなかった小さい転移を伴う患者が除かれる。これらの患者は検出可能な転移を伴わない患者より早期に死亡する傾向がある。これらの患者が除かれることで，"転移なし"群に残される患者の平均生存時間はおそらく改善するだろう。

もう一方の群はどうだろうか？　転移のある群は増えるだろう。しかし，追加され

た患者は小さい転移を伴う。これらの患者は，規模の大きい転移を伴う患者より長く生存する傾向を示す。したがって，"転移あり"群のすべての患者の平均生存時間もおそらく改善するだろう。

　診断方法の変化は，逆説的に両群の平均生存時間を延長させる！　Feinsteinら（1985）は，このパラドックスをユーモア作家であるWill Rogersからの引用にちなんでWill Rogers現象[*1]と呼んだ。Rogersいわく，"オクラホマ人がオクラホマ州を出てカリフォルニア州に移り住んだとき，彼らは2つの州の平均的な知性を向上させた"。

前提：対象は実際に割りつけられた治療を受ける

異なる治療を受けるようにランダムに割りつけられた人の生存を比較する場合，対象は，薬物の投与量すべてやワクチンの追加投与すべてを含む割りつけられた治療を実際に受けると仮定しなければならない。残念ながら，この前提は成立しない場合が多く，結果として得られるデータの扱いは問題となる。割りつけられた治療を完全には受けなかった人のデータをすべて解析から除外することが賢明なように思われる。これは，研究プロトコールに従う完全な治療を受けた対象の生存だけを比較することから，**プロトコールに合致したアプローチ** per protocol approach と呼ばれる。しかし，このアプローチは，治療の不履行が疾患の進行や治療と関連する場合，バイアスを伴う結果につながる。望ましいアプローチは**包括解析** intention to treat analysis と呼ばれる（Hollis & Campbell, 1999）。このアプローチでは，投与されないか不完全であっても，割りつけられた治療に基づいてデータの解析を行う。

　データ解析をプロトコールに合致したアプローチと包括解析の両者で行う研究がある。結果が類似していれば，割りつけられた治療を受けなかった（または，治療を完遂しなかった）対象は結果に大きな影響を与えないことが理解される。2つの解析アプローチが実質的に異なる結論を生む場合，その結果は単に不確実なだけである。

前提：比例ハザード

ハザードは生存曲線の傾き，すなわち，対象がどの程度早く死亡するかを示す指標と定義される。**ハザード比** hazard ratio は2つの治療を比較するものである。ハザード比が2.0であれば，1つの治療群における死亡率は他方の群の2倍である。図29.2に一貫したハザード比を有する理想的な生存曲線を2つ示す。もちろん，両曲線とも100%に始まり，0%に終わる。曲線上のどの時点をとっても，1つの曲線の傾きは他方の2倍である。ハザードは比例する。

　比例ハザード proportional hazard の前提は，大部分の生存曲線の比較に必要とされる。これは，相対ハザードが時間にかかわらず一貫性を有し，すべての差がランダムサンプリングによることを意味する。この前提は，1つの治療群の患者死亡率が常

[*1] 訳注：一方の群の一部を他方の群に移動させると，両群の平均値が見かけ上高くなる現象。

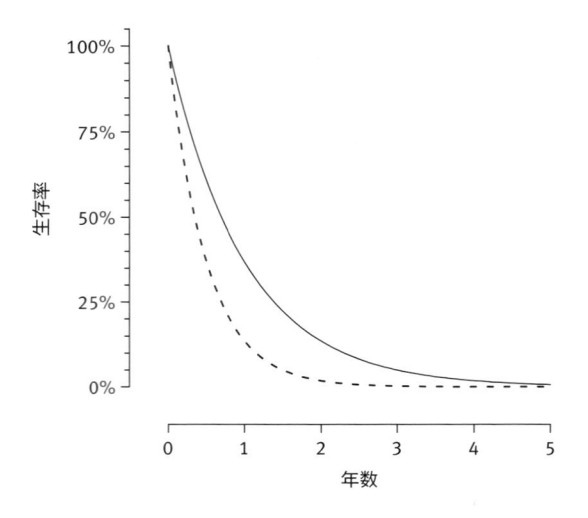

図 29.2　比例ハザードの定義
どの時点をとっても，破線の傾きは実線の傾きの 2 倍を示す。ハザード比はどの時点においても 2.0（計算方法によっては 0.5）である。

に他方の群の患者の 1/2 であるような場合に真となる。1 つの群の死亡率が早期にはより高いが，後期にはより低い場合，この前提は真ではない。手術（初期リスクが高く，後のリスクは低い）と内科療法（初期リスクが低く，後のリスクは高い）を比較する場合，この状況が多く認められる。

2 つの生存曲線が交差する場合，比例ハザードの前提が真である可能性は低い。この例外は，曲線の交差が，わずかな患者しか追跡されていない晩期に限られる場合である。

■ CI による 2 つの生存曲線の比較

生存曲線は，P 値による比較（次項）と信頼区間（CI）による比較が可能である。

信頼帯のグラフ化
図 5.1（p.42）では生存曲線の信頼帯を示した。図 29.3 には 95％信頼帯を伴う生存曲線の例を示す。プラセボ投与群（対照）とプレドニゾロン投与群の曲線がわずかに重なり合うため，これらを 1 つにまとめると非常に乱雑なグラフとなってしまう。そこで，2 つを並べて示す。もちろん，両曲線とも 100％に始まるため，多少は重なり合いが生じる。しかし，長期にわたって重なり合うわけではない。このグラフから，プレドニゾロンが有効であることが確信できる。

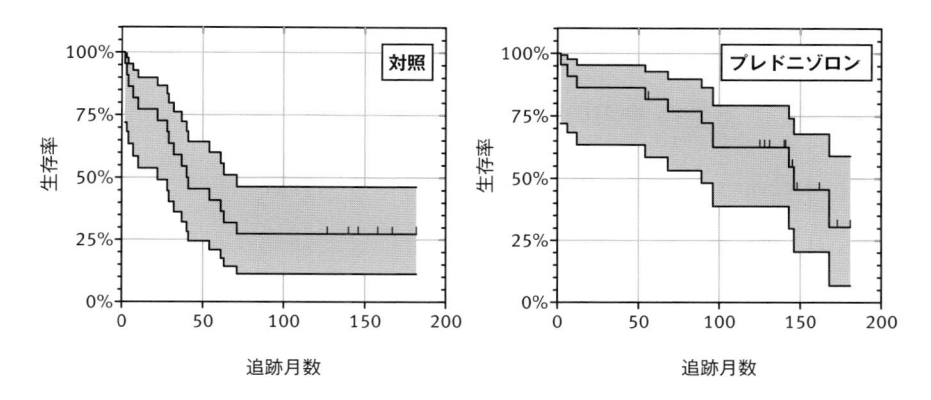

図 29.3　95%信頼帯を伴う生存曲線

ハザード比

比例ハザードの前提が受け入れられる場合(サンプルデータでは合理的と考えられる)，2つの生存曲線はハザード比として要約され，これは本質的に相対危険度(第27章参照)と同一である。例のデータでは，ハザード比が 0.42，95% CI は 0.19 〜 0.92 の範囲である。すなわち，プレドニゾロン治療群の患者が死亡する速さは，対照群の患者の 42%であり，真の比が 19 〜 92%の間にあることは 95%確実である。具体的に言うと，これは，どの日でもどの週でも治療を受けた患者の死亡する確率は対照患者の 42%であることを意味する。

2つの生存曲線が同一であれば，ハザード比は 1.0 である。この例では，95% CI が 1.0 を含まないため，2つの母集団が異なる生存歴を示すことは少なくとも 95%確実である。

中央生存時間の比

中央生存時間は，対象の半分が死亡するまでの経過時間と定義される(第5章参照)。図 29.1 右にはサンプルデータの中央生存時間を示してある。水平線は生存率 50%を示す。それぞれの生存曲線がこの線と交わる時点が中央生存時間である。対照患者の中央生存時間は 40.5 か月であるが，プレドニゾロンによる治療を受けた患者の中央生存時間は 146 か月で，対照患者より 3.61 倍長い。

中央生存時間の比に対する 95% CI を計算することが可能である。この計算は，上述した比例ハザードの前提だけでなく，短い時間間隔における死亡の確率が研究の早期と後期で同一であるというもう1つの前提に基づく。すなわち，生存曲線は指数減衰曲線と同じパターンに従う。この前提は，例のデータに対して不合理には思われない。このデータでは，中央生存比 3.61，95% CI は 3.14 〜 4.07 の範囲である。すなわち，プレドニゾロンによる治療が中央生存時間を 3 〜 4 倍に延長することは

95％確実である。

■ P 値による生存曲線の比較

2 つの生存曲線の比較を P 値で補うことができる

すべての P 値は帰無仮説の検定を行う。2 つの生存曲線を比較する場合，帰無仮説は，2 つの母集団における生存曲線が同一であり，観察されたすべての差はランダムサンプリングの結果であるというものである。すなわち，帰無仮説は，治療が生存全体を変化させず，観察された差は単に偶然の結果による，である。

P 値は次の質問に答える。

帰無仮説が真であるとすれば，生存曲線が実際に観察されたのと同程度（または，それ以上）に異なる対象をランダムに抽出する確率はどの程度か？

P 値の計算はコンピュータ・プログラムに任せるのが一番である。Mantel-Cox 法（Mantel-Haenszel 法とほぼ同一）としても知られる**ログランク法** log-rank method がもっともよく利用される。この P 値の解釈には，上述した比例ハザードの前提が必要である。

例のデータに対する両側 P 値は 0.031 である。治療が実際に無効であるとすれば，1 つの治療を受けるようにランダムに抽出された患者が他方の治療を受けた患者より偶然に長生きする可能性がある。P 値は，この確率がわずか 3％ であることを示す。これは，慣習的な有意水準である 5％ より低いため，プレドニゾロン治療による生存時間の延長は統計学的に有意であると言える。

P 値を計算するもう 1 つの方法は，**Gehan-Breslow-Wilcoxon 法**として知られるものである。ログランク検定がすべての時点に等しい重みを置くのに対し，Gehan-Breslow-Wilcoxon 法では，早期の時点における死亡に重みを置く。これは非常に合理的であることが多いが，患者の大部分が早期の時点で打ち切られる場合には，誤った結果をもたらしうる。Gehan-Breslow-Wilcoxon 法は比例ハザードの前提を必要としないが，1 つの群が他方の群より一貫して高いリスクをもつことを必要とする。

例のデータでは，Gehan-Breslow-Wilcoxon 法により計算される P 値は 0.011 である。

■ Q & A：生存曲線の比較

ログランク法は，Mantel-Haenszel 法と同一か？	ほぼ同一である。両者は，同時点における複数の死亡の扱い方だけが異なる。結果は非常に類似する。

Gehan-Breslow-Wilcoxon 法も同一か？	同一ではない。Gehan-Breslow-Wilcoxon 法は早期の時点における死亡に重みを置く。これは非常に合理的であるが，患者の多くが早期の時点で打ち切られる場合には，誤った結果を導く可能性がある。対照的に，ログランク検定はすべての時点に等しい重みを置く。Gehan-Breslow-Wilcoxon 法は一貫したハザード比を必要としないが，1つの群が他方の群より一貫して高いリスクをもつことを必要とする。 もちろん，実験デザインの一部として検定法を選択しておかなければならない。
2つの生存曲線が交差する場合はどうなるか？	2つの生存曲線が実際に交差する場合，1つの群は早期の時点でより高いリスクを有し，他方の群は後期の時点でより高いリスクを有する。2つの曲線が多くのデータに基づき，交差点が時間軸の中央近くにある場合，ログランク検定とGehan-Breslow-Wilcoxon 検定の両者の前提は成立せず，特別な方法（本書の範囲を超える）を利用する必要がある。 生存曲線が後期の時点だけで重なり合う場合，これは偶然によるものかもしれず，意味を持たない。後期の時点では追跡される患者が少なく，2つの曲線は偶然の結果として交差する場合がある。
生存曲線全体を比較する理由とは？　平均死亡年齢の比較だけではいけないのか？	平均死亡年齢の比較がほとんど役立たない理由は3つある。 ● 通常，すべての対象が死亡する以前にデータを数表化することが望まれる。生存中の患者がいる場合，死亡した患者だけの平均死亡年齢を計算することは意味がない。 ● いずれかの対象のデータが打ち切られる場合，意味のある平均死亡年齢を計算することは不可能である。 ● すべての対象が死亡したとしても（打ち切りなしに），平均死亡年齢が意味を持たない場合がある。年齢分布は Gauss 分布に従わない可能性があり，この場合，データを平均値として要約することは有益でない。また，分布が Gauss 分布とかけ離れている場合，平均値の 95% CI のような計算は有用でない。
生存曲線全体を比較する理由とは？　中央死亡年齢の比較だけではいけないのか？	図29.4は2つのシミュレートされた生存曲線を示す。曲線の最初の部分が等しいため，重なり合うように見える。両者の中央生存時間は等しく（6.5

年），5年生存率も等しい(58%)。しかし，7年時以降，2つの曲線は大きく分岐する。2つの治療のいずれかを選択する場合，すべての対象が10年後までに死亡する群より，20年後でも患者の40%が生存する群の治療を選ぶだろう。

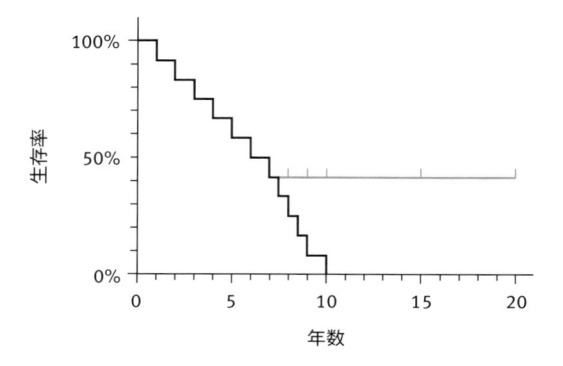

図29.4　同一の5年生存率と中央生存時間を示す2つの曲線（これらの曲線は7年時以降，大きく異なる）

CHAPTER 30

2つの平均値の比較：
対応のないt検定

> 大部分の研究者は，生物情報学者 bioinformatician に対して，有意でないデータから有意な結果を導き出せる生物情報奇術師 biomagician や，あらかじめ立てた仮説に反するデータを葬ることのできる生物情報葬儀屋 biomortician であってほしいと願っている。
>
> Dan Masys

対応のないt検定 unpaired t test は，データが Gauss 母集団から抽出されるという前提の下に2群の平均値を比較する。

■ 例：膀胱筋の最大弛緩

Frazier ら (2006) は，神経伝達物質であるノルアドレナリンがどの程度膀胱筋を弛緩させるか測定した。第11章では，対数正規データの例として最大弛緩の半分を得るのに必要な濃度を示した。ここでは，ノルアドレナリンの大量投与によって得られる最大弛緩を高齢ラットと若齢ラットで比較する。

生データを表 30.1，グラフを図 30.1 に示す。2つの平均値はかなり離れているが，変動が大きく，2つのデータの重なり合いも大きい。高齢ラットと若齢ラットの平均値は実際に異なるだろうか？　それとも，観察された差は単なる偶然によるものだろうか？　統計学的計算は，次の値を求めることでこの質問に答えるのに役立つ。
- 2つの平均値の差に対する信頼区間 (CI)，または
- 2つの平均値が同一であるとする帰無仮説を検定する P 値

　　対応のない t 検定を利用して，これらの解析を行う。

■ 対応のないt検定による結果の解釈

表 30.2 に対応のない t 検定の結果を示す。

表 30.1　高齢ラットと若齢ラットの膀胱筋片における高濃度ノルアドレナリン刺激に伴う最大弛緩

Frazier ら（2006）によるデータ。大きい値ほど筋弛緩が大きいことを示す。これらの値を図 30.1 にグラフ化する。

高齢ラット	若齢ラット
20.8	45.5
2.8	55.0
50.0	60.7
33.3	61.5
29.4	61.1
38.9	65.5
29.4	42.9
52.6	37.5
14.3	

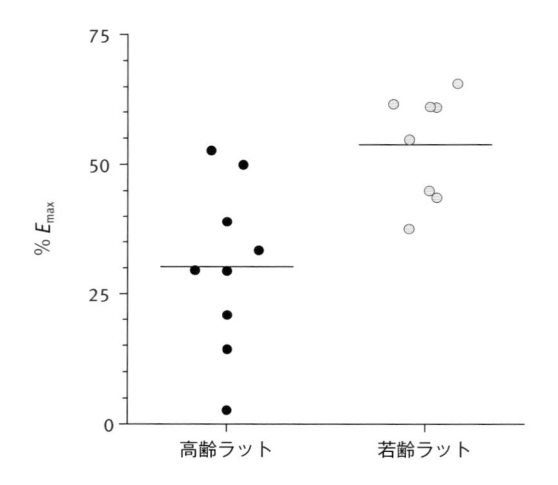

図 30.1　高齢ラットと若齢ラットの膀胱筋片における高濃度ノルアドレナリン刺激に伴う最大弛緩

大きい値ほど筋弛緩が大きいことを示す。各シンボル（点）は個々のラットの測定値を示す。水平線は平均値を示す。

CI

t 検定は 2 つの平均値を比較する。高齢ラットにおける最大弛緩の平均値は，若齢ラットより 23.6 低い。この差の 95% CI は 9.3 〜 37.8 の範囲である（図 30.2）。

　この差は大きいだろうか？　これは研究の科学的内容に依存する。この例において考えられる最大の差は 100% であるため，この差は意味のある大きさであると思われ

表 30.2　GraphPad Prism 5.02J（有限会社エムデーエフによる日本語ローカライズ版）による対応のない t 検定の結果

DFn：分子自由度，DFd：分母自由度，NS：統計学的に有意でない．［訳注："列の平均±SEMA" は "列 A の平均値±SEM"，"列の平均±SEMB" は "列 B の平均値±SEM" を意味する］

対応のない t 検定	
P 値	0.0030
P 値のサマリー	**
平均値は十分異なるか？（$P<0.05$）	はい
片側または両側の P 値？	両側
t，df	$t=3.531$，df$=15$
差の大きさ？	
列の平均±SEMA	53.71 ± 3.664　$n=8$
列の平均±SEMB	30.17 ± 5.365　$n=9$
平均値間の差	23.55 ± 6.667
95％信頼区間	$9.338 \rightarrow 37.75$
R^2	0.4540
分散を比較する F 検定	
F，DFn，DFd	2.412，8，7
P 値	0.2631
P 値のサマリー	NS
分散は十分異なるか？	いいえ

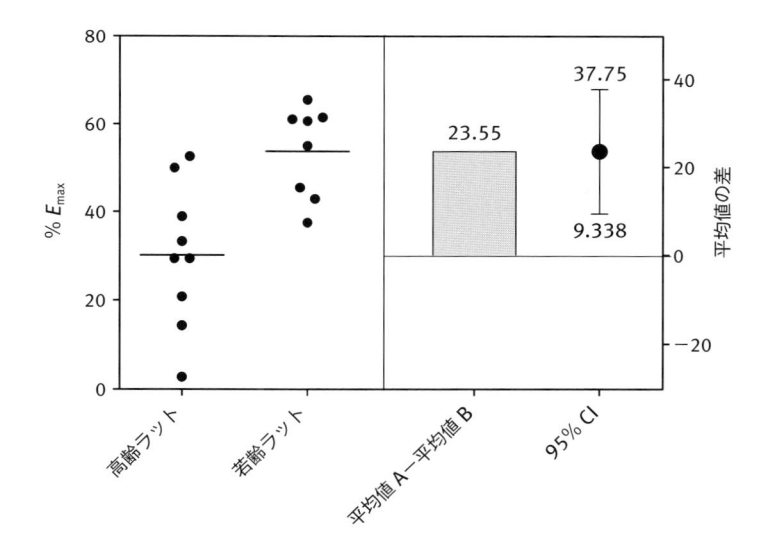

図 30.2　2 つの平均値の差に対する CI
左から 1 番目と 2 番目は実データを示す．3 番目は 2 つの平均値の差を示し，4 番目は差に対する 95％ CI を示す（右軸に対するプロット）．

る。2つのデータが重なり合い，群あたり8または9個のデータしか存在しないため，CIは幅広い。CIが0を含まないため，高齢ラットにおける最大弛緩の平均値が若齢ラットより低いことは95%確実である。

P 値

帰無仮説は，両データが同一の平均値を持つ母集団からランダムに抽出されるというものである。P 値は次の質問に答える。

> 帰無仮説が真であるとすれば，この実験で観察されたのと同程度，またはそれ以上に大きい差をランダムに抽出する確率はどの程度か？

P 値は 0.0030 である。ランダムサンプリングがこのような差を生む確率は低い。したがって，2つの平均値の差は統計学的に有意である。

第15章で説明したように，P 値は片側と両側の2つの場合がある。ここでは，P 値は両側である。帰無仮説が真であるとすれば，大きい平均値を有する若齢ラットに対してここで観察されたのと同程度に大きい差を観察する確率は 0.0015 であり，大きい平均値を有する高齢ラットに対してここで観察されたのと同程度に大きい差を観察する確率は 0.0015 である。これら2つの確率の合計は両側 P 値（0.0030）に等しい。

R^2

必ずしもすべてのプログラムが R^2 を t 検定とともに報告するわけではないため，混乱を招く場合にはこの値を無視できる。第35章で，さらに詳細を説明する。R^2 の概念は，群平均の差で説明される値の変動すべての比率を定量化することにある。変動の残りは2群内にある。例のデータでは $R^2 = 0.45$ である。すなわち，すべての値の変動の半分よりわずかに少ない部分が群平均の差によるものであり，変動の半分よりわずかに大きい部分が群内の差によるものである。

t 比

P 値は t 比とサンプルサイズから計算される。t 比については後述する。

■ 前提：対応のない t 検定

統計学的結果を評価する場合，前提のリストを見直すことが重要である。t 検定は見慣れた前提リストに基づく（第12章参照）。

- ランダム（または代表）サンプル
- 独立した観察
- 正確なデータ

- 母集団の値は Gauss 分布に従うか，少なくとも近似する。

t 検定では，さらに，平均値が異なるとしても 2 つの母集団は同一の標準偏差 (SD) を示すという前提が加わる。この前提については以下に詳しく説明する。

■ 等分散の前提

対応のない t 検定は，同一の SD を持つ（したがって，分散も同一である）母集団から 2 つのデータが抽出されるという前提に基づく。

前提の検定

この実験で収集されたデータのサンプルでは，高齢ラットの変動が若齢ラットより大きいことが見いだされる。それぞれの SD は 16.09 と 10.36 である。高齢ラットの SD は若齢ラットの SD の 1.55 倍である。この比の 2 乗 (2.41) は **F 比** F ratio と呼ばれる。

t 検定は，両群が等しい分散を有する母集団から抽出されていることを前提とする。データは，この前提に一致するだろうか？　これを見いだすために，別の P 値を計算しよう。

この前提が真であるとすれば，F 比の分布が知られているため，P 値を計算することが可能である。この P 値は 0.26 に等しい。等分散の前提が真であるとすれば，ランダムサンプリングが，ここで観察されたのと同程度（または，それ以上）に大きい 2 つの SD 間の差を生む確率は 26％である。P 値が大きいため，このデータは前提に一致する。

2 つの母集団が等しい SD を示すという帰無仮説を検定する P 値と，2 つの母集団が同じ平均値を有するという帰無仮説を検定する P 値を混同してはならない。

前提が成立しない場合はどうなるだろうか？

P 値（F 検定に基づく）が小さく，等分散の前提が真である可能性が低い場合はどうすべきだろうか？　これは難しい質問であり，実際，統計学者の間でも意見が分かれるところである。7 つの答えが考えられる。

- 結果を無視する。t 検定は，サンプルサイズが小さくなく，2 つのサンプルが等しい，またはほぼ等しい観察数を有する限り，等分散の前提が成立しないことにかなり頑健である。これは，おそらく大部分の生物学者が利用するアプローチである。
- 結果を強調し，母集団が異なると結論づける。SD が実際に異なる場合，母集団は同一ではない。2 つの平均値が互いに近いか離れているかにかかわらず，この結論は強固である。
- 等分散化する試みとしてデータを変換し（対数に変換することが多い），変換された結果に対して t 検定を行う。

- 通常の対応のない t 検定を行う代わりに，等分散でない場合に対応可能な修正 t 検定（異なる分散に対応可能な **Welch 修正** Welch modification）を行う。この修正 t 検定を常に利用する場合，等分散の前提について考慮する必要はない。この修正 t 検定の欠点は，差を見いだす検出力が低いことである。
- 分散を比較する検定結果を利用して，通常の対応のない t 検定，または等分散でない場合に対応可能な修正 t 検定のいずれを行うか決める。このアプローチは合理的なように思えるが，誤った結果を導きうるため利用すべきではない（Moser & Stevens, 1992）。
- 線形回帰（第 33 章参照）を利用してデータを解析し，それぞれの群の変動の逆数による重みづけ（第 36 章参照）を行う。
- 分散を比較する検定結果を利用して，t 検定またはノンパラメトリック Mann-Whitney 検定のいずれを行うか決める。このアプローチも合理的なように思えるが，推奨されない。その理由は第 41 章で説明する。

■ 重なり合うエラーバーと t 検定

図 30.1 には t 検定の例における個々のデータ点をプロットした。しかし実際には（さしたる理由はないが），平均値とエラーバーを示す棒グラフとしてプロットされたデータを見る場合が多い。これらのエラーバーは，SD または平均値の標準誤差（SEM）を示しうる。この違いは第 14 章で説明した。

ここでは，2 つのエラーバーが重なり合うか否かを見いだし，平均値の差が統計学的に有意か否かについて結論を得たい。2 つのエラーバーが重なり合うか否かを追求しても，学べることは多くないため，この誘惑には抵抗すべきである（Lanzante, 2005）。

SD エラーバー

図 30.3 には平均値と SD エラーバーを伴うグラフを示す。左のグラフは雑誌で見かけることの多い典型的なもので，エラーバーは上側だけが示されている。しかし，散らばりはもちろん両側に広がる。右のグラフはこれを示す。

2 つのエラーバーは重なり合っている。高齢ラットのデータにおける上側のエラーバーは，若齢ラットの下側のエラーバーより高い。この重なり合いからどのような結論が導き出せるだろうか？

SD エラーバーは値の散らばりを定量化する。したがって，エラーバーが重なり合うか否かに注目することで，群内の散らばりを伴う平均値間の差を比較することになる。しかし，t 検定ではサンプルサイズ（この例では，研究対象のラット数）も考慮する。サンプルがより大きい（ラットがより多い）場合，同じ平均値と同じ SD では，P 値がかなり小さくなる。サンプルが小さい（ラットがより少ない）場合，同じ平均値

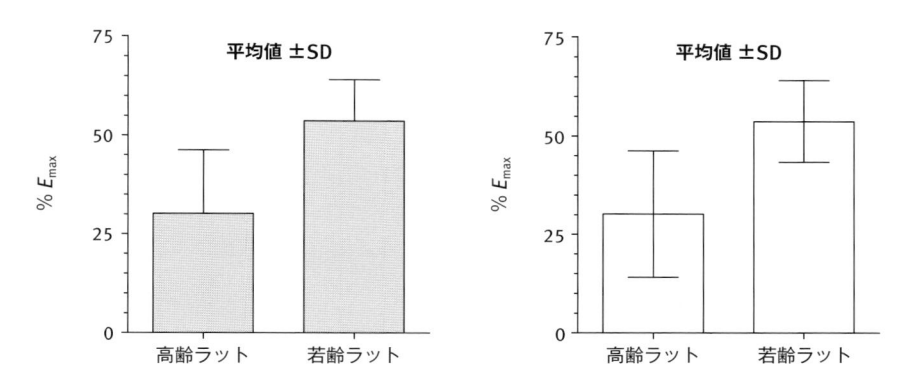

図30.3　平均値とSDとしてプロットされた同一データ

左のグラフは論文などでよく見かけるものに類似する。右のグラフは上下に伸びるエラーバーを示し，散らばりが両方向に存在することを強調したものである。2つのエラーバーは重なり合う。しかし，2つのSDエラーバーが重なり合うという事実は，2つの平均値の差が統計学的に有意か否かについて何の結論も示さない。

と同じSDでは，P値がより大きくなる。

2つの平均値の差が統計学的に有意である場合 ($P<0.05$)，2つのSDエラーバーは重なり合う可能性も，重なり合わない可能性もある。同様に，2つの平均値の差が統計学的に有意でない場合 ($P>0.05$)，2つのSDエラーバーは重なり合う可能性も，重なり合わない可能性もある。したがって，SDエラーバーが重なり合うか否かを知ることは，平均値の差が統計学的に有意か否かを結論づけることに結びつかない。

SEMエラーバー

図30.4は図30.3に類似するが，SDの代わりのSEMと平均値を示してある。

2つのSEMエラーバーは重なり合わず，高齢ラットのデータにおける上側のエラーバーは，若齢ラットの下側のエラーバーより低い。重なり合いのないことからどのような結論が得られるだろうか？

SEMエラーバーは，SDとサンプルサイズの両者を考慮することで，平均値がどの程度正確に知られているかを定量化する。したがって，エラーバーが重なり合うか否かに注目することで，平均値の正確さを伴う平均値間の差を比較することになる。これは有用なアプローチのように思われる。しかし，実際，SEMエラーバーが重なり合うか否かに注目しても学べることは多くない。Cummingら (2007) は，サンプルサイズも含め，2つのエラーバーがどの程度離れているか考慮することで，差が有意である場合を決めるいくつかの原則を見いだした。しかし，これらの原則を記憶したり，適用するのは困難である。

2つのサンプルサイズが等しいか，ほぼ等しい場合に利用できる一般原則を示そう。

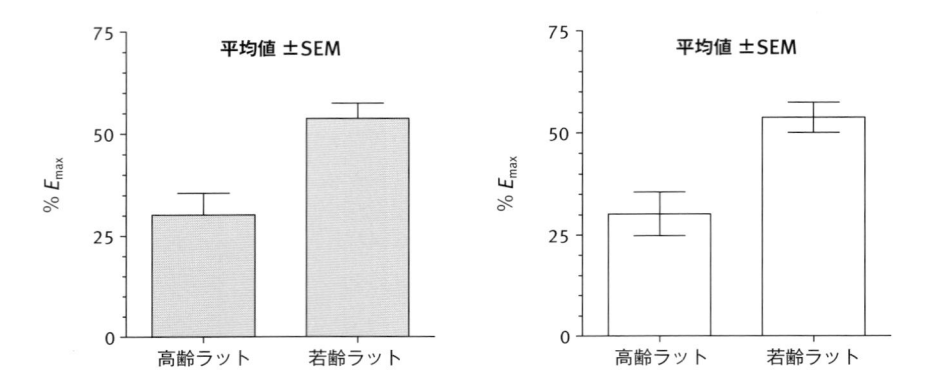

図 30.4　平均値と SEM としてプロットされた同一データ

図 30.3 と比較しよう。SEM エラーバーは SD エラーバーより常に短い。左のグラフは論文などでよく見かけるものに類似する。右のグラフは上下に伸びるエラーバーを示し，不確実さが両方向に存在することを強調したものである。2 つのエラーバーは重なり合わない。しかし，2 つのエラーバーが重なり合わないという事実は，2 つの平均値の差が統計学的に有意か否かについて何の結論も示さない。

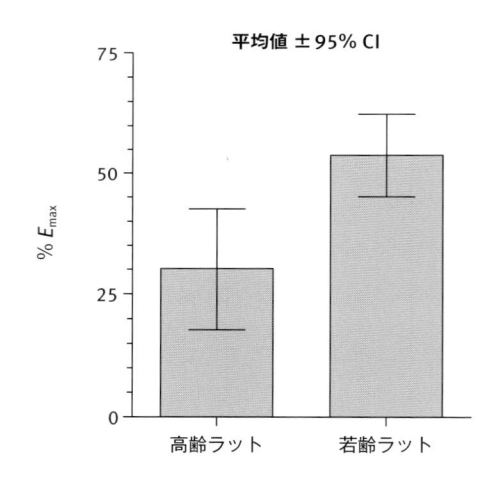

図 30.5　平均値と 95% CI としてプロットされた同一データ

図 30.4 と比較しよう。95% CI エラーバーは SEM エラーバーより常に長い。2 つのエラーバーは重なり合わず，これは P 値が 0.05 よりかなり小さくなければならないことを意味する。

2 つの SEM エラーバーが重なり合う場合，P 値は 0.05 より（かなり）大きいため，差は統計学的に有意でない。この反対の原則は当てはまらない。2 つの SEM エラーバーが重なり合わない場合，P 値は 0.05 より小さいか大きいかのいずれかである。

表 30.3 重なり合うか，または重なり合わないエラーバーを解釈する一般原則

これらの原則は，対応のない t 検定で 2 つの平均値を比較し，2 つのサンプルサイズが等しいか，またはほぼ等しい場合に限って適用される。

エラーバーの種類	重なり合う場合の結論	重なり合わない場合の結論
SD	結論なし	結論なし
SEM	$P>0.05$	結論なし
95% CI	結論なし	$P \ll 0.05$

CI エラーバー

図 30.5 のエラーバーはそれぞれの平均値に対する 95% CI を示す。2 つの 95% CI エラーバーが重なり合わず，サンプルサイズがほぼ等しいため，P 値は 0.05 より（かなり）小さくなければならない（Payton ら，2003）。しかし，95% CI エラーバーが重なり合うことに注目し，P 値が 0.05 より大きいと結論づけるのは誤りである。この関係は一般には信じられているが，真ではない。2 つの 95% CI が重なり合う場合，P 値は 0.05 より大きいか，0.05 より小さいかのいずれかである。

まとめ

表 30.3 に一般則をまとめる。

■ Q & A：対応のない t 検定

t 検定は，それぞれの群の平均値や SD，サンプルサイズから計算可能か？	計算可能である。対応のない t 検定の計算に生データは必要ない。それぞれの群の平均値や SD または SEM，サンプルサイズを知れば十分である。
対応のない検定と呼ばれる理由とは？	この検定は，その名称が示すように，2 群における値が対応していない場合に用いられる。それぞれの対象における 2 つの測定値〔おそらく，治療的（実験的）介入の前と後〕を比較する場合や，一方の群におけるそれぞれの測定値が他方の群の特定の値に対応する場合，この検定は用いられない。この種のデータは対応のある t 検定（第 31 章参照）により解析される。実験変動の調整が対応をとることで改善される場合，対応のある t 検定のほうが対応のない t 検定より検出力が高い。
時に Student t 検定と呼ばれるのは，統計学の学生 student を悩ませる最初の統計学	そうではない。t 検定は，W. S. Gosset が，被雇用者の出版を許可していなかった醸造会社に雇われ

的検定法であるためか？	ていたときに考案した．彼は論文を匿名で投稿するために，著者名を"Student"とした．Gossetはもはや匿名ではないが，Studentという名称が検定法に付されている．
z検定はt検定とどのように異なるか？	統計学のいくつかの教科書ではt検定とz検定が比較されている．t検定は2つのサンプル平均の差を，2つのサンプル標準偏差とサンプルサイズから計算される差の標準誤差により比較する．z検定は，母標準偏差が正確に知られていることを前提とする．サイズの大きいサンプルでは，これはあまり役立たない．小さいサンプルでは，この追加情報が極めて有用であり，z検定のほうがt検定より検出力が高い．母標準偏差が実際に正確に知られている場合，これは重要である．しかし，これはまれであるため，z検定はまれにしか役立たない．
2群の観察数が異なるか否かが問題となるか？	問題にならない．t検定ではnが等しい必要はない．ただし，サンプルサイズが等しいか，またはほぼ等しい場合，Gauss分布の前提が成り立たないことに対してt検定はより頑健である．
t比が正であったり負であったりする理由とは？	tの符号（正または負）は，いずれの群が大きい平均値を有するか，そして，統計プログラムにどのような順序で入力したかに依存する．群をプログラムに入力する順序が任意であるため，t比の符号は重要ではない．本章で扱った例のデータでは，t比は3.53または−3.53のように報告される．CIとP値はいずれの場合も同様であるため，問題になることはない．

■ 一般的な誤り：対応のないt検定

誤り：結果が統計学的にほぼ有意である場合，サンプルサイズを大きくするためにデータをさらに集め，t検定を再度行う

統計学的計算の結果を実際に解釈できるのは，サンプルサイズを前もって決めておく場合か，逐次集積されるデータを扱うように特別にデザインされた方法を利用する場合に限られる．

　P値が0.05より大きい場合により多くのデータを集めることは，何が問題なのだろうか？　この問題は，帰無仮説が真であるとしても，小さいP値を得る方向にバイアスが加わることである．望ましいP値を得た時点で解析を中止するが，そうでなければより多くのデータを集め続ける場合，もはやP値を解釈することはできない．

この逐次アプローチでは，帰無仮説が真であるとしても，究極的に $P<0.05$ の統計学的に有意な結果を得る確率が5%よりかなり高まる．

誤り：3つまたはそれ以上の処理群を有する実験の場合，1回に2つの群を比較するために対応のない t 検定を利用する

このように複数の t 検定を行う場合，誤った結論が導かれやすい．このような場合には，第39および40章で説明するように，1元配置分散分析に続いて多重比較を行う．

誤り：3つまたはそれ以上の処理群を有する実験の場合，最大の平均値と最小の平均値の比較を1つの対応のない t 検定で行う

データを収集し終えるまでは，どの群が最大の平均値を示し，どの群が最小の平均値を示すか未知である．したがって，2群の比較に正しく1つの t 検定を行っても，実際にはすべての群を比較することになる．1元配置分散分析を利用しよう．

誤り：P 値が 0.05 より大きい場合，低い P 値を示すかもしれない他の検定を試みる

これは魅惑的なアプローチである．1つの検定による P 値が"非常に高い"場合，別の検定を試みる．対応のない t 検定の結果が好ましくない場合には，ノンパラメトリック検定に変更し，より小さい P 値が得られるか試してみる．これが十分に小さい P 値をもたらさない場合，外れ値検定を行って外れ値を除外し，改めて t 検定を行う．P 値がそれでも十分に小さくない場合，対数変換したデータに対して t 検定を試みる．

多くの検定法を試み，もっとも好ましい結果を示すものだけを選ぶ場合，これらは誤った結果を導く．異なる方法で計算された一連の P 値から選ぶ場合，額面通りに P 値を解釈することはできない．データを集める以前に1つの検定を選択しておき，それを利用すべきである．

■ 原理：対応のない t 検定

2つの平均値の差の標準誤差

第14章で SEM を説明した．対応のない t 検定は2つの平均値を比較する．したがって，この計算は2つの平均値の差の標準誤差に基づく．これは，サンプルサイズの差を考慮する複雑な数式により2つの SEM を統合することで計算される．2つの平均値の差の標準誤差は常に，いずれの SEM よりも大きいが，それらの合計よりは小さい．本章で扱った例のデータでは，2つの平均値の差の標準誤差は 6.67 に等しい．

CI

2つの母平均の差に対する CI は2つのサンプルの平均値の差を中心に置く．CI は両

方向に，上述した差の標準誤差にt分布の棄却値（付録D参照）を乗じて計算される距離分の範囲である．例のデータでは，誤差範囲は，6.67（上述）に 2.1314〔95% CI と自由度（df）15 に対するt分布の棄却値〕を乗じた値である 14.22 に等しい．平均値間で観察された差は 23.55 であったため，95% CI は $(23.55-14.22) \sim (23.55+14.22)$，すなわち，9.33 〜 37.76 の範囲である．

したがって，CI の幅は次の 3 つの値に依存する．
- 変動．データが広く散らばる（SD が大きい）場合，CI は幅広くなる．データが非常にまとまっている（SD が小さい）場合，CI の幅は狭まる．
- サンプルサイズ．他のすべてが等しい場合，サイズがより大きいサンプルでは CI の幅が狭まり，より小さいサンプルでは CI の幅が広くなる．
- 信頼度．より高い信頼度（すなわち，95%でなく 99%）を望む場合，CI は広くなる．低い信頼度（すなわち，90%）を受け入れる場合，CI は狭くなる．

t 比

P 値はt比から計算される．t比は，2 つのサンプル平均の差（23.55）をその差の標準誤差（6.67）で除すことで求められる．分子と分母の単位が等しいため，t比は単位を持たない．この例では$t=3.53$である．これは，2 つのサンプル平均の差がこれら 2 つの平均の差の標準誤差より約 3.5 倍大きいことを意味する．

P 値

P 値はt比と，値の総数から 2 を減じた df の数から計算される．この値は，次に依存する．
- 平均値の差．他のすべてが等しい場合，P値は，平均値間の差が大きくなるほど小さくなる．
- SD．他のすべてが等しい場合，P値は，データがまとまっているほど（SD が小さいほど）小さくなる．
- サンプルサイズ．他のすべてが等しい場合，P値はサンプルサイズが大きいほど小さくなる．

■ 展望

第 31 章では対応のあるt検定を説明する．第 41 章ではノンパラメトリック Mann-Whitney 検定（および，コンピュータ集約型ブートストラップ法）を説明する．第 39 章では，3 つまたはそれ以上の平均値を比較する 1 元配置分散分析を説明する．

第 35 章では，対応のないt検定がどのように 2 つのモデル適合の比較と見なされるか説明する．

CHAPTER 31 対応のある 2 群の比較

> 実験が終了した後に統計学者に助けを求めることは，検死を依頼するという行為に過ぎない。彼は，実験の死因をつまびらかにできるだろう。
>
> R. A. Fisher

対応のある t 検定 paired t test は，アウトカムが連続的である場合に，2 つのマッチしたまたは対応のある群を比較する[*1]。McNemar 検定は，アウトカムが 2 値的である場合に，2 つのマッチしたまたは対応のある群を比較する。

■ 対応のあるデータのための特別な検定を利用する場合

多くの場合，実験は同じ患者や同一サンプルが治療的（実験的）介入の前後に測定されるようにデザインされる。これらのデータは，対応のない t 検定やノンパラメトリック Mann-Whitney 検定で解析してはならない。対応のない t 検定は治療による差と対象間の変動を区別しない。

対象がマッチしているか対応がある場合には，対応のある t 検定という特別な方法を使用すべきである。対応のある t 検定は次のようなタイプのプロトコールに適している。

- それぞれの対象で介入の前後に変数が測定される。
- 年齢や郵便番号，診断などの変数において，対応があるかマッチしている対象が採用される。それぞれのペアの一方が 1 つの介入を受け，他方が別の介入を受ける。
- 双子や兄弟をペアとして対象に採用する。それぞれは異なる治療を受ける。
- 研究室の実験のそれぞれで，対照と治療サンプルが並行して扱われる。

[*1] 訳注：マッチ，すなわちマッチングとは，対象となる要因以外に影響の可能性がある交絡要因を排除するために他の要因をできるだけ一致させることを指す。一方，対応とは，同一個体における介入前後の測定など，対応関係がある場合を指す。

表 31.1 対応のある t 検定のサンプルデータ
これらのデータは，他家受精と自家受精を行った植物の成長を比較した Charles Darwin によって収集された。値は草高をインチで示す（直近の 1/8 インチに丸めて測定）。それぞれの行は，同一条件の下に育てられた自家受精種子と他家受精種子の対応したペアを示す。最後の列は差である。

他家受精	自家受精	差
23.500	17.375	6.125
12.000	20.375	−8.375
21.000	20.000	1.000
22.000	20.000	2.000
19.125	18.375	0.750
21.500	18.625	2.875
22.125	18.625	3.500
20.375	15.250	5.125
18.250	16.500	1.750
21.625	18.000	3.625
23.250	16.250	7.000
21.000	18.000	3.000
22.125	12.750	9.375
23.000	15.500	7.500
12.000	18.000	−6.000

- 身体の一側の部分がコントロール治療を受け，他側の相応する部分が実験治療を受ける（例えば，右眼と左眼）。

■ 対応のある t 検定の例

本書で示す例の大部分は，かなり最近の医学文献から採用している。しかし，本項では，統計学の先駆者の 1 人である Ronald Fisher が利用した例まで 1 世紀遡る（Fisher, 1935）。Charles Darwin[*2] は，自家受精させた種子からの植物成長と，他家受精させた種子からの植物成長を比較した（Darwin, 1876）。

表 31.1 にデータを示す。表におけるそれぞれの行は 1 つの対応した組み合わせを示し，受精形式の異なる 2 種類の種子が並んでいる。実験をこのようにデザインすることで，Darwin は 2 種類の種子に影響する土壌や気温，日光などの変化を調整した。図 31.1 に前後プロットとしてデータをグラフ化する。この種のグラフは，実験的介入の前後でそれぞれの対象に同一の測定が行われる場合によく利用される。ここでは，介入の前後を線で結んでいるわけではないが，15 本の線はそれぞれ対応した種子の成長に関する測定値を結んでいる。

[*2] 訳注：英国の自然科学者（1809-1882）。進化の根底としての自然選択説を唱えた。

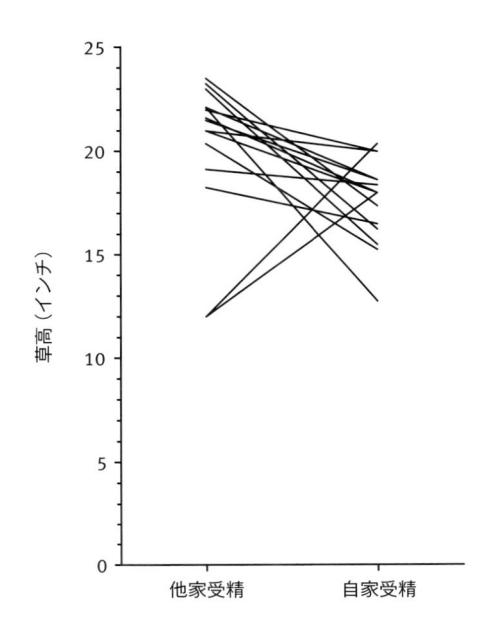

図 31.1　前後グラフ
通常，この種のグラフは，実験的介入の前後でそれぞれの対象に同一の測定が行われる場合に利用される．15本の線は対応した種子の成長に関する測定値を結んでいる．

　図31.2は同じデータを，それぞれの群の平均値と平均値の標準誤差（SEM）を伴う棒グラフとして示してある．この種のグラフが一般的に利用されるが，図31.1より情報量が少ない．対応に関しては何も示されておらず，SEMにより間接的に変動が理解できるだけである．可能であれば棒グラフを避け，実データをグラフ化すべきである．

■ 対応のある t 検定による結果の解釈

表31.2に対応のある t 検定の結果を示す．

CI
対応のある t 検定は，2つのマッチした対象における測定値の差（例に示すように，図31.3参照），または実験的介入の前後に行われた測定値の差を調べる．例のデータでは，自家受精種子と他家受精種子における草高の差の平均値は2.62インチである．広く考えれば，自家受精種子における高さの平均値が17.58インチであるため，この差はおよそ15%に相当する．

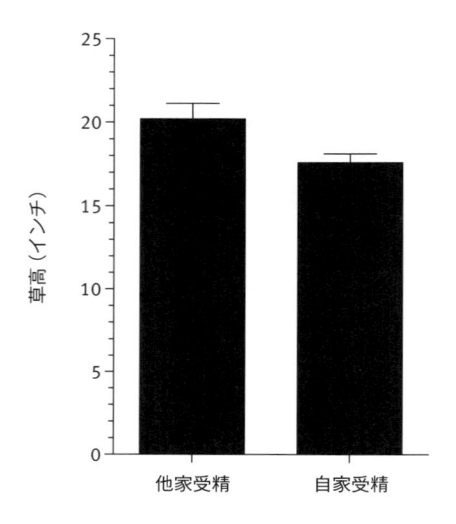

図 31.2　図 31.1 と同じデータに基づくが，情報量が少ないグラフ
このグラフは図 31.1 と同じデータをプロットしたものであるが，対応は考慮されておらず，それぞれの群の平均値と SEM だけが示されている。

差の 95%信頼区間（CI）は 0.003639 〜 5.230 インチの範囲である。CI が 0 を含まないため，他家受精種子が自家受精種子より成長が著しいことは 95%確実である。しかし，CI は非常に小さい差（特に，草高が直近の 1/8 インチに丸めて測定されたことを考慮すると）からかなり大きい差にまで広がっている。

P 値

ここでの帰無仮説は，受精形式の異なる 2 種類の植物の草高に差がないとするものである。すなわち，測定する差は，差の平均値が 0 である母集団から抽出されている。P 値は次の質問に答える。

帰無仮説が真であるとすれば，この実験で観察されたのと同程度，またはそれ以上に大きい差をランダムに観察する確率はどの程度か？

P 値は 0.0497 である。帰無仮説が真であるとすれば，15 ペアのランダムサンプルの 5%はこの程度またはこれ以上の大きさの差を示すだろう。慣習的な定義に従えば，P 値が 0.05 より小さいため，この差は統計学的に有意である。

第 15 章で説明したように，P 値は片側または両側のいずれかである。ここでは，P 値は両側である。帰無仮説が真であるとすれば，成長の著しい自家受精種子に対して，ここで観察されたのと同程度に大きい差を観察する確率は 0.0248 である。成長の著しい他家受精種子に対して，ここで観察されたのと同程度に大きい差を観察する

表 31.2　GraphPad Prism 5.02J（有限会社エムデーエフによる日本語ローカライズ版）による対応のある t 検定の結果

対応のある t 検定	
P 値	0.0497
P 値のサマリー	*
平均値は十分異なるか？（P＜0.05）	はい
片側または両側の P 値？	両側
t, df	$t=2.148$, df$=14$
対応の数	15
差の大きさ？	
差の平均	2.617
95％信頼区間	0.003639 → 5.230
対応の影響はどの程度か？	
相関係数（r）	−0.3348
P 値（片側）	0.1113
P 値のサマリー	NS
対応は十分に効果があるか？	いいえ

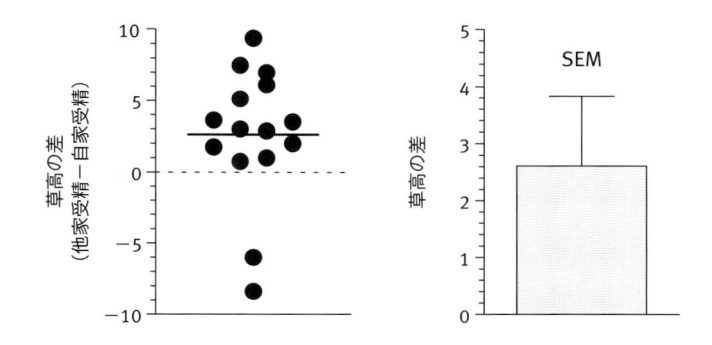

図 31.3　マッチした対象における測定値間の差
左のグラフにある丸はそれぞれ 1 つの対応した実験を示す．他家受精種子の成長（草高）から自家受精種子の草高を差し引いた差がプロットされている．他家受精種子は，15 の対応した実験のうち 13 で自家受精種子より成長が著しく，正の差が認められる．残りの 2 つの実験では自家受精種子の成長が著しく，負の差を示す．右のグラフには平均値と SEM だけを示す．このグラフは左のグラフと同じスペースで示されているが，情報量が少なく，実際，解釈が困難である．

確率も 0.0248 である．これら 2 つの確率の合計は両側 P 値に等しい（0.0497）．

t 比

P 値は t 比とサンプルサイズから計算される．t 比については後述する．

対応はどの程度有効か？

Darwinの実験は種子のペアに対して行われた。種子のそれぞれのペアは同じ条件下で育てられた。しかし，異なるペアは，数年を経た異なる時点で測定された。対応のあるt検定の要点は，この対応を考慮することにある。種子が優れた環境下で育てられば，両者の種子ともよく成長する。悪条件下であれば，成長は劣る。いずれの場合も，2種類の種子の差には一貫性があるはずである。

図31.4は，実際には，データ間に正の相関がないことを示す。対応のあるt検定のポイントは，データの一貫性を得るための内部調整を利用することにあるため，これらのデータでは，対応のあるt検定のほうが対応のないt検定より大きいP値を示す（対応のないt検定によるP値は0.02である）。このような状況はまれである。通常，マッチしたサンプルを用いた実験をデザインする場合，強い正の相関が認められるだろう。

これらのデータに対して，対応のないt検定に変更することは公正だろうか？ 望むP値を"物色する"ことは全く公正でない。データを収集する以前に変更するプロトコールを決めておく必要がある。Darwinはもちろんそうしなかった[*3]。

前提

統計学的結果を評価する場合，前提のリストを見直すことが重要である。対応のある

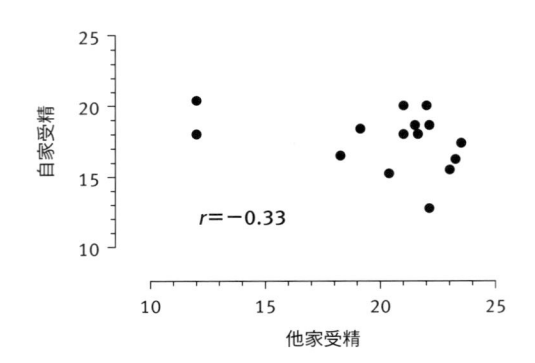

図31.4 対応のあるt検定の必要性を調べる

対応のあるt検定の要点は，対応した値に相関が期待されることである。すなわち，一方が高ければ，他方も高い。このグラフからは，例のデータがわずかな負の相関を示すことがわかる。この負の傾向は確信に至るものとは程遠く，ほぼ確実に偶然の結果である。しかし，強い正の相関が認められないことは明らかである。相関係数rについては第32章で説明する。

[*3] 訳注：t検定の論文がW. S. Gossetにより発表されたのは1908年であり，Darwinがこの研究報告を行った1876年より後のことである。

t 検定は見慣れた前提リストに基づく（第 12 章参照）。
- 対応のある値は，1 つの母集団または対応のあるサンプル群からランダムに抽出される（または，少なくともそれらを代表する）。
- この母集団では，対応した値の差が Gauss 分布に従う。
- それぞれのペアは他と独立に抽出される。

■ Q & A：対応のある t 検定

データを収集した後に対象がどの程度対応しているか決めることは可能か？	可能でない。対応は，データを収集する以前に実験プロトコールの一部として決めなければならない。対応に関する決定は，実験デザインの問題であり，データを解析するずっと以前に行われるべきである。
それぞれのペアの差を計算する場合，どの順序で差し引くべきか？	これは大きな問題ではない。例におけるそれぞれのペアでは，自家受精種子の草高が他家受精種子の草高から差し引かれた。計算を逆に行う（他家受精の草高を自家受精の草高から差し引く）場合，差のすべては，t 比と同様に，反対の符号を示す。ただし，P 値に変化はない。すべてのペアに対して同じように減算を行うことはもちろん重要である。計算を行うプログラムが，差の方向性を失わないことも重要である。
ペアとなる値の 1 つが欠ける場合はどうなるか？	対応のある t 検定はそれぞれのペアの差を解析する。ペアの一方の値が欠ける場合，そのペアは情報に貢献することが全くないため，解析から除外されるべきである。対応のある t 検定プログラムは，2 つの値の一方しか入力しない場合，そのペアを無視する。
元のデータがなくとも，差だけから対応のある t 検定を行うことは可能か？	可能である。対応のある t 検定の計算に必要なのは，それぞれのペアの一方の値から他方の値を差し引いた差のリストである。それぞれのペアで，差は同じように計算することが重要である。
2 群の平均値と標準偏差（SD），ペア数だけから対応のある t 検定を行うことは可能か？	可能でない。
差の平均値と SD，ペア数だけから対応のある t 検定を行うことは可能か？ 平均値と SEM ではどうか？	可能である。対応のある t 検定の計算に必要なのは，差の平均値，ペア数，差の SD または SEM である。

2つの群が，Gauss 分布を示さない母集団から抽出されるか否かは問題となるか？	必ずしも問題にはならない。対応のある t 検定は，Gauss 母集団から抽出されたと仮定されるペアの差だけを解析する。すなわち，2つの個々の値の集まりが Gauss 分布である必要はない。対応のある t 検定のデータに正規性検定を行う場合，差のリスト（ペアにつき1つの値）を検定することだけに意味がある。2つのデータの集まりを個別に検定することには意味がない。
対応のある t 検定により計算される P 値は，対応のない t 検定の P 値より常に小さいか？	いいえ。Darwin の例では，対応のない t 検定の P 値が対応のある t 検定の P 値より小さかった。ただし，対応が有効である（差の集まりが，どの値の集まりよりも一貫性を示す）場合，対応のある t 検定は，通常小さい P 値を示す。

■ 対応のある比 t 検定

データ例：治療により酵素活性は変化するか？

表 31.3 は，培養細胞に対する薬物処理により酵素活性が上昇するか否かを検定するデータ例である。5種類のクローン細胞が調べられる。それぞれのクローンで，対照細胞と処理細胞が並べて調べられる。5つのクローンすべてで，処理により酵素活性が増加した。図 31.5 には前後グラフとしてデータをプロットし，差のグラフも示す。

差（処理 − 対照）の平均値は 10.0 である。差の平均値に対する 95% CI は −3.4 ～ 23.4 の範囲である。この CI が 0 を含むため，処理により活性が影響を受けるということは確実でない（95% 信頼度で）。P 値（両側，対応のある t 検定による）は 0.107 であり，対照と処理の差が実際に存在すると確信できるほど十分には小さくない。ランダムサンプリングの結果に過ぎないと容易に判断される。わずか5つの一貫性がないデータでは，不確かな結論が導かれるだけである。

相対差と絶対差

しかし，図 31.5 の左のグラフを注意深く眺めてみよう。対照と処理の差は，開始点に依存する。対照において高い酵素活性を示すクローンは，処理に伴ってより大きい増加を示す。つまり薬物処理によって，酵素活性はある一定量増加するのではなく，一定倍に増加する。

図 31.6 には，相乗的な実験モデルと，対応のある t 検定に利用される相加的なモデルを並べる単純な方法を示す。このグラフは，Y 軸が対数である。ここでは，5つの増加すべてがほぼ同じ大きさである。処理により，活性はある一定量増加するのではなく，一定の比率で増加するため，アウトカム（酵素活性）の対数が一定量増えることになる。対数スケールでは，乗算が加算になる。

表 31.3　比 t 検定のサンプルデータ

これらのデータ（実データではない）は，培養細胞に対する薬物処理により酵素活性が増加するか否かを検定するのに用いた。

対照	処理
24	52
6	11
16	28
5	8
2	4

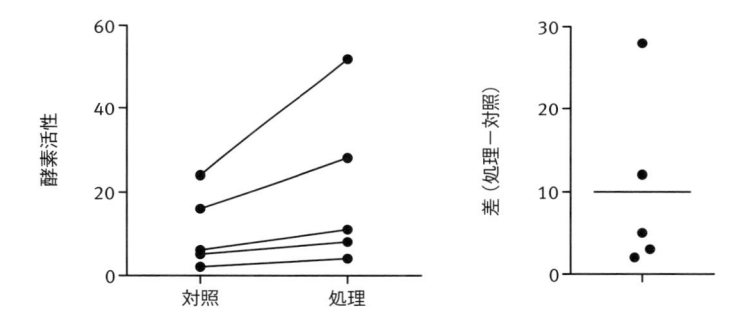

図 31.5　対照細胞と処理細胞のマッチした組み合わせにおける酵素活性

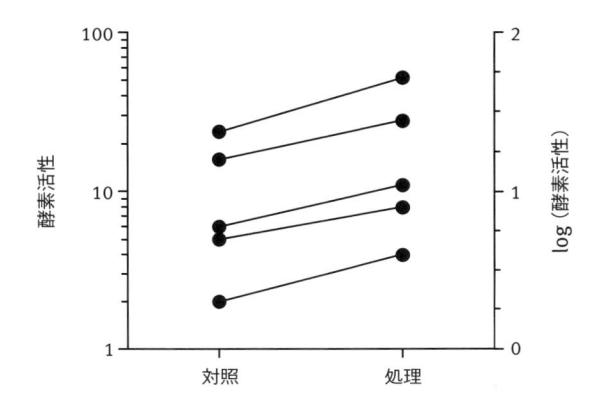

図 31.6　図 31.5 および表 31.3 と同じデータを対数軸にプロットする

右軸は対数を示す。左軸は対数スケールとなっている。同じ値を示すものの表現の異なる両軸に従ってデータをプロットしてある。

31. 対応のある 2 群の比較

対数が得意でなければ，このやり方はやや不可解に思えるかもしれない．しかし，対数が，この種のデータ解析に対してどの程度実用的に利用されるか，読み進めてみよう．

対応のある比 t 検定の結果

これらのデータを対応のある t 検定で解析するには，まず，すべての値を対数（底10）に変換し，それらの結果に対応のある t 検定を行う（対数と逆対数については付録 E 参照）．対数間の差の平均値は 0.26 である．これを元の比尺度に変換し直すと，$10^{0.26} = 1.82$ である．平均的に，処理により酵素活性は 1.82 倍増加する．すなわち，処理により活性は 82% 増加する．

対数の差の 95% CI は 0.21 〜 0.33 の範囲である．これらの値をその逆対数に変換すれば，比（処理/対照）に対する 95% CI は 1.62 〜 2.14 の範囲である．この区間は 1.0（比 1.0 は変化がないことを示す）を含まず，1.0 を含むほど近くもない．したがって，処理による活性増加は偶然でない可能性が非常に高い．P 値は 0.0003 であり，処理効果が偶然によらないことを確信するのに十分なほど小さい．このように解析すれば，結論は極めて明瞭である．

この方法（対数変換したデータに対する対応のある t 検定）を著者は**比 t 検定** ratio t test と呼ぶが，広く用いられている用語ではない．しかし，差の一貫性を得るために値を変換するという考え方は全く標準的である．もちろん，データを収集する以前に，解析法を実際に選んでおくべきである．データを多種類の方法で解析し，その中からもっとも好ましい P 値を選ぶのは正しくない．

■ 対応のある t 検定の原理

コンピュータ・プログラムが計算を行ってくれるため，対応のある t 検定の計算に利用される数式を学ぶ必要はない．しかし，どのような値を計算に入れたか知っておくことは重要である．

差だけを解析する

前後測定のそれぞれ，またはマッチしたペアのそれぞれに対し，対応のある t 検定はまず各ペアの 2 つの値の差を計算する．この差の集まりだけが，CI や P 値の計算に利用される．

CI

差の平均値の CI は，計算に入力される値が差の集まりであることを除いて，まさに，第 12 章で説明したように計算される．CI の幅は次の 3 つの値に依存する．
- 変動．観察された差が，大きい差のペアや小さい差のペアが存在するなど，広く散

らばる場合，CI は幅広くなる．データがまとまるほど，CI は狭まる．
- サンプルサイズ．他のすべてが等しい場合，ペア数の多いサンプルでは CI の幅が狭まり，ペア数の少ないサンプルでは CI の幅が広くなる．
- 信頼度．より高い信頼度（すなわち，95% でなく 99%）を望む場合，CI は広くなる．低い信頼度（すなわち，90%）を受け入れる場合，CI は狭まる．

t 比

t 比は，差の平均値（2.62 インチ）をこれらの差の SEM（1.22 インチ）で除することで計算される．分子と分母が同一の単位を有するため，t 比は単位を持たない．この例では，$t = 2.15$ である．

P 値

P 値は t 比と，ペア数から 1 を減じた自由度（df）の数から計算される．この値は，次に依存する．
- 差の平均値．他のすべてが等しい場合，差の平均値が 0 から離れるほど，P 値は小さくなる．
- 変動．観察された差が，大きい差のペアや小さい差のペアが存在するなど，広く散らばる場合，P 値は大きくなる．データがまとまるほど，P 値は小さくなる．
- サンプルサイズ．他のすべてが等しい場合，サンプルに含まれるペア数が多いほど，P 値は小さくなる．

■ 対応のあるケースコントロール研究に対する McNemar 検定

McNemar 検定 McNemar test は，アウトカムが 2 値的（可能性のある 2 つのアウトカム）である場合のマッチしたデータを解析する．

標準的なケースコントロール研究では，コントロール群とケース群の比較が行われる．群として，コントロールはケースと類似する（疾患がなく，想定される危険因子に曝露していない点を除いてすべて類似する）ように選択される．ケースコントロール研究をデザインするもう 1 つの方法は，それぞれのケースを，年齢や性別，職業，場所，他の関連変数に基づく特定のコントロールにマッチさせることである．

例を表 31.4 に示す．134 のケースと 134 のマッチしたコントロールを調査した．表のそれぞれは，1 つのペア（ケースとコントロール）を示す．これは分割表ではないため，分割表解析を目的としたプログラムにこの表を入力すると誤った結果が導かれる．表 31.5 はこれらのデータを分割表として示したものである．

ケースとコントロールが両者とも危険因子に曝露された 13 ペアは，危険因子と疾患の関連について何の情報ももたらさない．同様に，ケースとコントロールが両者とも危険因子に曝露されていない 92 ペアは有用な情報を示さない．危険因子と疾患の

表 31.4　ケースコントロール研究のマッチしたペア

表のそれぞれの値はマッチしたケースとコントロールのペアを示す。対象の 134 ペアが調査されたため（したがって，対象の総数は 268），4 つの値の合計は 134 である。これは分割表ではないため，分割表に基づくプログラムで解析すると誤った結果が導かれる。

	ケース		
コントロール	危険因子（＋）	危険因子（－）	合計
危険因子（＋）	13	4	17
危険因子（－）	25	92	117
合計	38	96	134

表 31.5　表 31.4 のデータを分割表として示す

表のそれぞれの値は 1 人の対象を示す。この研究は 134 のケース（患者）とコントロールのペアを有するため，対象は合計で 268 人である。これは分割表である。データをこのように配置すると，それぞれのケースに対してマッチさせたコントロールを用いるという研究デザインの事実が覆い隠されてしまう。表 31.4 のほうが情報量が多い。

	危険因子（＋）	危険因子（－）	合計
ケース	38	96	134
コントロール	17	117	134
合計	55	213	268

関連は表の他の 2 つの値に依存し，これらの比がオッズ比である。

　この例のオッズ比は，ケースが危険因子に曝露される一方でコントロールが曝露されていないペアの数（25）を，コントロールは曝露されるがケースは曝露されていないペアの数（4）で除した値であり，6.25 に等しい。

　McNemar 検定はオッズ比と P 値の 95% CI を 2 つの不一致な値（この例では，25 と 4）から計算する。必ずしもすべてのコンピュータ・プログラムが McNemar 検定を行うわけではないが，graphpad.com におけるフリーのウェブ計算機を利用すれば計算可能である。

　オッズ比の 95% CI は 2.16 ～ 24.7 の範囲である。疾患がかなりまれであるとすれば，オッズ比を相対危険度と解釈することができる（第 28 章参照）。これらのデータは，危険因子に対する曝露がリスクを 6.25 倍に高めることを示し，また，2.16 ～ 24.7 の範囲に真の母集団のオッズ比を含むことが 95% 確実であることを示す。

　McNemar 検定は P 値についても計算し，これは 0.0002 である。P 値を解釈するには，危険因子と疾患には何の関連もなく，したがって，母集団のオッズ比は 1.0 で

あるという帰無仮説を最初に定義する．この帰無仮説が真であるとすれば，オッズ比が 1.0 からこの程度に離れているケースとコントロールの 134 ペアをランダムに抽出する確率はわずか 0.02％である．

■ 関連する検定

第 30 章では対応のない t 検定を説明した．

　第 41 章では，ノンパラメトリックな Wilcoxon 検定（および，コンピュータ集約型ブートストラップ法）を説明する．第 39 章では，3 つまたはそれ以上の群における平均値を比較する 1 元配置分散分析を説明する．

CHAPTER 32

相関

> 相関が因果関係を意味しているという不当な思い込みは，おそらく，人間の論理的思考におけるもっとも深刻で一般的な誤りである。
>
> Stephen Jay Gould

2 つの連続変数の関連は，相関係数 r により定量化される。

■ 相関係数の紹介

Borkman ら (1993) は，インスリン感受性が個人間で非常に異なる理由を調べようとした。彼らは，骨格筋の細胞膜における脂肪酸組成がインスリンに対する筋肉の感受性に影響するという仮説を立てた。

彼らは，標準的な速度（体格の差で調整）でインスリンを注入し，一定の血糖値を維持するのに必要なグルコース注入量を定量化することで，13 人の健常男性におけるインスリン感受性を評価した。インスリンは筋肉にグルコースを取り込ませ，したがって血糖値を低下させるため，インスリン感受性が高い場合にはより多くのグルコース注入を必要とする。

彼らは，それぞれの対象で筋生検を行い，その脂肪酸組成を測定した。ここでは，20 〜 22 の炭素原子を含む多価不飽和脂肪酸の比率（% C20-22）に注目する。

表 32.1 は Borkman らが発表したグラフから読み取ったデータであり，これを図 32.1 にグラフ化する。両変数とも散らばりが大きいことに注意しよう。インスリン感受性指数の平均値は 284，標準偏差 (SD) は 114 mg/m^2/分である。変動係数 (CV) は 114/284 で，40.1 ％に等しい。これは極めて高い。著者らは変動の大きいことを予想しており，これが変動の原因を調べる理由であった。脂肪酸含量の変動は少なく，CV は 11.6 ％である。グラフを注意深く眺めなければ，誤解してしまう可能性がある。X 軸が 0 から始まっていないため，変動が実際より大きい印象を受けるからである。

グラフは 2 つの変数間に明らかな関係があることを示している。筋肉の C20-22 多

表 32.1 ％ C20-22 脂肪酸とインスリン感受性の相関

インスリン感受性（mg/m^2/分）	％ C20-22 脂肪酸
250	17.9
220	18.3
145	18.3
115	18.4
230	18.4
200	20.2
330	20.3
400	21.8
370	21.9
260	22.1
270	23.1
530	24.2
375	24.4

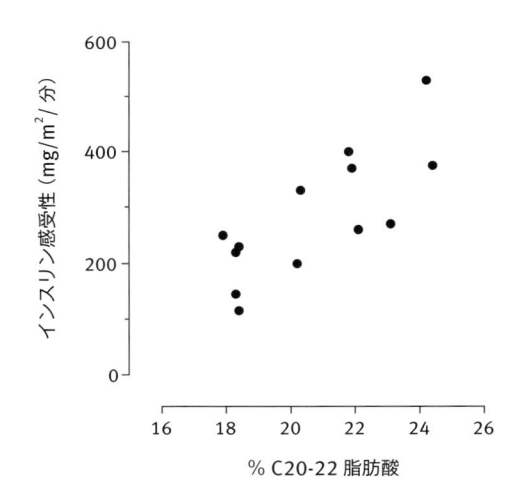

図 32.1 ％ C20-22 脂肪酸とインスリン感受性の相関

価不飽和脂肪酸が多いほど，インスリン感受性が大きい傾向がある．2 つの変数はともに変動し，統計学者はこれを，多くの**共変動** covariation または**相関** correlation があると表現する．

　線形相関の方向と大きさは，"r" で表される**相関係数** correlation coefficient により定量化される．この値は $-1 \sim 1$ の範囲をとりうる．r が 0 であれば，2 つの変数がともに変動することはない．r が正の値を示す場合，2 つの変数はともに増加するか，ともに減少する．r が負の値を示す場合，2 つの変数は逆の関係を示し，一方が減少

32．相関　251

すれば他方が増加する傾向を示す。r が 1 または -1 である場合，2 つの変数は完全に共変動し，データ点はグラフ上で直線を示す。

この例では，2 つの変数がともに増加するため，r は正の値でなければならない。しかし，いくらかの散らばりが存在し，したがって r は 1.0 より小さいはずである。事実，この例の相関係数は 0.77 に等しい。

■ 相関係数の CI

この相関係数の 95％信頼区間（CI）は 0.38 〜 0.93 の範囲である。これらのデータがより大きい母集団からランダムに抽出されているとすれば（本章で後述する他の前提も真であるとすれば），この範囲に母相関係数が含まれることは 95％確実である。

CI が非対称性であることに注意しよう。この例では，相関係数の上方より下方が広く伸びている。r が 1.0 より大きいか，-1.0 より小さいことはあり得ないため，CI は通常非対称性である。r が 0 から離れているか，サンプルサイズが小さい場合には，この非対称性が顕著になる。

■ P 値の解釈

P 値は 0.0021 である。P 値を解釈するには帰無仮説の定義が必要である。ここでの帰無仮説は，母集団全体において，インスリン感受性と骨格筋細胞膜の脂肪酸組成には何の相関もない，である。両側 P 値が次の質問に答える。すなわち，帰無仮説が真であるとすれば，ランダムに抽出された 13 の対象が 0.77 より大きい r や -0.77 より小さい r を示す確率はどの程度か？

P 値が非常に小さいため，このデータは，帰無仮説を棄却するための強固なエビデンスを示す。

■ 相関と因果関係

2 つの変数が非常によく相関する理由は何だろうか？ 5 つの説明が考えられる。
- 細胞膜の脂肪酸含量がインスリン感受性を決定する。
- 細胞膜のインスリン感受性は脂肪酸含量にいくらか影響する。
- インスリン感受性と脂肪酸含量は両者とも，おそらくホルモンのような他の因子の影響下にある。
- 脂肪酸含量やインスリン感受性，その他の要因はすべてが複雑な分子・生化学・生理学ネットワークの一部であり，おそらくポジティブ・フィードバックやネガティブ・フィードバックの構成要素である。この例で観察された相関は，より複雑な関連のごく一部に過ぎない。

- 2つの変数は母集団において全く相関せず，例で観察された相関は偶然である。

　最後の可能性を除外することはできないが，P値はこの偶然がまれであることを示している。例では，母集団全体に相関がないとすれば，観察されたのと同程度（または，より以上）に強固な相関を見いだす確率は，実験の0.21%である。

　これらのデータを解析するだけでは，最初の4つの可能性から1つに決定することはできない。いずれが正しいかを見いだす唯一の方法は，変数を操作する追加実験を行うことである。この研究では，単に対象の値を測定しただけであることを思い出そう。実験的な操作は何も行っていない。

　もちろん，研究者らは生理学的知識に基づいて1番目の可能性を信じたがる。これは，脂肪酸組成がインスリン感受性を決定する唯一の要因であると彼らが信じていることを意味するわけでなく，あくまでも一要因に過ぎない。

　大部分の人は最初の2つの可能性を直ちに思いつき，残りを無視する。しかし，相関は必ずしも単純な因果関係を意味しない。2つの変数が相関しうるのは，両者とも同じ3番目の因子による影響を受けているためである。各国の乳児死亡率は国民1人あたりの電話加入数と負の相関を示すが，電話の購入が乳児死亡を低減させることはない。代わりに，富の増加（したがって，電話購入の増加）が，上下水道の改善や栄養改善，密集した生活環境の改善，ワクチン接種の増加などと関連する。

■ 前提：相関

どのようなデータからでも相関係数の計算が可能であり，データの"記述子"として役立つ場合がある。しかし，CIやP値の解釈は次の前提に基づく。

前提：ランダムサンプル
すべての統計学的解析と同様に，対象がより大きい母集団からランダムに抽出されているか，少なくともその代表である必要がある。

前提：対応したサンプル
それぞれの対象（または，それぞれの実験単位）はXとYの両者の値を持たなければならない。

前提：1つの母集団からのサンプリング
相関は，すべての対象（データ点）が1つの母集団からランダムにサンプリングされていることを前提とする。いくつかの対象を1つの母集団から抽出し，別の母集団からもいくつか抽出するような場合，相関係数やP値は誤った結果を導く。

前提：独立した観察
相関はすべてのランダムな因子が1つの対象だけに影響し，他の対象には影響しないことを前提とする．すべての対象間の関係は同一であるべきである．この例では，対象のいく人かが関連する場合（兄弟など），独立の前提は成立しない．研究者たちが意図的にいく人かの糖尿病患者や非糖尿病患者を選ぶか，それぞれの対象を2つの時点で測定し，その値を異なるデータ点として処理する場合にも，この前提は成立しない．

前提：Y値の計算にX値が利用されていない
相関の計算はXとYの値が別々に測定されていない場合，意味を持たない．例えば，中間試験の点数と全期の点数の相関を計算することは，中間試験が全期の評価の一部であることから，意味がない．

前提：X値が実験的に調整されていない
実験的に変数X（濃度や投与量，時間など）を調整する場合，相関でなく線形回帰を計算すべきである（第33章参照）．R^2値とP値は同じ値になる．しかし，実験者がX値を調整する場合，相関係数のCIは解釈できない．

前提：両変数ともGauss分布に従う
X値とY値はそれぞれGauss分布に従うか，少なくともGauss分布に近似する母集団から抽出されなければならない．

前提：すべての共変動は線形である
例えば，特定の点まではXを増加させるにつれてYも増加するが，さらにXを増加させるとYが減少するような場合，相関係数の意味はなくなる．曲線的な関係は一般的であるが，相関係数による定量化は行えない．

前提：外れ値が存在しない
相関係数の計算は1つの外れ値によって大きい影響を受ける．この1つの点を変更または除外することは，全く異なる結果を生む．外れ値はすべての統計学的計算に影響するが，特に相関において著しい．相関係数から結論を得る前に，データのグラフを眺めるべきである．解析を混乱させる不良な点として外れ値を直ちに除外してはならない．外れ値は，研究でもっとも関心を惹く観察となる可能性がある！

■ R^2

相関係数の2乗，すなわちR^2（"r 2乗"と呼ばれる）はrより解釈が容易な値である．

例えば，$r=0.77$ であれば，$R^2=0.59$ である。r が常に -1 と 1 の間にあるため，R^2 は常に 0 と 1 の間にある。比率を 2 乗する場合，結果はより小さくなることに注意しよう。

前項に挙げた前提を受け入れることができる場合，R^2 は 2 つの変数の間で按分される分散の比率を示す。例では，インスリン耐性における変動の 59％ が脂肪酸含量の変動に伴う。細胞膜の脂肪酸含量を知ることは，インスリン感受性における分散の 59％ を説明する。分散の残り 41％ は他の要因または測定の誤りによって説明される。相関解析では X と Y が対称性であるため，脂肪酸含量における変動の 59％ はインスリン耐性の変動に関連すると言うこともできる。

■ 大きいサンプルに注意しよう

Arden ら（2008）は知能と精子数の間に相関があるか否か調べた。本当に！

彼らは，米国におけるベトナム時代の退役軍人の研究から，知能と，精液における精子数および運動能に関するデータを得た。個人の精子数（単位容積あたりの精子または精液あたりの精子として測定）における変動が大きな偏りを示したため，すべての値が対数に変換された。値が対数正規分布に近いため，これは完全な妥当性を持つ（第 11 章参照）。

425 人の男性から得たデータに対し，知能評価と精子の 3 つの質評価（容積あたりの精子数や精液あたりの精子数の対数，運動能を示す精子の百分率）における相関係数が計算された。結果を表 32.2 に示す。これらは次の 4 つの点を明らかにする。

- r 値はすべて正の値である。したがって，これは正の傾向を示し，知能の高さは精子数や運動能の増加と関連する。
- P 値はすべてが極めて小さい。精子と知能の間に何の関連もないとすれば，この程度の強い相関を得る確率は極めて低い。
- 多重比較に対する修正（第 22, 23 章参照）は行われていない。精子評価に用いられた 3 つの変数が互いに関連するため，この判断は適切である。これら 3 つは独立した測定ではない。3 つの P 値すべてを多重比較に対する修正なく報告することは全く妥当である（しかし，最小の P 値だけを報告して，他の 2 つに言及しないのは

表 32.2 知能評価と精子の 3 つの質評価における相関
Arden（2008）によるデータ。$n=425$。

	r	R^2	P 値
対数（精子数/mL）	0.15	0.023	0.0019
対数（精子数/精液）	0.19	0.036	<0.0001
運動精子の比率（％）	0.14	0.020	0.0038

正しくないだろう）。これらがすべて小さく，すべての相関が同じ方向に向かうという事実は，データを確実なものと確信するのに役立つ。
- r 値はすべて小さい。R^2 値のほうが解釈しやすく，知能における変動のわずか 2 ～3% が精子数や運動能における変動と関連する。

最後の 2 点は一般的な状況を示す。サイズの大きいサンプルでは，データは小さい効果（ここでは 2～3% の R^2 値）を示し，それでも小さい P 値を生じうる。P 値が小さいという事実は，この効果がランダムサンプリングに基づく偶然による可能性が低いことを示す。しかし，P 値の大きさが，その効果の大きさを示すことはない。これらのデータでは，r と R^2 が効果の大きさを評価し，これらは非常に小さい。

2～3% の R^2 値は，関心を惹くか，追求する価値があると思えるほど十分に大きいだろうか？　これは科学的な質問であり，統計学的なものではないと研究者たちは考えたようである。しかし，このように小さい効果は注意を向けるほどの価値がないと結論づける研究者もいるだろう。精子数と知能の関連について報告した多くの新聞記者たちが，実際の関連性の弱さをどの程度理解していたかは疑問である。

■ 原理：相関係数の計算

相関係数の計算はコンピュータ・プログラムに組み込まれており，用手計算を行う必要はない。次の説明は，相関係数の意味を感じとってもらうために示してある。

1. すべての X 値の平均を計算する。すべての Y 値の平均も求める。これら 2 つの平均値はデータの"重心"点を定義する。
2. この重心に対するそれぞれの点の位置を比較する。X の平均値から個々の X 値を差し引く。この結果は，重心の右側の点では正，左側の点では負となる。同様に，Y の平均値から個々の Y の値を差し引く。この結果は，重心の上側の点では正，下側の点では負となる。
3. これらの X 距離を，すべての X 値の SD で除すことで標準化する。同様に，それぞれの Y 距離をすべての Y 値の SD で除す。距離を SD で除すことにより単位は相殺されるため，これらの比は無次元数となる。
4. それぞれのデータ点に対し，2 つの標準化距離を乗じる。この積は，重心の北東（2 つの正数の積）または南西方向（2 つの負数の積）にある点では正となる。積は，重心の北西または南東方向（1 つの負数と 1 つの正数の積）にある点では負となる。
5. ステップ 4 で計算した積の総和を求める。
6. この合計を $n-1$ で除すことでサンプルサイズを考慮する。ここで，n は XY のペア数である。

X と Y が相関しない場合，ステップ 4 で求めた正の積は負の積とほぼ釣り合い，相関係数は 0 に近づく。X と Y が相関する場合，正の積と負の積は釣り合わず，相関係数は 0 から遠く離れる。

Spearman のノンパラメトリック相関（第 41 章参照）では，最初にステップが 1 つ加わる．まず，最小値を順位 1 として，X 値と Y 値を個々に順位づけする．次に，上述したように X 順位と Y 順位の間で相関係数を計算する．

■ Q&A：相関

どちらの変数を X と呼ぶか，または Y と呼ぶかが問題となるか？	問題にならない．相関の計算では，X と Y は完全に対称性である．しかし，線形回帰（第 33 章参照）ではこれが当てはまらないことに注意しよう．線形回帰によるデータ解析では，どちらの変数が X または Y であるかを注意深く選ばなければならない．
相関係数 r の計算で X と Y は同一の単位で測定されなければならないか？	X と Y が同一の単位で測定される必要はないが，同一の場合がある．
どのような単位が r に用いられるか？	単位はない．これは無次元である．
r が負を示すことはありうるか？	ありうる．一方の変数が増加するにつれて他方の変数が減少する場合，r は負を示す．r が正であれば，一方の変数が増加するにつれて他方の変数も増加する．
すべての X 値が同一である場合，相関を計算することは可能か？ すべての Y 値が同一である場合はどうか？	計算できない．すべての X 値または Y 値が同一である場合，相関の計算は意味をなさない．
図に最適直線が示されていない理由とは？	相関は関係を定量化するが，直線適合を行うことはない．第 33 章では，最適直線を見いだす線形回帰を説明する．
すべての X 値または Y 値が新たな単位に変換される場合，r は変化するか？	変化しない．単位変換（インチからセンチメートル，mg/mL から mM）のために係数を乗じても，相関係数は変化しない．
すべての X 値または Y 値が対数に変換される場合，r は変化するか？	変化する．対数変換や，データ点の相対値を変化させる変換を行うと r 値は変わる．しかし，Spearman のノンパラメトリック相関係数（第 41 章参照）は，値の順序だけに依存するため変化しない．
X と Y を交換する場合，r は変化するか？	変化しない．相関係数の計算や解釈において X と Y は完全に対称性である．
データ点の数を 2 倍にするが，r は変化しない場合，CI や P 値はどうなるか？	データ点が増えれば CI の幅は狭まる．データ点が増え，r 値が同一であれば，P 値は小さくなる．

相関係数だけでなくグラフを眺めることが必要な理由とは？	図32.2はAnscombe (1973) による4つのデータを示したものである。相関係数は同一 (0.8164) であるが，データは全く異なる。
2つの異なるアッセイがどの程度の近さで一致するかを定量化するために相関が利用できるか？	利用できない。これは一般的な誤りである。2つの異なる解析法を比較する場合には，特別な方法が必要である。Bland-Altmanプロット[*1]を参照しよう。
r^2とR^2の違いはあるか？	ない。大文字と小文字は同じ意味を持つ。しかし，相関係数rは常に小文字で表される。

■ 専門用語：相関

相関

相関 correlation という言葉に出会う場合，厳密に統計学的な意味（本章）と一般的な意味（本章以外）とを区別すべきである。

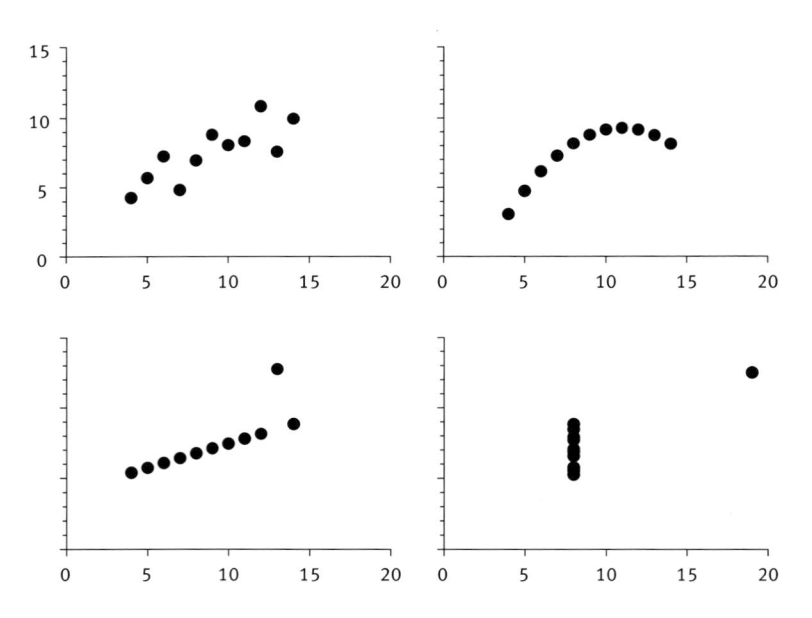

図 32.2 相関係数が等しい4つのグラフ
4つの場合すべてで相関係数 r は 0.8164 である。左上のグラフだけが相関の前提を満たすと考えられる。

[*1] 訳注：Bland, J. M., & Altman, D. G. (1986). Statistical methods for assessing agreement between two methods of clinical measurement. Lancet, i, 307-310 を参照。

統計学の教科書やプログラムで用いられているように，相関は2つの連続変数（間隔変数または比変数）の関係を定量化する。

　相関という言葉は，単に2つの変数の関係を示す一般的な意味で用いられる場合が多い。しかし，変数のいずれか（または両者）が連続変数でない場合，これは厳密には正しくない。生存時間が薬物選択と相関するか否か，あるいは抗体値が性別と相関するか否かを見いだすために相関係数を計算することはできない。

決定係数

決定係数 coefficient of determination とは R^2 のことを指す用語である。大部分の科学者や統計学者は単に r 2 乗 r square (d) と呼ぶ。

PART 7

データにモデルを適合させる

CHAPTER 33 単純線形回帰

> 176 年の間にミシシッピ川の下流は 242 マイル短くなった。これは，年に平均 1 と 1/3 マイルをわずかに超える程度である。したがって，…現在から 742 年後にはミシシッピ川下流の長さはわずか 1 と 3/4 マイルになってしまうと誰もが予測できるだろう。
>
> Mark Twain『ミシシッピの生活』

線形回帰 linear regression に関する 1 つの考え方は，データ点を示すグラフに"最適直線"を適合させることである。もう 1 つの考え方は，線形回帰により単純なモデルをデータに適合させて，このモデルを定義するパラメータ（傾き slope と切片 intercept）を決定することである。第 34 章では，モデルをデータに適合させるための，より一般的な概念を紹介する。

■ 線形回帰の目的

第 32 章の例を思い出そう。研究者たちは，インスリン感受性が個人によって非常に変動する理由を調べようとした。彼らは男性 13 人のインスリン感受性を測定し，生検から得た筋肉の脂肪酸含量も測定した。2 つの変数〔インスリン感受性と，20 〜 22 の炭素原子を有する不飽和脂肪酸の比率（% C20-22）〕が実質的に相関することはすでに知られている。

この例では，脂肪酸組成の差がインスリン感受性に影響を与えると結論づけられ，インスリン感受性が % C20-22 の線形関数であるという単純なモデルが提唱されている。% C20-22 が増すにつれて，インスリン感受性も増大する。これは，次のような数式で表すことができる。

$$\text{インスリン感受性} = \text{切片} + \text{傾き} \cdot \text{\% C20-22}$$

インスリン感受性を Y，% C20-22 を X，切片を b，傾きを m と定義する。この場合，

モデルは次の標準型を示す。

$$Y = b + m \cdot X$$

　ランダムサンプリングに伴う変動を考慮していないため，このモデルは不完全である。研究者たちは，モデル予測によるランダム変動がGauss分布に従うという標準的な前提を利用した。

　おそらく，切片に対する真の母集団の値や傾きに対する真の母集団の値を知ることはできない。ここでの目的は，サンプルデータから，もっとも正確である可能性が高い切片や傾きの値を見いだし，その不正確さを信頼区間（CI）で定量化することである。表33.1に，線形回帰の結果を示す。この結果については次項で詳しく確認する。

　モデルをグラフとして考えることは有用である（図33.1）。線形回帰を見る単純な方法は，各データ点にもっとも近接する直線を見いだすことである。これは単純すぎ

表33.1　線形回帰の結果

この結果はGraphPad Prism 5.02J（有限会社エムデーエフによる日本語ローカライズ版）による。他のプログラムでは，結果は異なる形式で示される。DFn：分子自由度，DFd：分母自由度。［訳注："勾配"は"傾き"のこと，"繰り返しデータ Y 値の最大数"は"Yの最大反復数"のことを指す］

最適なフィット値	
勾配	37.21±9.296
Y-切片 --X=0.0	−486.5±193.7
X-切片 --Y=0.0	13.08
1/勾配	0.02688
95%信頼区間	
勾配	16.75 → 57.67
Y-切片 --X=0.0	−912.9 → −60.17
X-切片 --Y=0.0	3.562 → 15.97
フィットの適合度	
R^2	0.5929
Sy.x	75.90
勾配はほぼ0であるか？	
F	16.02
DFn，DFd	1.000，11.00
P値	0.0021
0から偏りがあるか？	有意差あり
データ	
X値の数	13
繰り返しデータY値の最大数	1
値の合計数	13
欠損値の数	0

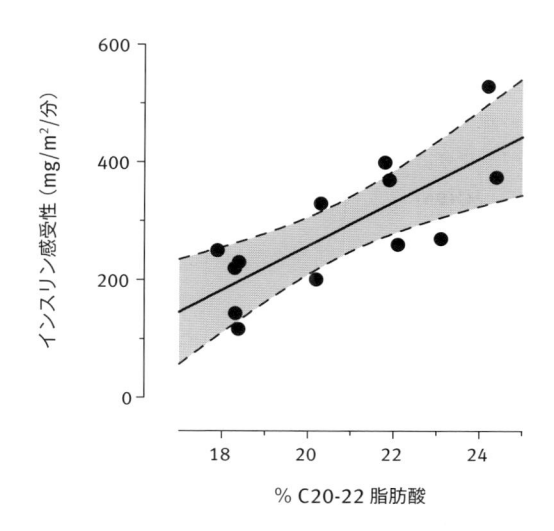

図33.1 最適線形回帰とその95%信頼帯（影の部分）

るかもしれない。より正確には，XからYをもっともよく予測する直線を見いだすことである。このために，線形回帰は，直線と点の距離を最小とするのではなく，点から直線までの垂直距離だけを考慮し，これらの距離の2乗和が最小となるよう計算する。この理由は第34章で説明する。

■ 線形回帰の結果

傾き

傾きの最適値は37.2である。これは，% C20-22が1.0増加する場合，平均的なインスリン感受性が$37.2 \, \text{mg/m}^2/$分増すと期待されることを示す。

CIはこの解析において重要なものである（しかし，しばしば省略される）。傾きの95% CIは$16.7 \sim 57.7 \, \text{mg/m}^2/$分である。CIはかなり広いが0を含まず，0に近くさえない。これは，筋肉の脂肪酸含量とインスリン感受性の間に観察された差に対して，ランダムサンプリングによる偶然の可能性が非常に低いことを示す強固なエビデンスである。

CIの範囲は適度に広い。CIはサンプルサイズが大きければ狭くなる。

いくつかのプログラムは，CIの代わりに（または，CIに加えて）傾きの標準誤差を報告する。傾きの標準誤差は$9.30 \, \text{mg/m}^2/$分である。CIは標準誤差より解釈しやすいが，2つは互いに関係する。傾きの標準誤差を示すが，そのCIを示していない論文では，次のステップを利用してCIを計算すべきである。

1. 付録Dを参照してt分布の棄却値を見いだす。自由度（df）の値はデータ点の数か

ら 2 を減じたものに等しい．この例では，データ点が 13 であるため，df は 11，95% CI に対して棄却値となる t 比は 2.201 である．
2. ステップ 1 の値に線形回帰プログラムから得た傾きの標準誤差を乗じる．この例では，2.201 に 9.30 を乗じる．CI の誤差範囲は 20.47 である．
3. ステップ 2 で計算した値を傾きの最適値に加えるか，減じることで CI を得る．この例では，区間が 37.2 − 20.5 = 16.7 に始まり，37.2 + 20.5 = 57.7 に終わる．

切片

直線は，% C20-22 が 0 である場合のインスリン感受性を示す Y 切片と傾きによって定義される．

　この例では，Y 切片は科学的に意味のある値ではない．この例における % C20-22 の範囲は 18 〜 24% である．0 に至る外挿は役立たない．切片の最適値は − 486.5，その 95% CI は − 912.9 〜 − 60.17 の範囲である．インスリン感受性は一定の血糖値を維持するために必要なグルコース量として評価されるため，正の値でなければならず，負の値は生物学的にあり得ない．これらの結果は，データ範囲を超えて外挿する場合，線形モデルが正しくないことを示す．

グラフ結果

図 33.1 に，線形回帰によって決定された傾きと切片で定義される最適回帰直線を示す．

　図 33.1 の影の部分は回帰直線の 95% **信頼帯** confidence band を示し，これは傾きと切片の CI から構成される．この特定のサンプルから得た最適直線（黒の実線）が，母集団全体（無限）における実際の最適直線である可能性は低い．線形回帰の前提（本章で後述）が真であるとすれば，母集団の最適直線が影で示した信頼帯内に含まれることは 95% 確実である．

　95% 信頼帯は曲線を示すが，X と Y の間の曲線的（非線形）な関係の可能性を示すものではない．信頼帯は線形回帰の一部として計算され，線形回帰と同じ前提に基づく．この曲線は単に可能性のある直線群の包絡線を示すものであり，図 33.2 にこのうちの 2 つを示す．

　95% 信頼帯は，真の最適直線（有限のサンプルデータから決定することはできない）を含むことが 95% 確実な領域を包含する．しかし，図 33.2 における 13 のデータ点のうち，わずか 6 つだけが信頼帯の中に含まれることに注意しよう．サンプルが大きいほど，最適直線はより正確に決定され，信頼帯は狭まり，信頼帯に含まれるデータ点の比率は低くなる．平均値の 95% CI が値の 95% を含まない（第 12 章）という類似性に注意しよう．

R^2

R^2 値 (0.5929) は，インスリン感受性におけるすべての変動の 59% が回帰モデルに

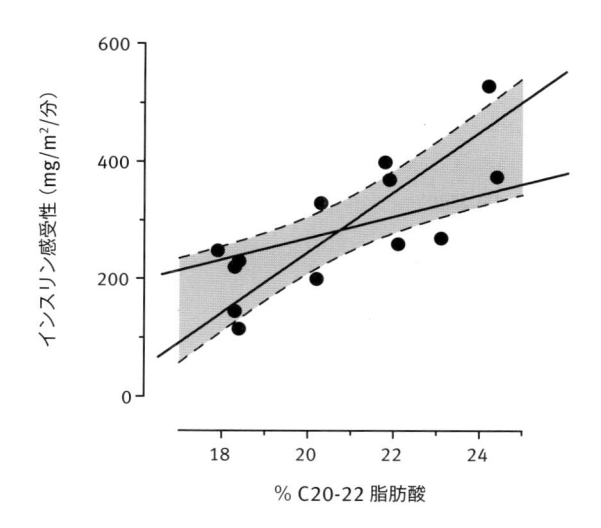

図 33.2 影の付いた信頼帯は線形回帰のためのものであり，直線適合しか考慮しない
95％信頼帯に含まれる 2 つの直線を示す。線形回帰の前提が真であるとすれば，真（母集団）の直線が影の付いた領域内に描かれることは 95％確実である。

よって説明されることを示す。また，変動の残り 41％が，測定エラーや生物学的変動，インスリン感受性と % C20-22 の間の非線形関係といった他の要因による可能性があることを示す。第 35 章では，R^2 をより厳密に定義する。線形回帰に対する R^2 値は，0.0（X と Y の間には直線関係がない）と 1.0（X と Y のグラフが完全な直線を示す）の範囲にある。

P 値

線形回帰プログラムは P 値 0.0021 を報告する。どの P 値を解釈する場合にも，帰無仮説を述べなければならない。線形回帰におけるここでの帰無仮説は，インスリン感受性と % C20-22 の間には実際に何の線形関係も存在しない，である。帰無仮説が真であるとすれば，母集団全体における最適直線は傾きが 0 の水平線である。この例では，傾きの 95％ CI が 0 を含まず（0 に近くさえない），したがって，P 値は 0.05 より小さくなければならない。事実，例の P 値は 0.0021 である。P 値は次の質問に答える。

> 帰無仮説が真であるとすれば，対象のランダムサンプルから得たデータの線形回帰が，実際に観察されたのと同程度，またはさらに 0 から離れた傾きを示す確率はどの程度か？

この例では，P 値は非常に小さい。したがって，帰無仮説が真である可能性はほと

んどなく，観察された線形関係はランダムサンプリングによる偶然の結果である可能性が低いと結論づけられる。

この例について，データを相関（第32章）と線形回帰（本章）の両者で解析することは意味がある。2つは互いに関連する。相関の帰無仮説は，XとYの間には何の相関も存在しない，である。線形回帰の帰無仮説は，水平線が正しい，である。これら2つの帰無仮説は本質的に等価であるため，相関と線形回帰によって報告されるP値は同一である。

■ 前提：線形回帰

前提：モデルは正しい

必ずしもすべての関係が直線関係ではない（図33.3参照）。多くの実験では，XとYの関係が曲線を示し，単純線形回帰を不適切なものとする。第36章では，非線形回帰を説明する。

線形回帰式は，両方向に無限に伸びる直線を定義する。この式は，X値がどのように高くとも，どのように低くとも，すべてに対してYの値を予測しうる。もちろん，モデルが無限に伸びると考えることはほとんど意味がない。しかし，このモデルは，定義されたX値の範囲内に限ってモデル予測を行うことで意味を持つ。したがって，XとYがこの範囲内で直線関係にあると想定しさえすればよい。この例では，モデルがX値の広い範囲にわたって正確であることはない。いくつかのX値では，モデルは生物学的に生じ得ない負のY値さえ予測する場合がある。しかし，線形回帰モデルは，実験で実際に観察されたX値の範囲内では有用である。

線形回帰による $R^2 = 0.01, P = 0.9$

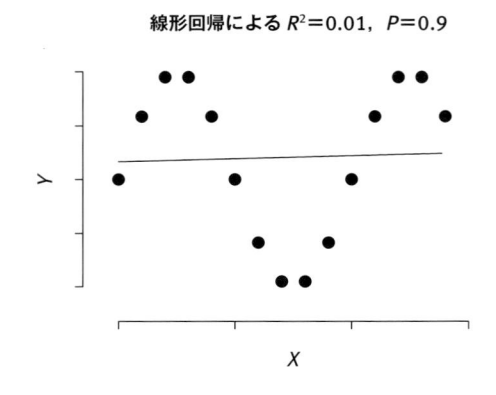

図33.3　線形回帰は線形関係だけに注目する
ここでは，XとYが明らかに関係するが，線形ではない。線形回帰による直線が描かれてはいるが，関係を全く失っている。

前提：直線周囲のデータの散らばりは Gauss 分布に従う

線形回帰は，モデル（真の最適直線）周囲のデータの散らばりが Gauss 分布に従うことを前提とする。散らばりの分布が Gauss 分布から離れているか，いくつかの値が別の分布からの外れ値である場合，CI と P 値を解釈することはできない。

前提：変動は至るところで等しい

線形回帰は，最適直線周囲の点の散らばりが，線に沿ってすべて同じ標準偏差（SD）を示すことを前提とする。高い X 値や低い X 値に伴う点が最適直線から離れる傾向を示す場合，この前提は成立しない。SD が至るところで等しいという前提は**等分散性** homoscedasticity と呼ばれる。

前提：データ点は独立である

1つの点が直線の上に存在するか下に存在するかは偶然による問題であり，別の点が直線の上にあるか下にあるかに影響しない。

前提：X 値と Y 値は結びつかない

Y 値の計算に X 値を用いる（または，X 値の計算に Y 値を用いる）場合，線形回帰計算は誤った結果を導く。その一例は，薬理学者が受容体-リガンド結合データの要約に利用する Scatchard プロットである。Y 値（受容体と結合する薬物を溶液内の遊離薬物で除すことで求める）が X 値（遊離薬物）から計算されるため，線形回帰の利用は適切でない。もう1つの例は中間試験の点数（X）と全期評価（Y）のグラフである。中間試験の点数が全期評価の一部であるため，線形回帰はこれらのデータに対して妥当性を欠く。

前提：X 値は正確に知られている

線形回帰は，X 値が知られており，すべての変動が Y 方向に存在することを前提とする。X が測定対象（対照でなく）であり，その測定が正確でない場合，線形回帰の計算は誤った結果を導く。

■ 線形回帰と相関の比較

例のデータについて，相関（第32章）と線形回帰の2つの解析が行われた。2つの解析は類似するが，明らかな違いがある。

　相関は，2つの変数が関連する程度を定量化するが，直線適合は行わない。相関係数は，一方の変数が変化傾向を示す場合，他方の変数も変化傾向を示すその程度（および，方向）を明らかにする。相関係数の CI は，X と Y の両者が測定され，いずれも Gauss 分布に従うと仮定する場合に限って解釈可能である。例では，実験者がイ

ンスリン感受性と% C20-22 の両者を測定した．実験者が X を操作（測定でなく）する場合，相関係数の CI を解釈することは不可能である．

相関では，原因と結果について考える必要はない．単に，2 つの変数がどの程度互いによく関連するかが定量化される．どちらの変数を X と呼んでも Y と呼んでも問題はない．定義を逆にしても，結果はすべて同一である．線形回帰では，原因と結果について考える必要がある．線形回帰は，X から Y を予測する最適直線を見いだし，この直線は Y から X を予測する最適直線とは異なる．

研究者たちは骨格筋細胞膜の脂肪酸含量がインスリン感受性に影響するという仮説を立て，% C20-22 を X，インスリン感受性を Y と定義した．このように定義したことで，回帰直線の解釈は意味をなした．線形回帰の結果（相関でなく）は，X と Y の定義を交換すると異なるものになる（つまり，インスリン感受性の変化が脂肪酸含量に変化を与えると定義すると，結果は違うものになる）．

大部分のデータでは，相関と線形回帰の両者でなく，いずれかを計算することに意味がある．この例は，相関と回帰の両者に意味があるケースである．相関による計算でも，線形回帰プログラムによる計算でも R^2 値は等しい．

■ 専門用語：線形回帰

回帰
回帰 regression という用語はモデルをデータに当てはめる場合に用いられる．奇妙な用語であるが，それはなぜだろうか？ 19 世紀，Sir Francis Galton[*1] は両親と子供の関係を調査した．背の高い両親の子供は，両親より背が低い傾向を示した．背が低い両親の子供は，両親より背が高い傾向を示した．それぞれの場合で，子供の身長は，すべての子供の平均身長に向かって復帰，すなわち"回帰"した．どういう理由からか，この"回帰"という用語がより一般的な意味を持つようになったのである．

残差
回帰直線からデータ点までの垂直距離は**残差** residual と呼ばれる．残差は実際の Y 値と回帰モデルによって予測される Y 値の違いを示す．

最小 2 乗
線形回帰は，直線から点までの垂直距離の 2 乗和を最小とする傾きと切片の値を見いだす．このため，線形回帰には**線形最小 2 乗** linear least square という別名がある．

[*1] 訳注：英国の人類学者（1822-1911）．身体的特徴に関心を持ち，数多くの生体測定を行った．この中には指紋の発見も含まれる．

線形
線形 linear という言葉は数理統計学者にとって特別な意味を持つ。これは，モデルパラメータとアウトカムの数学的関係を記述するために用いられる。したがって，X と Y の関係は曲線を示すが，数学モデルにおいては線形と考えられる場合がある。

単純線形回帰と重回帰
本章では単純線形回帰を説明した。"単純"という言葉は，X 変数が 1 つしか存在しないために用いられる。第 37 章では重回帰を説明する。"重"という言葉は X 変数が 2 つまたはそれ以上存在するために用いられる。

■ 一般的な誤り：線形回帰

誤り：R^2 値が低い場合に X と Y の間には何の関連もないと結論づける
線形回帰における低い R^2 値は，X と Y の間に線形関係がほとんどないことを意味する。しかし，必ずしもすべての関係が線形ではない。図 33.3 の線形回帰では，R^2 値が 0.01 であるが，X と Y は明らかに関係する（単に非線形）。

誤り：移動平均または平滑化データへの適合
図 33.4 は平滑化データに対する適合の問題を明らかにするための合成例を示す。このグラフはハリケーン数の年次推移を示す。左のグラフは実"データ"であるが，変動が大きい。実際，これらはランダム値であり（平均を 10 とする Poisson 分布に由来），それぞれが他と関わりなく選ばれている。真の潜在的傾向は全く存在しない。

一方，右のグラフは**移動平均** rolling (moving) average を示す（Briggs, 2008 より改

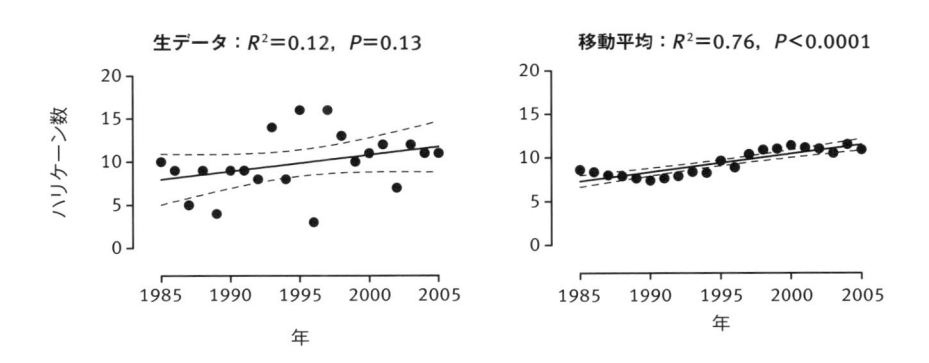

生データ：R^2=0.12, P=0.13　　　　移動平均：R^2=0.76, P<0.0001

図 33.4 平滑化してはならない
平滑化や移動平均の計算（平滑化の一方法）はデータの散らばりを減少させ，したがって，誤解しやすい結果を生む。

変）。これはデータの**平滑化** smoothing とも呼ばれる。平滑化には多くの方法がある。このグラフにプロットされたそれぞれの値は，当該年とそれ以前の8年間におけるハリケーン数の平均値である（移動平均）。平滑化の趣旨はノイズを減らし，したがって，潜在的傾向を明らかにすることにある。実際，平滑化されたグラフは明らかな上昇傾向を示す。R^2値は高く，P値は低い。しかし，この傾向は，完全に平滑化による産物である。移動平均の計算は，隣接する値も低くまたは高くするため，高値や低値に向かうランダムなブレを実際より一貫性があるように見せる。

線形回帰の前提の1つは，それぞれの点が独立した情報を提供することである。データを平滑化した場合，この独立性が失われる。したがって，回帰直線は誤解を招きやすく，P値やR^2値は意味をなさなくなる。

誤り：XとYが結びついたデータへの適合

線形回帰の結果を解釈する場合，X軸とY軸が異なる測定を表すことを確認する必要がある。X値とY値が結びつく場合，結果は誤解を招きやすい。次に例を示そう。

図33.5は，実験的介入の前後に血圧測定を行った実験をコンピュータによりシミュレートしたデータである。左上のグラフは実データを示す。右上のグラフでは，それぞれの点は，血圧を介入の前（X軸）と後（Y軸）で測定した対象を表す。それぞれの値は，平均値 = 120，SD = 10 の Gauss 分布から抽出した。データは全くランダムであり，左上のグラフを眺めると，介入の前と後2つのデータはほぼ同一であるように見える。したがって，最適回帰直線（図33.5右上）は水平である。血圧は測定値間では異なるが，系統的な治療効果は存在しない。下のグラフは同じデータを示す。しかし，Y軸は血圧変化を示す（後値 − 前値）。著しい線形関係に注意しよう。最初に低い血圧を示していれば次の測定で高くなる傾向があり，最初に高い血圧を示していれば次の測定で低くなる傾向がある。これは，完全にデータ解析の産物であり，介入前後で血圧値に安定性が見られるということ以外は治療効果について何も示していない。

変数の変化と変数の初期値をグラフ化することは，極めて誤解を招きやすい。このようなグラフにおける有意な相関を実験的介入に起因すると考えることは**回帰の誤謬**regression fallacy と呼ばれる。これらのデータが，XとYが独立に決定されているという線形回帰の前提の1つに反するため，このようなデータに線形回帰による解析を行うべきではない。

誤り：いずれの変数がXまたはYであるか考慮しない

相関とは異なり，線形回帰の計算はXおよびYに対して対称的でない。したがって，X軸とY軸を交換すると異なる回帰直線が生じる（すべての点が直線上に並ぶ完全なデータを除く）。線形回帰の要点は，Xから最適なYを予測する直線を見いだすことであり，Yから最適なXを予測する直線を見いだすこととは異なるため，これは重要なことである。

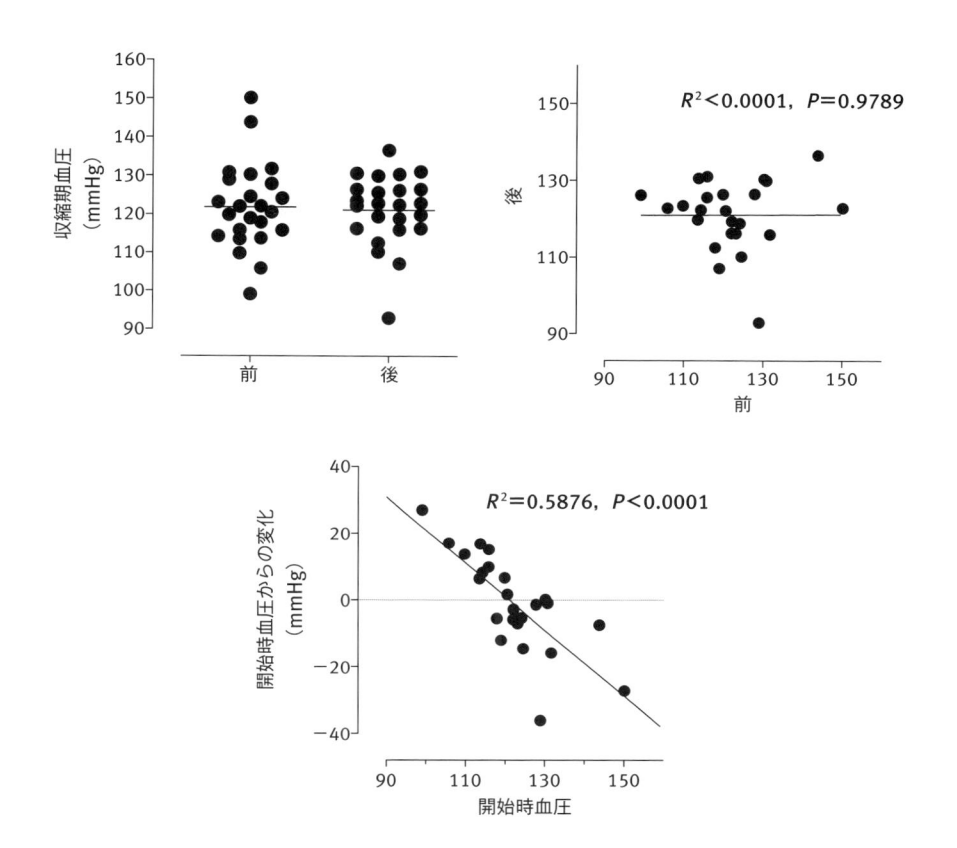

図 33.5　平均への回帰に注意しよう

(左上) 実データ (シミュレートされたデータ)。前値と後値はほぼ同一である。(右上) 各対象について介入前後の測定値を1つの点で示したグラフ。一定の傾向はない。(下) 開始時血圧 (前値) と血圧の変化 (後値 − 前値)。見かけ上, 傾向があるように感じられるが, それは思い違いである。ここで示されているのは, 最初の測定で血圧が高かった場合, 次の測定では低くなる可能性が高いということだけである。同様に, 最初の測定で血圧が低かった場合, 次の測定では高くなる可能性が高い。このように X と Y が結びつく場合, 回帰は役立たない。

X と Y が全く相関しない極端な場合を考えてみよう。X から最適な Y を予測する線形回帰直線はすべての Y 値の平均値を通過する水平線である。対照的に, Y から X を予測する最適直線はすべての X 値の平均値を通過する垂直線であり, 両者は 90° 異なる。大部分のデータでは, 2つの直線はこの場合より近づくが, 同一ではない。

誤り：グラフを眺めずに回帰の数値結果を見る

図 33.6 は Anscombe (1973) による 4 つの線形回帰を示す。傾きの最適値は 4 つのデータすべてで同一である。Y 切片の最適値も同一である。R^2 値でさえ同一である。しかし, データが非常に異なることは, グラフから一目瞭然である！

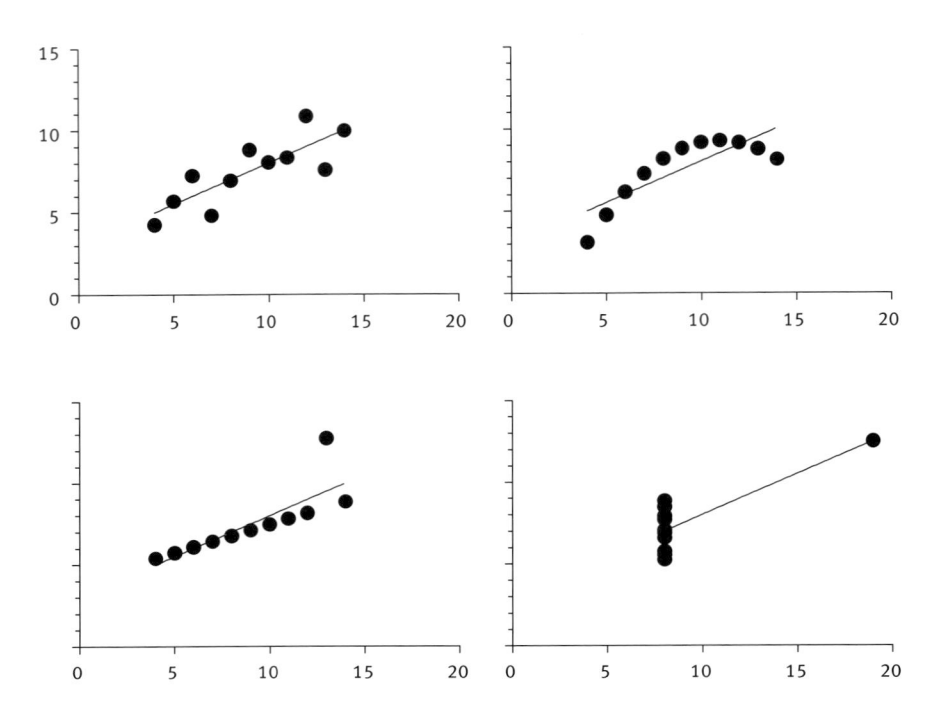

図 33.6　数値結果だけでなくグラフを眺めよう
これら 4 つのデータの線形回帰はすべて，傾きや Y 切片の最適値，R^2 値が同一である．しかし，データは大きくかけ離れている．

誤り：Y の増加に伴って散らばりが増す場合，標準的な重みづけのない線形回帰を利用する

生物学的データは，Y のすべての値に対して変動が同一であるという前提に反することが多い．むしろ，変動が Y に比例することが一般的である．ごく一部の線形回帰プログラムがこの状況を処理できるが，大部分の非線形回帰でも可能である．散らばりが Y とともに増大するデータに線形モデルを適合させたい場合には，非線形回帰プログラムを利用して直線モデルを適合させ，等しくない変動を考慮したデータ点の重みづけを選ぶべきである（第 36 章参照）．

誤り：データ範囲を超えて外挿を行う

傾きと切片の最適値は X に対して Y を決定する線形式を定義する．したがって，この例では，数を式に代入して，X（脂肪酸の比率% C20-22）が 100% である場合の Y（インスリン感受性）を予測することは容易である．しかし，データは X 値が 18 〜 24 の範囲で収集されただけであり，このデータ範囲をはるかに超えて線形関係が続くと考える理由はない．この範囲を実質的に超える予測は非常に誤っている可能性が高い．

図33.7はデータ範囲を超える予測に注意しなければならない理由を示す。上のグラフは，線形回帰によりよく適合されたデータを示す。データの範囲は$X=1 \sim 15$である。

下の3つのグラフは，後に予測がどのようになったかを示す。左下のグラフは線形回帰による予測を示す。残りの2つは種類の異なる2つのモデルによる予測を示す。これらのモデルのそれぞれは，データに対して線形回帰よりわずかに良好な適合を示すため，R^2値はやや高い。3つのモデルは後の時点で非常に異なる予測を示す。正しい可能性がもっとも高いのはどの予測だろうか？ より多くのデータや少なくとも科学的内容に関する情報および理論がなければ，この質問に答えることは不可能である。データ範囲をはるかに超える線形回帰の予測は，非常に誤った結果を導きうる。

■ Q & A：線形回帰

線形回帰を行う上で，X値とY値は同じ単位でなければならないか？	同じ単位である必要はないが，同一でも構わない。本章の例では，X値とY値は異なる単位を示す。
すべてのX値が等しい場合，線形回帰は意味があるか？ すべてのY値が等しい場合はどうか？	意味はない。線形回帰の要点は，Xに基づいてYを予測することである。すべてのX値が等しければ，これらはYの予測に役立たない。すべてのY値が等しければ，何も予測するものがない。
X値が実際にカテゴリーである場合，線形回帰を利用することは可能か？	2群を比較する場合，これらの群を$X=0$および$X=1$に割りつけて，線形回帰を利用することができる。これは，第35章で説明するように，対応のないt検定を行うのと同等である。2群以上では，群を等間隔で順序づける場合に限って，線形回帰は意味をなす。したがって，これらは目的にかなった数に割りつけられる。2つ以上の可能な値を持つカテゴリー変数を利用する必要がある場合，重回帰に関する説明で触れるダミー変数（指示変数とも呼ばれる）について読むとよい（第37章参照）。
傾きの標準誤差はSEMと等しいか？	等しくない。標準誤差は計算された値（パラメータ）の正確さを表現する1つの方法である。本書で最初に述べた標準誤差は，平均値に対するものであった〔平均値の標準誤差（SEM）；第14章参照〕。傾きの標準誤差はこれとは極めて異なる。標準誤差は，ほとんどすべての他のパラメータに対しても計算可能である。
他の統計学書で用いられる変数$\hat{Y}$は何を意味するか？	多くの統計学書では，収集されたデータのY値とモデルによって予測されるY値を区別している。

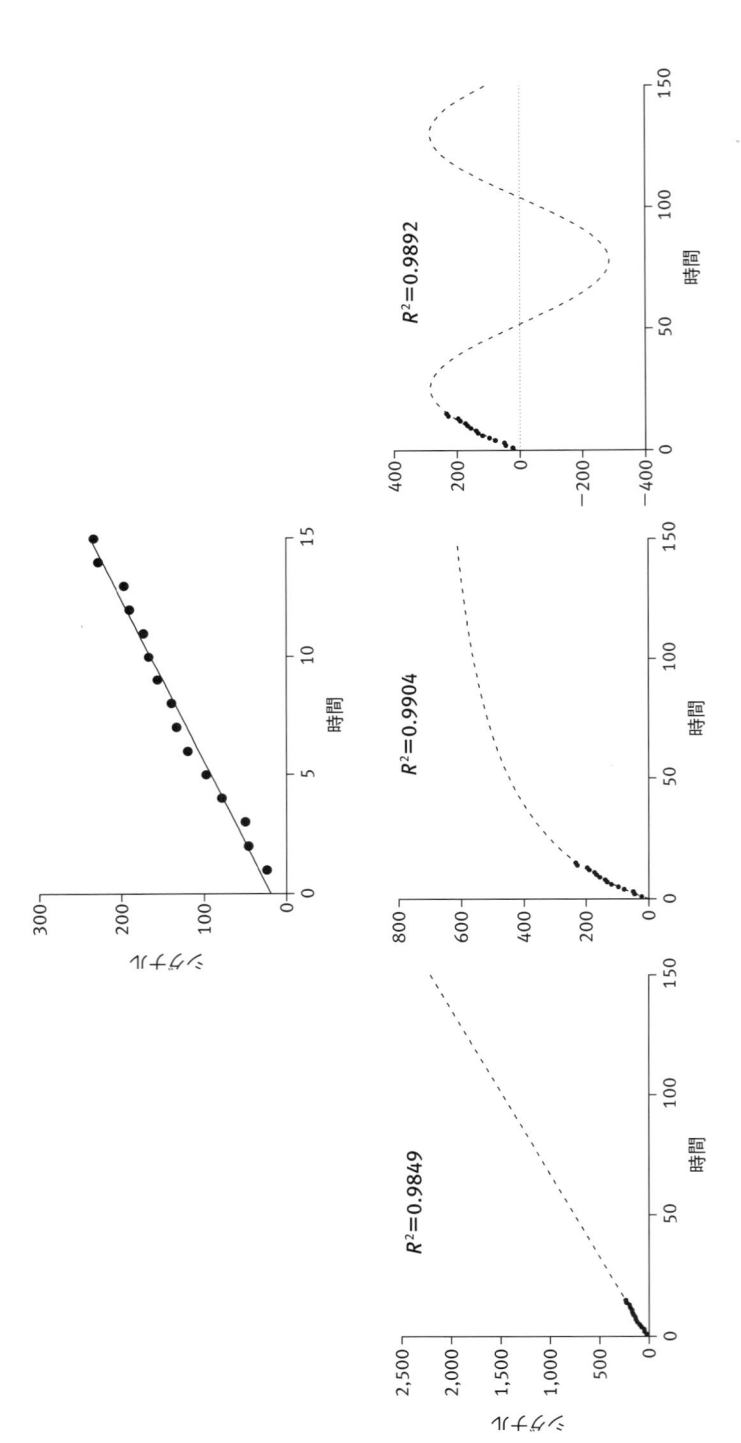

図 33.7 モデルの外挿に注意しよう
(上) データは線形回帰モデルによく適合する。後の時点ではどうなるだろうか？ 下の 3 つのグラフは異なる予測を示す。(左下) 線形回帰による予測。(中央下、右下) これら 2 種類のモデルによる予測は、線形回帰よりわずかに良好なデータ適合を示す。データ範囲をはるかに超える線形回帰の予測は、実際、非常に誤った結果を導きうる。

	実際の Y 値は Y_i と示され，i は特定するための値を示す。例えば，Y_3 はデータ点における 3 番目の対象の Y 値を意味する。モデルによって予測される Y 値は $\hat{Y}$ ("Y ハット"と読む) と示される。したがって，$\hat{Y}_3$ は，データ点における 3 番目の対象のモデル予測値を示す。この値は 3 番目のデータ点の X 値から予測されるが，実際の Y 値を考慮するものではない。
X と Y を交換する場合，回帰直線は同一のままか？	線形回帰は X から Y をもっともよく予測するモデルの適合を行う。X と Y の定義を交換する場合，データ点が完全に一列に並び，すべての点が直線上に乗らない限り，異なる回帰直線を示す。しかし，X と Y を交換しても，R^2 値は変化しない。
R^2 値が 0 であることはないか？ 負であることはないか？	X と Y の間に何の傾向も存在せず，最適直線が完全に水平を示す場合，R^2 値は 0 と等しくなる。線形回帰で R^2 が負となることはないが，第 36 章では，非線形回帰で R^2 が負となりうることを説明する。
線形回帰を計算するために，それぞれの X 値に対して 1 つ以上の Y 値が必要か？ これは役立つか？	線形回帰は，それぞれの X 値に対して 1 つ以上の Y 値を必要とすることはない。それぞれの X に対して Y の反復値を収集する場合，追加計算 (本書では説明しない) により，データが直線に適合するか否かを検定することができる。この検定は，反復値の変動と回帰直線からデータ点に至る距離の比較を行う。点が直線から"離れすぎている"場合 (反復値が一貫性を示すとして)，P 値は小さく，X と Y の関係が非線形である証拠となる。

CHAPTER 34

モデルの紹介

> 数学モデルは仮説でもなければ理論でもない。科学的な仮説と異なり，モデルを実験から直接検証することはできない。すべてのモデルは真と偽の両者を含み，…。モデルの妥当性評価は，それが"真"であることではなく，重要な問題に関連する検定可能な仮説を生むことにある。
>
> R. Levins (1966)

第33章では，線形回帰により，データに対して単純なモデルをどのように適合させるか説明した。本章では，データに対するモデル適合の概念を一般化する。モデル適合の目的は，モデルを定義するパラメータの最適値を見いだすことである。第35〜39章のさまざまな回帰を読む前に，これらモデル適合の基礎概念を理解することが欠かせない。

■ 専門用語：モデル，パラメータ，変数

モデル

一般に，**モデル** model は何らかの代表を示す。コストがかからず，実際のものより入手しやすく，操作しやすい（おそらく，倫理的な問題も少ない）ために，モデル研究が行われる。

数学モデルは，物理的，化学的，生物学的状態や過程を記述，代表，近似する数式または数式群である。モデルを利用することで，化学的および生理学的過程や機序について考えやすくなるため，よりよい実験デザインや結果の解釈が可能となる。

モデルを利用する上での目標は，必ずしも生物学的システムを完全に記述することではない。完璧なモデルはあまりに多くのパラメータや変数を伴うため，役に立ちにくい。むしろ，意図した目的にかなうように，システムの記述に近づくできるだけ単純なモデルを見いだすことが目標である[*1]。十分に単純なモデルを望むなら，モデルに適合する十分なデータを収集することは容易である。しかし，一方で，十分に複雑

なモデルはデータを説明する上で役に立つ。新たな科学領域では，単純なモデルから始め，システムの理解が進むに従ってより複雑なモデルを用いるようになることが多い。

　一般原理から新たに有用なモデルを創り出すことは非常に困難である。対照的に，データにモデルを適合させ（本書の主テーマ），モデルからデータのシミュレーションを行うこと（本書の副テーマ）は非常に容易である。

　モデルをデータに適合させる場合には，モデルの内容に沿った解釈が可能な最適値（パラメータ推定値）を得る。

ランダム要因

数学モデルは，理想的な予測と，データがどのように予測周囲にランダムに散らばるかの両者を示さなければならない。次の等価で大ざっぱな2つの式は，完全なモデルがランダム要因（ノイズ）と理想要因（シグナル）を示さなければならないことを指摘する。

$$データ＝理想＋ランダム$$
$$反応＝シグナル＋ノイズ$$

パラメータ，統計学，変数

モデルは数式または数式群によって定義される。数式は**従属変数** dependent variableと呼ばれるアウトカムを，1つ以上の**独立変数** independent variableや1つ以上の**パラメータ** parameter，しばしば1つ以上の真の定数から構成される関数として定義する。第33章のモデルでは，% C20-22（独立変数）や傾きと切片（パラメータ）の関数としてインスリン感受性を定義した。これは真の定数を持たない。

　モデル適合では，コンピュータ・プログラムに一連の従属変数と独立変数を入力し，モデルがもっともよく従属変数を予測するパラメータ値を見いだす。1，2，0.693，π などの真の定数は，数式に伴うことで数学モデルに構造を加える。

　それぞれのデータ点が独立変数と従属変数に対する自身の値を示すことに注意しよう。母集団は1組の真のパラメータを有するが，これらは未知である。モデルをサンプルデータに適合させると，モデルのそれぞれのパラメータに対して推定値と信頼区間（CI）が得られる。

　それぞれのパラメータ値には，パラメータ推定値 parameter estimate やパラメータの最適値 best-fit value of parameter，サンプル統計 sample statistics（母集団パラメータとは異なる）のようないくつかの交換可能な名称が付されている。

[*1] 訳注：オッカムの剃刀 Occam's razor またはケチの原理 principles of parsimony と呼ばれ，不必要に複雑なモデルへの戒めとなっている。

推定

データに対するモデル適合に回帰が用いられる場合，モデルにおけるそれぞれのパラメータ値が報告される。これらは最適値または"推定"値と呼ばれる。この推定という言葉の意味は，非公式な推測を指す慣習的な意味とは大きく異なることに注意しよう。回帰による推定は計算結果である。最適値は**点推定** point estimate と呼ばれる。それぞれのパラメータの CI は**区間推定** interval estimate と呼ばれる。

データに対するモデル適合

回帰はデータにモデルを適合させる。ランダム誤差（線形回帰では Gauss 分布）に対する数学モデルを考慮しながら，可能な限りモデル予測が実データに近づくようにモデル内のパラメータ値を調整することで適合を行う。

　回帰は，データをモデルに適合させるのではないことに注意しよう。これは，モデル予測に適合するようにデータを操作することを意味する。実際は，モデルをデータに適合させるのである。

　モデルを靴屋の店先にある靴，データを客の足と考えてみよう。靴屋の店員は，さまざまなスタイルや長さ，幅（パラメータ推定値）の靴を客の足に合わせ，快適な靴を見つけだす。店員は一足の万能靴と手術器具を持ち出して，足を靴に合わせようとはしないのである。

■ もっとも単純なモデル

平均値を計算するには，すべての値を加えた後に値の数で除す。平均値は積み重なった数を単一の値として表現する 1 つの方法である。しかし，平均値を特別なものとする理由は何だろうか？

　Gauss 分布に従う母集団から値を抽出する場合，それぞれは次の単純なモデルによって定義される。

$$Y = \mu + \varepsilon$$

　Y は従属変数であり，それぞれの値（データ点）で異なる。

　μ（母平均）は単一の値を持つパラメータである（われわれはこれを見いだそうと試みる）。母集団パラメータを表す場合にはギリシャ文字，サンプル統計を表すには通常のラテン文字を用いるのが習慣である。

　ε（ランダム誤差）はそれぞれのデータ点で異なり，0 を中心とする Gauss 分布からランダムに抽出される。したがって，ε は正と負の両者の可能性を等しく有し，それぞれの Y は μ の上下に等しい可能性を持って分布する。ランダム変数は，しばしば"誤差 error"と呼ばれる。このように統計学的な意味で用いられるように，誤差という用語は，その原因が実験誤差であろうと生物学的な変動であろうと，すべてのランダ

ムな変動を意味する。

この種のモデルは，しばしば次のように表される。

$$Y_i = \mu + \varepsilon_i$$

下付き文字の i はそれぞれの Y や ε が異なる値を示すことを指すが，母集団パラメータである μ は単一の値を示す。

このモデル式の右辺は2つの部分に分かれる。最初の部分は Y の期待値を計算する。ここでは，常に母平均 μ に等しい。より複雑なモデルでは，1つ以上のパラメータが関与する複雑な計算を要する。右辺の次の部分はランダム誤差を考慮する。このモデルでは，ランダムな散らばりは0を中心とするGauss分布に従う。これは極めて標準的な前提であるが，散らばりを示す唯一のモデルではない。

ある一群の値が存在し，このモデルが正しいとしたい。μ の値は知られていないが，この値をサンプルデータから決定したい。どのような μ の値がもっとも正しい可能性を有するだろうか？　数学者により，ランダムな散らばりがGauss分布に従うとすれば，もっとも正しい可能性を有する μ の値がサンプル平均であることが証明されている。数学用語を用いれば，平均値は μ の**最尤推定値** maximum likelihood estimate である。

ここまで述べてきたことは，平均値を計算するという単純な考えを，統計学用語とギリシャ文字による複雑な過程に表現し直すことであった。これはサンプル平均の概念を理解するには役立たないが，より複雑なモデルを理解するための準備となり，その場合にはこれらの用語が実際に役立つ。

■ 線形回帰モデル

第33章の線形回帰の例を思い出そう。研究者たちは，インスリン感受性が対象間で非常に異なる理由を調べようとした。彼らは男性13人のインスリン感受性を測定し，生検から得た筋肉の脂肪酸含量も測定した。C20-22脂肪酸の1%の増加に対して，どの程度インスリン感受性が増すかを見いだすため，次のモデルをデータに適合させる線形回帰を利用した。

$$Y = 切片 + 傾き \cdot X + 散らばり$$

この式は直線を示す。これは，従属変数 Y（インスリン感受性）を独立変数 X（% C20-22）や2つのパラメータ（傾きと Y 切片），散らばり（ランダム要因）の関数として定義する。より標準的な数式として，次のように書き直すことができる。

$$Y_i = \beta_0 + \beta_1 \cdot X_i + \varepsilon_i$$

切片（β_0）と傾き（β_1）は，それぞれ真の母集団値を示す単一の値である。対照的に，

モデルのランダム要因はそれぞれのデータ点に対して異なる値を示す。これらのランダム値は平均値を0とするGauss分布に従うと仮定される。どの点も直線の上下に等しく分布する可能性を持つが，直線により近い可能性が高い。"誤差"という用語は，その原因が実験誤差であろうと生物学的な変動であろうと，すべてのランダムな変動を意味することを思い出そう。

このモデルは非常に単純であり，必ずしも100%確実ではないことに注意しよう。データは $18\sim24$ の範囲にある X 値に対して収集されただけであるが，モデルはすべての X 値に対して Y 値を予測する。データ範囲を超える予測が正確かつ有用である可能性は低い。X はC20-22脂肪酸の百分率を示し，したがって，$0\sim100\%$ の範囲外の値は全く意味を持たないにもかかわらず，モデルはこの範囲外の X 値に対してさえ Y 値を予測する。さらに，モデルはGauss分布に従うランダムな散らばりを前提とする。第10章で述べたように，この前提が100%真であることは決してない。

モデルが単純であり，100%正確である可能性はなくとも問題はない。これが科学モデルの性質である。モデルが単純すぎれば，有用な結果をもたらすことはないだろう。また，モデルが複雑すぎれば，すべてのパラメータを適合させる十分なデータを集めることは不可能だろう。役に立つモデルとは，単純であり，単純すぎないものである。

■ 最小2乗の理由とは？

線形回帰は，直線からデータ点に至る垂直距離の平方和を最小限とすることにより，傾きと切片の"最適"値を見いだす。距離の絶対値の合計でなく，距離の平方和を最小限とする理由は何だろうか？

この疑問に対して数学に立ち入らずに答えることは実際不可能であるが，これは，ランダムな散らばりがGauss分布に従うという前提に関連する。

目標が距離の和を最小限とすることであれば，直線からの距離がそれぞれ5.0である2つの点を持つモデルとそれぞれの距離が1.0と9.0であるモデルに適合させる場合，線形回帰は両者を区別しない。距離の合計は両者とも10.0である。しかし，散らばりがGauss分布に従うとすれば，最初のモデルの可能性のほうがはるかに高く，両者の点から等距離に直線を置くモデルが好まれるべきである。平方和を最小とすることで，このことが達成される。すなわち，2つのモデルの平方和は50と82であるため，平方和を最小とすることで最初のモデルが選択されることになる。

より厳密な答えは，最小2乗法による回帰直線が最尤推定計算から決定される直線と一致することである。これは何を意味するのだろうか？ 仮のパラメータ値が与えられれば，特定のデータを観察する確率を計算することができる。最大尤度法は，もっとも可能性の高い観察データに対するパラメータ値を見いだす。

散らばりがGauss分布に従うことを前提とすれば，最大尤度法が平方和を最小に

する最小2乗法と同一の結果をもたらすことが証明できる。もっと単純に言えば（おそらく，やや単純すぎるが），平方和を最小にすることで，正しい可能性がもっとも高いパラメータ値を見いだすことができる。

■ 他のモデルと他の種類の回帰

回帰には，線形回帰を超える多種類の手法が存在する。
- 非線形回帰（第36章参照）。線形回帰のように，Y は測定変数であり，単一の X 変数が存在する。しかし，このモデルでは，X と Y のグラフが曲線を示し，パラメータと Y の間に非線形関係が存在する。
- 重回帰（第37章参照）。"重"とは，2つまたはそれ以上の独立した X 変数が存在することを意味する。
- 多重非線形回帰 multiple nonlinear regression。
- ロジスティック回帰（第37章参照）。Y は，感染/非感染やがん/非がんのような2値変数（または比率）である。X 変数が1つだけの場合があるが，ロジスティック回帰はいくつかの X 変数を伴う場合に利用されることが多い。
- 比例ハザード回帰（第37章参照）。この回帰では，アウトカムは生存時間である。X 変数が1つだけの場合があるが，比例ハザード回帰はいくつかの X 変数を伴う場合に利用されることが多い。
- Poisson 回帰 Poisson regression。アウトカムは，Poisson 分布（第6章）に従う計数である。

CHAPTER 35 モデルの比較

> 公式を抱えている専門家に注意しよう。
>
> Warren Buffett

2つのモデル適合を比較するのは，一見単純なように思われる。データにより近い予測を示すモデルを選ぶだけである。しかし実際には，モデルの選択はもっと複雑であり，パラメータ数と適合度の両者を考慮しなければならない。モデル比較の考え方は，統計学の多くを理解する上で，新たな視点を提供する。

■ モデル比較は統計学の主要な部分である

ここまで，本書ではP値や2群を比較する場合の仮説検定について，その概念を説明してきた。統計学は他の多くの状況でも利用され，その多くは2つのモデル適合を比較するものと考えられる。第36章では，2種類の非線形モデルの適合を比較する方法について簡単に説明する。第37〜39章では，重回帰（ロジスティック回帰と比例ハザード回帰を含む）と，これらの解析の主要な部分が異なるモデルの比較を含むことについて説明する。第40章で説明する1元配置分散分析は，同様にモデル比較と考えられる。

これらの章を読む前の準備として，本章では，線形回帰（第33章）と対応のないt検定（第30章）を振り返り，これらをモデル比較として示す。

モデル比較の何が難しいのだろうか？　この答えは単純なように思われる。データにもっとも近い1つのモデルを選べばよい。しかし，実際にはこのアプローチは役立たない。より多くのパラメータを伴うモデルのほうが常にサンプルデータに対してよりよい適合を示すが，母集団の実情を反映するとは限らないからである。有用な比較を行うためには，それぞれのモデルによって適合されるパラメータ数を考慮しなければならない。

パラメータ数が少なすぎるモデルではサンプルデータにあまりよい適合を示さない。パラメータ数が多すぎるモデルはサンプルデータに対してよりよい適合を示すが，パ

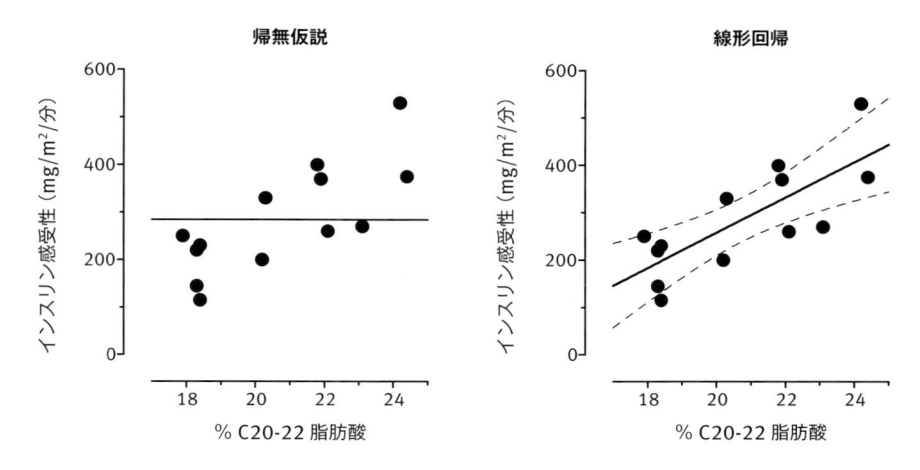

図 35.1　2 種類のモデルによるサンプルデータの適合

ラメータの信頼区間 (CI) は幅広いものとなるだろう。モデルの目的が将来の値を予測することにある場合，パラメータ数が多すぎるモデルでは正確な予測が困難である。また，モデルの目的が科学的に解釈可能なパラメータ値を得ることにある場合，パラメータ数が多すぎるモデルの適合は非常に不確実な (CI の幅が広い) パラメータ推定値を与えることになる。

■ モデル比較としての線形回帰

第 33 章では，線形回帰による P 値と R^2 値の非公式な解釈を説明した。ここでは同じ例 (インスリン感受性) を利用するが，焦点を 2 つのモデル比較に変えることにする。

- 図 35.1 右に線形回帰モデルを (再び) 示す。図 35.2 の右側には回帰直線周囲におけるデータ点の変動を示す。このグラフにおけるそれぞれの点は回帰直線からデータ点までの垂直距離を示す。0 における水平線より上の点は回帰直線より上方の点を示し，水平線より下の点は回帰直線より下方の点を示す。
- もう一方の帰無仮説モデルは水平線である。図 35.1 左はデータに適合する水平線である。図 35.2 の左側は，帰無仮説モデルがどの程度データに適合するかを示す。グラフにおけるそれぞれの点は，Y 値とすべての Y 値における平均値との差を示す。0 における水平線より上の点は平均値より大きい Y 値を示し，水平線より下の点は平均値より小さい Y 値を示す。

R^2 の意味

線形回帰モデルはデータによりよく適合する。回帰直線周囲のデータ点の変動 (図

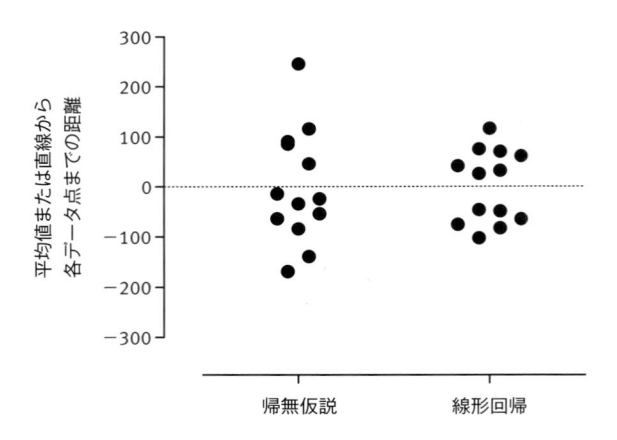

図 35.2 両者のモデルによるそれぞれの点の残差（直線からの距離）
Y 軸は図 35.1 の Y 軸と同一の単位（mg/m²/分）。

表 35.1 水平線と最適な線形回帰直線における適合の比較
回帰直線は水平線よりもデータ点に近く，したがって，平方和が小さい。

仮説	散らばりの対象	平方和	変動率(%)	
帰無仮説	水平線	155,642	100.0	
対立仮説	回帰直線	63,361	40.7	
差	改善	92,281	59.3	$R^2=0.593$

35.1 右）は，帰無仮説である水平線周囲のデータ点の変動（図 35.1 左）より小さい。どの程度小さいだろうか？

表 35.1 を眺めて平方和を比較しよう。最初の行には帰無仮説である水平線から点までの距離の平方和を示す。次の行には回帰直線から点までの距離の平方和を示す。

回帰直線は水平線よりデータによく適合するため，平方和は小さい。表 35.1 の最終行に 2 つのモデル間の適合の差を示す。これは，線形回帰モデルがどの程度よく適合するかを示す。

4 番目の列には，2 つの平方和を全体の百分率として示す。回帰直線周囲の散らばりは変動の 40.7％ を説明する。したがって，線形回帰直線モデルは，変動の 100－40.7＝59.3％ を説明する。これが R^2 の定義であり，0.593 に等しい。

P 値

表 35.2 は，他の統計学書やプログラムに合わせて表記を変更したものである。行の順序を変えたことにも注意しよう。この表は，2 つのモデル適合を比較することでは

表 35.2　水平線適合と線形回帰による最適直線との比較

点が回帰直線に近いために F 比は大きい。表 35.2 は，第 39 章で説明する分散分析の形式を利用している。

変動の原因	平方和	df	MS	F比
回帰	92,281	1	92281.0	16.0
ランダム	63,361	11	5760.1	
合計	155,642	12		

なく，平方和をその要素に分けることに焦点を当てている。最初の行は，線形回帰モデルがどの程度よくデータを説明するか定量化する。次の行はモデル予測周囲のデータの散らばりを定量化する。最後の行は，帰無仮説による予測（水平線）からのデータの散らばりを定量化する。

重要な点は，データ点における変動全体が，点とモデル予測の間の距離の平方和によって定量化されること，そして，平方和が変動の原因によって分けられることである。

表 35.2 の 3 番目の列には自由度（df）を示す。最後の行には，帰無仮説の適合による距離の平方和を示す。13 のデータ点とたった 1 つのパラメータ（平均値）が存在し，残る df は 12 となる。この上の行は線形回帰直線による平方和を示す。2 つのパラメータ（傾きと切片）が適合されるため，df は 11 である（13 データ点 − 2 パラメータ）。一番上の行は差を示す。線形回帰モデルは帰無仮説モデルよりパラメータが 1 つ多いため，この行の df はわずか 1 である。平方和と同様に，df を分けることが可能なため，最後の行は上の行の値の合計となる。

表 35.2 の 4 番目の列は平方和を df の数で除した**平均平方 mean square（MS）**を示し，これは分散とも呼ばれる。最終行の MS を得ようとして上 2 つの行の MS を加えることは不可能なことに注意しよう。

たとえ帰無仮説が正しいとしても，回帰直線周囲の平方和は帰無仮説の水平線周囲の平方和よりやや小さいことが予想される。df の数で除すことで，この違いが考慮される。帰無仮説が真であるとすれば，2 つの MS の比は類似した値を示すことが予想されるため，これらの比は 1.0 に近い。しかし実際には，この例における比は 16.0 に等しい。

2 つの MS の比は，統計学の先駆者である Ronald Fisher の名前にちなんで F 比と呼ばれる。帰無仮説が真である場合の F 比の分布が知られている。したがって，どのような F の値や特定の 2 つの df の値に対しても P 値を計算することが可能である。F から P 値を見いだすプログラムを利用する場合，分子の df（この例では 1）と分母の df（この例では 11）を確実に区別する必要がある。これら 2 つの df を混同すると，誤った P 値を得ることになる。

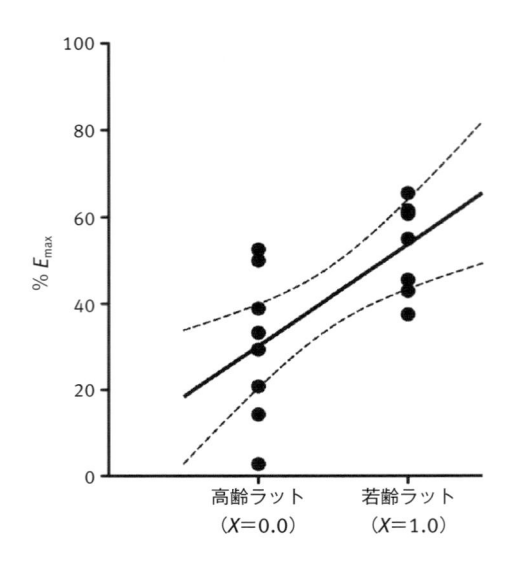

図 35.3　線形回帰による 2 群の比較
第 30 章で説明したように，膀胱弛緩を百分率で表したデータを示す。2 群を任意の X 値に分け，線形回帰による適合を行っている。最適回帰直線の傾きは，2 群の平均値の差に等しく，傾きの CI は 2 つの平均値の差の CI に等しい。線形回帰は両側 P 値を報告し，真の傾きが 0 であるという帰無仮説を検定する。

第 33 章ですでに得た P 値は 0.0021 である。確率分布の立場では，この P 値は次の質問に答える。

帰無仮説が真であり，df が 1 と 11 の実験デザインが与えられるとすれば，F 比が 16.0 またはそれ以上であるような強固な線形傾向をランダムサンプリングが生じる確率はどの程度か？

■ 対応のない t 検定を 2 つのモデル適合の比較として計算し直す

第 30 章では，2 つの対応のない群における平均値の比較を行う対応のない t 検定について説明した。ここでは，データに対する 2 つのモデル適合の比較という異なる考え方を用いて同じ例（高齢ラットと若齢ラットにおける膀胱弛緩の例）を示す。

線形回帰としての対応のない t 検定

2 つのモデル適合の比較として対応のない t 検定を扱うには，これを線形回帰の特別なケースと考える。

表 35.3　モデル比較として考慮し直した第 30 章の t 検定例
値は総平均より群平均に近いため，対立仮説の平方和は小さい．

	仮説	散らばり	平方和	変動率 (%)	
	帰無仮説	総平均	5,172	100.0	
−	対立仮説	群平均	2,824	54.6	
=	差	改善	2,348	45.4	$R^2 = 0.454$

例では高齢ラットと若齢ラットの 2 群を比較する．年齢 X を表す変数を考え，$X=0$ を高齢群，$X=1$ を若齢群とする（これらの値は任意である）．図 35.3 は線形回帰により解析したデータを示す．

回帰直線の傾きは，X 値が 1 単位増加した場合の Y の増加分を示す．高齢ラットと若齢ラットを示す X 値は 1 単位離れているため，最適回帰直線の傾きは平均値間の差に等しい．傾きの最適値は 23.5%，95% CI は 9.338～37.75% の範囲である．これらの値は対応のない t 検定により報告される結果と一致する．

線形回帰による P 値は傾きが水平であるという帰無仮説を検定する．これは，対応のない t 検定の帰無仮説（2 つの母集団は同じ平均値を示す）を表現する別の方法である．2 つの帰無仮説が等価であるため，線形回帰による P 値 (0.0030) は t 検定による P 値と同一である．

適合度と R^2

表 35.3 の最初の行と図 35.4 の左側は，どの程度よく帰無仮説モデル（水平線）がデータに適合するかを定量化したものである．適合度は，それぞれの値の差の平方和と総平均（2 群の区別を完全に無視する）により定量化される．図 35.4 には総平均からのそれぞれの値の距離を示し，表 35.3 には平方和を示す．

表 35.3 の 2 番目の行と図 35.4 の右側は，どの程度よく対立仮説モデルがデータに適合するかを示す．図 35.4 には，属する群平均とそれぞれの値の距離を示し，表 35.3 にはそれぞれの値と属する群平均の距離の平方和を示す．

3 番目の行は変動の差を示す．すべての変動（帰無仮説である総平均の平方和）のうち，54.6% は群内の散らばり，45.4% は 2 つの群平均の差によって生じる．したがって，$R^2 = 0.454$ である．

P 値

P 値の決定には，分散をその要因に分ける以上の考えが必要である．値の数やそれぞれのモデルで適合されるパラメータ数も考慮する必要がある．

表 35.4 の 3 番目の列に df の数を示す．最終行は帰無仮説モデルの適合を示す．17 のデータ点とたった 1 つのパラメータ（平均値）が存在し，残る df は 16 となる．こ

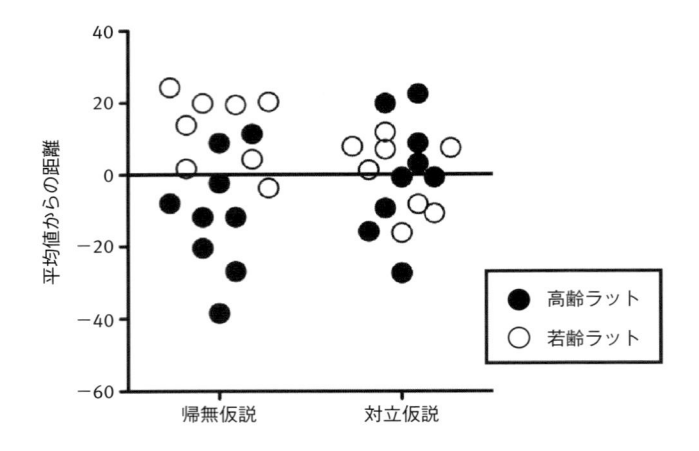

図 35.4　t 検定例のデータがどの程度よく 2 つのモデルに適合するか？
(左)両群の母平均が等しいという帰無仮説によるモデルの適合は，それぞれの値と総平均の差を示す。(右)群の母平均が異なるという対立仮説モデルがどの程度よくデータに適合するかを示す。グラフのこの部分はそれぞれの値と群平均の差を示す。

表 35.4　モデル比較として考慮し直した第 30 章の t 検定例
値は総平均より群平均に近いため，F比は大きく，P値は小さい。

変動の原因	平方和	df	MS	F比	P値
群間	2,348	1	2348.0	12.47	0.0030
群内	2,824	15	188.3		
合計	5,172	16			

の上の行は対立仮説モデルによる適合を定量化したものである。2つのパラメータ(それぞれの群の平均値)が適合されるため，df は 15 である (17 データ点 − 2 パラメータ)。一番上の行は差を示す。対立仮説モデル (2 つの異なる平均値) は帰無仮説モデル (両群に対して 1 つの平均値) よりパラメータが 1 つ多いため，この行の df はわずか 1 である。平方和と同様に，df を分けることが可能なため，最終行は上の 2 行の値の合計となる。4 番目の列は平方和を df の数で除した MS を示し，分散とも呼ばれる。最終行の MS を得ようとして上 2 つの行の MS を加えることは不可能なことに注意しよう。

　帰無仮説が正しいとすれば，個々の平均値周囲の平方和は，総平均周囲の平方和よりやや小さいことが予想される。しかし，df で除した後，MS の値は，帰無仮説が実際に真であるとすれば，ほぼ同一であることが予想される。したがって，帰無仮説が

真であるとすれば，2つのMSの値の比は1.0に近いと期待される．しかし実際には，この例における比（F比）は12.47に等しい．

帰無仮説の下でのF分布が知られており，したがって，P値を計算することが可能である．P値は0.0030である．これは，次の質問に答える．

より単純なモデル（帰無仮説）が正しいとすれば，12.47またはそれ以上のF比を生じるほど十分に離れている群平均を示す値をランダムに選ぶ確率はどの程度か？

まとめ

t検定のデータを，データがどの程度よく2つのモデルによって適合されるかの比較として考えることが可能である．1つのモデルは，2群のデータが同じ平均値を有する2つの母集団から抽出されているという帰無仮説である．線形回帰では，このモデルは傾きが0.0に等しい水平線である．対立仮説モデルは，母平均が異なる，である．線形回帰では，この傾きは0に等しくない．2つのモデルの適合度は，より単純な（帰無仮説）モデルを棄却し，より複雑な対立仮説モデルを受け入れるための実質的な証拠が存在するか否かを問うために比較される．

■ 一般的な誤り：モデルの比較

誤り：科学的な意味を持たないモデルの適合を比較する

科学的な意味を持つモデルを比較する場合に限って統計学的アプローチを利用する．非常に多くのモデル数を盲目的に検定することはほとんど意味がない．モデルの科学的意味合いが乏しい場合には，特定のデータにおけるR^2値が高くとも，おそらくその結果は有用でない．

誤り：関連のないモデルの比較にF検定を利用する

本章で述べたアプローチは，2つの関連するモデルの比較に限られる．一方のモデルは他方より単純でなければならない．線形回帰の例では，帰無仮説モデルが傾きを0に等しく固定した他のモデルと同様であるため，これら2つの関連するモデルを比較した．すなわち，2つのモデルは入れ子関係にある．入れ子関係のないモデルを比較することは可能であるが，本書の範囲を超える方法を必要とする．別の方法について学ぶには，Burnham & Anderson（2003）から読み始めるとよい．

誤り：予測がデータ範囲内で区別できないモデルの適合を比較する

図33.7では，3つの対立仮説モデル（直線，双曲線，正弦曲線）による予測を示した．データ範囲内（$X<15$）では，3つのモデルを区別できない．これらのモデルの適合を比較する科学的理由が存在する場合，行き詰まってしまうだろう．統計ソフトウェア

との格闘に時間を費やしても，何の益もない．データは，単にこれら3つのモデルを区別できないだけである．

より大きい X 値 ($X>15$) では，モデル予測は大きく異なる．これらのモデルを比較する理由が存在する場合には，モデルが実質的に異なるアウトカム (Y 値) を予測する X 値 (時間) に対してデータを収集しなければならない．

■ 展望

本章に出てきた"アルファベットスープ"，すなわち，MS や df，F などに対して読者は強い抵抗感を持つかもしれない．しかし，大局観を失ってはならない．すべての P 値は2つのモデル適合の比較結果として考えることができる．一方のモデルは帰無仮説である．他方のモデルは，より一般的な対立仮説である．P 値は次の質問に答える．すなわち，帰無仮説が実際に真であるとすれば，データが対立仮説モデルによりこの程度によく適合する確率はどの程度か？ 比較される2つのモデルが同定できれば，P 値の解釈は容易である．

CHAPTER 36 非線形回帰

> モデルは可能な限り単純であるべきだが，それ以上ではない。
> Albert Einstein

　非線形回帰 nonlinear regression は線形回帰より一般的である。Y を X の関数として定義し，1つまたはそれ以上のパラメータを持つどのような数式でも適合が可能である。非線形回帰の目標は，データにもっとも近い曲線を生むパラメータ値を見いだすことである。非線形回帰は大部分の統計学入門書から省かれている項目であるが，多くの科学領域（薬理学など）で一般に用いられている統計学的方法である。内容が高度で複雑に思われるという理由で本章を読み飛ばしてはならない。実際，非線形回帰によるデータ解析は線形回帰と比べてそれほど難しくない。本章を読む前に，第33章（線形回帰）および第35章（モデルの比較）に目を通しておくことを忘れないようにしよう。

■ モデル適合

　第11および30章では，Frazier ら（2006）のデータについて述べた。彼らは，神経伝達物質であるノルアドレナリンが高齢ラットと若齢ラットの膀胱筋をどの程度弛緩させるか測定した。膀胱筋片をさまざまな濃度のノルアドレナリンに曝露させ，その筋弛緩を測定したのである。それぞれのラットのデータは，最大弛緩とその半分の弛緩を得るノルアドレナリン濃度（EC_{50}）を決定するために解析された。

　表36.1 と図36.1 は若齢ラット1匹のデータを示す。図36.1 の X 軸が対数であることに注意しよう。左から右に向かい，それぞれの軸目盛りは前の目盛りより10倍高いノルアドレナリン濃度を示す。

　モデル適合の最初のステップはモデル選択である。多くの場合，この例のように，標準的なモデルが役立つ。薬理学者は，一般に，次式のような用量反応（または濃度効果）モデルを利用する。

表 36.1　若齢ラット 1 匹の膀胱筋弛緩データ

対数（ノルアドレナリン濃度，M）	%弛緩
−8.0	2.6
−7.5	10.5
−7.0	15.8
−6.5	21.1
−6.0	36.8
−5.5	57.9
−5.0	73.7
−4.5	89.5
−4.0	94.7
−3.5	100.0
−3.0	100.0

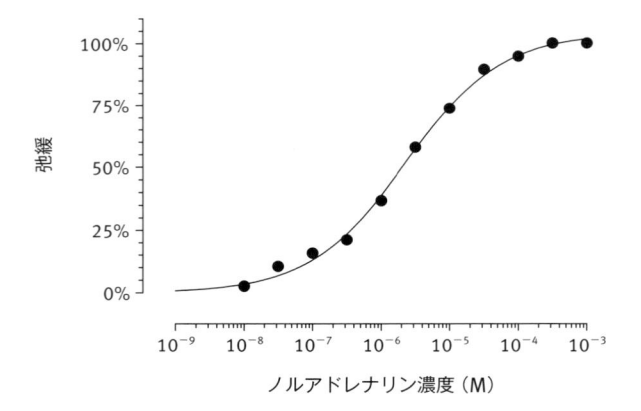

図 36.1　若齢ラット 1 匹の膀胱筋弛緩データ
このグラフは表 36.1 のデータを丸でプロットしたものである．曲線は非線形回帰により適合されている．

$$Y = 最小 + \frac{最大 - 最小}{1 + 10^{(\log EC_{50} - X) \cdot \text{Hill係数}}}$$

　この式をコンピュータ・プログラムに入力するには，次の文法を利用する．2 * 3 は 2×3，2^3 は 2 の 3 乗を示すことに注意しよう．

$$Y = \text{Bottom} + (\text{Top} - \text{Bottom}) / (1 + 10 \wedge ((\text{LogEC}_{50} - X) * \text{HillSlope}))$$

　この式で，X はノルアドレナリン濃度の対数を示し，Y は測定された反応，すなわち筋弛緩の程度を表す．Y は X および 4 つのパラメータを持つ関数として定義される．

表 36.2 GraphPad Prism 5.02J（有限会社エムデーエフによる日本語ローカライズ版）により報告される非線形回帰の結果

最適なフィット値	
Bottom	= 0.0
Top	104.1
LogEC$_{50}$	-5.638
HillSlope	0.6221
EC$_{50}$	2.301e$-$006
標準誤差	
Top	2.059
LogEC$_{50}$	0.05152
HillSlope	0.03580
95%信頼区間	
Top	99.30 to 108.8
LogEC$_{50}$	-5.757 to -5.519
HillSlope	0.5395 to 0.7047
EC$_{50}$	1.750e$-$006 to 3.025e$-$006
フィットの適合度	
自由度	8
R^2	0.9971
絶対的2乗和	42.96

- 最小 Bottom：X が非常に小さい場合の Y 値。これは，薬物が加えられていない場合のベースラインとなる Y 値である。
- 最大 Top：X が非常に大きい場合の Y 値。濃度が次第に高くなるにつれて，反応は最大と呼ばれるプラトーに達する。
- logEC$_{50}$：最小と最大のちょうど中間の反応を生じる X 値（対数濃度）。
- Hill 係数 HillSlope：曲線の勾配を示す指標。

モデル選択後の次のステップは，モデルパラメータのどれをデータに適合させ，どれを定数とするか決めることである。この例では，ノルアドレナリンが加えられていない場合の筋弛緩は 0 でなければならない。したがって，最小に対する最適値を求めるようコンピュータに指示するのではなく，これを定数 0.0 として扱う。研究目的の 1 つが，高齢ラットと若齢ラットにおける最大プラトーに差があるか否かを見いだすことにあるため，最大を定数 100 に固定したくはない。

モデルを選択（そして，どのパラメータを適合させるか選択）したならば，プログラムは準備完了である。GraphPad Prism による計算結果を図 36.1 の曲線と表 36.2 に示す。

■ 重みづけ

通常，回帰は散らばりが曲線のすべての部分で平均的に同一であることを前提とする。この前提が真であるとすれば，直線または曲線とデータ点の垂直距離の平方和を最小とすることで，最適曲線が見いだされる。

多くの実験的状況における曲線と点との平均距離（厳密には，絶対距離の平均値）は，Y が大きい場合に大きくなることが予想される。散らばりの大きい点は平方和が大きく，したがって，計算に対する影響が大きい。すべてのデータ点に対して等しい重みを持たせるため，重みつき非線形回帰は予想される散らばりが均一でないことを考慮する。

重みつき非線形回帰のもっとも一般的な形式では，曲線における点の平均的な散らばりが Y に比例すると仮定する。曲線と点の平均距離は一貫性を示さないが（曲線が高いほうでは大きくなる），曲線と点の平均相対距離は概して一貫性を示す。したがって，重みつき非線形回帰は曲線と点の実距離の平方和でなく，相対距離の平方和を最小限にする。

■ 非線形回帰の実際

線形回帰と非線形回帰は両者とも，モデルを可能な限りデータに近づけるパラメータ値を見いだす。線形回帰は 1 つの単純なモデルを適合させる。非線形回帰は選んだどのようなモデルでも適合を可能にする。線形回帰は非線形回帰の特殊型と考えられる。

線形回帰と非線形回帰は同じ目的を有するが，その働きは異なる。線形回帰は単純な代数から完全に説明可能である。一方，非線形回帰では，微積分や行列計算による説明だけが可能なコンピュータ集約型のアプローチが利用される。

非線形回帰では，反復型 iterative またはステップワイズ stepwise アプローチが利用される。この方法は，最初にそれぞれのパラメータに対する推定値を用いる。非線形回帰プログラムがこれらの値を自動的に与える場合や，ユーザによる入力が必要な場合がある。この目的は，データ点の近傍のどこかに初期曲線を生むことにある。次に非線形回帰は，曲線を点に近づけるようにパラメータ値を変化させる。さらに，値を再び変化させ，これらのステップを何回も繰り返す。これが反復型と呼ばれる理由である。パラメータに対して可能などのような変化も曲線適合を悪化させる（または，同一のままとする）場合，この反復計算は終了し，結果が報告される[*1]。

行列計算や微積分を利用することなく非線形回帰の基礎を理解することが不可能なため，非線形回帰は複雑で高度であると見なされている。しかし，これはその方法に

[*1] 訳注：コンピュータ・アルゴリズムとしては，最大急降下法や Levenberg-Marquardt 法が知られている。

関する数学的な基礎部分だけに当てはまる。非線形回帰プログラムの利用と結果の解釈は，線形回帰を利用する場合よりわずかに難しいだけである。

■ 非線形回帰の結果

非線形回帰の結果を解釈することは極めて単純である。非線形回帰の要点はデータに曲線を適合させることにあるため，まず曲線（図36.1）を眺め，次に数値結果（表36.2）について考えていこう。

パラメータの最適値

パラメータの最適値は科学的内容に沿って解釈すべきである。

膀胱弛緩の例で，$logEC_{50}$ だけに注目しよう。プログラムは $logEC_{50}$ を適合させ，また EC_{50} に変換し直すことで 2.3e−006 のように報告する。この表現は多くのプログラムで一般に用いられており，$2.3×10^{-6}$ を意味する。X 値がモル濃度の対数であるため，$logEC_{50}$ もモル濃度の対数として表現され，したがって，単位はモル濃度（M）である。EC_{50} の最適値は 0.0000023 M であり，$2.3\,\mu M$ とも書かれる。このノルアドレナリン濃度は最大可能な弛緩の半分程度に膀胱筋を弛緩させる。

パラメータの CI

プログラムはそれぞれのパラメータの標準誤差と 95％信頼区間（CI）も報告する。CI のほうが解釈しやすく，これは非線形回帰結果において重要なものである。非線形回帰のすべての前提（本章で後述）が真であるとすれば，この区間が真のパラメータ値を含むことは 95％確実である。

$logEC_{50}$ の 95％ CI は，−5.76 ～ −5.52 の範囲である。薬理学者は対数単位の濃度で考えることに慣れているが，大部分の人は通常の濃度単位で表されることを好む。そこで，EC_{50} の 95％ CI を見てみると（表36.2参照），$1.75 ～ 3.02\,\mu M$ の範囲である。CI はかなり狭く，これは EC_{50} が 2 倍以内に存在することを示す。この種の実験では，申し分ない結果である。

CI が非常に広い場合には，パラメータを非常に正確に決めることは困難であり，その値の解釈は不可能であろう。どの程度の広さが問題になるのだろうか？ これは，実験の内容や目的に依存する。

R^2

R^2 は，Y の総分散のうち，モデルによって説明される分散の比率である。この例では，曲線がすべてのデータ点に対して非常に近いため，R^2 値は非常に高く，0.997 である。

$R^2=0.0$ の場合，データに対する最適曲線の適合は，すべての Y 値の平均値を通過する水平線の場合と同程度である。$R^2=1.0$ では，最適曲線は完全にデータに適合し，

すべての点を通過する。実際に劣ったモデルを適合する場合（非線形回帰プログラムで誤ったモデルを選択するかもしれない），R^2 は負の値となりうる。このことは，選択したモデルの適合が，すべての Y 値の平均値を通過する水平線より劣ることを指す。

小文字と大文字のいずれで表すべきだろうか？ 線形回帰では，r^2 と R^2 の2つの表記がある。これは単にスタイルの問題であり，両者に特に違いはない。非線形回帰と重回帰では，通常 R^2 と表記される。

R^2 値はどの程度高くあるべきだろうか？ 一般的なガイドラインは存在しない。日常的な実験を行う場合，期待される R^2 値の範囲を試行錯誤しながら学ぶことで，低すぎる値に対処することができる。外れ値の存在や誤ったモデルの適合，実験的または生物学的変動が大きい場合など，R^2 値を低下させる理由は多く存在する。

■ 前提：非線形回帰

前提：モデルは正しい

1つのモデルを適合する場合，非線形回帰はモデルが正しいことを前提とする。2つ（またはそれ以上）のモデル適合を比較する方法については次項で説明する。

前提：独立変数には変動がないか，少なくとも従属変数より変動の程度が一段と低い

これは大部分の実験研究において極めて妥当である。例えば，96穴プレートの穴（ウェル）に対する薬物量の異なるピペット操作や血液サンプルを採取する際の時間記録には，ほとんど誤りがない（あるべきではない）。

前提：曲線周囲のデータの散らばりは Gauss 分布に従う

非線形回帰による解析では，曲線周囲のデータの散らばりが Gauss 分布に従うことを前提とする。散らばりの分布が Gauss 分布からかけ離れている場合，または値のいくつかが異なる分布による外れ値である場合，CI や P 値の解釈はできない。

前提：変動は至るところで等しい

非線形回帰は，最適線周囲の点の散らばりが，曲線に沿ってすべて同じ標準偏差を示すことを前提とする。この前提は**等分散性** homoscedasticity と呼ばれる。X 値が高いか低い場合に，点が最適線から離れる傾向を示す場合，この前提は成立しない。前述の"重みづけ"の項を参照。

前提：データ点は独立である

非線形回帰では，それぞれの点が真の曲線の上下にランダムに存在し，どのような因子も一部の点の集まりに対して集団的な影響を与えないことを前提とする。

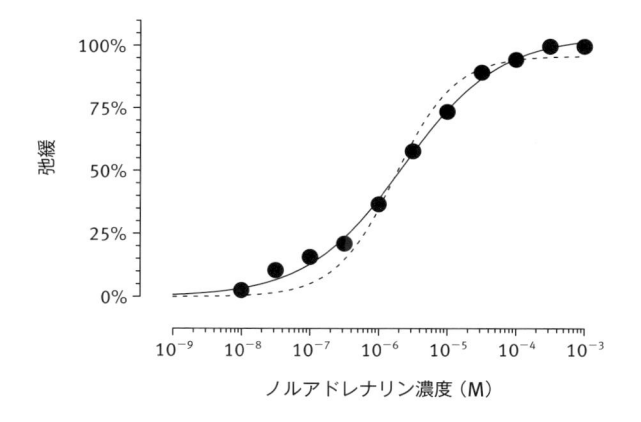

図 36.2　2 つのモデルの適合の比較
実線は図 36.1 と同一である。Hill 係数が非線形回帰により求められ，これは 0.622 に等しい。次に，Hill 係数を 1.0 に固定した適合を再びデータに行う。点線はこの適合を示しており，データにあまりよく適合していない。

前提：X 値を Y 値の計算に用いない

X 値を Y 値の計算に用いる（または Y 値を X 値の計算に用いる）場合，線形回帰計算は誤解を招きやすい。その一例は，薬理学者が受容体-リガンド結合データを要約する場合に利用する Scatchard プロットである。Y 値（受容体と結合する薬物を溶液内の遊離薬物で除すことで求める）が X 値（遊離薬物）から計算されているため，線形回帰の利用は適切でない。Scatchard プロットが曲線である場合，非線形回帰を適合させるのは誤りである。代わりに，生データに適合させるべきである。

■ 2 つのモデルの比較

第 35 章では，2 つのモデルの適合を比較する一般的な考え方を説明した。この考え方を非線形回帰に応用することは容易である。

　図 36.2 は 2 つの用量反応モデルの適合を示す。実線は上述した若齢ラットデータに対する適合を示しており，プログラムにより Hill 係数の最適値（0.622）が決定されている。点線は，より単純なモデルの適合を示し，ここでは Hill 係数が標準的な値である 1.0 に固定されている。この曲線がデータにあまりよく適合していないことは明らかである。

　図 36.3 は，これら実線と点線それぞれの曲線からデータ点に至る残差を示す。係数を固定したモデルの残差は，平均的に大きいことがわかる（図 36.3 右）。また，この適合による残差がランダムでないことも示されている。一方，係数を変数とするモデルによる残差は小さく（曲線が点に対してより近づく），ランダムである（明らかな

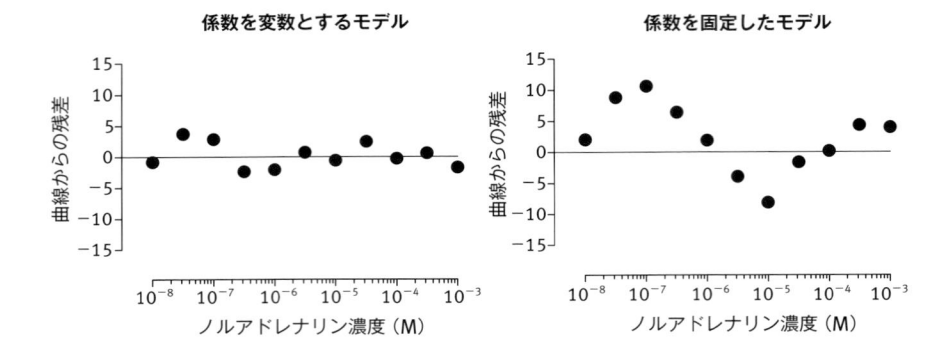

図 36.3　2 つのモデルによる残差
それぞれの丸は各データ点の残差（曲線からの距離）を示す。（左）Hill 係数（変数）を非線形回帰により求めた図 36.1 に示される適合（図 36.2 の実線）からの残差。（右）Hill 係数を標準的な値である 1.0 に固定した図 36.2 の点線による残差。

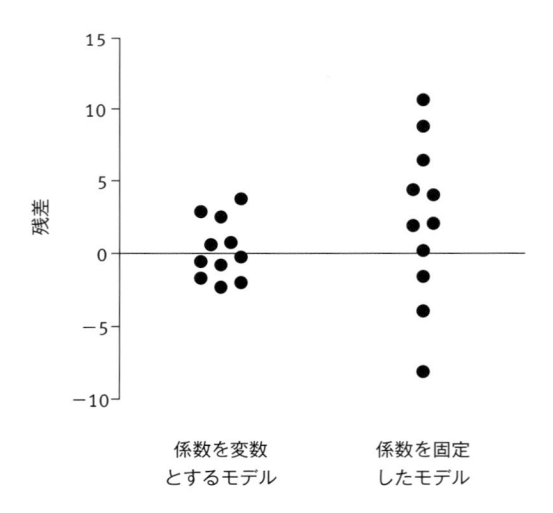

図 36.4　2 つのモデルによる残差
それぞれの丸は各データ点の残差（曲線からの距離）を示す。（左）Hill 係数を非線形回帰により求めた図 36.2 の実線による残差。（右）Hill 係数を標準的な値である 1.0 に固定した図 36.2 の点線による残差。この曲線は点に近づかず，残差が大きい。重なり合いを避けるため，丸の位置を水平にずらしていることに注意。完全なモデルによる残差のほうが互いに近接するために重なり合いが大きく，丸の位置をより大きく水平にずらしてある。

表 36.3　係数を変数とするモデルのほうがデータによく適合し，したがって，平方和が小さい

	仮説	散らばり	平方和	df
−	帰無仮説	係数を固定	358.1	9
	対立仮説	係数を変数	43.0	8
=	差	改善	315.1	1

表 36.4　2 つのモデルによる F 比と P 値の計算
F 比は高く，したがって P 値は小さい。MS：平均平方

変動の原因	平方和	df	MS	F 比	P 値
差	315.1	1	315.1	58.6	<0.0001
変動係数モデル	43.0	8	5.4		
係数固定モデル	358.1	9			

パターンを示さない；図 36.3 左）。

　図 36.4 は残差の大きさを比較しやすくしたものである。表 36.3 および 36.4 では，第 35 章の例に類似した形式で 2 つの適合を比較する。ここでの帰無仮説は，より単純な（Hill 係数を固定し，適合パラメータが 1 つ少ない）モデルが正しい，である。実際には，対立仮説モデルのほうが自由度（df）は 1 つ少ないが，よい適合を示す（平方和が小さい）。この計算は df の差と平方和の差を考慮している。

　係数を固定したモデルが正しいとすれば，点のランダムな散らばりが曲線適合を悪化させる可能性があるが，これが生じる確率は 0.01％である。これは単純なモデルが不十分であることを示す強力なエビデンスであり，したがって，より複雑なモデル（プログラムが Hill 係数を適合させる）のほうが好ましい。

■ 一般的な誤り：非線形回帰

誤り：より単純に思われる多項式モデルを選択する

いくつかのコンピュータ・プログラムは 1 種類の曲線適合，すなわち多項式適合しか提供せず，これは次のモデルをデータに適合させる。

$$Y = \alpha + \beta_1 \cdot X + \beta_2 \cdot X^2 + \beta_3 \cdot X^3 + \beta_4 \cdot X^4 \cdots$$

この式が β_2 項で終わる場合，**2 次式** second-order (quadratic) equation と呼ばれる。β_3 項で終わる場合，**3 次式** third-order (cubic) equation と呼ばれる。

　数学者やプログラマーは，非線形モデルの適合に用いられる方法より，多項式モデ

ルの適合に用いられる方法のほうが容易であるため，多項式回帰を好む．実際，多項式は曲線を描くが，数学者はこれを線形モデルと考える（それぞれのパラメータに対して Y が線形であるため）．重回帰を行うどのようなプログラムも，多項式回帰の適合に利用できる．

　しかし，多項式によって表されるモデルに従う生物学的過程や化学的過程はほとんど存在しないため，パラメータを生物学的内容や化学的内容から解釈できることはまれである．したがって，より単純であるという理由から多項式回帰を利用することは避けるべきである．代わりに，科学的に適切なモデル適合として非線形回帰を利用すべきである．

誤り：曲線データを線形変換し，線形回帰を利用する

非線形回帰が容易に利用できるようになった1980年代初期より以前では，しばしばデータを変換してグラフを線形化し，線形変換したデータをグラフ用紙に手書きでプロットし，定規で直線を描いて，傾きと Y 切片を用手計算し，元の非線形モデルのパラメータ推定値に計算し直すことが行われていた．後に，コンピュータによる線形回帰がこの用手計算に取って代わった．

　線形変換の利用例には，薬理学者が用いるScatchardプロットや酵素学者が用いるLineweaver-Burkプロット（二重逆数プロット），動態研究に用いられる対数変換などがある．しかし，この手法を利用することは時代遅れであり，データ解析に用いるべきでない．非線形回帰のほうが正確な結果を示し，実行もさほど困難ではない．

誤り：コンピュータ・プログラムにモデルを選択させる

モデル選択には化学や生理学（または遺伝学など）に基づく科学的判断が必要である．したがって，モデルの選択はグラフの形だけに基づいてはならない．

　数式について考えるのを好まず，数多くの式に対してコンピュータ・プログラムに自動的な適合を行わせ，データにもっともよく適合するモデルを選ぶ人がいる．コンピュータ・プログラムは実験の科学的内容を理解できないため，このようにして選んだモデルが科学的に有意義な可能性は低い．パラメータの最適値には，おそらく科学的解釈が符合せず，この適合が有用であるとは考えにくい．科学的判断を避ける手段としてコンピュータ・プログラムを利用してはならない．

誤り：移動平均や平滑化データへの適合

第33章で述べたように，データを平滑化した場合は残差が独立であるという前提に反するため，回帰プログラムは散らばりの量に関して不当な結果を導く．平滑化データに適合を行う場合，R^2 値は誤って高く，CIは誤って狭く示される．この結果は誤解を招く原因となる．

誤り：Yの増加に伴って散らばりが増す場合，重みづけのない非線形回帰を利用する

生物学的データが，すべてのY値に対して変動は同一であるという前提に反することは一般的である．むしろ，変動はYに比例することが多い．非線形回帰プログラムはしばしば重みづけを加え，この変動を考慮する．適切な重みづけを行うことは重要である．

誤り：どのパラメータを適合させるか考慮せずに標準モデルを利用する

非線形回帰の利用における重要なステップは，非線形回帰で適合させるパラメータや，対照データに基づいて定数に固定すべきパラメータを決定することである．例えば，本章の冒頭で示した例では，最小パラメータを定数0に制限することは妥当である．

誤り：適合の有用性評価にR^2を利用する

R^2値が高いことは曲線がデータ点に近いことを指す．内挿のための標準曲線を作ることが目的であれば，この適合は有用である．しかし，目的がパラメータの最適値を見いだすことであれば，適合は高いR^2値を見いだしうるが，それでも有用とは限らない．最適値が科学的に意味のある値であり，十分に狭いCIを示すか否か考える必要がある．

誤り：2つの適合を比較するために2つのR^2値を比較する

適合の比較はやや複雑であり，単に高いR^2値を示す適合を選ぶことは適切でない．パラメータの多いモデルほど，ほぼ常に適合のR^2値は高い．2つのモデルの適合を比較する場合，R^2を利用すべきではない．代わりに，第35章で概略を述べた適合パラメータ数を考慮する方法を用いるべきである．

■ モデルを理解するためのヒント

非線形回帰の最初のステップはモデル（数式）を選ぶことである．以下に示すヒントは数式の意味を理解するのに役立つ．例として，基質濃度（X）の関数として酵素活性（Y）を表すMichaelis-Menten式を利用しよう．V_{max}は酵素の最大反応速度である．

$$Y = \frac{V_{max} \cdot X}{K_{max} + X}$$

ヒント：XおよびYの意味と単位を確実に知る

ここでは，Yは酵素活性であり，酵素によってさまざまな単位で表される．Xは基質濃度であり，濃度の単位で表される．

ヒント：パラメータの単位を見いだす

例の式では，パラメータ K_m が X に加えられている。加えるには同じ単位でなければ意味がないため，K_m は X と同じ濃度単位を有する。これは，$X/(K_m+X)$ の項で単位が打ち消し合うことを意味し，したがって，V_{max} は Y と同様な酵素活性の単位で示される。

ヒント：極端な X 値における Y 値を見いだす

X は濃度であるため，負の値を示すことはない。しかし，0 を示す場合がある。$X=0$ を式に代入すれば，Y も 0 となることが示される。

X が非常に大きい場合はどうなるだろうか？ K_m と比較して X が大きくなるにつれ，分母 (K_m+X) は X に非常に近くなる。したがって，比 $X/(K_m+X)$ は 1.0 に近づき，Y は V_{max} に近づく。すなわち，モデルのグラフは，X が非常に大きくなるにつれて $Y=V_{max}$ に漸近する。

ヒント：特別な X 値における Y 値を見いだす

K_m が X と同じ単位で表されるため，X が K_m に等しくなる場合に Y はどうなるだろうか？ この場合，比 $X/(K_m+X)$ は 0.5 に等しいため，Y は V_{max} の半分に等しい。これは，K_m が，最大反応速度である V_{max} の半分に等しい速度を示す基質濃度であることを意味する。

■ 非線形回帰について学習を深める

大部分の統計学書は非線形回帰を扱っておらず，非線形回帰に関する高度な教科書は数学に偏る傾向が強い。非線形回帰について学びたい場合には，優れた記述を含む Glantz & Slinker (2000) から始めるとよい。本書のようなスタイルを好むなら，曲線適合に関する著者の本 (Motulsky & Christopoulos, 2004) が適している。

CHAPTER 37 重回帰，ロジスティック回帰，比例ハザード回帰

> 正しい問題に対する近似的な答えは，近似的な問題に対する正確な答えより大きな価値がある。
>
> John Tukey

研究室の実験では，一般に変数をすべて調整することができる。1つの変数を変化させ，もう1つの変数を測定し，標準的な統計学的検定法でデータ解析を行う。しかし，ある種の実験や多くの観察研究では，1つの変数がいくつかの変数によってどのように影響されるか解析しなければならない。重回帰法[*1]の概念を紹介する本章を読む前に，まず，第33および34章を読んでおこう。

■ 重回帰法の目的

研究室の実験では，通常，1つの変数を変化させて他の変数を測定する。前章ではこのようなデータの解析法について説明した。

しかし，これよりも複雑な状況が多く存在する。ある種の実験や大部分の観察研究では，測定するアウトカムが他の複数の変数によって影響を受ける場合がある。複数の変数がどのようにアウトカムに影響するかを見いだすには，より巧妙な統計学的方法がデータ解析に必要である。

複数の変数に対する方法は強力かつ多用途的で，広く利用されている。これらは，実際には基礎的な生物統計学書の範囲を超えており，本書では，これらの方法の背後にある基本的な概念（本章）や誤解を招きやすい結果（第38章）の紹介に止めておく。

重回帰法はいくつかの目的に利用される。

- 他の変数を調整することで，1つの変数の影響を評価する。例えば，薬物が投与された患者とプラセボが投与された患者の差を調整した後，その薬物は作用を示すだ

[*1] 訳注：通常，重回帰といえば multiple linear regression を指すが，ここでは，他の複数の変数を伴うさまざまな回帰を含む場合，すなわち広義に用いる場合には重回帰法と訳し分けることにする。

ろうか？　危険因子の曝露者と非曝露者の間で他の差を調整した後，危険因子は疾患のリスクを高めるだろうか？
- 有用な予測のための数式を導く．現在知られているデータに基づく場合，胸痛を訴えるある特定の男性が心筋梗塞（心発作）である確率はどの程度だろうか？　容易に測定できるいくつかの変数に基づく場合，この患者に予測される心拍出量はどの程度だろうか？
- さまざまな変数がどのようにアウトカムに影響するか科学的に理解する．高密度リポタンパク（HDL：善玉コレステロール）や低密度リポタンパク（LDL：悪玉コレステロール），トリグリセリド，C反応性タンパク，ホモシステインの濃度から，どのように心疾患のリスクが予測されるだろうか？　ここでの科学的（または臨床的）な目的の一部は，個々の患者のリスクを予測する数式を見いだすことかもしれない．そうではなく，この目的の一部は，公衆衛生の向上に貢献し，将来の研究の優先順位づけに役立つように，それぞれの危険因子がどの程度寄与するかを基本的に理解することかもしれない．

これらの目的は必ずしも明確とは限らず，利用される統計学的方法は目的に関係なく同一である．

■ 専門用語

重回帰法の種類

2つまたはそれ以上の独立変数を持つ回帰モデルを適合させる方法は，**重回帰法** multiple regression method と呼ばれる．重回帰法にはいくつかの種類があり，測定されるアウトカムの種類に応じて特定の回帰が用いられる（表37.1）．
- **多重線形回帰** multiple linear regression はアウトカムが連続的である場合に用いられる．しばしば重回帰と略される．
- **多重ロジスティック回帰** multiple logistic regression はアウトカムが2値的な場合に用いられる．しばしばロジスティック回帰と略される．
- **多値ロジスティック回帰** multiple polytomous logistic regression．
- **多重比例ハザード回帰** multiple proportional hazard regression は，アウトカムが，いくつかの事象が生じるまでの経過時間である場合に用いられる．この事象は死亡であることが多いため，多重比例ハザード回帰は生存データの適合に用いられる．このモデルは，しばしば比例ハザード回帰と略される．考案者にちなんで，**Cox回帰** Cox regression とも呼ばれる．
- **Anderson-Gill 回帰**は，事象（死亡とは異なる）が複数回生じうる場合に用いられる比例ハザード回帰の修正法である．したがって，事象がいったん生じるとその対象における時間測定を再起動させ，次の事象に至る時間が記録される．本書ではこれ以上の説明は行わない．

表 37.1　種類の異なるアウトカムに応じたさまざまな重回帰法

重回帰法の種類	従属変数（Y）の種類	変数の例
多重線形回帰（重回帰）	連続（間隔または比）変数	酵素活性 腎機能（クレアチニンクリアランス） 体重
ロジスティック回帰	2 値変数	手術死亡 卒業 がん再発
多値ロジスティック回帰	2 つ以上のアウトカムを持つ離散変数	
比例ハザード回帰	一時的な事象が生じる経過時間	死亡に至る月数 人工呼吸器からの離脱日数 卒業までの在籍四半期数
Anderson-Gill 回帰	再帰しうる事象までの経過時間	次の発作までの月数 心房細動が次に生じるまでの日数
多重 Poisson 回帰	一定時間における事象数	入院数 発作数

- **多重 Poisson 回帰** multiple Poisson regression は，アウトカムが一定時間内に生じる事象の数である場合に用いられる．本書ではこれ以上の説明は行わない．

ロジスティック回帰と比例ハザード回帰は，ほとんど常に 2 つまたはそれ以上の独立変数を伴う場合に利用されるため，"多重"という接頭語がしばしば省略される．

上述したすべての回帰法（さらにいくつかが加わる）は，**一般化線形モデル** generalized linear model (**GLM**) の特殊型である．用語の混同に注意しよう．**一般線形モデル** general linear model は一般化線形モデルの一部である．後者（一般化）はより広い意味を含んでいる．

Gauss 的なランダム要因に従わないとしても（すなわち，2 項分布や Poisson 分布），非線形モデルの適合に対してさらに一般化することが可能である．Greco (1989) は，"一般化非線形回帰 generalized nonlinear regression"という用語を提唱したが，広く用いられてはいない．

変数

すべてのモデルは，独立変数（X）と呼ばれる 1 つまたはそれ以上の予測子 predictor から従属変数（Y）と呼ばれるアウトカムを予測する．

独立変数が可能性のある 2 つの値しか示さない場合，プログラムには**ダミー変数** dummy variable（**指示変数** indicator variable とも呼ばれる）として入力される．例え

ば，男性を 0，女性を 1 と定義することにより，ダミー変数は性別に対するコード化を可能にする。これらのコードはもちろん任意である。

2 つ以上のカテゴリー（例えば，メディカルスクールの 4 学年）が存在する場合にもダミー変数を利用することができる。単純ではないため，このような場合には高度な内容の書物に従うべきである。いくつかのダミー変数が必要である。

"多変量" という用語

多変量統計学という用語は，必ずしも一貫して用いられていないために注意が必要である。

多変量 multivariate という用語は，時に，いくつかのアウトカムを同時に比較する方法を意味する。因子分析 factor analysis やクラスター分析 cluster analysis，主成分分析 principal component analysis，多変量分散分析 multivariate analysis of variance はすべて多変量を扱う方法であり，本書の範囲を超えている。

多変量という用語は，他に，1 つのアウトカムと複数の独立変数を伴う場合に用いられる方法を指すが，これらは多変量解析でなく，適切には**多変数解析** multivariable analysis と呼ばれる。

■ 重回帰

第 33 章で学んだように，単純線形回帰は単一の変数 X から Y を予測する最適直線のパラメータ値を決定する。**重回帰** multiple regression は，複数の独立変数から Y を予測する最適線のパラメータ値を見いだす。

例：鉛は加齢に伴う腎機能低下を説明するか？

Staessen ら（1992）は，鉛曝露と腎機能の関係を調べた。鉛に対する重度の曝露は腎障害を生じうる。腎機能は年齢とともに低下し，多くの人では年をとるに従って少量の鉛が蓄積していく。研究者たちは，加齢に伴う腎機能低下の一部が鉛の蓄積によるものか否か知りたかった。

Staessen らは 965 人の男性を調査し，血中鉛濃度および腎機能を定量的に示すクレアチニンクリアランスを測定した。彼らは 1,016 人の女性も調べたが，ここでは男性データの解析に限って議論する。鉛濃度が高くなるに従ってクレアチニンクリアランスは低下したが，これは有用な発見ではない。鉛濃度は加齢とともに増加し，クレアチニンクリアランスは加齢とともに低下する。したがって，年齢差はクレアチニンクリアランスと鉛濃度に関する研究を混乱させる要因となる。この問題を調整するため，研究者たちは年齢や他の要因を調整する重回帰を利用した。

Staessen らにとって，もっとも関心のある X 変数は鉛濃度の対数であった。彼らが鉛濃度そのものでなく，鉛濃度の対数を利用したのは，鉛の効果が相加的でなく相

表 37.2　例における重回帰モデル

$\beta_0 \sim \beta_5$ までの 6 つのパラメータが重回帰プログラムにより適合される。これらのパラメータに相応する変数のそれぞれは異なる単位を有する（表 37.3 に示す）。それぞれのパラメータと相応する変数との積は，Y 変数（クレアチニンクリアランス）の単位，すなわち mL/分として表される。重回帰の目的は，クレアチニンクリアランスの予測値を実際の値に可能な限り近づける 6 つのパラメータ値を見いだすことである。このモデルはわずかに単純化されている。

	β_0
+	$\beta_1 \times \log$（血中鉛）
+	$\beta_2 \times$ 年齢
+	$\beta_3 \times$ BMI
+	$\beta_4 \times \log$（GGT）
+	$\beta_5 \times$ 利尿薬投与？
+	ε（Gauss 分布に従うランダム変動）
=	クレアチニンクリアランス

乗的，すなわち，鉛濃度が（どのような開始値であろうと）2 倍になることはクレアチニンクリアランスに同じ効果を及ぼすと考えたためである。なぜ対数なのだろうか？ 回帰モデルは本質的に相加的である。2 つの対数の和はそれらの積の対数に等しい，すなわち，$\log(A) + \log(B) = \log(A \cdot B)$ であることに注意しよう。したがって，変数をその対数に変換することは，相乗的な効果を相加的なものに変更するという意味を持つ（付録 E で対数の復習を行う）。

数学モデル

重回帰モデルを表 37.2 に示す。従属変数（Y）はクレアチニンクリアランスである。このモデルは，ベースライン値に加えて，それぞれが乗数パラメータを持つ 5 つの独立変数（X）の効果から値の予測を行う。

　X 変数は，血中鉛濃度の対数や年齢，体型指数 body mass index（BMI），γ-グルタミルトランスフェラーゼ（GGT；肝機能の指標），以前の利尿薬投与（0 または 1 としてコード化）である。この最後の変数は，これら 2 つの特定の値が 2 つの群（非投与群と投与群）を示すものとして任意に指定されるため，ダミー変数である。

　最後の変数である ε はランダム変動（誤差）を表す。通常の線形回帰と同様に，重回帰はランダムな散らばりが Gauss 分布に従うことを前提とする。

　表 37.2 のモデルは，重みのついた入力の組み合わせからアウトカムの予測を試みる数式として書き直すことができる。

$$Y_i = \beta_0 + \beta_1 \cdot X_{i,1} + \beta_2 \cdot X_{i,2} + \beta_3 \cdot X_{i,3} + \beta_4 \cdot X_{i,4} + \beta_5 \cdot X_{i,5} + \varepsilon_i$$

　下付き文字 i は特定の患者を指す。したがって，Y_3 は 3 番目の患者のクレアチニ

表 37.3　重回帰例に利用された変数の単位

変数	内容	単位
X_1	log（血中鉛）	対数は単位を持たない。対数変換されていない血中鉛濃度は $\mu g/L$ で表される
X_2	年齢	歳
X_3	BMI	BMI は kg/m^2 で表される
X_4	log（GGT）	対数は単位を持たない。対数変換されていない血清 GGT 濃度は単位/L で表される
X_5	利尿薬投与？	単位なし。0＝利尿薬投与なし，1＝利尿薬投与あり
Y	クレアチニンクリアランス	mL/分

ンクリアランスである。X 値は，それぞれの患者が 5 つの異なる X 値（表 37.3）を持つため，2 つの下付き文字を有する。パラメータは単一の下付き文字しか持たない。母集団パラメータは，それぞれの独立変数に対して 1 つずつ（$\beta_1 \sim \beta_5$）と 1 つのベースライン値（β_0）の合計 6 つが存在する。

重回帰の目的

重回帰はモデルをデータに適合させ，実データの予測に可能な限り近づけるモデルの係数値を見いだす。これらの最適パラメータ値は b_0，b_1 などと呼ばれる（理想的な母集団パラメータ値である β_0 や β_1 などとサンプルの最適値を区別するため）。

重回帰はそれぞれのパラメータの最適値とともに信頼区間（CI）を報告する。CI の代わりに（または，これに加えて）それぞれのパラメータの標準誤差を報告するプログラムも存在する。

それぞれの独立変数に対して 1 つの P 値が報告される。帰無仮説は，パラメータがモデルに対する情報を与えないため，当該パラメータに対する β 値は 0.0 に等しい，である。

係数の解釈

重回帰モデルは実際に関心のある X 値と他の調整のための X 値（**共変量** covariate と呼ばれる）を区別しない。結果の解釈に際してはこの区別が必要である。ここでは，次の質問に対する答えが研究者たちの目的である。すなわち，他の変数の効果を調整した後，鉛濃度の対数とクレアチニンクリアランスの間に実質的な線形関係が存在するか？

β_1（鉛濃度の対数に対する係数）の最適値は -9.5 mL/分であった。他のすべての変数を調整した後，1 単位の log（鉛）の増加は，9.5 mL/分のクレアチニンクリアランス低下を伴う。95％ CI は -18.1 〜 -0.9 mL/分の範囲である。

これらの値を解釈するには内容をいくらか吟味する必要がある。研究の対象者にお

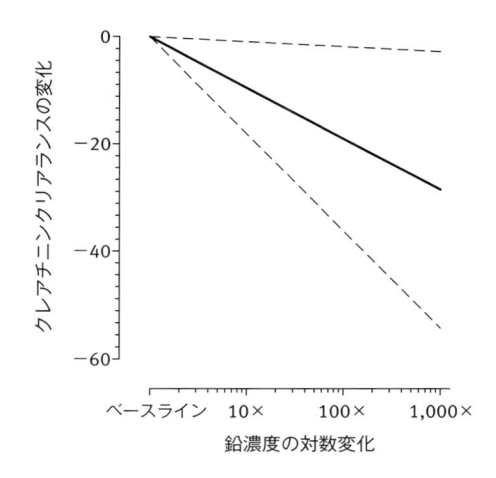

図 37.1　重回帰による予測
重回帰モデルに入力された変数の 1 つは鉛濃度である。その係数に対する最適値は −9.5 である。鉛濃度の対数の 1 単位の増加ごとに，予測されたクレアチニンクリアランスは 9.5 mL/分ずつ低下する。対数として 1 単位の増加は，鉛濃度として 10 倍の増加である。実線は，この傾きに対する最適値を示す。2 つの破線は 95％ CI の範囲を示す。

ける平均クレアチニンクリアランスは 99 mL/分である。したがって，鉛濃度における 10 倍の増加は腎機能を約 10％低下させ，その 95％ CI は 1 〜 20％である。図 37.1 にこのモデルを示す。

統計学的有意性

$β_1$ の CI は負の値から別の負の値の範囲であり，0 を含まない。したがって，鉛濃度の増加がクレアチニンクリアランスの低下（腎機能低下）を伴うことは 95％確実である。結果的に，このパラメータの P 値は 0.05 より小さくなければならない。研究者らはこれ以上正確に定量化していないが，大部分の回帰プログラムは正確な P 値を報告する。

　この P 値は 2 つのモデル適合の比較（第 35 章参照）に由来することに注意しよう。完全なモデル（表 37.2）と，$β_1$ を 0.0 に固定することで log（鉛）の値が計算に含まれない同じモデルとを比較する。低い P 値が報告されれば，後者のモデル（$β_1$ を 0.0 に固定）を棄却し，完全なモデルを採択する結論に達する。

　研究者らは，モデルにおける他のすべての係数値も報告している。例えば，X 変数 "以前の利尿薬治療" に対する係数 $β_5$ は −8.8 mL/分であった。この変数は，患者が利尿薬投与を受けていなければ 0，受けていれば 1 とコード化される。したがって，この最適値は，他のすべての変数を調整した後，以前に利尿薬投与を受けていた対象

は受けていない対象より平均クレアチニンクリアランスが 8.8 mL/分低いことを意味する。研究者らは，P 値が 0.05 より小さいと述べているが，実際の P 値や CI を報告してはいない。しかし，$P<0.05$ であれば，CI が 0 を含まないことは明白であり，最適値である -8.8 mL/分を中心に負の値から別の負の値の範囲にあるはずである。

モデルはどの程度よくデータに適合するか？

重回帰は R^2 値が 0.27 であると報告する。これは，クレアチニンクリアランスにおける変動の 27％だけがモデルによって説明されることを意味する。変動の残りの 73％は，この研究に含まれていないランダム要因，または研究に含まれているがモデルに入力される形式となっていない変数に伴うものである。

線形回帰では，データと重ね合わせた最適直線や適合度の視覚化が可能である。これは，重回帰では不可能である。2 つの独立変数では，3 次元グラフとして適合を視覚化することができるが，大部分の重回帰モデルでは 2 つ以上の独立変数を有するため視覚化できない。

R^2 の意味を理解するため，図 37.2 に，どの程度よく重回帰モデルがデータに適合するかを視覚化する方法を示す。それぞれの点は 1 人の対象を表す。横軸はそれぞれの対象で測定されたクレアチニンクリアランスである。縦軸はモデルにより予測されたクレアチニンクリアランスである。この予測はモデルにおける他の変数から計算されており，クレアチニンクリアランスの測定値を利用したものではない。したがって，実際の値は必ずしも完全には予測されていない。2 つは相関し，R^2 値は 0.27 に等しい。これは，重回帰により計算される全体の R^2 値と同一である。

相関は因果関係を意味しない

この例では，研究者たちはクレアチニンクリアランスを従属変数に選んだ。したがって，モデルは他の変数からクレアチニンクリアランスを予測する。しかし，この研究には実験的介入が含まれていない。研究者たちは，それぞれの対象における多くの変数を測定し，その関係を調べただけである。

論文の結論は，鉛に対する曝露が腎機能障害を生じうるというものであるが，彼らはデータが因果関係を証明したものではないことを認めている。このデータは，腎機能低下（他の理由による）が鉛濃度を増加させるという仮説とも一致する。

これは，このような観察研究における基本的な問題である。因果関係に関する疑いを払拭する最良の手段は，実験を行うことである。もちろん，鉛に曝露させて腎機能がどのように変化するかを追跡することは倫理に反する。しかし，このような動物実験を行うことは確実に可能である。

モデルは単純すぎるか？

モデルがいかに単純であるかに注意しよう。これは，log（鉛）が，クレアチニンクリ

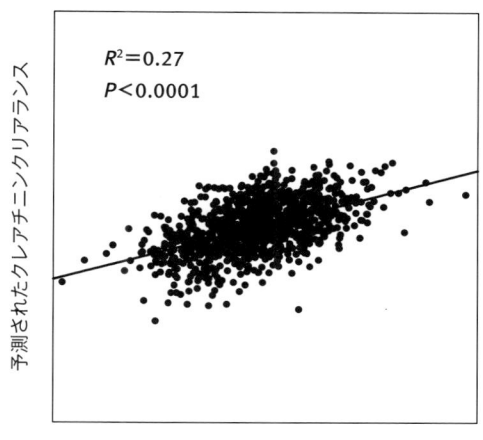

（グラフ内）
$R^2 = 0.27$
$P < 0.0001$

縦軸: 予測されたクレアチニンクリアランス
横軸: 実際のクレアチニンクリアランス

図 37.2　重回帰における R^2 の意味
研究者らは生データを示していないため，このグラフは必ずしも正確に例のデータを示しているわけではない．代わりに，実データがどのようなものかを示すため，データのシミュレーションを行っている．965 のデータ点はそれぞれ研究対象である 1 人の男性を表す．横軸はそれぞれの対象における実際のクレアチニンクリアランスを示す．縦軸は，その対象の鉛濃度や年齢，BMI，γ-グルタミルトランスフェラーゼの対数値，以前の利尿薬投与の有無から重回帰モデルにより計算されたクレアチニンクリアランスを示す．実際にクレアチニンクリアランスの高い対象は概して予測値も高い傾向を示すため，この予測はいくらか有用である．しかし，多くの散らばりが認められる．モデルが完全であれば，それぞれの予測値は実際の値と一致し，すべての点は 45°の直線上に一列に並び，R^2 値は 1.00 に等しいはずである．ここでの予測は正確さに欠けるため，R^2 値はわずか 0.27 に過ぎない．

アランスや BMI，年齢，log(GGT) と線形関係にあることを予測する．他のモデルを考えることも容易である．鉛が閾値に達した場合に限ってクレアチニンクリアランスに影響するかもしれない．低濃度の鉛は腎機能に影響しうるが，その効果は値が大きくなるとプラトーを示すかもしれない．鉛の効果は高齢者ほど問題になるかもしれない．多くの想像可能なモデルが存在し，重回帰モデルはその可能性の 1 つに過ぎない．

異なるモデルとの比較

研究者たちはそれぞれの対象からさらに多くの変数を収集した．喫煙習慣や平均血圧，血清フェリチン濃度（鉄貯蔵の指標），都市または地方の生活環境，尿中カルシウム濃度を含めたモデルでは適合の改善が示されなかった．したがって，彼らは適合を報告したモデルから，これらの変数を排除した．

第 35 章ではモデル比較の背後にある考え方を説明したが，これは 2 つのモデル（疑

問のある X 変数を伴うものと，伴わないもの）の比較に利用することができる．モデルに変数を追加することは，ほとんど確実に適合を改善させる．追加の平方和 F 検定は，自由度 (df) を 1 つ増すこと（モデルにおける追加の変数による）によって，期待される以上に適合が改善するか否かを問う．帰無仮説は，パラメータの少ない，より単純なモデルが正しい，である．

また，P 値は，パラメータ値を標準誤差で除すことにより得られた t 比から計算される．結果は同一である．

この P 値をモデルの選択方法として利用することは容易である．

- P 値が小さい場合（通常，0.05 より小さい），帰無仮説を棄却し，追加パラメータを伴うモデルを採択する．
- P 値が大きい場合，帰無仮説を棄却してはならない．パラメータの少ない，より単純なモデルを用いる．

第 38 章では変数選択に伴う問題を説明する．データに適合しすぎる場合がある．

■ ロジスティック回帰

ロジスティック回帰 logistic regression は，2 つの可能性のあるアウトカムが存在する場合に用いられる．

例

Bakhshi ら (2008) は，イラン女性における肥満の有病率を予測するモデルを考案した．アウトカムは 2 値変数と考えられる肥満である（別の方法は，体重を重回帰のアウトカムとして利用することである）．彼らは，表 37.4 に示すさまざまな人口動態変数の関数として肥満の有病率を予測するモデルを作り出した．このモデルは次の 3 種類の独立変数を含む．

- 年齢と教育年数は連続変数である．

表 37.4　ロジスティック回帰例に利用された変数

変数	内容	単位
X_1	居住地	0＝地方，1＝都市
X_2	年齢	歳
X_3	教育	年
X_4	喫煙	0＝いいえ，1＝はい
X_5	婚姻	0＝いいえ，1＝はい
X_6	下流中産経済階級指数	0＝いいえ，1＝はい（下流中産）
X_7	上流中産経済階級指数	0＝いいえ，1＝はい（上流中産）
X_8	上流経済階級指数	0＝いいえ，1＝はい（上流）

- 喫煙状況や婚姻状況，居住地は2値変数としてコード化されている．これは，すべての対象を2つのカテゴリーの1つに強制的に対応させる明確な定義を必要とする．例えば，かつてヘビースモーカーであった対象を喫煙者または非喫煙者と考えるか？　多年にわたる婚姻関係の後に最近離婚した場合は婚姻または非婚姻と考えるか？
- 経済階級は，下流，下流中産，上流中産，上流の4つのカテゴリーに分けられる．これは間隔変数（第8章参照）ではないため，1～4の範囲の値を持つ1つの変数にコード化するのは誤りである．このアプローチは，下流中産階級と下流階級の隔たりが下流中産階級と上流中産階級の隔たりに等しいという誤った考えを意味する．間隔変数として階級をコード化できないため，研究者たちは4つの経済階級を3つの異なる2値変数としてコード化している．階級のカテゴリー数より1つ変数が少ないことに注意しよう．

彼らは，14,176人の女性からデータを収集し，ロジスティック回帰によるデータ適合を行った．

ロジスティック回帰モデル

ロジスティック回帰は，さまざまな独立変数から2値アウトカム変数をもっともよく予測するモデルを適合させる．多くの場合，アウトカムは自然な定義による．例における定義はいくらか任意である．研究者たちは，最初にそれぞれの対象の身長と体重からBMIを計算し，次に，選択した閾値を超えるBMIを示す対象を"肥満"に分類した．

このモデルは多くの方法で表される．次の式はもっとも理解しやすい形式でモデルを定義する．対象の独立変数とそれぞれのX変数に対するオッズ比（OR）から，任意の対象に対するオッズ比の対数を計算する．

$$\ln(\mathrm{OR}_i) = X_{i,1} \cdot \ln(\mathrm{OR}_1) + X_{i,2} \cdot \ln(\mathrm{OR}_2) \cdots + X_{i,8} \cdot \ln(\mathrm{OR}_8)$$

このモデルは，上述の式のように左辺が対象のオッズ比の対数を示す代わりに，特定のX変数の組み合わせを持つ対象がアウトカムを示す確率であるように整理することもできる．

この例のモデルは，表37.4に示す独立変数に対応する8つの項を有する．

なぜ対数か？

オッズ比は偏りを示す．リスクの低下は0と1の間のオッズ比として表され，リスクの増加は1より大きいオッズ比として表される．オッズ比の対数は対称性である．負の値はリスクの低下を示し，正の値はリスクの増加を示す．例えば，オッズ比が2.0に等しい場合，$\ln(\mathrm{OR})$は0.69である．そして，オッズ比が0.5であれば，$\ln(\mathrm{OR})$は-0.69である．

対数は慣習的に底を e とする自然対数として計算され，"ln"と略される（付録Eで対数を復習する）．

それぞれの独立変数に対するオッズ比

式の右辺はそれぞれの独立変数に対する1つのオッズ比を有する．例では8つの独立変数が存在するため，モデルは8つのオッズ比を有する．これらがロジスティック回帰の主な結果である．

それぞれのオッズ比は次の質問に答える．すなわち，1つの特定の X 値が1.0増加する場合（他は同一のまま），オッズ比の対数はどの程度増加することが期待されるか？　結果を例の内容から解釈する場合，このことは次項でさらに意味を持つ．

オッズ比が1.0に近い場合，その独立変数はアウトカムにほとんど影響しない．オッズ比が1.0よりかなり大きい場合，その独立変数の増加はアウトカムが生じる可能性の増大を伴う．オッズ比が1.0よりかなり小さい場合，その独立変数における増加はアウトカムが生じる可能性の減少を伴う．

モデルが正しいとすれば，これらのオッズ比に対する理想的な母集団の値が存在する．対象サンプルにおけるデータから，ロジスティック回帰はこれらのオッズ比のそれぞれに対する値を95% CIとともに推定する．

個々の対象に対するオッズ比の予測

上述した式の左辺のオッズ比は特定の X 値の組み合わせを有する対象のものである．式のそれぞれが，特定の独立変数の組み合わせを持つ対象にアウトカムが生じるオッズを予測する（すべての X 値が0に等しい対象と比較して）．これらのオッズ比は全く無視することができる．ロジスティック回帰を行う場合，これらの値を入力する必要はなく，結果を見直す場合にもこれらを眺める必要はない．関心のあるオッズ比は，式の右辺に存在するそれぞれの独立変数に対するものである．

結果の解釈

ロジスティック回帰の結果を表37.5に示す．ロジスティック回帰はそれぞれの独立変数（表37.4）に対するオッズ比を95% CIとともに計算する．

最初の独立変数は2値のダミー変数であり，対象が都市に住んでいれば1，地方に住んでいれば0に等しい．相応するオッズ比は2.13である．これは，都市に住む対象が，他の独立変数は同一でも地方に住む対象の2倍をわずかに超える肥満のオッズを示すことを意味する．このモデルは，年齢（研究対象となった範囲内で）や教育，喫煙などに関わりなく，このオッズ比が同一であることを前提とする．これらの変数の効果を修正した後，都市に住む場合のオッズ比は2.13であることを結果は示す．95% CI は1.9～2.4の範囲である．

都市に住む女性が地方に住む女性と同じ肥満のオッズを有する場合，このオッズ比

表 37.5　ロジスティック回帰の結果

変数	内容	オッズ比	95% CI
OR_1	都市？	2.13	1.915 〜 2.369
OR_2	年齢	1.02	1.017 〜 1.026
OR_3	教育	0.98	0.968 〜 0.993
OR_4	喫煙？	0.65	0.468 〜 0.916
OR_5	婚姻？	1.48	1.312 〜 1.668
OR_6	下流中産階級？	1.37	1.206 〜 1.554
OR_7	上流中産階級？	1.29	1.136 〜 1.468
OR_8	上流階級？	1.25	1.094 〜 1.425

は 1.0 である。95% CI が 0 を含まないため，P 値は 0.05 より小さくなければならない。CI が 1.0 に近くさえないため，P 値は 0.05 よりかなり小さいはずである。この例の研究者たちは P 値を報告していないが，大部分の研究者は報告する。P 値は次の質問に答える。

モデルが正しく，母集団のオッズ比（この特定の X 変数に対する）が 1.0 に等しいと仮定すれば，この研究で観察されたのと同程度（または，それ以上）に 1.0 から離れたオッズ比をランダムサンプリングが生じる確率はどの程度か？

次の独立変数は年齢である。対象の年齢範囲は 20 〜 69 歳，その平均値は 37 歳，標準偏差は 14 歳である。この変数に対するオッズ比は 1.02 である。年齢が 1 歳増すごとに肥満のオッズは約 2％上昇する。CI は非常に狭く，0 を含まない。したがって，年齢の P 値は 0.05 より小さくなければならない。オッズ比 1.0 が何の効果もないことを示すため，オッズ比がわずか 1.02 であることは些細なことのように思えるかもしれない。しかし，実際には，これは大きい効果である。オッズ比が乗算であるため，年齢が 10 歳増すことに対するオッズ比は 1.02^{10}，すなわち 1.22 である。このことは，年齢が 1 歳増すごとに肥満のオッズが約 22％上昇することを意味する。

まとめ

最初はすべてが複雑なように思われる。"ロジスティック"や"多変数"，"回帰"という言葉は多くの人を遠ざけてしまい，"対数"はさらに多くの人を怖がらせる。しかし，これらをすべて受け流せば結果を容易に理解することができる。ロジスティック回帰はそれぞれの独立変数に対するオッズ比と CI を計算する。これらの解釈は容易である。

■ 比例ハザード回帰

比例ハザード回帰 proportional hazard regression は，アウトカムが事象を生じるまでの経過時間である場合に用いられ，生存時間の解析に利用されることが多い。

例
Rosman ら（1993）は，ジアゼパムが小児の熱性けいれんを抑制するか否か調査した。彼らは，既往歴に少なくとも 1 回の熱性けいれんを有する小児 400 人を集めた。それぞれの両親には，子供が発熱した場合には必ず投薬を行うように指示した。400 人のうち半分にはジアゼパム，残りの半分にはプラセボ（標準的な治療法がないため）が与えられた。

Rosman らは，最初のけいれんまでの時間に差があるか否かを調べるために 2 群を比較した。ここで，混乱しやすい用語に注意しよう。これらのデータ解析に用いられた方法は，この例におけるアウトカムが死亡でないとしても，誤解を招きやすい名称である生存解析と呼ばれているが，彼らが追跡した事象はけいれんである。

研究者たちは，年齢差や以前の熱性けいれん数，他のいくつかの要因を調整した後，ジアゼパムが最初のけいれんまでの時間を遅らせるか否かを追究した。

比例ハザードモデル
生存曲線は時間の関数として累積生存を描く。生存曲線の傾きは短い時間間隔における死亡率である。これは**ハザード** hazard と呼ばれる。例えば，特定の種類のがんを持つ患者の 20% がこの年に死亡すると予想される場合，ハザードは 1 年につき 20% である。2 群を比較する場合，研究者たちは，ハザード関数の比が時間とともに一定であると仮定することが多い。例えば，治療を受けた患者のハザードは対照患者のハザードの 1/2 というようにする。死亡率は研究経過とともに変化するが，どの特定の期間においても治療を受けた患者の死亡リスクは対照患者の死亡リスクの 1/2 である。すなわち，2 つのハザード関数は互いに比例する。これは多くの臨床的状況で妥当な前提である。

ハザード比は本質的に相対危険度と同一である。ハザード比が 0.5 である場合，一方の群における死亡の相対危険度は他の群における死亡リスクの半分である。考案者の名前にちなんで Cox 回帰とも呼ばれる比例ハザード回帰では，1 つまたはそれ以上の X 変数に基づいて相対危険度を予測するために，回帰法を利用する。

比例ハザード回帰の前提は，必ずしも常に妥当とは限らない。がんに対する内科的治療と外科的治療のハザード関数が比例するとは考えられない。早期には外科的治療が大きいハザードを有し（術中または術直後死亡のため），時期が遅いほど内科的治療のハザードが大きくなることが予想される。このような状況では，比例ハザード回帰を避けるべきか，前提が妥当と考えられる制限された時間間隔に限定して利用すべ

きである。

　比例ハザードの前提を受け入れる場合，われわれはハザード比が治療や他の要因によって影響されるか否かに関心がある。このモデルは，オッズ比の代わりに相対危険度（RR）を適合させる点を除けば，ロジスティック回帰に用いられるのと類似している。

$$\ln(\text{ハザード比}) = X_1 \cdot \ln(RR_1) + X_2 \cdot \ln(RR_2) \cdots$$

モデル適合の解釈
Rosmanらは比例ハザード回帰を利用してデータ適合を行った。相対危険度は0.61，95% CIは0.39〜0.94であった。プラセボ投与を受けた対象と比較して，ジアゼパム治療を受けた対象は熱性けいれんを示すリスクがわずか61%であった。この低下は統計学的に有意であり，P値は0.027であった。ジアゼパムが真に無効であれば，この規模の研究においてこのように低い相対危険度を認める確率はわずか2.7%である。この例は，解析の詳細は複雑であるが，比例ハザード回帰の結果が容易に解釈されることを示す。

■ 前提

前提：母集団からのサンプリング
これはすべての統計学的解析に共通する前提である。すべての種類の重回帰法における目標は，サンプルデータを解析して，データが抽出された母集団における一般的な結論を得ることである。

前提：モデルで特定される以外の交互作用を示さない線形効果
重回帰モデルはX変数を1単位増すごとに，Y値（重回帰）やオッズ比の対数（ロジスティック回帰），相対危険度の対数（比例ハザード回帰）がすべてのX値に対して同程度に増加（または減少）することを前提とする。

　重回帰の例（鉛曝露）では，鉛濃度の対数が1.0増す（鉛濃度が10倍増す）場合に（平均的に）クレアチニンクリアランスが一定量低下するというモデルであった。例えば，このモデルでは，鉛の腎機能に対する効果は年齢やBMI，利尿薬投与の有無にかかわらず一定であることを前提とする。

　交互作用がないという前提を無視するように重回帰モデルを拡張することが可能であり，これは次項で簡単に説明する。

前提：独立した観察
これは見慣れた前提であり，それぞれの対象におけるデータは変数間のつながりにつ

いて独立した情報を与える．2つの例では，対象のいく人かが双生児（または，兄弟）であれば，この前提は成立しない．

前提：モデルのランダム要因が正しい
どのX変数の組み合わせでも，重回帰はモデルのランダム要因がGauss分布に従うか，少なくとも近似することを前提とする．さらに，この散らばりは常に等しく，いずれの変数とも関連しないということも前提とする．ロジスティック回帰では，独立変数のどの組み合わせに対しても2つのアウトカムの分布が2項分布に従うことを前提とする．

比例ハザード回帰における追加の前提
比例ハザード回帰は，第5および29章に述べた生存解析に対するすべての前提にも基づく．

■ 独立変数の交互作用

重回帰モデルにおける2つの独立変数は鉛濃度の対数と年齢である．しかし，これら2つの変数に関連がある場合はどうなるだろうか？　鉛濃度の効果が高齢者でより問題になればどうなるだろうか？　この種の関係は**交互作用** interaction と呼ばれる．

　年齢と血中鉛濃度の対数の交互作用を考慮するには，年齢 (X_2) と鉛濃度の対数 (X_1) の積を新たなパラメータに乗じた項をモデル式に付け加えればよい．

$$Y = \beta_0 + \beta_1 \cdot X_1 + \beta_2 \cdot X_2 + \beta_3 \cdot X_3 + \beta_4 \cdot X_4 + \beta_5 \cdot X_5 + \beta_{1,2} \cdot X_1 \cdot X_2 + \varepsilon$$

　新たなパラメータ ($\beta_{1,2}$) のCIが0を含まない場合，年齢と $\log$（鉛）の間には有意な交互作用が存在すると結論づけられる．このことは，鉛の効果が年齢によって変化することを意味する．同様に，年齢効果は鉛濃度に依存する．

　どの重回帰法（ロジスティック回帰や比例ハザード回帰を含む）においても，交互作用の項を含めることは容易である．3つの変数の交互作用は3つすべてをまとめて乗じることで考慮することができる．

　これらの交互作用は単純であることに注意しよう．上述の交互作用の項は，高齢になるに従って鉛の効果に線形変化が存在すると仮定している．しかし，鉛が若年者や高齢者に大きく影響し，その間では影響が少ない場合はどうなるだろうか？　この種の非線形交互作用は，通常の方法では検出できないだろう．

■ 相関する観察

独立でない（相関する）観察は一般的である

重回帰の前提の1つはそれぞれの観察が独立であることである。すなわち，モデル予測からの偏差はすべてがランダムである。この前提は，実験デザインの一部として観察が相関するような多くの場合は成立しない。このようなデザインのいくつかを示す (Katz, 2006)。

- 縦断研究。これらは同じ対象における異なる時点での複数の観察を含む。これは反復測定デザインとも呼ばれる。
- クロスオーバー研究。これらは異なる治療後の同じ対象における複数の観察を含む。
- それぞれの個人における複数の観察。例えば，関節炎の研究は，それぞれの対象の両膝からの測定を含むかもしれない。これは，片方の膝だけからの測定より多くの情報を提供するが，それぞれの対象における2つの測定は高度に相関する。
- クラスター。1つの群（家族，病院，国内など）から集められる対象がいれば，別の群から集められる対象も存在する。多くの群が利用されうる。1つの例は多施設臨床試験である。それぞれの施設内における観察は，異なる施設の観察より，互いに類似する可能性が高い。
- ケースコントロール研究。対応したペアとして対象が集められる。第28章参照。
- メタアナリシス。最良の医学的エビデンスは，しばしば多くの研究結果を組み合わせることで得られる。メタアナリシスの難点は，どの研究を組み入れるか，または除外するかを決定し，すべての治療効果をどのように同じスケールで表現するかである。データ併合のやり方や，研究によって患者数が異なるという事実を考慮に入れた重回帰法を利用して結果を組み合わせることが可能である。

上記のものはすべて非常に有用な実験デザインであるが，データ解析を複雑なものにする。観察は，これらのデザインのすべてで相関するか，クラスターを示す。クラスター内の観察は，異なるクラスターの観察より互いに類似するだろう。

いくつかの場合，相関は階層的である。外科手術の臨床研究は，3つの異なる医療施設の患者を対象に行うことができる。3つの医療施設が非常に異なる母集団である場合，それぞれの施設内の結果は，他の施設の結果より互いに類似するだろう。それぞれの施設内では，いく人かの外科医が手術を行うかもしれない。患者の結果は，異なる外科医の手術を受けた患者より，同じ外科医の手術を受けた患者間で類似する傾向がある。また，1人の患者における複数回の測定結果は，複数の異なる患者における測定結果より類似するだろう。

データ解析の際，クラスターを考慮しなければならない

本章で述べた実験デザインのデータを，クラスターや相関を考慮せずに通常の回帰法（または分散分析）を利用して解析する場合はどうなるだろうか？　通常の回帰法は，

それぞれの値が他と独立であることを前提とするため，すべての値の変動は変動全体の指標と見なされる。したがって，値が実際に相関する場合には，変動全体が過小評価される恐れがある。回帰係数の最適値は大きい影響を受けないが，CI は非常に狭く，P 値はかなり小さくなるだろう。不当な回帰分析に惑わされやすくなる。

単純な代替手段が適切であることが多い

いくつかの実験デザインでは，明快なアプローチによりデータを単純に解析することができる。この例の一部を以下に示す。

- それぞれの対象で薬物濃度を複数回測定する場合，それぞれの対象における濃度 - 時間曲線の曲線下面積を計算する。これらの面積（個々の薬物濃度でなく）を従属変数として回帰モデルに入力する。
- 3 つの異なる医療施設で臨床研究が行われる場合，データをそれぞれの施設ごとに分けて解析する。3 つの解析すべてが類似した結論に達する場合，巧妙な解析は不要である。

時に，巧妙な方法が必要である

相関するデータを適切に解析するための方法は本書の範囲をはるかに超えている。ここではいくつかの方法を列挙しておく。

- 一般化推定式 generalized estimating equation（GEE）
- 混合効果モデル mixed effects model（ランダム効果モデル random effects model とも呼ばれる）
- 条件つきロジスティック回帰 conditional logistic regression，または条件つき比例ハザード回帰 conditional proportional hazard regression
- 反復測定分散分析 repeated-measures analysis of variance，または反復共分散分析 repeated-measures analysis of covariance（ANCOVA）
- 階層的回帰モデル hierarchical regression model または多段階回帰モデル multi-level regression model（Gelman & Hill, 2007）

■ Q & A

データ収集の時点で，どの変数をアウトカム（従属変数）とし，どの変数を予測子（独立変数）とするか，常に決めておかなければならないか？	いいえ。データ収集の時点で独立変数と従属変数が区別できない場合がある。この決定は，時に，データ解析時に限って行われる。しかし，このような解析には注意が必要である。より多くの方法でデータ解析を行うほど，過剰適合に惑わされる可能性が高くなる（第 38 章参照）。
1 つの最適パラメータ値と別の最適パラメー	いいえ。それぞれのパラメータの単位が異なるた

タ値を比較することに意味はあるか？	め，直接比較することはできない。比較したい場合には，より高度な内容の本で標準化パラメータについて読むとよい。標準化はパラメータが無次元となるように尺度を変更する。変更後に，標準化パラメータを比較する。より大きい標準化パラメータを持つ変数は，従属変数に対してより重大な影響を及ぼす。
すべての独立変数は，同じ単位で表さなければならないか？	いいえ。通常，これらは単位が異なる。
パラメータを表す単位とは？	それぞれのパラメータと相応する独立変数との積は，Yと同じ単位で表される。したがって，パラメータはYの単位をXの単位で除して表される。
回帰は他の統計学的方法とどのように関係するか？	第35章では，対応のないt検定が線形回帰に変更できることを指摘した。同様に，1元配置分散分析を重回帰に変更することができる。第27〜29章で説明した方法に代えて，ロジスティック回帰や比例ハザード回帰を2群の比較に利用することも可能である（結果は必ずしも一致しないが，近いはずである）。本質的に，すべての統計学的手法は，適切な種類の回帰を利用したある種のモデル適合に代えることができる。
共分散分析（ANCOVA）はどのように適合するか？	本書では，ANCOVAについては説明しない。これは，少なくとも1つの独立変数がカテゴリー的で，少なくとも1つが連続的である場合，重回帰と等価なモデルである。
CIはどのように計算されるか？	いくつかのプログラムでは，CIの代わりにそれぞれのパラメータの標準誤差を報告する。モデルパラメータの最適値のCIを計算することは，平均値のCIの計算（第12章参照）と同様に行われる。 報告された標準誤差にt分布（付録D参照）から得られた値を乗じることで誤差範囲を計算する。この値は望む信頼水準（95％が標準的）とdf（研究における対象数からモデルによって適合されるパラメータ数を減じた値に等しい）だけに依存する。95％信頼度でdfが大きい場合（重回帰に共通する），この乗算は2.0に近づく。CIを得るには，最適値に誤差範囲を加えたり減じたりすればよい。

■ 原理

重回帰は線形回帰の延長である。目的は同一である。実際のY値と予測されたY値の差の平方和が最小となるように，モデルのパラメータ値を調整する。

　ロジスティック回帰や比例ハザード回帰の計算は線形回帰より難しく，ここでは説明しない。最小2乗法は適用されない。代わりに，これらのアプローチでは反復最大尤度法 iterative maximum likelihood method を利用する。詳細は本書の範囲を超えているが，最大尤度の一般的な考え方は第34章で説明した。

■ 重回帰法について学習を深める

Katz (2006) と Campbell (2006) によって書かれた教科書が簡潔かつ明瞭，実用的，非数学的である。Glantz と Slinker (2000)，そして Vittinghoff ら (2007) による書物は詳細で数学を多く含むが，明快で実用的な点は変わりない。

CHAPTER 38 重回帰法の落とし穴

> 実験に統計学が必要ならば,よりよい実験を行っておくべきだった。
>
> Lord Ernest Rutherford

重回帰やロジスティック回帰,比例ハザード回帰の結果は誤解を招きうる。すべての統計学的解析と同様,この目的はサンプルからのデータを解析し,母集団に関する妥当な推定を行うことである。重回帰法では,妥当でない結論に達しやすい。本章では,重回帰法の結果を評価する場合の注意点として必要な事柄を説明する。

■ 過剰な適合に注意しよう

重回帰法の目的はすべての統計学的解析と同様にサンプルからのデータを解析し,母集団全体に関する妥当な推論を得ることである。重回帰法では,この目的が必ずしも達成されるとは限らない。サンプルデータの適合に当てはまる結論を得ることは容易であるが,この結論は実際には母集団に当てはまらないかもしれない。研究を繰り返す場合,この結論は再現不可能であろう。

この問題は**過剰適合** overfitting と呼ばれる (Babyak, 2004)。これは,データから得られるもの以上に多くを要求する場合に生じる。

過剰適合の原因:多すぎる独立変数

過剰適合の原因の1つには,対象数と比較して多すぎる独立変数がモデルに含まれることが挙げられる。

多すぎるとは,どの程度多くの独立変数を意味するのだろうか? 重回帰における一般原則では,1つの独立変数あたり少なくとも10〜15の対象数を必要とする(第43章参照)。したがって,5つの独立変数を伴うモデルの適合は,50〜75の対象を必要とする。ロジスティック回帰や比例ハザード回帰では,従属変数が"事象の発生"

であり，この一般原則は対象の総数ではなく事象の生じた対象数を指す．例えば，脳卒中の発作モデルにロジスティック回帰を利用し，対象の10%が研究期間中に発作を起こすと予想されるとしよう．モデルには5つの独立変数が含まれるとする．この場合，サンプルサイズは500〜750である必要がある．この数多くの対象のうち，50〜75（500〜750の10%）が発作を起こすと予想される．一般原則に合致するかどうか確かめるには独立変数の数(5)で除せばよく，これは独立変数あたり10〜15の事象に相当する．

過剰適合の影響を軽減する1つの方法は，モデルを作成する場合に独立変数間の関係を考慮することである．多段階回帰や階層的回帰については，Gelman & Hill (2007) を参照するとよい．

過剰適合の原因：多すぎるモデル亜型

重回帰では多くの選択肢が存在し，同じモデルの修正型を多く適合させることにより，データの過剰適合が容易に生じうる．すなわち，次のような選択肢が考えられる．

- 交互作用の項を含めるか否か．
- いくつかの独立変数を変換するか否か．
- 従属変数を変換するか否か．
- 外れ値や影響の大きいデータ点を含めるか除外するか．
- すべてのデータを併合するか，それともいくつかの部分を個別に解析するか．
- 異なる従属変数（アウトカム）を定義して，モデルの再適合を行うか否か．

多数の方法でデータ適合を行い，もっともよく適合したモデルだけを報告する場合，妥当でない結論が導かれる可能性が高い．

過剰適合の原因：変数選択

過剰適合について考える場合，重視されるものには最終モデルに含まれる変数の数だけでなく，収集されたものの除外が決定された変数も含まれる．

データを重回帰プログラムに入力する前に，それぞれの可能な独立変数とアウトカムとの相関や関連の程度を最初に眺める研究者がいる．このような研究者たちは，アウトカムと強固な相関や関連を示す変数だけを重回帰プログラムに入力する．この種の用手的なスクリーニングは過剰適合の原因となりうる (Babyak, 2004)．

重回帰プログラムは変数を自動的に選択する．1つのアプローチ（**総当たり法** all subsets regression）は，すべての可能なモデルにデータを適合させるというものである（それぞれのモデルはいくつかのX変数を含め，他を除外する）．しかし，多くの変数を伴うサンプルサイズの大きいデータでは，コンピュータによる計算に膨大な時間がかかる．大きいデータに必要となるこの時間を節約するため，別のアルゴリズムとしてステップワイズ法が利用される．ステップワイズ法の1つのアプローチ（**変数増加法** forward stepwise selection/step-up procedure）では，非常に単純なモデル

から開始し，1回ごとに新たな X 変数を追加し，Y を予測するモデル能力をもっとも改善する X 変数を加えていく．もう1つのアプローチ（**変数減少法** backward stepwise selection/step-down procedure）では，完全なモデル（すべての X 変数を含む）から開始し，モデルに対する貢献度がもっとも低い X 変数を逐次的に除外していく．

これらの方法が魅力的なことは明らかである．すべてのデータをプログラムに入力するだけで，すべての決定が行われる．データと k 個の独立変数が与えられ，すべての可能なモデル適合を比較する総当たり法を指示した場合，重回帰プログラムはどの程度多くのモデルを比較するのだろうか？ 最終モデルからそれぞれの変数が加えられたり除外されたりするため，プログラムは 2^k 個のモデル比較を行うことになるだろう．例えば，変数を20個とする場合，自動的な変数選択は，交互作用について考慮する前でさえ 2^{20} 個のモデル（100万以上）を比較する．

過剰適合のシミュレーション例

第23章では，このアプローチに伴う問題を明らかにした Freedman (1983) によるシミュレーション研究について述べた．彼の論文は，Good と Hardin (2006) による教科書に再掲されている．彼は100の対象による研究をシミュレーションし，このデータでは，それぞれに対して50の独立変数が記録された．すべての値はシミュレーションされたものであり，したがって，アウトカムとシミュレーションによる独立変数の間に関連がないことは明らかである．予想されるように，重回帰による全体の P 値は大きく，大部分の個々の P 値（それぞれの独立変数に対する P 値）も大きかった．

次に，彼は特に小さい P 値（0.25 より小さい）を示した15の独立変数を選び，これらの変数だけを利用して再び重回帰プログラムで計算を行った．その結果，この重回帰による全体の P 値は小さかった（0.0005）．15の独立変数のうち，6つが統計学的有意性を示した（$P<0.05$）．

これらがすべて関連のないシミュレーションによるデータであることを知らなければ，非常によい結果が得られたように思うだろう．P 値が小さいため帰無仮説を棄却し，独立変数が従属変数を予測すると結論づけてしまうだろう．

このことは，すでに第23章で述べたように，重回帰に伴う本質的な問題の1つである．変数が多いと，非常に惑わされやすくなるのである．母集団に実際には関連が存在しないとしても，高い R^2 値や低い P 値が示されることに驚くだろう．

変数選択を伴う解析はすべて疑うべきか？

必ずしもその必要はない．注意深く選択した少数の独立変数を含めるか除外するかを決定するために統計学的方法を利用することは確かに意味がある．しかし，コンピュータが魔法をかけてくれることを期待して，数十や数百（または数千）の可能なモデルを統計プログラムに検定させることは意味がない．

いくつかの場合には，探索が研究目的とされる．研究者たちは仮説を検定するのではなく，検定のための仮説を探し求める．変数選択は探索の一部とも考えられる．しかし，探索的研究から派生するモデルは，新たなデータで検証されるべき仮説を考慮しなければならない．

■ 多重共線性に注意しよう

多重共線性とは？

多重共線性 multicollinearity という用語は，その名称からわかるように理解が困難である．しかし，多重共線性が重回帰結果の適切な解釈を妨げうるため，その理解は重要である．多重共線性は重回帰（およびロジスティック回帰や比例ハザード回帰）に伴う一般的な問題であり，データを有意義なものにしようとする研究者の熱意を妨げる場合がある．

2つの X 変数が高度な相関を示す場合，これらは本質的に等しい情報を伝える．例えば，第37章で示した重回帰の例に含まれる変数の1つはBMIであり，これは個人の体重と身長から計算される．もしも研究者が体重と身長を個別にモデルに入力する場合，背の高い対象は体重が重い傾向を示すため，おそらく多重共線性をもたらすだろう．

この問題は，一方をモデルに含めた後では，他方を含めることがモデル適合に何の利点ももたらさないことである．モデルから身長または体重のいずれかを除外する場合，適合が大きく変化することはない．しかし，身長と体重の両者をモデルから除外することは，適合を悪化させるだろう．

2つ（またはそれ以上）の関連する X 変数は"共線"関係にある．これらが重回帰モデルに含まれる場合，この結果は**共線性** collinearity を示す．3つまたはそれ以上の X 変数が絡む場合，この結果は多重共線性を示す．

多重共線性の影響

重回帰モデルは，他のすべての独立変数を考慮した後，それぞれの変数がどの程度寄与するかを評価する．変数が共線関係にある場合，それぞれの変数の寄与は少ない．これは次の3つの問題を生む．

- パラメータの信頼区間（CI）が広く，それぞれのパラメータの P 値は大きくなる．
- P 値が矛盾しているように思われる場合がある．2つの独立変数を伴う重回帰モデルの適合は，全体として低い P 値を示しうる．これは，モデルが有用で，独立変数が従属変数を予測するという結論を導く．矛盾しているのは，個々の変数に対する P 値が高いかもしれないことである．他の独立変数を考慮すると，どちらの変数もアウトカムの予測に役立たない．
- 自動的な変数選択は，モデルに含まれる（または除外される）変数の順序に依存し

て任意である場合がある．体重が先にモデルに入力される場合，身長は有意な寄与をもたらさない．逆に，身長が先に入力される場合，体重は有意な寄与を示さない．自動的な変数選択の結果は，共線変数が含まれる順序に部分的に依存する．

多重共線性の定量化

多重共線性は**分散拡大係数** variance inflation factor (**VIF**) または**許容度** tolerance (これらは互いに逆数関係にある) として定量化される．VIF (および許容度) の1つの値がモデルにおけるそれぞれの独立変数に対して計算される．高いVIF (例えば，>10.0) は，低い許容度 (<0.10) と同様に多重共線性の徴候である．

多重共線性の回避

多重共線性を軽減させるもっともよい方法は，独立変数の数を減らすことである．1つのアプローチは，単に関連する変数を除外することである．別のアプローチについては，第37章の例で説明した．研究者たちは身長と体重を単一の変数 (BMI) に統合した．彼らは，多重共線性を回避し，モデルにおける独立変数の数を減らした．これは数学的なトリックではなく，データ解析における賢明な手段である．

■ R^2 の過剰な解釈に注意しよう

R^2 は重回帰における適合度の指標として一般に用いられるが，誤解を招く可能性がある．独立変数が全く従属変数を予測しないとしても，R^2 値は0より大きいだろう．モデルに加えられる独立変数が多くなるほど，予想される R^2 値は高くなる．このことから，特にサンプルサイズが小さい場合，適合度を定量化する手段としての R^2 の有用性は制限されることになる．

　モデルがどの程度よくサンプルデータに適合するかを示す R^2 に加えて，モデルがどの程度よく新たなデータに適合するかを予測する**調整 R^2** adjusted R^2 が報告される．これは独立変数の数を考慮し，常に R^2 値より低い．どの程度低いかは，対象と変数の相対的な数に依存する．第37章の重回帰例では，独立変数 (5) より対象数 (965) がはるかに多いため，調整 R^2 値は非調整 R^2 値よりごくわずかに低いだけである．この両者は小数点以下第2位まで同一である (0.27)．

■ 相関と因果関係に注意しよう

相関があるからといって因果関係が証明されるわけではない．
　この問題はすでに第37章で指摘した．研究者たちはクレアチニンクリアランス (腎機能の指標) をモデルの左辺 (Y) に置くように選択し，右辺 (X) を鉛濃度とした．しかし，このことは鉛濃度が腎障害を生じることの証明にはならない．腎機能の変化が

いくらか鉛蓄積に影響するというような，逆の方向の関連も考えられる．

交絡変数にも注意が必要である．これは，Katz（2006）が述べた具体例からよくわかる．ポケットにマッチを持っている人は，持っていない人より肺がんになる可能性が高い．肺がんに伴う危険因子を見いだす重回帰モデルは，マッチを持つことを有意な危険因子として見いだすかもしれない．もちろん，マッチを持っていたからがんになることはない．そうではなく，喫煙者がマッチを持っている可能性が高いのである．

■ 回帰モデルはその妥当性が検証されるべきである

すべての科学的結果は暫定的なものであり，重要な業績については必ず実証実験を行う意味がある．上述のすべての理由から，重回帰法から得た結果については特に懐疑的に見るべきである．

成果を正当化する最良の方法は研究全体を再現することである．1つのデータの組み合わせでモデルを定義し，全く異なるデータの組み合わせでモデルを検証する．異なる研究者グループによる確認作業は，成果の信頼性を高めることになるだろう．

サンプルを分割することで成果を検証することも可能である．次の3つの方法が利用される．

- **分割法** holdout validation：サンプルを2群に分けるが，サイズを等しくする必要はない．モデルを大きいサンプルに適合させ，他のサンプルでモデルの検証を行う．
- **一点除外交差法** leave-one-out cross validation：詳細は難解だが，考え方は極めて単純である．最初の対象を除き，残りのすべてで適合を行う．この適合を最初の対象の結果を予測するために利用し（その従属変数を利用する），予測値と実際のアウトカムの差を記録する．次に，2番目の対象だけを除外し，残りのすべて（最初の対象を含む）で解析を行う．そして再び，予測値と2番目の対象の実測値の差を記録する．すべての対象でこれを繰り返し，一連の差の解析を行う．差が小さければ良好なモデルである．この方法は，データ点を除いた場合にパラメータ推定値がどの程度変化するか（モデルがどの程度よく欠損値を予測するかではない）を定量化することにも用いられる．この意味において，本法は**ジャックナイフ法** jackknife procedure と呼ばれる．
- **ブートストラップ法** bootstrapping：新たなサンプルを作り出すために既存のサンプルからランダムに対象を抽出する．このサンプリングは，1回以上選択される対象や除外される対象が存在するように行われる．対象が2回選択される場合，そのデータは2つの異なる対象（新たなデータが収集されるのではない）であるかのようにコンピュータ・プログラムに入力する．ブートストラップ法では，多くの偽サンプルが生成され，それぞれが元のサンプルと同じサイズである．多くのブートストラップによるサンプルの解析から類似した結果が得られれば，成果が本物であるとの信頼が高まる．

PART 8

他の統計学

CHAPTER 39 分散分析

> 科学において，意見の一致は重要でない。重要なのは再現性を持つ結果である。歴史上の偉大な科学者は，意見の一致を破ったことで正に偉大なのである。
>
> Michael Crichton (2005)

1 元配置分散分析 one-way analysis of variance (one-way ANOVA) は 3 つまたはそれ以上の群における平均値を比較するもので，すべての値が Gauss 分布に従うことを前提とする。本章では分散分析 (ANOVA) の概念と 1 元配置分散分析の詳細を説明する。第 40 章では，その後の多重比較について説明する。

■ 3 つまたはそれ以上の群における平均値の比較

データ例

Hetland ら (1993) は女性ランナーのホルモン変化に関心を持った。研究の一部として，彼らは非ランナー，余暇ランナー，エリートランナーの黄体ホルモン (LH) 濃度を測定した。ホルモン濃度が対数正規分布 (第 11 章参照) に従うと考えられたため，Hetland らは値のすべてを濃度の対数に変換し，すべての解析を変換データで行った。これは賢明な判断であり，実際に解析した値 (対数) が Gauss 分布に近似するためである。

彼らは生データを報告しなかったが，要約されたデータを表 39.1 に示す。図 39.1 左には平均値と標準偏差 (SD) エラーバーを示す。データ (すでに対数に変換されている) が Gauss 分布から抽出されていると仮定すれば，SD エラーバーはデータ点の約 2/3 を含むはずである。それぞれの群には多くの変動が存在し，群間には大きな重なり合いが存在する。誰がランナーであるかを予測するために LH 濃度を利用できないことは確実だろう。

図 39.1 右には平均値と平均値の標準誤差 (SEM) エラーバーを示す。サンプルサイズがかなり大きいため，これらの SEM エラーバーを約 68% 信頼区間 (CI) と見なす

表 39.1　3 群の女性における LH 濃度

群	log(LH)	SD	SEM	n
非ランナー	0.52	0.25	0.027	88
余暇ランナー	0.38	0.32	0.034	89
エリートランナー	0.40	0.26	0.049	28

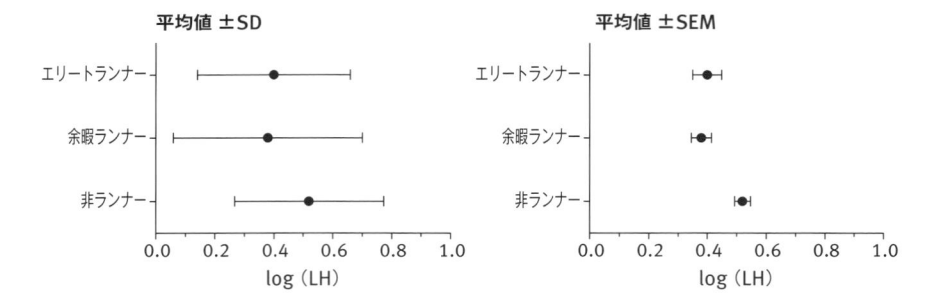

図 39.1　表 39.1 のデータを平均値と SD エラーバー（左）または SEM エラーバー（右）で示す

ことができる（第 14 章参照）。このように眺めれば，非ランナーの平均値は，他の 2 つの群の平均値と異なるように思われる。

複数の t 検定を行ってはならない理由

これらのデータを解析する際に最初に考えることは，対応のない t 検定（第 30 章参照）を利用することである。非ランナーと余暇ランナーを比較するには 1 つの t 検定，非ランナーとエリートランナーを比較するには別の t 検定，余暇ランナーとエリートランナーを比較するにはさらに別の t 検定を必要とする。このアプローチに伴う主な問題は多重比較である（第 22，23 章参照）。より多くの群を研究に含めるに従って，1 つまたはそれ以上の有意な P 値を偶然に観察する確率が増大する。帰無仮説（すべての母集団が同じ平均値を有する）が真であるとすれば，それぞれの t 検定が有意な P 値を生じる確率は 5% である。しかし，3 つの比較を行う場合，それらの 1 つ（またはそれ以上）が有意である確率は 5% をはるかに超えるだろう。

1 元配置分散分析による P 値の解釈

データを複数の t 検定で解析すべきではなく，すべての群を一度に比較する 1 元配置分散分析を行うべきである。

　1 元配置分散分析は P 値が 0.0039 であると報告する。

どの P 値を解釈する場合でも，最初のステップは帰無仮説を明確にすることである．ここでの帰無仮説は，LH の平均濃度が 3 つの母集団すべてで等しい，である．P 値は次の質問に答える．

帰無仮説が真であるとすれば，この研究で観察されたのと同程度（または，それ以上）に異なる平均値を有するサンプルをランダムに抽出する確率はどの程度か？

3 組のデータが実際に同一の母集団から抽出されているとすれば，3 つの平均値が実際に観察されたのと同程度に離れている確率はわずか 0.4％である．

■ 前提：1 元配置分散分析

1 元配置分散分析は対応のない t 検定と同様な前提に基づく．
- サンプルは，より大きい母集団，または少なくともその代表からランダムに抽出されている．
- それぞれのサンプルにおける観察は独立に得られている．群におけるすべての観察間の関係は同一であるべきである．LH 測定が同一の対象で異なる機会に得られているか，対象に双生児（または姉妹）が含まれる場合，独立であるという前提は成立しない．
- データは Gauss 分布に近似する母集団から抽出されている．この例の場合，前提は実際に解析された対数に当てはまる．
- すべての母集団の SD は同一である．この前提は，大きいサンプルやサンプルサイズが等しい場合にはさほど重要でない．この例では，解析が行われる前にすべてのデータが対数に変換されているため，この前提は対数変換された値について指す．

■ 原理：1 元配置分散分析

分散分析の原理を知らずとも結果を解釈することは可能であるが，いくらかでも理解していれば，分散分析を不適切に利用する可能性は低い．以下には，その原理に関する一般的な考え方を説明する．

最初の 2 項では方法論に対する異なる見方を説明する．この 2 つは等価であり，全く同じ結果をもたらす．最初のアプローチのほうが理解しやすいが，2 番目のアプローチのほうが伝統的である．

異なるモデル適合による平方和の決定

3 つまたはそれ以上の平均値を比較する分散分析は，第 35 章で示した考え方による 2 つのモデルに対するデータ適合の比較と見なすことができる．2 つのモデルは次に

示す通りである。
- 帰無仮説：すべての母集団は同じ平均値を有し，サンプル平均に認められる差はすべてランダムサンプリングによる。
- 対立仮説：すべての母集団は同じ平均値を示さない。少なくとも，1つの母集団は残りの母集団と異なる平均値を有する。

表39.2の最初の行は帰無仮説がどの程度よくデータに適合するかを示す。適合度は，それぞれの値の差の平方和と総平均（3群間の違いを完全に無視する）によって定量化される。

次の行は対立仮説がどの程度よくデータに適合するかを示す。この行にも，それぞれの値の差の平方和と値が由来するサンプル平均が示されている。

最後の行は差を示す。すべての変動のうち，94.7%は群内の散らばりの結果であり，残る5.3%は群平均間の差に由来する。

P値を得るには，分散をその要因に分ける以上の考えが必要である。値の数やそれぞれのモデルで適合されるパラメータ数を考慮する必要もある。これについては表39.3に示すが，平方和の値について考える別のアプローチを説明した後に議論する。

別のアプローチ：平方和の分割

分散分析に関するより一般的な考え方は変動を異なる要因に分割することである。

例のデータは3群に由来する。分散分析における最初のステップはすべての値の全変動を計算することである（値がどの群に由来するかを無視する）。これはそれぞれの値と総平均の差の平方を合計することで求められる。これは表39.3の最後の行

表39.2　モデル比較としての1元配置分散分析

	仮説	散らばりの由来	平方和	変動率(%)	
	帰無仮説	総平均	17.38	100.0	
−	対立仮説	群平均	16.45	94.7	
=	差	改善	0.93	5.3	$R^2=0.053$

表39.3　F比を示す分散分析表

変動の由来	平方和	df	MS	F比	P値
群間	0.93	2	0.46	5.69	0.0039
群内（誤差，残差）	16.45	202	0.081		
合計	17.38	204			

に示されており，平方和の合計は 17.38 である．

群平均が必ずしも同一ではないため，変動のいくつかは群平均の差に由来する．それぞれの群平均と総平均の差の平方を合計し，サンプルサイズで重みづけを行えば，治療結果としての平方和が得られる．これは表 39.3 の最初の行に示されており，群平均間の平方和は 0.93 である．

変動の残りはそれぞれの群内の変動に由来し，それぞれの値とその群平均の差の平方を合計して定量化される．これは，表 39.3 の 2 番目の行に示されており，群内の平方和は 16.45 である．これは，**残差平方和** residual sum of squares または**誤差平方和** error sum of squares とも呼ばれる．

必ずしも自明ではないが（しかし，単純な代数計算により証明可能である），治療による平方和と群内平方和の合計は総平方和となる．

F 比から P 値を決定する

表 39.3 の 3 番目の列は自由度 (df) の数を示す．合計と示されている最下行は帰無仮説に関するものである．205 の値が存在し，1 つのパラメータだけが適合されているため（総平均），残る df は 204 である．その上の行には群平均の平方和を示す．3 つのパラメータ（それぞれの群に対する平均値）が適合されるため，この行では df が 202 である（205 データ点 − 3 パラメータ）．最上行は差を示す．対立仮説モデル（3 つの異なる平均値）は帰無仮説モデル（1 つの総平均）よりパラメータが 2 つ多いため，この行では df が 2 である．df は，平方和と同様に分割されるため，最下行は上の行の値の合計となる．

4 番目の列では平方和を df で除して平均平方 (MS) を計算しており，これは分散とも呼ばれる．最下行の意味ある MS を得ようとして上 2 つの行の MS を合計するのは不可能なことに注意しよう．帰無仮説に対する MS は続く計算に利用されないため，空白のままとしてある．

P 値を計算するには，値の数と群の数を考慮しなければならない．これは，表 39.3 の最後の列に示されている．

帰無仮説が正しいとすれば，それぞれの MS が値間の分散を推定するため，2 つの MS の値は類似する．これら 2 つの MS の比は，Fisher（分散分析や多くの統計学を考案した先駆的統計学者）の名前にちなんで F 比と呼ばれる．

帰無仮説が真であるとすれば，F は 1 に近い値を示す可能性が高い．帰無仮説が真でなければ，F はおそらく 1 より大きい値を示す．さまざまな df に対する帰無仮説の下での F の確率分布が知られており，次の質問に答える P 値の計算に利用される．すなわち，帰無仮説が真であるとすれば，ランダムに選択したデータ（総サンプルサイズと群数が与えられる場合）がこの程度またはこれ以上に大きい F 比を示す確率はどの程度か？　この例では，分子自由度 2，分母自由度 202 に相当する F 比は 5.690 であり，この F 比から $P = 0.0039$ が得られる．

R^2

平方和の合計を2つの要因に分割する表39.2の最後の行を眺めてみよう。群間の差に由来する平方和(0.93)を平方和の合計(17.38)で除すと，群間の差に由来する平方和の比率0.053が得られる。これはη^2であり，R^2と同様に解釈される。この例では，全変動のわずか5.3%が群平均間の差に由来する。変動の残り94.7%は群内のものである。

低いP値は，群平均間の差が偶然を原因とする可能性の非常に低いことを示す。低いR^2値はこれらの群平均間の差が全変動のわずかな比率しか占めないことを意味する。このことは，SDエラーバーの重なり合いが大きい図39.1左にも示されている。

■ 反復測定分散分析

通常の分散分析と**反復測定分散分析** repeated-measures analysis of variance の違いは，対応のあるt検定と対応のないt検定の違いと同様である。反復測定分散分析は，次の3種類の実験で収集されたデータの解析に用いられる。
- それぞれの対象で，例えば介入の前，中，後のように測定が反復される。
- 対象が，年齢や郵便番号，診断などの変数についてマッチした組み合わせ(しばしばブロック block と呼ばれる)として集められる。組み合わせにおけるそれぞれの対象には異なる介入(またはプラセボ投与)が行われる。
- 実験研究が数回行われ，それぞれの場合でいくつかの治療(または，対照やいくつかの治療)が平行に扱われる。より一般的には，最初の群における1つの対象の値が他の群におけるランダムな対象より，他の群の特定の値に近いことが予想される場合は常に反復測定分散分析を利用すべきである。

実験デザインにマッチングが含まれる場合，通常の分散分析より検出力が一般に高い反復測定分散分析を利用すべきである。もちろん，マッチングは結果が収集される以前にプロトコールの一部として行われなければならない。対応に関する決定は実験デザインの問題であり，データ解析のずっと以前に行われるべきである。

反復測定分散分析に対する計算は通常の分散分析に対するものと異なるが，P値の解釈は同様である。似たような種類の多重比較が行われる。

■ Q&A：1元配置分散分析

1元配置分散分析を2群で行うことは可能か？	1元配置分散分析は通常3つまたはそれ以上の群に対してのみ行われるが，2群で行うことも可能である。多くのプログラムはこれに対応していないが，数学的には確実に可能である。アプローチは非常に異なるように思われるが，2群に対する1元配置分散分析は対応のないt検定と数学的に等価であり，

	同一の P 値を計算する。
群間でサンプルサイズが異なる場合，結果は妥当か？	妥当である。分散分析はすべてのサンプルが同じ値の数を有することを必要としない。 分散分析の2つの前提，すなわち，データがGauss母集団に由来し，これらの母集団が同じSDを有することは，群間でサンプルサイズが大きく異なる場合により問題となる。サンプルサイズが非常に異なる場合，分散分析による小さい P 値は，平均値間の差でなく，Gauss分布に従わないデータ（または不等分散）による可能性がある。
F 比は常に正の値か？	はい。分散分析の計算は平方和を扱うため，F 比は常に正の値である。
分散分析は実際に分散を比較するか？	分散という用語に惑わされてはならない。分散という用語は検定される仮説でなく，統計学的手法を指す。分散分析は群平均が互いに異なるか否かを検定する。分散分析は群の分散が異なるか否かを検定するのではない。
P 値が小さい場合，すべての平均値が確実に異なるか？	いいえ。小さい P 値は，すべての平均値が同一である母集団からデータが抽出された可能性が非常に低いことを意味する。すべての群が異なる場合や残りは区別できないが1つが異なる場合，P 値は小さい値を示しうる。第40章では，平均値の個々のペアを比較する方法を示す。
分散分析は群の順序を考慮するか？	考慮しない。分散分析表と P 値を計算する場合，群の順序は全く重要でない。例では，3つの群が自然な順序（ランニングのレベルに従った順序）を示す。分散分析の計算はこの順序を考慮しない。分散分析は群をカテゴリーとして扱い，この計算は群が互いにどのような関係にあるか考慮しない。第40章では，群の順序を考慮する"傾向に対するポストテスト"について簡単に説明する。
1元配置分散分析による P 値は片側と両側のいずれであるか？	いずれでもない。分散分析では，片側 P 値や両側 P 値の概念が実際に当てはまらない。群平均が多くの異なる順序を示しうるため，P 値は多くの端 tail を持つ。
F 比から P 値を計算するプログラムを利用する必要がある場合，2つのdfを入力する順序は問題となるか？	問題になる。F 比から P 値を計算するには F 比の分子に対するdf数と分母に対するdf数を知る必要がある。2つのdf数を誤って交換した場合，P 値

	は誤った値となる。
1元配置分散分析の計算には生データが必要か？	いいえ。1元配置分散分析（反復測定分散分析を除く）は、それぞれの群の平均値やサンプルサイズ、SD（またはSEM）が知られていれば、生データがなくとも実行可能である。
すべての種類の分散分析は回帰法を利用して行うことができるか？	はい。分散分析はデータに対するいくつかのモデル適合を比較するものであり、これは回帰法により同様に行うことが可能である。答えは基本的に同一であるが、非常に異なるように見えるだろう。
すべての種類の回帰は分散分析を利用して行うことができるか？	いいえ。

■ 2元配置分散分析とそれ以上の分散分析

本章では1元配置分散分析に限って説明したが、他の多くの形式の分散分析が利用される。本項では完全な例を示さずに **2元配置分散分析** two-way ANOVA について簡単に述べる。

"1元配置 one-way" という用語は、対象が1元的にカテゴリー化されていることを意味する。本章冒頭の例では、どの程度のランニング（運動）レベルであるかによってカテゴリー化されている。これらが年齢群によっても分けられる場合、2元配置分散分析によるデータ解析が行われ、これは **2因子分散分析** two-factor ANOVA とも呼ばれる。同時に妊婦群と非妊婦群にも分けられる場合、**3元配置分散分析** three-way ANOVA が必要である。

2元配置分散分析は同時に3つの仮説を検定し、したがって、3つの P 値を計算する。

1. 交互作用：帰無仮説は、2つの因子間に交互作用がない、である。例における帰無仮説は、運動による $\log(LH)$ の差はすべての年齢群で等しい、である。等価な帰無仮説は、年齢群における $\log(LH)$ の差はすべての運動レベルで一致する、である。交互作用の P 値が小さい場合、通常、他の2つの P 値を解釈することには意味がない。運動の効果が年齢群によって異なることが知られている場合、年齢効果に対する1つの P 値や運動効果に対する1つの P 値を定量化することには通常意味がない。
2. 第1因子：帰無仮説は、第1因子に関する母平均はそれぞれのカテゴリーで等しい、である。例における帰無仮説は、$\log(LH)$ の平均値は母集団全体においてそれぞれの運動レベルで同一であり、すべての観察された差は偶然による、である。
3. 第2因子：帰無仮説は、第2因子に関する母平均はそれぞれのカテゴリーで等しい、である。例における帰無仮説は、$\log(LH)$ の平均値は母集団全体においてそれぞれ

の年齢群で同一であり，すべての観察された差は偶然による，である。

1元配置分散分析と同様に，1つまたは両者の因子における反復測定を扱う特別な方法が考案されている。

CHAPTER 40 分散分析後の多重比較

> 科学では，いつ頃から"懐疑的"が汚い言葉に
> なったのだろう？
>
> Michael Crichton (2003)

1元配置分散分析では，すべての群が同一の平均値を有する母集団から抽出されているという帰無仮説を検定する単一の P 値を計算する．本章では，群のどのペアが統計学的に区別できないかをより深く考察させる多重比較 multiple comparison について説明する．本章を読む前に，第22および23章（多重比較），第39章（1元配置分散分析）を読んでおこう．

■ 例のデータに対する多重比較

目的

第39章の例では，3群の女性における黄体ホルモン (LH) 濃度（実際にはその対数）を比較するサンプルデータの解析が行われた．1元配置分散分析は非常に小さい P 値を示した．すべての群が等しい平均値を持つ母集団から抽出されているという帰無仮説が真であるとすれば，ランダムサンプリングにより，サンプル平均間にこれほどの

表 40.1 多重比較に際して再定義される統計学的有意性

状況	有意水準5%の意味	エラー率
1つの比較	帰無仮説が真であるとすれば，ランダムサンプリングにより，実際に差があるとする誤った結論を導く5%の確率が存在する．	比較ごと
比較族	帰無仮説が真であるとすれば，ランダムサンプリングにより，実際に差があるとする1つまたはそれ以上の誤った結論を導く5%の確率が存在する．	実験ごと，または族ごと

変動が生じることは極めてまれである。

多重比較は，複数の比較を考慮して（第22章），どの群が他の群と異なるかを見いだすためにさらに深く検定を行う。誤った統計学的有意性を示す結論に惑わされることを防ぐため，有意水準を個々の比較に対してではなく，比較族全体に適用するように再定義する（表40.1）。これは，統計学においてもっとも混乱しやすい部分の1つである。この統計学的有意性の新たな定義を利用すれば，誤って統計学的有意性を示す確率が減少するが（第1種の過誤の低下），実際の差を見いだす検出力の低下（第2種の過誤の増大）という犠牲を払うことになる。

この例ではそれぞれの平均値を他のすべての平均値と比較することが目的であり，そのための適切な検定法は **Tukey法** と呼ばれる（より一般的な検定法はTukey-Kramer法であり，サンプルサイズの異なる場合が許容される）。この結果は信頼区間（CI）と統計学的有意性に関する結論の両者を含む。

多重比較のCI

図40.1に，それぞれの平均値と他のすべての平均値の差の95% CIを示す。これらは表40.2に数表化されている。

これらは多重比較のCIであるため，95%信頼水準は，個々の区間でなく，区間族全体に適用される。解析の前提（第39章参照）が真であるとすれば，これら3つのCIすべてが真の母集団の値を含む確率は95%であり，1つまたはそれ以上の区間が真の母集団の値を含まない確率はわずか5%である。

多重比較のCIであるため，1つのCIだけを示しても意味がない。また，95%信頼水準は区間族全体に適用されることから，区間族全体を見ることなしに個々の区間を正しく解釈することは不可能である。

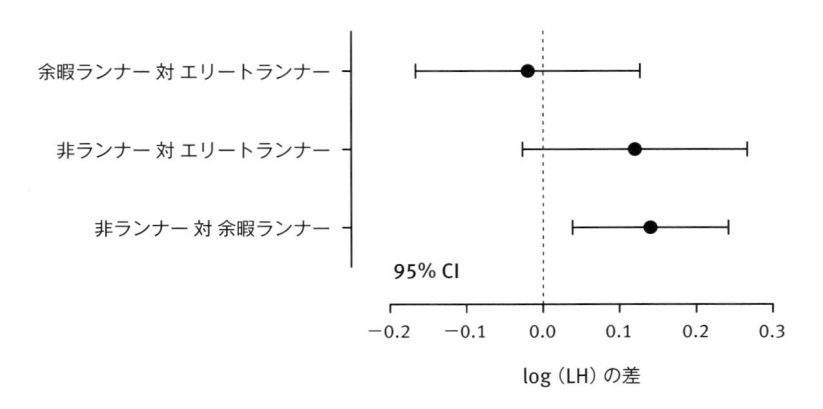

図40.1　Tukey法による多重比較の95% CI
値は表40.2に対応する。95%信頼水準は，個々の比較でなく，比較族全体に適用される。

表 40.2　多重比較の CI
95％信頼水準は，個々の区間でなく，区間族全体に適用される。元のデータが LH 濃度の対数として示されているため，平均値の差と 2 つの信頼限界も同じ単位（濃度の対数）である。

Tukey 法による多重比較	平均値の差	差の 95% CI
非ランナー 対 余暇ランナー	0.1400	0.038 〜 0.24
非ランナー 対 エリートランナー	0.1200	−0.027 〜 0.27
余暇ランナー 対 エリートランナー	−0.0200	−0.17 〜 0.13

比としての CI

分散分析プログラムに入力されたデータ（表 39.1 参照）は LH 濃度の対数として表されており，したがって，図 40.1 と表 40.2 は 2 つの対数の差を示す。これらの結果を対数なしに理解するのは容易であり，データをより直観的な形式に変換することもたやすい。

　2 つの値の対数間の差が，これら 2 つの値の比の対数と数学的に同一である点に注意しよう（対数と逆対数は付録 E で復習する）。差のそれぞれ（および，それぞれの信頼限界）を逆対数に変換すれば，結果として得られる値は 2 つの LH 濃度の比として解釈できる。数式として示せば，次の通りである。

$$\log(A) - \log(B) = \log\left(\frac{A}{B}\right)$$

$$10^{(\log(A) - \log(B))} = \frac{A}{B}$$

　10 を底とする対数を元の値に変換し直すには，その値を 10 の乗数とすればよく，多くの電卓は 10^Y というボタンで計算できる。表 40.3 と図 40.2 にこの結果を示す。表 40.3 のそれぞれの行には，1 つの群における平均 LH 濃度を他の群における平均値で除した比をその 95% CI とともに示す。図 40.2 の点線は比 1.0 を示す。

統計学的有意性

2 つの平均値の差の 95% CI が 0（帰無仮説で特定されている値）を含む場合，その差は統計学的に有意ではない（$P > 0.05$）。表 40.2 と図 40.1 に示されている 3 つの 95% CI のうち 2 つが 0 を含んでいるため，これらの比較は 5% 有意水準で統計学的に有意ではない。残りの比較（非ランナー 対 余暇ランナー）の CI は 0 を含まず，この差は統計学的に有意である。

　表 40.3 と図 40.2 を利用して同じ結論に達することができる。母集団が同一である

表 40.3　多重比較の CI：差でなく比として示す

表 40.2 の値は 2 つの対数の差を示し，これは比の対数と数学的に同一である。逆対数へと変換することで，ここに示すような比と比の CI による表が作成できる。

Tukey 法による多重比較	比	比の 95% CI
非ランナー 対 余暇ランナー	1.38	1.09 〜 1.74
非ランナー 対 エリートランナー	1.32	0.94 〜 1.86
余暇ランナー 対 エリートランナー	0.96	0.68 〜 1.35

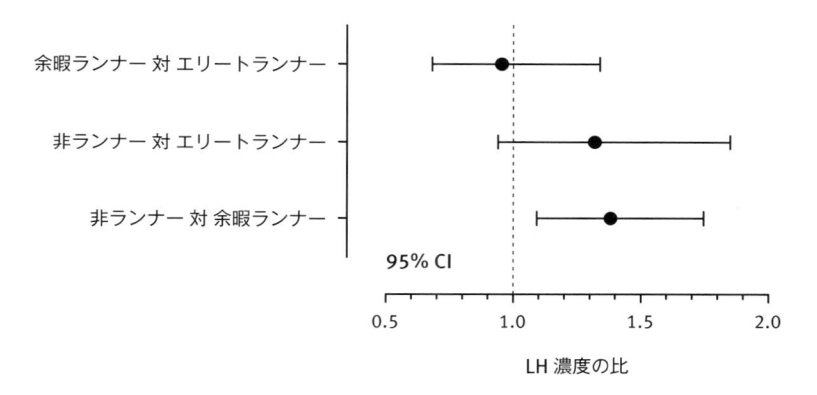

図 40.2　Tukey 法による多重比較の 95% CI：平均 log (LH) の差でなく，LH 濃度の比として示す

値は表 40.3 に対応する。

という帰無仮説は比 1.0 に相応する。1 つの比較（非ランナー 対 余暇ランナー）だけが 1.0 を含まず，この比較は統計学的に有意である。

有意水準 5% は比較族全体に適用される。これは族に対する有意水準である（第 22 章で定義）。帰無仮説全体（すべての群の値は同一の平均値を有する母集団から抽出されている）が真であるとすれば，1 つまたはそれ以上の比較が統計学的に有意である確率は 5% であり，したがって，いずれの比較も統計学的に有意でないという確率は 95% である。

比較族全体に適用される有意水準について考えることは難しい。1 つの特定の比較が統計学的に有意か否かを考えるべきではない。代わりに，比較族を統計学的に有意なものと有意でないものの 2 つに分けて考えるべきである。

表 40.4 に，3 種類の有意水準における統計学的有意性の結論を示す。

表 40.4　多重比較の統計学的有意性
有意水準（α）はそれぞれの比較でなく比較族全体に適用される。＋：有意性あり，－：有意性なし

		統計学的有意性？		
	差	$\alpha = 0.05$	$\alpha = 0.01$	$\alpha = 0.001$
非ランナー－余暇ランナー	0.1400	＋	＋	－
非ランナー－エリートランナー	0.1200	－	－	－
余暇ランナー－エリートランナー	－0.0200	－	－	－

■ 多重比較の論理

多重比較は複数の比較を考慮する

すべての帰無仮説が真であり，いくつかの比較を特別な修正なく行う場合，これらすべての比較の5％は統計学的に有意な結果を導く。1つまたはそれ以上の第1種の過誤をもたらす確率は5％より高いだろう。この多重比較の問題については第22章で説明した。

その名称が示すように，多重比較は有意水準をCI族全体に適用することで複数の比較を考慮する。特定の前提の下では，CIのすべてが母集団の値を含む確率は95％であり，1つまたはそれ以上の区間が母集団の値を含まない確率はわずか5％である。

同様に，有意水準5％は比較族全体に適用される。帰無仮説（すべてのデータが等しい平均値をもつ母集団から抽出されている）が真であるとすれば，いずれの比較も統計学的に有意でない確率は95％であり，1つまたはそれ以上の比較が（誤って）統計学的に有意となる確率は5％である。

比較する群が多くなると平均値間のCIは幅広くなる

上述の例では3つの群があり，平均値の比較には3つの組み合わせが存在した。5つの群がある場合，群平均間で可能な比較の数は10となる（AB，AC，AD，AE，BC，BD，BE，CD，CE，DE）。表40.5と図40.3は，群数の増加に伴って可能な対比較 pairwise comparison の数が増大することを示す。

多重比較は有意水準（統計学的有意差を特定する閾値）と信頼水準（2つの平均値間の差に対するCI）を比較族全体に適用するように定義する。このためには，単一の比較しか行わない場合よりCIを幅広くする必要がある。したがって，より多くの群を比較する場合には，統計学的に有意と考える以前に差は大きくなければならない。このように有意水準の調整を行う（第1種の過誤を犯すリスクを減らす）ことで，実際の差を見いだす検出力が低下するという犠牲を払うことになる。

表 40.5　群数の関数としての群平均間で可能な対比較数
可能な対比較の数は群数が増えると大きく増加する。

群数	対比較数
3	3
4	6
5	10
6	15
7	21
8	28
9	36
10	45
11	55
12	66
13	78
14	91
15	105
16	120
17	136
18	153
19	171
20	190
k	$k(k-1)/2$

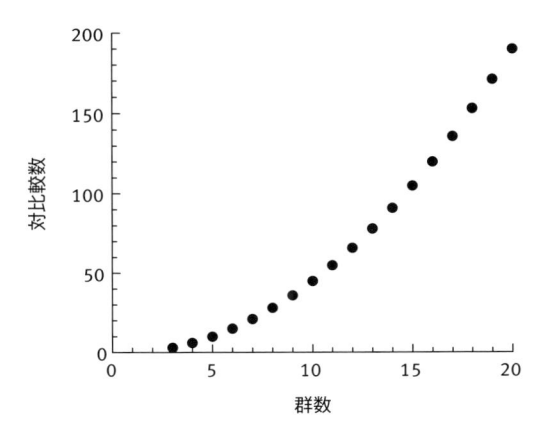

図 40.3　群数の関数としての群平均間で可能な対比較数

多重比較は，2つを比較する場合でさえ，すべての群のデータを利用する

1元配置分散分析は，平均値が異なるとしても，同一の標準偏差（SD）を持つ母集団からすべてのデータが抽出されるという前提に基づく。この前提が妥当であれば，多重比較の検出力はより高まる。

1元配置分散分析は群内の平均平方を報告する。これは，すべての群のすべての値を考慮した母分散の最良推定値である。この値の平方根（必ずしも常に分散分析から報告されるわけではない）は母標準偏差の最良推定値である。

多重比較は，2つの平均値の差と母標準偏差の推定値を比較することで検定を行うが，比較される2つの群のデータ数も考慮される。比較される2群だけでなく，すべての群のすべての値における変動を定量化することで，比較される2群だけの値が考慮されている場合より統計学的検出力は高くなる。

多重比較は結びついた比較を考慮する

A群の平均値とB群の平均値を比較し，さらにB群の平均値とC群の平均値を比較した場合，A群とC群の比較についていくらか情報を得ていることになる。A群の平均値がB群の平均値より大きく，B群の平均値がC群の平均値より大きく，両者の比較が統計学的に有意である3群（n は等しい）を考えてみよう。何の計算も必要とせずに，A群の平均値はC群の平均値より有意に大きくなければならないことがわかる。多重比較はこの比較間の結びつきを考慮する。

多重比較は，2つの平均値間の差が統計学的に有意であることを示せるが，正確な P 値は計算しない

t 検定で2つの平均値を比較する場合，正確な P 値が報告される。次に，その P 値とあらかじめ設定した有意水準の比較をオプションとして選択し，差が統計学的に有意であると結論づけるか否かを決定する。

分散分析後の多重比較はこれとは異なる。統計学的有意性は多重比較を考慮して決定される。有意水準は特定の比較に対してではなく，比較族全体に適用される。したがって，正確な P 値はそれぞれの比較に対して計算されない。しかし，統計学プログラムは一般に，（表40.4のように）いくつかの異なる有意水準族における統計学的有意性を報告する。

■ 他の多重比較

統計学者は1元配置分散分析に続く数多くの多重比較法を考案している。上述の例では，それぞれの群の平均値と他のすべての群の平均値を比較するTukey法を利用した。本項では，Tukey法以外の方法をいくつか紹介する。

Dunnett 法：それぞれの平均値と対照群の平均値を比較する

Dunnett 法はそれぞれの群の平均値と対照群の平均値を比較し，他の群との比較は行わない．例えば，この方法は，6つの薬物の効果を検定し，何らかの効果を示す薬物を見いだすが，互いの薬物を比較しないことを目的とする実験に利用される．

Dunnett 法では Tukey 法より比較の数が少なく，したがって，一般に CI は狭く，差を見いだす検出力も高い．非常に有用な方法である．

Dunnett 法を用いるかどうかは（どの群を対照群とするかという定義とともに），実験デザインの一部としてあらかじめ決めておくべきである．すべての比較を行う Tukey 法を最初に行い，次に，検出力を上げるために Dunnett 法を利用するのは公正でない．

Bonferroni 法：前もって選択した平均値のペアを比較する

Bonferroni 法については第 22 章で説明した．すべての平均値ペアを比較することに利用できるが，Tukey 法の検出力が高いため，このような利用は避けるべきである．同様に，それぞれの群と対照群の比較にも用いるべきでない．なぜなら，この目的に対しては Dunnett 法の検出力のほうが勝っているためである．Bonferroni 法による多重比較は，選択された平均値ペアに限った比較を実験デザインとして定義している場合に利用すべきである．比較を制限することにより，CI は狭く，差を見いだす検出力は高まる．

これらのペアは，データを収集する以前に，実験デザインに基づいて選択されなければならない．データを眺めた後で，比較したいペアを決定することは公正でない．最初にデータを眺めることで，すべての群を暗黙のうちに比較しているのである．

Holm 法：検出力は高いが，CI を報告しない

Holm 法は検出力が高く，多用途的な多重比較法である．平均値のすべてのペアを比較したり，それぞれの群の平均値を対照群の平均値と比較したり，すでに選択した平均値ペアを比較することに利用できる．分散分析に続く方法として利用に制限はなく，すべての多重比較に使用することができる．この検定法は極めて論理的で，理解しやすい．

Holm 法は検出力が高い上に理解しやすく，多用途的である．欠点は何だろうか？ Holm 法はどの比較が統計学的に有意で，どの比較がそうでないかを決めるためだけに利用されるのである．Tukey や Bonferroni，Dunnett により考案された検定法とは異なり，CI を計算することもできない（Westfall ら，1999）．

Holm-Sidak 法は，わずかに検出力が高い Holm 修正法である．

Scheffe 法：より一般的な比較を行う

Scheffe 法による多重比較は，他の検定法より複雑な比較を行う．例えば，すべての

治療群の平均値を対照群の平均値と比較したい。また，A 群と B 群の平均値を C，D，E 群の平均値と比較したいかもしれない。これらの比較は**対比** contrast と呼ばれることがある。

　Scheffe 法はどのような数でもこの種の比較を検定することができる。この広い多用途性は犠牲を伴う。膨大な比較を許容するため，Scheffe 法による CI は他の検定法より幅広くなる。したがって，この検定法は，他の多重比較法より差を見いだす検出力が低い。ただし，正確な比較を実験デザインの一部として定義しておく必要はない。データを眺めるまでは考えつかなかった比較の検定を行うことに問題はない。

傾向に対するポストテスト：群平均は群の順序と相関するか？

分散分析により比較される異なる群は，年齢や時間間隔，投与量のような自然な順序を有することが多い。しかし，1 元配置分散分析の計算はこの順序を全く無視する。分散分析は，異なる投与量や異なる年齢のデータ解析を，異なる種や異なる薬物のデータ解析と全く同様に行う。投与量や年齢の順序をランダムに変えても，分散分析の結果は変化しない。

　傾向に対するポストテスト posttest for trend は，アウトカムと群の順序の間の相関係数を，傾向がないとする帰無仮説を検定する P 値とともに計算する。この P 値が小さければ，群の順序とアウトカムの間に統計学的に有意な傾向（相関）が存在する。

　学習を深めるには Altman (1990) を参照するとよい。傾向に対する巧妙な検定法は，非線形的な傾向に対応可能である。詳細について知りたい場合は，高度な分散分析の教科書で"多項式対比"を参照するとよい。

■ 原理：多重比較

第 12 章では，どのように平均値の CI が計算されるか説明した。平均値の CI の誤差範囲は 2 つの値の積である。1 つの値は平均値の標準誤差（SEM）であり，SD とサンプルサイズから計算される。もう 1 つの値は t 分布の棄却値であり，望む信頼水準（95%）や df 数 $(n-1)$ に依存する。

　第 30 章では，この考え方を 2 つの平均値の差の CI に拡張した。平均値の差の標準誤差は 2 つの SD と 2 つのサンプルサイズから計算される。

　多重比較を行う場合，2 つの平均値の差の標準誤差は，これら 2 群の SD からではなく，すべての群の SD から求める。分散分析ソフトウェアはこの併合 SD をほとんど報告せず，代わりに"併合分散 pooled variance（併合 SD の平方）"を報告し，これは**群内平均平方** mean square within groups または**残差平均平方** mean square residual と呼ばれる。2 つの平均値の差の標準誤差は，この値（すべての比較で等しい）と比較される 2 群のサンプルサイズ（すべての比較で同一とは限らない）から計算される。

CI の誤差範囲は，差の標準誤差に，検定法の選択に依存する棄却値や df 数，望む信頼度，比較数を乗じることで計算される。

■ Q & A：1 元配置分散分析に続く多重比較

多重比較と post-hoc テストの違いは何か？	複数の比較を修正するとともにいくつかの比較を一度に行う場合，多重比較という用語が常に当てはまる。post-hoc テストという用語は，データを眺めた後に行いたい比較を決定する状況に当てはまる。しかし，これは，非公式には多重比較と同義に用いられることが多い。ポストテストは非公式であるが，あいまいな用語である。すべての多重比較を指すか，post-hoc テストだけを指す。
1 元配置分散分析が 0.05 より小さい P 値を報告する場合，多重比較が群間の有意差を見いだすことは確実か？	必ずしも確実ではない。 　分散分析による小さい P 値は，すべてのデータが同一の平均値を有する 1 つの母集団から抽出された可能性が低いことを意味する。しかし，この差はわずかなものかもしれない。A 群と B 群の平均値は，C, D, E 群の平均値と有意に異なるかもしれない。Scheffe 法による多重比較はこのような差を見いだすこと（"対比"と呼ばれる）が可能であり，分散分析全体が統計学的に有意な結果を報告する場合，Scheffe 法が有意な対比を見いだすことは確実である。 　その他の多重比較法は群平均を比較する。分散分析全体が統計学的に有意な結果を報告するからといって，これらの多重比較が統計学的に有意な差を見いだすことは必ずしも保証されない。これには驚くかもしれないが，分散分析全体が，すべてのデータは同じ平均値を有する母集団から抽出されているという帰無仮説を棄却する一方，どの多重比較も平均値のペアに対して統計学的有意差を見いださない可能性がある。
1 元配置分散分析が 0.05 より大きい P 値を報告する場合，多重比較がいくつかの群間に統計学的有意差を見いだす可能性はあるか？	ある。
分散分析に対する全体の P 値が 0.05 より大きい場合，多重比較の結果は妥当か？	これは利用する多重比較に依存する。上述した Tukey 法や Dunnett 法，Bonferroni 法の結果は，たとえ分散分析全体が有意でない P 値を報告したとしても妥当である。

多重比較の結果だけに注目して，分散分析全体の結果を無視することは意味があるか？	これは科学的な目的に依存する。 　分散分析は，すべてのデータが同一の平均値を有する群に由来するという帰無仮説を検定する。平均値が必ずしも同一でないという確実な証拠をデータが提供するというのが実験上の問いかけであるならば，分散分析は正に適切な方法である。 　実験上の問いかけがより特異的で多重比較による答えが得られる場合，分散分析全体の結果は安心して無視し，多重比較の結果に飛び移ることが可能である。 　多重比較の計算はすべて分散分析表における平均平方の結果を利用することに注意しよう。したがって，F 比や P 値に関心を払わないとしても，多重比較を行う際には分散分析表が計算されている必要がある。
2つのエラーバーが重なり合うか否かを観察することで統計学的有意性を評価できるか？	2つのエラーバーが重なり合う場合，これら2群を比較するポストテストが統計学的有意性を見いださないことは確実である。しかし，2つのエラーバーが重なり合わない場合，ポストテストが統計学的有意差を見いだすか見いださないかは不明である。SEM でなく SD エラーバーをプロットする場合，これらが重なり合う（または重なり合わない）という事実は，統計学的有意性に関して何の結論も導かない。
多重比較は群の順序を考慮するか？	いいえ。上述したように，傾向に対するポストテスト以外の多重比較は，プログラムに入力される群の順序を考慮しない。
平均値間の差に対するすべての CI は同じ長さを示すか？	すべての群が同じ値の数を持つ場合，平均値の差のすべての CI は同一の長さを示す。サンプルサイズが等しくない場合，平均値の差の標準誤差はサンプルサイズに依存する。2つの平均値の差の CI は，サンプルサイズが小さければ広く，サンプルサイズが大きければ狭い。
Newman-Keuls 法が例に用いられなかった理由とは？	Tukey 法と同様に，Newman-Keuls 法 (Student-Newman-Keuls 法とも呼ばれる) はそれぞれの群平均と他のすべての群平均を比較する。検出力が高いためにこの方法を好む人がいる。Newman-Keuls 法は調整すべきエラー率を必ずしも実際には調整せず (Seaman ら，1991)，CI を計算することができないため，著者は Tukey 法を好む。

表 40.6　多重比較に対する修正を個々の比較と比べた結果

第1種の過誤のリスク（偶然による差を統計学的に有意と見なす）	減少
第2種の過誤のリスク（実際の差を見逃す）	増加
CIの幅	広くなる

■ 複数の個々の比較

有意水準が個々の比較でなく，比較族全体に適用されるように多重比較に対する調整を行うことは，必ずしも賢明とは限らない。

多重比較に対する修正をしてはならないか？

多重比較に対する修正は第1種の過誤のリスクを減らすが，第2種の過誤のリスクが増すという犠牲を伴う（表40.6）。Rothman (1990) は，この犠牲には価値がなく，多重比較に対する修正を利用すべきでないと述べている。この考え方は理にかなってはいるが，主流ではない。

わずかな比較だけを計画する場合，修正を行うべきではない

多重比較に対する修正は不確実な状況を導きうる。薬物の作用機序に関する研究プログラムを立ち上げると想像しよう。この薬物がある特定の受容体を阻害するか否か知りたい。適切なアッセイを準備し，すべてがうまくいくことを確実にするためのテスト実験をいくつか行う。ここで，2つのシナリオが考えられる。

　シナリオ1：1つの薬物だけを対照と比較する実験を行う。この差は統計学的に有意である。薬物は予想通りに作用し，この結果は統計学的に有意である。研究を先に進める。

　シナリオ2：1つの薬物だけでなく，2つの薬物をさらに追加して実験を行う。これら2つの薬物が研究対象である受容体を阻害する作用を期待する理由はないが，阻害するならば非常に興味深い。アッセイを準備し，さまざまな対照で実験を行うのは大変であるが，3つの薬物を調べることは1つの薬物の場合とさほど変わりがないため，実験を行うこととする。時に，この種の探索的実験が研究を前進させる。しかし，今回はそうではなかった。2つの追加薬物は作用しなかった。大きく落胆する必要はないし，さほど時間を浪費したわけでもない。

　もともと注目していた主要薬物のデータは2つのシナリオで同一である。2番目のシナリオでは，2つの追加薬物が同時に調べられた。多重比較を考慮するためにDunnett法による比較が行われ，個々の比較でなく3つの比較族に対して有意水準5%が適用された。この解析では，主要薬物の効果は統計学的に有意でなかった。行われる比較が増えた場合には，統計学的有意性に関する結論にもより注意が必要である。

この例では，多重比較に対する修正が実際に意味を持たない。この実験は1つの主な仮説を検定するために行われ，他の2つの仮説は追加に過ぎない。1つまたは少数の比較が重要であると前もって明確に定義される場合，これらの数少ない比較に対して多重比較の修正を行わないことを推奨する統計学者がいる。このアプローチは**計画的比較** planned comparison と呼ばれるが，多くの多重比較が前もって計画されるため，この用語は確かな意味を持たない。

　統計学の原理はかなり単純明快であり，議論の分かれる点は少ない。しかし，このような状況で何をすべきか決定することは必ずしも容易ではない。合理的な統計学者は同意しないだろう。

CHAPTER 41

ノンパラメトリック法

> 統計学はビキニのようである。露出している部分は挑発的であるし，隠されている部分は極めて重要である。
>
> Aaron Levenstein

本書で説明する方法の多くは，値が Gauss 分布から抽出されていることに基づく。しかし，母集団に関するこのような前提を持たない別の方法もある。これらはノンパラメトリック法 nonparametric method と呼ばれる。もっとも多く用いられるノンパラメトリック法は，実際のデータ値を無視し，代わりに，その順位だけを解析する。コンピュータ集約的なリサンプリング法やブートストラップ法も特定の分布を前提としないため，これらもノンパラメトリックな手法である。

■ 順位に基づくノンパラメトリック検定

ノンパラメトリック検定の考え方

対応のない t 検定と分散分析は，データが Gauss 分布に従う母集団から抽出されているという前提に基づく。同様に，対応のある t 検定はペア間の差が Gauss 母集団に従うことを前提とする。これらの検定法は，パラメータによって定義される母集団での値の分布に関する前提に基づくため，**パラメトリック検定** parametric test と呼ばれる。

一方，**ノンパラメトリック検定** nonparametric test は母集団の分布に関する前提を必要としない。もっとも一般的なノンパラメトリック検定は非常に単純な考えに基づく。値を低いほうから高いほうに順位づけ，実際の値を無視して，これらの順位だけを解析する。これにより，外れ値（第 25 章参照）による影響はほとんど受けなくなり，特定の分布を前提とする必要もなくなる。

2つの対応のない群の比較：Mann-Whitney 検定

Mann-Whitney 検定は，2群を比較して P 値を計算する対応のないノンパラメトリック法である。これは次のステップに従って進められる。

1. 値が2群のいずれに由来するかは気にせずに，すべての値を順序づける。第30章の例（高齢ラットと若齢ラットの膀胱弛緩例）では，データ値の等しい2つの値が順位4と5を分けるため，両者を順位4.5とする。表41.1と図41.1に順位を示す。
2. それぞれの群の順位を合計する。例のデータでは，高齢ラットの順位の合計は52,

表 41.1　表 30.1 に示すデータの順位

最小値を順位 1，最大値を順位 17 とする。データ値の等しい 2 つの値が順位 4 と 5 を分けるため，これらは順位 4.5 とする。これらの順位を図 41.1 にプロットする。

高齢ラット	若齢ラット
3.0	10.0
1.0	13.0
11.0	14.0
6.0	16.0
4.5	15.0
8.0	17.0
4.5	9.0
12.0	7.0
2.0	

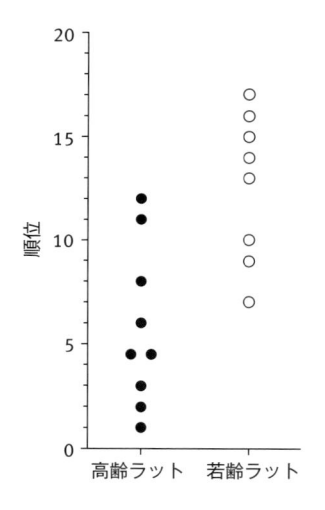

図 41.1　表 41.1 のデータ（順位）をプロットする

若齢ラットの順位の合計は101である。若齢ラットのほうがより高い値を示す傾向があるため，順位も高い傾向を示す。
3. それぞれの群の平均順位を計算する。
4. 順位の分布が全くランダムであるという帰無仮説を検定するP値を計算する。

帰無仮説の下では，2群のいずれかがより高い平均順位を示す可能性は両者で等しく，2つの平均順位が離れているよりは近づいている可能性が高い。この帰無仮説に基づけば，次の質問に答えるP値が計算される。すなわち，2群間で順位の分布がランダムであるとすれば，順位の平均値の差がこれほど大きい，またはこれ以上に大きい確率はどの程度か？　この答えは0.0061である。2つの同一母集団から値をランダムに選ぶことにより，この程度に離れた順位和が生じる可能性があることは確実であるが，その可能性は非常に低い。したがって，高齢ラットと若齢ラットの差は統計学的に有意であると結論づけられる。

Mann-Whitney検定は値の分布に関して何の前提も必要としないが，それでもいくつかの前提に基づく。対応のないt検定のように，Mann-Whitney検定はサンプルがより大きい母集団（または，その代表）からランダムに抽出され，それぞれの値が独立に得られていることを前提とする。しかし，t検定とは異なり，データが抽出された母集団における値の分布に関しては何の前提も持たない。

MannとWhitneyにより開発されたこの検定法は，Wilcoxonによって開発されたものと等価である。したがって，この検定法は**Wilcoxon順位和検定** Wilcoxon rank-sum testと呼ばれることもある。次項で述べる対応のあるデータに対するノンパラメトリック法とこれを混同してはならない。

2つの対応のある群の比較：対応のある2群のWilcoxon符号つき順位検定

対応のある2群のWilcoxon符号つき順位検定 Wilcoxon matched-pairs signed-rank test（単に**Wilcoxon検定**と呼ばれることが多い）は対応のある2群を比較する。これは母集団に差がないとする帰無仮説を検定するため，対応するペアの差はランダムに正または負を示す。

対応のあるt検定（第31章参照）と同様に，これはいくつかの状況で利用される。
- それぞれの対象で介入の前後に変数が測定される。
- 年齢や郵便番号，診断などの変数において，対応があるかマッチしている対象が採用される。それぞれのペアの一方が1つの介入を受け，他方が別の介入を受ける。
- 双子や兄弟をペアとして対象に採用する。それぞれは異なる治療を受ける。
- 研究室の実験のそれぞれで，対照と治療サンプルが並行して扱われる。
- 身体の一側の部分がコントロール治療を受け，他側の相応する部分が実験治療を受ける（例えば，右眼と左眼）。

Wilcoxon検定は，次のステップに従って行われる。

1. それぞれのマッチしたペアの差について，符号をつけながら計算する．減少は負，増加は正の符号とする．
2. 一時的に符号を無視し，差の絶対値を順位づける．
3. すべての正の差の順位とすべての負の差の順位を加える．第 31 章の例（Darwin の植物成長例）のデータでは，順位和は 96 と 24 である．
4. これら 2 つの合計の差を計算する．例では 72 である．
5. P 値の計算は次の質問に答える．すなわち，帰無仮説が真であるとすれば，正と負の順位和が 72 またはそれ以上に異なるサンプルをランダムに選ぶ確率はどの程度か？　この答えは 0.0413 である．

　対応のある t 検定と同様に，Wilcoxon 検定では，ペアがより大きい母集団（または，少なくともその代表）からランダムに抽出され，それぞれのペアは他と独立に選択されていることを前提とする．対応のある t 検定と異なるのは，Wilcoxon 検定が差の Gauss 分布を前提としないことである．

ノンパラメトリック相関

相関を定量化するノンパラメトリック法の 1 つは **Spearman の順位相関** Spearman's rank correlation と呼ばれる．Spearman の順位相関は，次の 2 つの例外を除いて，第 32 章に示した通常の（Pearson）相関と同じ前提に基づく．すなわち，順位相関は Gauss 分布を前提とせず，変数間の線形関係も前提としない．ただし，Spearman のノンパラメトリック相関は，X と Y 間の潜在的な関係がすべて単調（常に増加，または常に減少のいずれか）であることを前提とする．

　この Spearman の相関は，X 値と Y 値を分けて順位づけ，次に，2 つの順位間の相関係数を計算する．

　第 32 章におけるインスリン感受性の例では，r_s と呼ばれるノンパラメトリック相関係数は 0.74 である．母集団全体に順位相関は存在しないという帰無仮説を検定する P 値は 0.0036 である．

ノンパラメトリック分散分析

1 元配置分散分析に相当するノンパラメトリック検定は Kruskal-Wallis 検定と呼ばれる．反復測定の 1 元配置分散分析に相当するノンパラメトリック検定は Friedman 検定と呼ばれる．これらの検定法では，まずデータを低いほうから高いほうに順位づけ，次に群間における順位の分布を解析する．

■ ノンパラメトリック検定の利点と欠点

ノンパラメトリック検定の利点は明らかである．これらは Gauss 母集団からの抽出という前提を必要とせず，したがって，この前提の妥当性が疑わしい場合に利用する

ことができる。この前提が偽である場合，ノンパラメトリック検定は差を検出する上で，パラメトリック検定より検出力が高い。

それでは，必ずしも常にノンパラメトリック検定を利用しない理由は何だろうか？これには3つの理由がある。

データがGauss分布に従う場合，ノンパラメトリック検定は検出力が低い

ノンパラメトリック検定は実際のデータでなく，順位だけを検定するため，本質的にいくつかの情報を失っており，したがって検出力は低下する。Gauss母集団の間に真の差が存在する場合，ノンパラメトリック検定のP値は大きくなる。どの程度大きくなるのだろうか？　これはサンプルサイズに依存する。

サイズの大きいサンプルでは，データが実際にGauss母集団から抽出されている場合，ノンパラメトリック検定はパラメトリック検定とほぼ同程度の検出力を示す。これは**漸近相対効率** asymptotic relative efficiency と呼ばれる値から評価される。例えば，Gauss母集団から抽出される大きいサンプルでは，Mann-Whitney検定の漸近相対効率は95%である。このことは，Mann-Whitney検定の検出力がその95%のデータ点を有するt検定の検出力に等しいことを意味する。他のノンパラメトリック検定も同様に高い漸近相対効率を示す。

Gauss母集団に由来するサイズの小さいサンプルでは，ノンパラメトリック検定はパラメトリック検定より検出力が低い。非常に小さいサンプルでは，ノンパラメトリック検定の検出力は0である。

- 7またはそれより少ないサンプル数では，Mann-Whitney検定は常に0.05より大きい両側P値を報告する。
- 5またはそれより少ないサンプル数では，対応のある2群のWilcoxon符号つき順位検定は常に0.05より大きい両側P値を報告する。
- 4またはそれより少ないサンプル数では，Spearmanの順位相関は常に0.05より大きい両側P値を報告する。

母集団がGauss分布に従わない場合，ノンパラメトリック検定の検出力はパラメトリック検定よりかなり高い (Sawilowsky, 2005)。

ノンパラメトリック検定の結果は，通常，CIとともに報告されない

本書では，信頼区間(CI)の重要性を強調してきた。しかし，多くのプログラムでは，ノンパラメトリック検定は通常P値だけを報告し，CIを報告しない。

いくつかのノンパラメトリック検定はCIを計算するように拡張することができる。しかし，これには追加の前提を必要とする。例えば，Mann-Whitney検定は，中央値の差のCIを示すように拡張することができる。しかし，これには，2つの母集団の分布が同じ形状を示し，その分布が互いに偏位している(したがって，中央値が異なる)という前提を必要とする。この前提は，P値の解釈には必要ない。

ノンパラメトリック検定を回帰モデルに拡張することは容易でない

第 35 章では，t 検定を回帰として見直すことが可能であることを示した．t 検定は 2 つの平均値を比較する．単純線形回帰も同様である．重回帰は，他の変数における差を調整した後，2 つの平均値を比較することが可能である．ノンパラメトリック検定をこのように拡張することは容易でない．

■ ノンパラメトリック検定の選択を自動的に行ってはならない

ノンパラメトリック検定を選択する決定は単純でなく，この検定をどのような状況で利用するかについては議論が分かれる．

ノンパラメトリック検定を利用するか否かの選択を自動的に行えると考える人が多い．すなわち，まず，正規性検定（第 24 章参照）を行う．データが合格すればパラメトリック検定を利用する．データが正規性検定で不合格となれば，ノンパラメトリック検定を利用する．

このアプローチは次の理由から推奨されない．

- 一連の実験によるデータを解析する場合，これらはすべて同様に解析されるべきである（これらが同等でないと考える何らかの理由がない限り）．この場合，ノンパラメトリック検定を利用するか否かの決定に単一の正規性検定の結果を利用すべきではない．
- 値が対数正規分布（第 11 章参照）から抽出されているために，データが正規性検定に適用できないことがある．この場合，データの対数変換により Gauss 分布を作り出す．他の場合では，逆数変換や他の変換を行うことで非 Gauss 分布を Gauss 分布に変換することが多い．
- 外れ値（第 25 章参照）が存在するために，データが正規性検定に適用できないことがある．いくつかの場合，ノンパラメトリック検定でなく，通常のパラメトリック検定により外れ値を除外したデータを解析することが合理的である．
- パラメトリック検定またはノンパラメトリック検定を利用するか否かの決定は，サンプルサイズの小さいデータの場合にもっとも重要である（ノンパラメトリック検定の検出力が非常に低いため）．しかし，小さいデータでは，正規性検定の検出力も非常に低い．したがって，自動的なアプローチは誤った信頼を与えてしまう場合がある．

パラメトリック検定を利用するか，ノンパラメトリック検定を利用するかの決断は難しい．これは非常に困難であり，熟慮や全体像の把握を必要とする．この決断を自動的に行うべきではない．

表41.2 サイズの小さいサンプルに伴う問題

分布	検定	小さいサンプル	大きいサンプル
Gauss母集団	ノンパラメトリック検定	誤解を招きやすい。ノンパラメトリック検定は小さいサンプルに対して検出力が低い	問題は少ない。大きいサンプルでは，ノンパラメトリック検定の検出力はパラメトリック検定とほぼ同等である
非Gauss母集団	パラメトリック検定	誤解を招きやすい。小さいサンプルでは，Gauss分布の前提が成立しないことに対してパラメトリック検定は必ずしも頑健でない	問題は少ない。大きいサンプルでは，パラメトリック検定はGauss分布の前提が成立しないことに対して頑健である
不明確	正規性検定	小さいサンプルでは必ずしも役立たない	有用である

■ パラメトリック検定とノンパラメトリック検定の選択：これは問題か？

パラメトリック検定とノンパラメトリック検定のいずれを選択するかが重要な問題となるだろうか？　この答えはサンプルサイズに依存する。考慮すべき4つの場合がある（表41.2）。

大きい非Gauss母集団から抽出されたデータにパラメトリック検定を利用する

中心極限定理（第10章参照）は，データが非Gauss母集団から抽出されているとしても，大きいサンプルに対してパラメトリック検定が適切に行われることを保証する。すなわち，パラメトリック検定は，サンプルが大きい限り，Gauss分布からの軽度の逸脱に対して頑健である。しかし，次の2つの問題が潜んでいる。

- どの程度サンプルが大きければ十分であるかは，その非Gauss分布が示す性質によって異なるため示すことはできない。母集団が非常に偏っていない限り，それぞれの群に少なくとも20以上のデータ点が存在する場合はパラメトリック検定を選択しても問題ないであろう。
- 母集団がGauss分布からかけ離れている場合，平均値や平均値の差に関心を持つことはないかもしれない。P値が平均値の差に関する質問に正確な答えを示すとしても，この質問は科学的に重要でない場合がある。

大きい Gauss 母集団から抽出されたデータにノンパラメトリック検定を利用する

ノンパラメトリック検定は Gauss 母集団に由来する大きいサンプルに対して適切に行われる．P 値はやや大きい傾向を示すが，さほど問題にはならない．すなわち，大きいサンプルでは，ノンパラメトリック検定はパラメトリック検定より検出力がわずかに劣るだけである．

小さい非 Gauss 母集団から抽出されたデータにパラメトリック検定を利用する

中心極限定理は小さいサンプルには適応しないため，P 値は不正確である．

小さい Gauss 母集団から抽出されたデータにノンパラメトリック検定を利用する

ノンパラメトリック検定は小さいサンプルに対して検出力が低い．P 値は大きい傾向を示す．

まとめ

サンプルサイズの大きいデータでは何の問題も生じない．通常，データが Gauss 母集団に由来するか否かを示すことは容易であるが（正規性検定が役立つ），大きいサンプルに対してノンパラメトリック検定は検出力に優れ，パラメトリック検定は頑健であるため，大きな問題とならない．

　小さいサンプルの場合にはジレンマがある．データが Gauss 分布に由来するか否かを示すことは難しく，これが大きな問題となる．小さいサンプルに対してノンパラメトリック検定は検出力が低く，パラメトリック検定は頑健でない．

■ Q & A：順位に基づくノンパラメトリック検定

データはノンパラメトリックでありうるか？	いいえ．ノンパラメトリックは統計学的検定法に適用される形容詞であり，データには適用されない．
データが Gauss 分布に従わないことが確実な場合，ノンパラメトリック検定を利用すべきか？	必ずしもそうではない．データが Gauss 母集団に従うように変換することができる場合がある．多くの場合，対数正規分布（第 11 章参照）に由来するデータを対数に変換することで Gauss 母集団が見いだされる．
χ^2 検定や Fisher の正確検定はノンパラメトリックか？	パラメトリック検定とノンパラメトリック検定の違いは，2 値アウトカムを扱う検定法には適用されない．ノンパラメトリックという用語がこれらの

	検定法に対して用いられることがあるが，2値データを解析する場合にはパラメトリック検定とノンパラメトリック検定の違いは存在しない。
パラメトリック検定とノンパラメトリック検定の両者を利用し，都合のよいほうの P 値を用いることは問題か？	問題である。P 値は，実験デザインの一部としてあらかじめ検定法を選んでいる場合に限って解釈可能である。
Mann-Whitney 検定は中央値を比較するか？	2つの母集団が同一形状の分布を示す場合に限って比較する。Mann-Whitney 検定では，この分布が Gauss 分布である必要はなく，特定される必要もないが，形状が同一であるという前提を必要とする。この前提の下，2つの母集団の間で唯一異なるのは中央値である（分布は同じ形状であるが，偏位を示す）。この前提が成立しない場合，Mann-Whitney 検定が中央値を比較すると述べるのは誤りである。
いくつかの値が"スケールから外れている"場合，ノンパラメトリック検定は利用できるか？	いくつかの値が高すぎたり低すぎたりするため定量化できない場合には，これらの値が未知であるため，パラメトリック検定を利用することはできない。これらの値を無視する場合，最大値（または最小値）が捨てられるために，結果にはバイアスがかかってしまう。対照的に，いくつかの値が高すぎて（または低すぎて）測定できない場合でもノンパラメトリック検定は適切に利用できる。低すぎて測定できない値には非常に低い任意の値，高すぎて測定できない値には非常に高い任意の値を割りつける。ノンパラメトリック検定は値の相対的な順位だけを扱うため，これらの極端な値を正確に入力しなくとも問題にならない。
2つの母集団が同じ標準偏差（SD）を示すという対応のない t 検定の前提にデータが従わない。代わりに Mann-Whitney 検定を利用すべきか？	いいえ。異なる SD を持つ母集団からデータを抽出する場合，ノンパラメトリック検定は分布が異なるか否かを検定するだけである。すでに分布の異なることが知られている。知りたいのは，平均値や中央値が異なるか否かである。しかし，異なる形状の分布を示す母集団（すでに知られている）からデータを抽出する場合，Mann-Whitney 検定は中央値が異なるか否かを検定しない。
明確に決定できない場合，パラメトリック検定とノンパラメトリック検定のいずれを選択すべきか？	疑いがある場合，Gauss 分布の前提が成立しないか確実でないためにパラメトリック検定を選ぶ人がいる。Gauss 分布の前提が成立するか確実でないためにノンパラメトリック検定を選ぶ人もいる。

合理的な人はこれに同意しないだろう。

■ 値（順位でなく）を解析するノンパラメトリック検定

母集団の分布形状に関する前提と関わりなくデータ解析を行う別のアプローチが存在し，これは順位の解析も行わない。これらの検定法は，通称，**並べ替え検定** permutation test や**ランダム化法** randomization，**ブートストラップ法** bootstrapping と呼ばれる。

　これらの検定法では考え方が共通しており，順位でなく実データを解析し，特定の母集団の分布を前提としない。これらの検定法すべてはコンピュータによる集中的な計算を必要とし，**コンピュータ集約法** computer-intensive method と呼ばれる。母集団の分布に関する前提を必要としないため，これらの検定法はノンパラメトリック（しかし，この用語は順位を解析する検定法に限って用いられることが多い）である。

　P 値を計算するには，パラメトリック法では母集団の分布（通常，Gauss 分布）に関する前提に始まり，母集団に由来するすべての可能なサンプルの分布を見いだすための計算を行う。

　コンピュータ集約的なノンパラメトリック検定は，これとは全く異なる。サンプルが抽出される以外には，母集団に関する数学的前提を持たない。これらはエレガントな計算というより，強力な計算で行われる。

　ランダム化法や並べ替え検定ではシャッフルが行われる。コンピュータは多くのシミュレーションによる"実験"を行う。それぞれがサンプルデータを利用する。変化するのは群の名称である。これらの名称は変数間でランダムにシャッフルされる。対照群と治療群を比較する場合，それぞれのシャッフルにより，どの値を"対照"と名づけるか，そしてどの値を"治療"と名づけるかの選択が変化する。この偽サンプルを解析することでデータに対して妥当な洞察が得られる。

　サンプルサイズの小さいデータでは，このような方法により，値間で名称をシャッフルしたすべての可能なアプローチについて系統的に調べることができる。大きいデータでは，可能な再配置の数が天文学的数値になるため，これらのソフトウェアプログラムではランダムに選んだ多くの並び替え数が調べられる（多くは 1,000 〜 10,000 であり，これは妥当な結果を得るのに十分な数である）。

　リサンプリング法 resampling method とも呼ばれるブートストラップ法は，すでに第 13 および 38 章で簡潔に述べた。母集団に関して確実に知られていることは，そこからサンプルが得られているということだけであり，これがブートストラップ法の考え方である。統計学的推論では，この母集団から多くのサンプルを抽出する場合に何が生じるか考えることが必要となる。パラメトリックな前提を設けることなく，単一のサンプルからリサンプリングを行うことでこれを近似することが可能である。

このリサンプリングは置き換えによって行われる。それぞれの値をカードに書き込み，すべてのカードを帽子に入れると想像しよう。十分に混ぜた後，1つのカードを取り出し，その値を記録する。次に，そのカードを帽子に戻し，再び混ぜて次のカードを取り出す。いくつかの値が1回以上選ばれることや，選ばれない値もあることに注意しよう。もちろん，実際には，これはコンピュータによる乱数生成によって行われる。ブートストラップは多くの偽サンプルを生成し，それぞれは元のサンプルと同じサイズである。いくつかの値が重複する一方で除外される値もあるため，それぞれのサンプルは異なる。このブートストラップサンプルの分布と実データとを比較することで，P 値とCIによる統計学的結論が導かれる。

マジックのように思うかもしれない。ブートストラップによって生成された偽サンプルを解析することで，有用な統計学的結論が得られるようには思えないかもしれない。このことは，"ブートストラップ"という奇妙な名称を説明する。このようなデータ解析は，一見，ブーツの靴紐（ストラップ）を穴から引っ張り出すと同程度に有用である（または役立たない）ように思われる。

定理が証明され，シミュレーションが行われ，さらに多くの実経験からこれらのアプローチが正当化されている。これらは役に立つ！　非常に多用途的であることから，コンピュータ集約法は統計学の未来であると多くの人が考えている。これは新たな状況に対して容易に適用することができ，母集団の分布に関する前提（サンプルが母集団を代表とするという前提を除く）や信念を必要としない。学習を深めるには，Wilcox（2001）による簡単な教科書から始めて，Manly（2006）による詳細な書物に進むとよい。

CHAPTER 42

感度，特異度，受信者動作特性曲線

> 何かが生じていないという報告は常に興味深い。なぜなら，われわれは既知であると知られている事柄(known knowns)，すなわち知られていると知っている事柄の存在を理解しているためである。また，未知であると知られている事柄(known unknowns)，すなわち，知らない事柄が存在することも理解している。しかし，未知であることが知られていない事柄(unknown unknowns)も存在し，これは，知らないことを理解していないのである[*1]。
>
> Donald Rumsfeld

本章では，臨床検査の偽陽性結果 false-positive result や偽陰性結果 false-negative result の定量化について説明する。この話題を基礎的な統計学書に見いだすことはまれであるが，臨床検査結果が正常であるか異常であるかの決定には，研究成果が統計学的に有意であるか否かの決定と非常に類似した論理を利用する。ここに示した感度と特異度の概念を学ぶことは，統計学的仮説検定や Bayes 論理の概念を復習するための最適な手段となる。

■ 感度と特異度の定義

診断検査の正確さはその感度と特異度によって定量化される。
- **感度** sensitivity は，疾患を有するすべての人のうちで陽性結果を示す人の比率である。表 42.1 において感度は $C/(C+D)$ に等しい。
- **特異度** specificity は，疾患を有しないすべての人のうちで陰性結果を示す人の比率である。表 42.1 において特異度は $B/(A+B)$ に等しい。

[*1] 訳注：元米国国務長官 Donald Rumsfeld が，2002 年当時のイラク政府と大量破壊兵器の関連について述べた言葉。

表 42.1　仮想上の多数の臨床検査結果：それぞれが解析され，結果が正常または異常と判定される

一番上の行は疾患を有しない人々の結果，次の行は疾患を有する人々の結果を示す。100％正確な"至適基準 gold standard"検査を行うのでない限り，この種の表を実際に作成することは不可能である。

	判定：異常検査結果	判定：正常検査結果	合計
疾患なし	A	B	A+B
疾患あり	C	D	C+D
合計	A+C	B+D	A+B+C+D

これら2つの値は混同しやすい。

　感度は，検査がどの程度よく疾患を有する患者を同定するか，すなわち，感受性がどの程度かを示す。検査の感度が高い場合，疾患を有するほとんどすべての患者を拾い上げることができる。

　特異度は，検査がどの程度よく疾患を有しない人を同定するか，すなわち，特異性がどの程度かを示す。検査の特異度が高い場合，疾患を有しない多くの人を誤って陽性とすることはない。

■ 検査の予測値

陽性予測値と陰性予測値の定義

特異度も感度も，次のもっとも重要な質問には答えない。すなわち，検査が陽性（異常検査結果：疾患の存在を示唆する）である場合，その人が実際に疾患を有する確率はどの程度か？　また，検査が陰性（正常検査結果）である場合，その人が実際に疾患を有していない確率はどの程度か？　これらの質問に対する答えは，**陽性予測値** positive predictive value[2] と **陰性予測値** negative predictive value[3] によって定量化され，表42.1に基づけば，次のように表される。

$$陽性予測値 = \frac{真陽性}{全陽性結果} = \frac{C}{A+C}$$

$$陰性予測値 = \frac{真陰性}{全陰性結果} = \frac{B}{B+D}$$

---

[2] 訳注：陽性適中率とも呼ばれる。
[3] 訳注：陰性適中率とも呼ばれる。

感度と特異度はデータの性質である．対照的に，陽性予測値と陰性予測値は検査の特徴や対象母集団における疾患の有病率に依存する．疾患の有病率が低いほど，偽陽性に対する真陽性の比は低下する．このことは，以下に示す例からもっともよくわかる．

ポルフィリン症例の背景
急性間欠性ポルフィリン症は臨床診断が困難な常染色体優性遺伝性疾患である．ポルフォビリノーゲンデアミナーゼが低値を示すことで診断が可能であるが，酵素レベルは健常人とポルフィリン症患者の両者で変動が大きいため，検査結果は必ずしも確定診断をもたらさない．

98単位未満のレベルを異常とする定義を利用すれば，ポルフィリン症患者の82%は異常な検査結果を示す．これは，検査の感度が82%であることを意味する．健常人の3.7%は異常な検査結果を示す．これは，検査の特異度が$100-3.7=96.3$%であることを意味する．

酵素活性＜98単位である人が実際にポルフィリン症である可能性はどの程度だろうか？　すなわち，検査の陽性予測値はどの程度だろうか？　この答えは検査対象に依存する．2つの例を考えてみよう．

ランダムスクリーニングに用いられる検査
この例では，検査は疾患のスクリーニングに用いられるため，検査される人は特定の疾患リスクを有しない．ポルフィリン症は有病率が約10,000人に1人のまれな疾患である．検査される人は家族歴や臨床的な疑いの下に選ばれるのではなく，したがって，約0.01%に疾患が疑われる．

ある人の検査結果は陽性であった．全体の検査結果が知られているとすれば，この人が実際に疾患を有する確率はどの程度だろうか？　これを見いだすには，表42.1に数値を入力して表42.2を作成すればよい．

1. 1,000,000人（任意）の母集団を仮定する．重要なのは値の比であり，したがって，母集団全体の大きさは任意である．$A+B+C+D=1,000,000$である．

表42.2　有病率0.01%を示す母集団において100万人を対象にポルフィリン症検査を行ったスクリーニングの予想結果

異常検査結果の大部分は偽陽性である．

	判定：異常検査結果	判定：正常検査結果	合計
疾患なし	36,996	962,904	999,900
疾患あり	82	18	100
合計	37,078	962,922	1,000,000

2. 疾患の有病率が 1/10,000 であるため，疾患を有する人を示す行の合計は 0.0001 × 1,000,000，すなわち 100 である。したがって，$C + D = 100$ となる。

3. 疾患を有する 100 人を合計の 1,000,000 から減じれば，疾患を有しない人は 999,900 人である。すなわち，$A + B = 999,900$ である。

4. 疾患を有する人で検査結果が陽性を示す数を計算する。これは，疾患を有する人の合計（100 人）に感度（0.82）を乗じた数に等しい。$C = 82$ となる。

5. 疾患を有しない人で検査結果が陰性を示す数を計算する。これは，疾患を有しない人の合計（999,900 人）に特異度（0.963）を乗じた数に等しい。$B = 962,904$ となる。

6. 疾患を有し，検査結果が陰性である人の数を計算する。$D = 100 - 82 = 18$ である。

7. 疾患を有さず，検査結果が陽性である人の数を計算する。$A = 999,900 - 962,904 = 36,996$ である。

8. 2 つの列合計を計算する。$A + C = 37,078$，$B + D = 962,922$。

100 万人を対象にスクリーニングを行う場合，37,078 人に異常な検査結果が予想される。これらのうち，実際に疾患を有するのはわずか 82 人である。すなわち，結果が陽性である場合，疾患を有する確率はわずか 82/37,078 = 0.22 %に過ぎない。これが検査の陽性予測値である。検査結果が陽性を示す約 500 人に対してわずか 1 人が疾患を有するため，500 人の陽性結果のうち，他の 499 人は偽陽性である。

検査結果が陰性を示す 962,922 人のうち，わずか 18 人が偽陰性を示す。陰性予測値は 99.998 %である。

兄弟の検査

この疾患は常染色体優性遺伝を示すため，それぞれの兄弟が遺伝子を有する確率は 50 %である。疾患を有する人の多くの兄弟を検査する場合，約半数は疾患を有することが予想される。表 42.3 は 1,000 人の兄弟を調べた場合の予想結果を示す。陽性結果は検査されたうちの 429 人に予想される。これらのうち，410 人が実際に疾患を有し，19 人は偽陽性である。したがって，陽性予測値は 410/429，すなわち約 96 %である。偽陽性は陽性結果の約 4 %に過ぎない。

表 42.3 ポルフィリン症患者の兄弟 1,000 人を検査した予想結果
この検査対象では有病率は 50 %である。偽陽性は，異常検査結果のうちほんのわずかである。

	判定：異常検査結果	判定：正常検査結果	合計
疾患なし	19	481	500
疾患あり	410	90	500
合計	429	571	1,000

表 42.4　臨床検査における偽陽性と偽陰性は，統計学的仮説検定における第 1 種の過誤と第 2 種の過誤に類似する

	判定：異常検査結果	判定：正常検査結果
疾患なし	偽陽性	
疾患あり		偽陰性
	決定：帰無仮説を棄却する	決定：帰無仮説を棄却しない
帰無仮説は真である	第 1 種の過誤	
帰無仮説は偽である		第 2 種の過誤

表 42.5　感度と検出力，特異度と有意水準 α の関係

	…とすれば	…確率はどの程度か？
感度	対象が疾患を有する	検査結果が陽性である
検出力	母集団の間に差がある	結果が統計学的に有意である
特異度	対象が疾患を有しない	検査結果が陰性である
$1-\alpha$	母集団の間に差がない	結果が統計学的に有意でない

統計学的検定法との共通点

臨床検査の解釈と統計学的仮説検定の共通点を表 42.4 と 42.5 に示す．

　陽性結果や陰性結果を解釈するには，検査対象（有病率がどの程度か）を知る必要がある．同様に，第 18 および 19 章で述べたように，統計学的有意性の解釈はその科学的内容（事前確率）に依存する．

■ 受信者動作特性曲線

診断検査を評価する場合，臨床診断を"正常"と"異常"に分ける閾値をどのように設定するか決めることはしばしば困難である．

　閾値を高く設定する場合（検査値が疾患の重症度に伴って増大すると仮定する場合），低い検査値を示す人や疾患の軽症例を見逃すことになる．感度は低いが特異度は高い．ごくわずかの陽性結果が偽陽性であるが，多くの陰性結果は偽陰性である．

　一方，閾値を低く設定する場合，疾患を有する大部分の対象は検出されるが，多くの対象を誤って異常と診断することになる．感度は高いが，特異度は低い．ごくわずかの陰性結果が偽陰性であるが，多くの陽性結果は偽陽性である．

　閾値の設定によって感度を高く，または特異度を高くすることができるが，両者を同時に高くすることはできない（少なくとも，新たな診断検査が開発されるまで）．

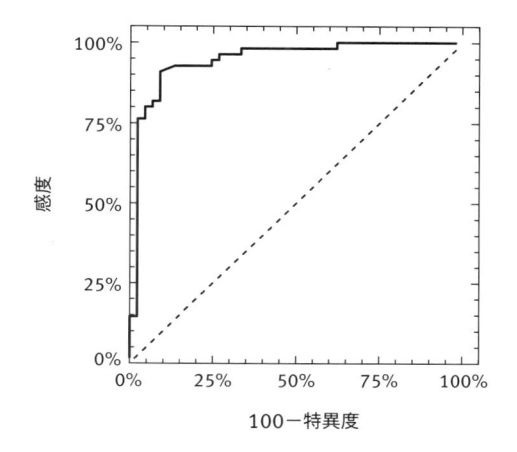

図 42.1　受信者動作特性（ROC）曲線
実線は，感度と特異度の相殺関係を示す ROC 曲線である。この曲線上の各ポイントは，異常な検査結果を定義するすべての可能な閾値を表す。破線は，（コイン投げのように）予測値を持たない場合に予想される ROC 曲線である。

受信者動作特性曲線 receiver-operator characteristic（ROC）curve は高い感度と高い特異度の相殺関係を視覚化する（図 42.1）。この変わった名称の由来は何だろうか？ROC 曲線は，レーダースクリーン上の点が船か外的ノイズかを判断する目的に絡んで，第二次世界大戦中に開発された。レーダー受信機の操作者は軍事行動を起こすタイミングを決めるためにこの方法を利用した。

■ Bayes 論理の復習

臨床検査の結果を解釈するには，既知の臨床的内容と検査から得られた情報を組み合わせる必要がある。これは，単純な Bayes 論理である。Bayes 論理についてはすでに第 18 章で述べた。

確率とオッズ
尤度 likelihood は確率またはオッズのいずれかとして表される。
- 事象が生じる**確率** probability は，多くの試行において，その事象を観察することが期待される回数の比率である。
- **オッズ** odds は，事象が生じる確率を事象が生じない確率で除したものと定義される。

確率は比率であり，常に 0 〜 1 の間にある。オッズは 0 〜無限大の範囲にある。どのような確率もオッズとして表現できる。また，どのようなオッズも確率として表現できる。オッズと確率の変換は次のように行われる（可能性のある 2 つのアウトカ

ムだけが存在する状況において)。

$$\text{オッズ} = \frac{\text{確率}}{1-\text{確率}}$$

$$\text{確率} = \frac{\text{オッズ}}{1+\text{オッズ}}$$

確率が0.50，すなわち50％であれば，オッズは50：50，すなわち1である。実験を何度も繰り返す場合，平均的に，2回の試行に1回は事象を観察することが期待される(確率＝1/2)。このことは，事象が生じないごとに1回の事象を観察することを意味する(オッズ＝1：1)。

確率が1/3である場合，オッズは(1/3)/(1−1/3)＝1：2＝0.5である。平均的に，3回の試行ごとに1回の事象が観察される(確率＝1/3)。このことは，事象が生じない2回ごとに1回の事象を観察することを意味する(オッズ＝1：2)。

尤度比

尤度比 likelihood ratio は，疾患を有する人において陽性結果を得る確率を，疾患を有しない人において陽性結果を得る確率で除したものである。疾患を有する人において陽性結果を得る確率は感度である。疾患を有しない人において陽性結果を得る確率は(1−特異度)である。したがって，尤度比は，感度を(1−特異度)で除したものに等しい。

この式を利用して，上述の例を見直すことができる。急性間欠性ポルフィリン症の例に用いられた検査は，感度82％，特異度96.3％であった。

したがって，尤度比は0.82/(1.0−0.963)＝22.2である。疾患を有する人は，有しない人と比較して，陽性結果を得る可能性が22.2倍である。

数式としての Bayes 論理

臨床診断のための Bayes 式は次のように示される。

$$\text{検査後オッズ} = \text{検査前オッズ} \cdot \frac{\text{感度}}{1-\text{特異度}} = \text{検査前オッズ} \cdot \text{尤度比}$$

検査後オッズは患者が疾患を有するオッズであり，検査結果と患者に関する事前知識の両者を考慮する。検査前オッズも患者が疾患を有するオッズであるが，これは検査前に把握している情報から決定される。

この式を利用すれば，尤度比が22.2である急性間欠性ポルフィリン症の例を見直すことが可能である。表42.6は先に示した計算を，この簡潔な式を利用して計算し直したものである。

表 42.6　Bayes 式を利用したポルフィリン症検査の計算

最初に検査前確率がオッズに変換される．次に，検査前オッズに尤度比（22.2 に等しい）を乗じて検査後オッズが計算される．最後に検査後オッズが確率に変換される．

検査対象	検査前		検査後	
	確率	オッズ	オッズ	確率
ランダムスクリーニング	0.0001	0.0001	0.0022	0.0022
兄弟	0.50	1.0000	22.2	0.957

■ Bayes 論理，遺伝子連鎖，ロッドスコア

2つの遺伝子座（遺伝子または DNA 配列）が同じ染色体上で互いに近接する場合，これらは独立して遺伝するよりも，結びついて遺伝することが多い．このような現象は**連鎖** linkage と呼ばれ，この2つの遺伝子座は"連鎖する"と表現される．2つの遺伝子座が非常に近ければ，交差や組換えはほとんど起こらない．遺伝子座が遠く離れている場合，組換えは頻繁に起こる．遺伝子座が非常に遠く離れている場合，2つの遺伝子座は異なる染色体上に存在するかのように独立して遺伝する．

　連鎖は遺伝子診断や遺伝子マッピングに有用である．すべての異常な遺伝子を直接検出することは不可能なため，遺伝学者は疾患遺伝子に連鎖するマーカー遺伝子（さまざまな抗原やアイソザイムの遺伝子など）や DNA 配列を同定しようと試みる．疾患遺伝子があるマーカー遺伝子と連鎖することがわかれば，そのマーカー遺伝子の存在（同定可能である）を確認することで疾患遺伝子の存在（直接同定することはできない）が予測できる．したがって，出生前や臨床的に問題となる以前に遺伝性疾患を検出することが可能となる．また，罹患してはいないが異常な遺伝子を子孫に受け継ぐ可能性のあるヘテロ接合体（保因者）の診断も可能となる．この方法は，単一遺伝子の異常による疾患に対してもっとも役立つ．

　連鎖を診断に役立てる以前に，疾患遺伝子に連鎖するマーカー遺伝子を同定しておかなければならない．これは通常，マーカーとなりうる多くの候補遺伝子のスクリーニングによって行われる．マーカー候補遺伝子が疾患遺伝子と連鎖するか否かをどのようにして知ることができるのだろうか？　遺伝学者は大きな家系を調査し，どの程度多く疾患とマーカー遺伝子がともに受け継がれるか，そして，どの程度多く組換えが生じるかを調べる．疾患とマーカー遺伝子の間でほとんど組換えが生じなければ，次の2つの可能性が考えられる．1つは，両者が連鎖しているという可能性である．もう1つは，両者は連鎖していないが，偶然によりほとんど組換えが生じなかったという可能性である．

　遺伝学者は感度や特異度という用語を用いない．しかし，連鎖研究でも，臨床検査

のように偽陽性結果と偽陰性結果が生じうる．

　Bayes論理を利用すれば，実験データと連鎖の事前確率を組み合わせて，マーカー候補遺伝子が真に疾患遺伝子と連鎖する確率を決定することができる．Bayes式を計算するには，連鎖の意味における尤度比を定義しなければならない．臨床検査の予測値を計算する場合には，尤度比を，疾患を有する人において異常な検査結果を得る確率を，疾患を有しない人において異常な検査結果を得る確率で除したものと定義した．したがって，連鎖研究における尤度比は，両遺伝子が実際に連鎖する場合に観察されたデータを得る確率を，両遺伝子が実際には連鎖しない場合に観察されたデータを得る確率で除したものに等しい．計算の詳細は本書の範囲を超えている．連鎖研究の論文を読む場合，尤度比という用語を見かけることはまれである．代わりに，尤度比を対数（底を10とする）に変換した**ロッドスコア** log of odds (LOD) score を目にするだろう．

　ロッドスコア3は，尤度比が10^3，すなわち1,000に等しいことを意味する．したがって，そのデータが観察される可能性は，両遺伝子が連鎖しない場合より連鎖する場合のほうが1,000倍高い．ロッドスコアが高いほど，連鎖に対するより強固な証拠となる．

　マーカー候補遺伝子が疾患遺伝子と連鎖する確率を計算するには，Bayes論理による連鎖の事前確率を考慮する必要がある．

連鎖の事後オッズ＝連鎖の事前オッズ・尤度比

　Bayes式を計算するには，連鎖の事前（または検査前）オッズを知る必要がある．連鎖の一般的な定義を利用すれば，ランダムに選んだマーカー遺伝子の2％が特定の疾患遺伝子と連鎖する．この事前確率をオッズに変換すると，連鎖の事前オッズは約0.02である．疾患遺伝子と同一の染色体上に存在すると知られているマーカー遺伝子を選んだ場合，連鎖の事前オッズはより高くなる．

　ロッドスコアが3に等しい場合，候補に選んだマーカー遺伝子と疾患遺伝子が真に連鎖する確率はどの程度だろうか？　事後オッズは事前オッズ（0.02）に尤度比（10^3＝1,000）を乗じた値，すなわち20に等しい．確率に変換すると，事後確率は20/21，すなわち約95％である．ロッドスコアが3であれば，そのマーカー遺伝子と疾患遺伝子は連鎖すると結論づけられる．このように結論づける場合，この結果が正しい確率は95％であり，残りの5％は誤っている確率である．

　ロッドスコアが3以上の場合，通常，遺伝学者はそのマーカー遺伝子と疾患遺伝子が連鎖すると結論づける．ロッドスコアが－2以下の場合には，両遺伝子が連鎖しないと結論づける．ロッドスコアが－2～3の間では，遺伝学者は，この証拠が決定的でないと結論づける．

CHAPTER 43 サンプルサイズ

> 科学の目的は複雑な事実に対するもっとも単純な説明を探すことにある。…単純さを求め，それを疑うのである。
>
> A. N. Whitehead

多くの実験や臨床試験は非常に少ない対象で行われる。検出力の不足した研究は，実質的な治療効果でさえ見いだせずに終わる可能性が高いため，努力の浪費である。治療によりアウトカムが実質的に変化するとしても，このような研究によって統計学的に有意な効果が見いだされる可能性はほんのわずかである。したがって，研究計画では適切なサンプルサイズを選ばなければならない。

■ サンプルサイズを選択する3つのアプローチ

臨機応変的アプローチ（推奨されない）

次のアプローチは極めて単純で，極めて魅力的に思われる。いくつかのデータを集めて解析を行う。信頼区間（CI）が望むほど十分には狭くないか，結果が統計学的に有意でない場合，より多くのデータを集めて解析し直す。CIが十分に狭いか，統計学的に有意な結果が得られるまで（または，資金や時間，好奇心が尽きるまで），より多くのデータを集め続ける。

この臨機応変なアプローチを用いる場合，P値やCIの解釈は単に不可能である。問題は，結果が気に入らなければデータを集め続け，結果が気に入ればそこで止めることにある。第23章の"多時点——逐次解析"の項で説明したように，帰無仮説が真であるとすれば，臨機応変的なアプローチを利用して統計学的に有意な結果（$P<0.05$）を得る確率は5%よりかなり高い。したがって，結果として得られるP値やCIは妥当性に欠ける。サンプルサイズの選択に臨機応変的なアプローチを利用する場合，結果に惑わされやすくなることに注意すべきである。

従来的アプローチ

通常のアプローチは単純である．サンプルサイズを選択し，多くの対象からデータを集め，データの解析を行う．本章では主にこのアプローチに関して説明する．

適応的アプローチ

適応的臨床試験の背後にある考え方は単純である．臨床試験の進行中に行われる**中間解析** interim analysis が，研究経過の判断に利用される．大規模臨床試験の計画に用いられるこのアプローチは，次第に受け入れられつつある (Kuehn, 2006)．

もっとも単純な**適応的デザイン** adaptive design は試験の中間で 1 回だけ解析を行い，一方の群の患者が他方の群よりかなり優れたアウトカムを示す場合，そこで試験を止める判断をする，というものである．このアプローチは**逐次解析** sequential analysis とも呼ばれる．より新しい適応的デザインでは，新たな患者の組み入れをどの時点で中止するか，研究そのものをどの時点で中止するか，どの程度の新たな対象をそれぞれの治療群に割りつけるか，などを決定する．これらの判断は，統計学的結果が確実に意味を持つように明確に計画されたプロトコールに基づく．

適応的デザインに基づく臨床試験では，一方の治療が他方よりかなり優れていることが明らかであるか，治療間の差がわずかであることが明らかになる場合，早期に研究を中止する場合がある．また，明確な結論が得られるまで研究を延長する場合もある．

研究を中間解析の成果に適応させるこのアプローチは必ずしも単純でなく，いくつかの欠点を伴い (Fleming, 2006)，まだ標準的とは言えない．したがって，これ以上の説明は加えない．

■ サンプルサイズと CI

本項では，サンプルサイズの選択について考えるための単純な方法を示す．次項では，統計学的検出力を考慮した複雑なアプローチを説明する．

以前の章では，多くの種類の結果に対する CI の計算法を示した．これらすべてにおいて，CI の幅はサンプルサイズに依存する．サンプルサイズ以外のすべてが等しい場合，大きいサンプルは狭い CI を生む．したがって，望む CI の幅が決まれば，どれほど多くの対象が必要か計算できる．

1 つの平均値

もっとも単純な場合から始めよう．対象における変数を測定し，平均値と平均値の 95% CI を計算するとしよう．95% CI の幅を一定の精度で減少させるには，どの程度多くの n（サンプルサイズ）が必要だろうか？

単純化された式を次に示す．これは，n や s（標準偏差；SD），t^*（t 分布の棄却値；

大きいサンプルと 95％信頼度では 2.0 に近い）から計算される CI の W（誤差範囲）を定義する第 12 章の式に始まる。この式を整理して，n を定義しよう。

$$W = \frac{t^* \cdot s}{\sqrt{n}}$$

$$t^* \approx 2$$

$$n \approx 4\left(\frac{s}{W}\right)^2$$

唯一のトリックは n が t^* の値に依存することであり，これ自体が n に依存する。この依存ループから抜け出すには，サンプルサイズが非常に小さくない限り，t^*（95％信頼度）が 2.0 にほぼ等しいことを知っておく必要がある。

例えば，血圧の SD が 10 mmHg であり，5 mmHg の誤差範囲で平均値を定義するために十分に大きいサンプルの血圧を測定したい場合，どの程度大きいサンプルが必要だろうか？ この答えは約 16 である。

2 つの平均値の差

2 つの平均値の差を計算するには，さらに多くのデータが必要である。それぞれの平均値の不確実さは，それらの差の不確実さに影響する。それぞれの群で値の数の 2 倍程度が必要となる。

$$n \approx 8\left(\frac{s}{W}\right)^2 \text{（群につき）}$$

血圧の例を続ければ，2 つの平均値の差に対する 95％ CI が 5 mmHg の誤差範囲を示すには，どの程度多くの値が必要だろうか？ 血圧の SD が約 10 mmHg であるという前提をそのままとすれば，それぞれの群で 32 の値，すなわち両群で 64 の値が必要である。

1 つの比率

特定の誤差範囲を有する比率（p）を決定するにはどの程度多くの対象が必要だろうか？ 第 4 章の式を利用し，大きい n を仮定してやや単純化する。

$$W \approx 2\sqrt{\frac{p(1-p)}{n}}$$

$$n \approx \frac{4p(1-p)}{W^2}$$

　比率を推定し，望む精度が決められれば，サンプルサイズの計算は容易である．
　ニュースを見聞きする際，"この世論調査の誤差範囲は3％である"という表現を聞いたことがあるはずである．このような世論調査では，どの程度多くの対象が用いられているのだろうか？　これは，期待される p の大きさに依存する．まず，$W=0.03$，$p=0.5$ とすれば，n は 1,111 である．実際，多くの調査では，この程度のサイズのサンプルが利用されている．p が約 0.1 に等しいと（初期調査から）予想される場合はどうだろうか？　$W=0.03$，$p=0.1$ とすれば，n は 400 である．
　$p(1-p)$ は $p=0.5$ で最大となることに注意しよう．p の値を予想できない場合，もっとも大きいサンプルサイズを必要とする最悪の想定，すなわち 0.5 に設定する．

2つの比率
特定の誤差範囲を有する2つの比率の差を決定するためにそれぞれの群で必要な対象数を次に示す．ここで，p_{av} は期待される2つの比率の平均値である．

$$n \approx \frac{8 \cdot p_{av}(1-p_{av})}{W^2} \quad (それぞれの群で)$$

　例えば，2つの母集団における高血圧の罹患率の差を決定する場合，罹患率を約 0.10 と予想し，望む誤差範囲を 0.02 と決めれば，どの程度多くの値が必要になるだろうか？　$p_{av}=0.11$（2つの予想される罹患率の平均値），$W=0.02$ とすれば，それぞれの群で 1,958 人の対象が必要である．
　p_{av} の推定が不可能であれば，p_{av} を 0.5 に設定することで，最悪の場合のサンプルサイズを計算する．これ以外の値では，より小さいサンプルサイズが必要である．

推定のためのサンプルサイズの計算に関する一般論
上述の式に関する2つの注意点を次に示す．
- 前提が正しく，計算されたサンプルサイズに基づく多くの実験を行う場合，平均的な誤差範囲は指定した値に等しい．計算されたサンプルサイズに基づく1つの実験を行う場合，指定した値より誤差範囲が広い確率は 50％，狭い確率も 50％ である．
- 計算されたサンプルサイズは実験の終了時点で必要とする対象数である．脱落や実験上の問題を考慮すれば，通常，より大きい数で始めるのが賢明である．

■ サンプルサイズと統計学的仮説検定

4つの質問
上述したアプローチは論理的かつ単純であるが，通常，サンプルサイズの計算には次の全体的な質問に答える複雑なアプローチを利用する．すなわち，統計学的有意性を得るには，どの程度多くの値が必要とされるか？　この計算は，以下の4つの質問に対する答えを必要とする．

- 有意水準はどの程度か？　統計学的有意性は，通常，0.05より小さいP値として定義される．閾値を厳しくする（例えば，0.01より小さいP値とする）場合，より大きいサンプルサイズが必要である．
- 検出力はどの程度か？　検出力（第20章参照）は次の質問に答える．すなわち，定められたサイズの効果が実際に存在する場合，ランダムサンプリングが統計学的に有意な結果をもたらす確率はどの程度か？　高い検出力を求める場合，サンプルサイズは大きくなければならない．中等度の検出力で十分な場合，サンプルサイズは小さくなる．
- 求めている効果はどの程度大きいか？　小さい効果を確実に検出するには非常に大きいサンプルサイズが必要であるが，より小さなサンプルサイズでは大きい効果を検出することができる．
- 内容はどのようなものであるか？　平均値を比較する場合，SDの期待値を推測しなければならない．データが多くの変動を示す場合，より大きいサンプルサイズが必要である．データが非常に一貫性を示す（SDが小さい）場合，より小さいサンプルサイズで十分である．比率の比較では，比率が50：50からどの程度離れているか推測しなければならない．それぞれに対する2つのアウトカムがおよそ半分ずつ生じると推測する場合，2つの比率が非常に異なると推測する場合より大きいサンプルサイズが必要である．

サンプルサイズと検出力に関する記述の解釈
論文には，しばしば次に示すような記述が含まれる．

　有意水準5％（両側）でベースラインの再発率（30％）が33％減少するのを見いだす検出力を80％とするため，それぞれの群で313の対象を選んだ．

　このサンプルサイズを得るには，プログラムに次の値を入力する．
- 有意水準$\alpha = 0.05$．これは，統計学的有意性の標準的な定義である．帰無仮説が真であるとすれば，有意な結果を得る確率は5％であり，結果が統計学的に有意でない確率は95％である．
- アウトカム（ここでは，再発）のベースライン確率30％，または0.30．

- 望む効果サイズ Δ＝10%（30%から20%への低下，すなわち，33%のリスク低下）。
- 検出力＝80%．再発率が通常30%であると仮定し，新たな治療が再発率を1/3低下させると仮説を立てる．この仮説が真であるとすれば，統計学的に有意な結果を得る確率が80%であるようにサンプルサイズが選択される．検出力の代わりにβの入力を必要とするプログラムがある．βは1.0−検出力に等しい．この例では，β＝0.20，すなわち20%である．

サンプルサイズの計算に関する記述（"それぞれの群で313の対象が必要であると計算した"）は非常に正確なように思われるが，次の不確実さが含まれることを考慮しておくべきである．

- プログラムが異なれば利用する式も異なり，わずかに異なるサンプルサイズが示される．
- この計算は，研究終了時点で必要とされる対象数を示す．通常，脱落や実験上の問題を考慮し，対象を追加して研究を始める必要がある．
- αやβの値は任意である．理想的には，これらの値は第1種と第2種の過誤の相対的な結果に基づくべきであるが，単に慣習的な値に設定することが多い．
- Δの値は任意である．理想的には，Δは臨床的（または科学的）に重要なもっとも小さい差である．実際，この値を定義することは困難である．
- サンプルサイズの計算は，1つのアウトカムだけを測定，解析することを前提とする．常識的には，すべての関連する変数を評価すべきであり，臨床研究はそのように行われる．これは研究の検出力を増大させるようであるが，現在の統計学的方法は複数のアウトカム変数を扱うようにはうまくデザインされていない．

計算か，または交渉か？

サンプルサイズはαやβ，Δから計算したように思われがちだが，しばしば，この過程は交渉事のようである．研究の計画者はまず，αやβ，Δの理想値を特定し，膨大な対象数が必要であることに驚く．次に，nが"妥当"と思われるまでこれらの値を調整する．

ParkerとBerman（2003）は，このアプローチが非常に役立つと指摘した．多くの状況では，目標は必要な対象数を計算することでなく，むしろ，nの対象からどのような情報が得られるかを見いだすことである．

いくつかの場合，計算によって，収集・利用できる対象数では知りたい内容が見いだせないことがわかる．これは非常に有益な発見である．十分な検出力を持たず，役に立たない実験に時間や資金を浪費するより，このような実験を計画段階で中止するほうがはるかによい．実験が，臨床的なリスクや公的資金の支出に関わる場合，このような研究の実施は非倫理的とさえ考えられる．

標準的な効果サイズは必ずしも有用でない

サンプルサイズを計算するには，求める効果がどの程度大きいか，すなわち，どの程度大きい差（関連，相関など）であれば科学的に興味を持つ価値があるか決定する必要がある。

J. Cohen (1988) は，求める効果サイズがわからない場合に何をすべきか，いくつかの推奨事項を示した。彼は，これらの推奨を行動科学（彼の専門領域）に限定し，すべての一般的な推奨が役立つ場合があれば，そうでない場合もあることを警告した。対応のない t 検定に対する彼のガイドラインを示す。

- 平均値間の"小さな"差は SD の 1/5 に等しい。
- "中等度"の効果サイズは SD の 1/2 に等しい。
- "大きい"効果は SD の 0.8 倍に等しい。

したがって，求める効果サイズを決める上で問題がある場合（結局，行き詰まってしまい，サンプルサイズが決められない場合），小さい効果，中等度の効果，大きい効果のいずれが求められているかを選択し，相応した標準的な定義を利用することを Cohen は推奨している。

Lenth (2001) は，これらの"あらかじめ設定された"効果サイズの利用は避けるべきであると主張し，著者もこれに同意する。検出したいと望む差がどの程度大きいかは，利用する実験系の理解や求める科学的疑問に基づいて決定しなければならない。Cohen の推奨は，実験目的について考えることを避ける方法のように思われる。平均値の意味について考えることさえなく，予想される散らばりから眺める差だけを考えることは意味がない。

α (0.05) や検出力 (80%)，効果サイズ（上述）の標準的な定義を選ぶ場合，計算を行う必要は全くない。すべての研究に対してこれらの標準的な定義を用いる場合，それぞれの群のサンプルサイズは，大きい効果を検出するには 26，中等度の効果を検出するには 65，小さい効果を検出するには 400 が必要となる。標準的な効果サイズを選ぶことは，実際，標準的なサンプルサイズを選ぶことに等しい。サンプルサイズの選択はこれより複雑であり，科学的な目的，実際の効果を見逃すことや実際には存在しない効果を誤って報告することによる重大な影響，実験のコストやリスクを考慮しなければならない。

"勝者の呪い"は必要なサンプルサイズの過小評価につながりうる

すべてのサンプルサイズを計算するには，求める差（または効果）がどの程度大きいかを決定する必要がある。わずかな効果を確実に検出するには膨大なサンプルサイズを必要とするが，巨大な効果を検出するには小さいサンプルサイズで十分である。しかし，関心をもつ価値のある差を決定することは容易でない。

多くの人は過去の研究結果を利用することを好み，その大きさの効果を検出するのに十分な大きさのサンプルサイズを計算する。このアプローチは合理的に思われるが，

大きな問題を生じうる。報告された差や効果は実際よりも誇張されている可能性がある (Ioannidis, 2008)。これは，経済学者が"勝者の呪い"と呼ぶ現象，すなわち，競売の勝者が過払いしがちなことに類似する (Zollner & Pritchard, 2007)。

勝者の呪いの原因を理解することは容易である。多くの研究が行われる場合，これらの研究で検出される効果の平均は真の効果に近くあるべきである。より大きい効果を偶然に見いだす研究があれば，より小さい効果を偶然に見いだす研究もある。しかし，小さい効果を見いだす研究は報告されない傾向がある（または，大きい効果を生むように，解析に手心が加えられる）。大きい効果を見いだす研究は報告される可能性が高い。このことは，報告された研究結果は実際の効果サイズを過大評価しがちであることを意味する。

実証実験に必要なサンプルサイズを計算するために，報告された効果サイズを利用する場合はどうなるだろうか？　報告された効果サイズを 80% (または，選択した値) の検出力で見いだす十分に大きいサンプルサイズを得ることになる。しかし，真の効果サイズが報告値より小さいとすれば，この真の効果を見いだす検出力は選択した検出力より低くなるだろう。

■ サンプルサイズの一般原則

2つの平均値の比較

次式は，標準的な有意水準 0.05 (両側)，標準的な検出力 80% において，2つの平均値の比較に必要な群あたりのサンプルサイズ (n) を計算する。

$$n \approx 16\left(\frac{s}{W}\right)^2 \text{（群につき）}$$

本章の冒頭部分の例を続ければ，血圧の SD (s) が約 10 mmHg で，5 mmHg の差 (W) が検出できることを望む場合，2群を比較するにはどの程度多くの値が必要となるだろうか？　0.05 より小さい P 値を有意とし，検出力 80% を得るには，それぞれの群で 64 の値，合計で 128 の値が必要である。

この正確な意味を復習しよう。
- 平均値の真の差が 5.00 mmHg であると仮定する。
- それぞれが群あたり $n = 64$ である数多くの実験を行うと想像する。
- ランダムサンプリングのため，必ずしもすべての実験で平均値の差が 5.00 mmHg に等しいとは限らない。代わりに，実験のおよそ半分では平均値の差が 5.00 mmHg より大きく，残りの半分では 5.00 mmHg より小さいことを見いだすだろう。
- これらの実験の 80% (検出力) では P 値 (両側) が 0.05 より小さいため，統計学的に有意な結果であると考えられる。実験の残りの 20% (β) では，平均値の差が統計学的に有意でないと考えられるため，第2種の過誤を犯すことになる。

- このことは次のようにまとめられる。それぞれの群で 64 のサンプルサイズは，有意水準 0.05（両側）で平均値の差 5.00 mmHg を見いだす 80％の検出力を有する。

　本章の初めで，2 つの平均値の差に対する 95％ CI の誤差範囲が 5 mmHg であるのに必要なサンプルサイズの計算に同じ例が用いられた。このようにして計算されたサンプルサイズは，上述の説明で計算されたものの半分であった。この差はなぜ生じるのだろうか？　CI の計算は，暗黙のうちに検出力 50％を仮定している。計算されたこのサンプルサイズでは，誤差範囲が指定した値であるか，それより小さい値である確率は 50％である。誤差範囲が指定した値，またはそれより小さい確率が 80％であることを望む場合，上述のようにサンプルサイズは群につき 64 である。

　上述の計算は検出力 80％に対するものである。検出力としてわずか 50％を望むならサンプルサイズは約半分で十分であり，検出力 99％を望むなら約 2 倍のサンプルサイズが必要である。

2 つの比率の比較

特定の有意水準に基づいて，2 つの比率の差を決定する上で必要なそれぞれの群の対象数を次式に示す。ここで，p_{av} は 2 つの比率の予想平均値である。

$$n \approx \frac{16 \cdot p_{av}(1-p_{av})}{W^2} \quad (それぞれの群で)$$

　例えば，罹患率が約 0.10 と予想され，0.02 程度の小さい罹患率の差が検出可能であることを望む場合，2 つの母集団における高血圧の罹患率の差を決定するにはどの程度多くの値が必要だろうか？　$p_{av} = 0.09$（2 つの予想される罹患率の平均値），$W = 0.02$ とすれば，それぞれの群で約 3,276 人の対象が必要である。

　p_{av} の予想が不可能な場合，p_{av} を 0.5 に設定することで，最悪の場合のサンプルサイズを計算する。他のどの値でも，必要なサンプルサイズはこれより小さくなる。

ノンパラメトリック検定

第 41 章で述べたノンパラメトリック検定は，データが Gauss 分布に由来すると仮定したくない場合に利用される。一般に用いられるノンパラメトリック検定は低いほうから高いほうに順位づけした値に基づき，群間の順位の分布を比較する。これは，Wilcoxon や Mann-Whitney，Friedman の名前にちなんで名づけられた検定法の基本である。

　ノンパラメトリック検定を行う場合，値の分布に関する何らかの前提を必要とすることはない。これがノンパラメトリックと呼ばれる理由である。しかし，ノンパラメトリック検定で解析する研究に必要なサンプルサイズを計算したい場合，値の分布に関する前提が必要である。必ずしも Gauss 分布に従う必要はないが，どのような分布か特定しなければならない。このような前提（例えば，指数分布や一様分布）を設

けたい場合，高度な教科書にたよるか，サンプルサイズを計算する高度なプログラムを利用すべきである。

しかし，ノンパラメトリック検定は潜在的な分布の形状がわからない場合に選択されることが多い．分布に関する明確な前提を欠くサンプルサイズの詳細な計算は不可能である．しかし，解決の糸口がないわけではない！　分布の性質に依存して，より多くまたはより少ない対象のいずれかをノンパラメトリック検定は必要とする．ただし，次の2つの前提が真であるとすれば，さらに15％以上の追加の対象を必要とすることはない．

- 十分に多い対象数を調べている（どの程度十分かは分布の性質や検定法に依存するが，少なくとも数十程度である）．
- 値の分布が必ずしも異常でない（例えば，SDが無限大となるような無限大の端を持たない）．

したがって，一般原則は次の通りである．ノンパラメトリック検定を選ぶ場合，パラメトリック検定に必要なサンプルサイズを計算し，その15％増しとする（Lehman, 2007）．

重回帰またはロジスティック回帰

有用な重回帰分析を行うにはどの程度多くの対象が必要だろうか？　これは，研究目的や変数の分布に関する前提に依存する．この計算はやや厄介であり，おそらく推定が非常に困難と思われる値の入力を必要とする．

確立されている唯一の原則は，変数の数に対して何倍か多い対象を必要とする，というものである．いくつかの報告されている一般原則を次に示す．ここで，m は独立変数の数，n は必要な対象数を示す．

- $n > 10 \cdot m$
- $n > 20 \cdot m$（変数選択を行わない場合）
- $n > 40 \cdot m$（変数選択を行う場合）
- $n > 50 + 8 \cdot m$（Green, 1991）

m は，最終モデルには少ない数の変数しか含まれないとしても，最初に選んだ独立変数の数であることに注意しよう．

アウトカムが2値的である場合（ロジスティック回帰または比例ハザード回帰），n は事象の数であり，対象数ではない．特定されたアウトカムが対象の5％に生じる場合，必要な対象数は $20 \cdot n$ に等しく，この n は上述の式の1つから計算される．事象が対象の20％に生じる場合，必要な対象数は $5 \cdot n$ である．ロジスティック回帰モデルによる事象が対象の75％に生じる場合，必要な対象数は $4 \cdot n$ である（この計算は，2つのアウトカムのうち，少ないほうに基づく）．

■ Q & A：サンプルサイズ

検出力80％は対象の80％が治療によって改善し，20％が改善しないことを意味するか？	いいえ．検出力は統計学的有意性を示す仮想的な研究の比率を示す．これは，1つの計画された研究が統計学的に有意な結論に至る確率に等しい．検出力は，治療の恩恵を受ける患者の比率とは何の関係もない．
どの程度高い検出力が必要か？	サンプルサイズの計算には，研究がどの程度高い検出力を備えるか選ぶことが必要となる．より高い検出力を望む場合には，より大きいサンプルサイズを必要とする． しばしば検出力は標準的な値である80％に設定される．理想的には，この値は，実験の設定や目的，第2種の過誤（第16章参照）の重大さに対応するよう選ぶべきである．
第1種の過誤や第2種の過誤とは何か？	表16.2（p.128）を参照．第1種の過誤は，帰無仮説が真であるにもかかわらず，実験が統計学的に有意な結果を示す場合に生じる．第2種の過誤は，対立仮説が真であるが，実験が統計学的に有意でない結果を示す場合に生じる．
統計学的有意性や検出力に対して常に標準的な定義を用いることは問題か？	ほとんどすべての研究は有意水準 α を0.05に設定する．これは，帰無仮説が真であり，多くの実験を行う場合，実験の5％では実際に差が全く認められず，この差が統計学的に有意であると誤って結論づけることを意味する．第1種の過誤の確率は5％である． 特定の検出力の値に関する慣習は存在しないが，多くの研究者は検出力が80％となるようにサンプルサイズを選択する．これは，観察したい効果が実際に存在する場合，実験が統計学的に有意な結果を示す確率が80％であり，20％は実際の差を見逃すことを意味する．第2種の過誤の確率は20％である． これらの標準的な定義を用いる場合，第1種の過誤（誤って有意な効果と結論づける）と比べて第2種の過誤（実際の効果を見逃す）が4倍多く生じやすい．第1種の過誤の重大さが第2種の過誤の4倍ほど深刻であるとすれば，この選択は妥当である．しかし，第1種と第2種の過誤の相対的な重大さは実験内容に依存する．第1種の過誤が第2種の過誤より悲惨な結末を招く状況もあれば，第2種の過誤のほうが悪い結末を招く状況もある．

	αや検出力には単に標準的な値を選びやすいが，第1種と第2種の過誤の相対的な重大さに基づいて値を選ぶほうが賢明である。
群を比較する場合，それぞれの群のサンプルサイズは同一であるべきか？	一方の治療が非常に高価であるか，困難または危険が伴う場合，または，一方の群で適切な対象を見いだすのが困難である場合（例えば，まれな疾患を対照と比較する場合），同一でないサンプルサイズの利用を考慮する。 同一でないサンプルサイズを選ぶ場合，対象総数を増やす必要がある。一方の群の対象数を減らすことは可能であるが（しかし，サンプルサイズが等しい場合に考慮すべきサイズの半分以下にしてはならない），他方の群の対象数をさらに増やさなければならない。一方の群の治療が高価であるか，困難または危険が伴う場合，これは意味がある。
β とは？	β は $1.0 -$ 検出力と定義される。検出力80%（すなわち0.8）は，効果サイズが予想される場合，統計学的に有意な結果を得る80%の確率を実験が有し，したがって，有意でない結果を得る確率は20%であることを意味する。 つまり，第2種の過誤（特定の大きさの真の効果を見逃す）を生じる確率は20%である。したがって，このような場合では $\beta = 0.20$，すなわち20%に等しい。
特定の誤差範囲を得るためのサンプルサイズを計算する式に，検出力の値を入力する必要がない理由とは？	本章では，特定の誤差範囲（CIの幅）を得るためのサンプルサイズの計算に対する単純な原則から始めた。前提がすべて真であり，計算されたサンプルサイズを利用する場合，計算された誤差範囲が望む値より小さい確率は50%であり，より大きい確率も50%である。暗黙のうちに，これらの方法は検出力を50%としている。 サンプルサイズを2倍にすれば，検出力は80%に上がる。前提がすべて真であり，この計算された大きいサンプルサイズを利用する場合，計算された誤差範囲が望む値より小さい確率は80%であり，望む値より大きい確率は20%である。
研究が検出力100%を示すことはあるか？	いいえ。
α を小さい値に設定する場合，検出力が低下する理由とは？	α を小さくしようとする場合，有意差を見いだすための厳格な基準を決めることになる。この決定の有利な点は，第1種の過誤を犯す確率を減らすこ

	とである。欠点は，差が実際に存在するとしても，見いだしにくくなることである。αを小さくすることで，実際の差が有意でないとされる確率が増大する。したがって，統計学的検出力は低下する。
n が大きい場合，検出力が増大する理由とは？	証拠が多ければ，結論の確実性は増す。より大きいサンプルサイズによるデータ収集はサンプリング誤差を減少させ，統計学的検出力を増大させる。

PART 9

まとめ

CHAPTER 44 統計学的アドバイス

> データが意味をなさない場合，それはシステム挙動に関して勘違いしているためであることが多い。
>
> Ernest Beutler

本章では，前述した統計学的アドバイスのいくつかを要約する。実用的なアドバイスについては，van Belle (2008) による統計学の一般原則を述べた教科書を読むとよい。

■ 全体像を忘れるな

統計学は限られたデータから一般的な結論を導く

統計学の趣旨は，限られたデータから推定して一般的な結論を導き出すことにある。"記述統計学 descriptive statistics" は，一般的な結論に至ることなく，単にデータの記述を行う。しかし，統計学において興味深く困難な点は，すべて限られたデータから推論を行い，一般的な結論に達することである。これらの推論は常に確率で示される。得られた統計学的結論が 100% 確実であるように思われる場合，おそらく何か誤解をしているのである。

ゴミを入れれば，ゴミしか出てこない

統計学的解析はデータが適切に収集された場合に限って役立つ。実験デザインを考えることは，科学における難問の 1 つである。完璧な研究はまれであり，したがって，不完全なデータから結論を導かなければならない。これには，判断や直観が必要とされ，統計学的思考はしばしば副次的なものである。

相関や関連は因果関係を意味しない

2 つの変数の有意な相関や関連は，一方の変数が他方の原因となることを示唆する場合がある。しかし，両者に影響する第 3 の変数に両者が関連することを単に意味し

ているだけかもしれない。または，偶然に過ぎない場合もある。

重要なアウトカムを測定する研究と代理のアウトカムを測定する研究を区別する

重要なアウトカム（例えば，生存時間）の測定は時間を要し，コストがかかる場合がある。代理変数 proxy variable（例えば，白血球数）を測定するほうがはるかに実用的なことが多い。しかし，代理変数と実変数の関係は"明らか"かもしれないが，真でない場合がある。検査結果を改善する治療が健康状態や生存時間を改善しない場合がある。

非常に大きいサンプルや非常に小さいサンプルに注意しよう

非常に大きいサンプルサイズに伴う問題は，科学的または臨床的に重要でなくとも，小さい差を統計学的に有意とすることである。統計学的有意性だけでなく，差の大きさに注意することが必要である。

　小規模の研究に伴う問題は，検出力が非常に低いことである。サンプルサイズが小さければ，大きく重要な差が有意とならない可能性がある。0.05 より大きい P 値（したがって有意でない）を生む研究の結論を受け入れる前に，信頼区間（CI）を眺め，臨床的または科学的に重要と思われる最小の差を見いだす検出力を計算すべきである。

実験研究と観察研究を区別する

実験研究は観察研究より強固な証拠を提供する。観察研究では，因果関係を明らかにすることや交絡共変量を扱うことは困難である。観察研究は，より複雑な解析を必要とし，より確実さに乏しい結果を生む。

　この点を強調するため，Spector と Vesell（2006a）は，後の臨床実験で妥当でないとされた観察研究による 5 つの仮説を見直している（表 44.1）。

表 44.1　実験により真でないと証明された観察研究の仮説
Spector & Vesell（2006a）による。"心血管事象"には，心筋梗塞や突然死，脳卒中が含まれる。

介入	発生しうる疾患	結果 観察研究	結果 実験研究
閉経後のホルモン置換	心血管事象	減少	増加
大量ビタミン E 投与	心血管事象	減少	変化なし
低脂肪食	心血管事象とがん	減少	変化なし
カルシウム補充	骨折とがん	減少	変化なし
ホモシステイン低下のためのビタミン投与	心血管事象	減少	変化なし

■ P 値の賢明な解釈

P＜0.05 は神聖なものではない

$P = 0.045$ と $P = 0.055$ の間に実際には大きな差がない！ 慣例により，前者は統計学的に有意であり，後者は有意でないが，これらは全く任意に過ぎない。

有意性の厳密なカットオフ値が役立つ場合があるが，これは必ずしも必要なわけではない。P 値が任意のカットオフ値より大きいこと，または小さいことに満足してはならない。より重要なのは，差や関連の大きさ，および CI を求めることである。

統計学的有意性は科学的重要性を意味しない

P 値が 0.05（任意であるが広く受け入れられている閾値）より小さい場合，その結果は統計学的に有意であると考えられる。これは極めて決定的であるように聞こえる。しかし，これは，観察された（または，さらに大きい）差（関連や相関など）が，偶然だけによって全体の 5％未満に生じうることを意味するだけである。それだけなのである。科学的または臨床的に重要でないわずかな効果が統計学的に有意な場合がある（特に，大きいサンプルで）。

Spector と Vesell (2006b) が例を示している。アレルギー性鼻炎の治療にモンテルカストを使用すると症状が緩和される。この結果は統計学的に有意である。しかし，アレルギー症状はわずか 7％減少するに過ぎず，したがって，臨床的に有用ではない。

P 値（および統計学的有意性）は純粋な計算の結果である。重要性に関する結論は判断や内容の吟味を必要とする。"結局，患者や医師は役に立つ程度や不足する程度を知りたいのであり，個々の研究の統計学的有意性を知りたいのではない"(Spector & Vesell, 2006b)。

統計学的に有意でないことは差がないことを意味しない

差が統計学的に有意でない場合，観察された結果は帰無仮説と矛盾しない。これは，帰無仮説が真であることを意味しない。

論文では，しばしば，A が B の原因である証拠は存在しないと結論づけられる。これは，A が B の原因でないと結論づけるのと同一ではない。この研究は対象が不足しており，差を見いだす検出力に乏しいのかもしれない。

証拠がないことは，存在しないことの証拠ではないことを忘れてはならない。

報告された P 値は楽観的な傾向を示す

論文が公表される以前には，多くの選択がなされている。実験が成功すれば，科学者はプロジェクトを継続させる。その他の多くのプロジェクトは打ち切られる。プロジェクトが終了すれば，有意な結果を導くプロジェクトが報告されやすい。雑誌には"ポジティブ"な研究成果が掲載されやすい。この帰無仮説が真であるとすれば，有意な

結果を全体の5%に得る。しかし，これら5%の研究は他の95%の研究より公にされる可能性が高い。

■ 多重比較に注意しよう

P 値を多く計算する場合，そのうちのいくつかは小さい可能性がある

ランダムデータを解析する場合，平均的に20の比較のうち1つは偶然により統計学的有意性を示す。したがって，数十や数百の比較を行う大規模研究では，誤った有意な結果に出会う可能性が高く，注意すべきである。論文を読む場合には，どの程度多くの仮説が検定されているかに注目すべきである。

仮説を生むように計画された研究と，仮説を検定する研究を区別する

多くの変数が存在するか，対象を細かく区分けするような場合，偶然だけによる有意な関係が当然生じる。このようなアプローチは仮説を生むための有用な方法である。しかし，このような仮説は新たなデータで検証されなければならない。

データの解析方法は前もって決定しておくべきである

データ解析には多くの決定を必要とする。どの検定法を選ぶか？　外れ値をどう扱うか？　最初にデータを変換するか？　データを外的な制御値に正規化すべきか？　これらすべて（および，さらに多く）の決定は実験デザインの時点で決めておくべきである。データを眺めた後に解析法を決める場合，望む結果が得られるような解析法を選択する危険性がある。このアプローチには惑わされやすい。

重回帰における変数選択に注意しよう

重回帰モデルにどの独立変数を含めるか選択することは，一種の多重比較であり，選択によっては過剰適合（再現性のない結果）を生じやすい。

多重比較の結果から拾い上げ，選択してはならない

これは魅惑的なアプローチである。t 検定とノンパラメトリック検定の両者の結果に注目する。リサンプリング法も含めて注目する！　次に，これらの中でもっとも好ましい，すなわち，たいていの場合もっとも小さい P 値を報告する。このアプローチは解釈が不可能な結果を生む。

■ データについて考える

データを眺める

統計学は，不確実さを客観的に定量化し，データをわずかな値に代表させるために有

用である．このような計算は役立つが，統計計算をチェックしてもデータを眺めることの代わりにはならない．データが主であり，統計学はこれを要約するだけである．

データの背後に注目する

グラフに示されるか，統計プログラムに入力されたデータがすでに処理を受けている場合がある．実際にデータが解析される前に行われる調整や除外，平滑化が結論に多大な影響を及ぼすことがある．

外れ値が重要かもしれない

統計学的検定法（t 検定，分散分析）は平均値を比較する．生物学研究または臨床研究における変動は，必ずしも測定の不確実さがその主因とは限らない．データ変動は実際の生物学的多様性を反映しているのかもしれない．

多様性を受け入れよう！　平均値に惑わされてはならない．極端な値のほうが興味を持つ価値があるかもしれない．ノーベル賞は，平均からかけ離れた価値を有する個人の研究に授与されてきた．

平均値が異なるか否かだけを求めず，SD が異なるか否かを求めよう

"研究報告：女子の数学の点数は劣っていない"がニューヨーク・タイムズ紙に掲載された (Lewin, 2008)．しかし，必ずしもそうとは言えない (Briggs, 2008)．この研究は，女子と男子における数学の平均点にほとんど差がないということ以外に，変動に差があることを示している (Hyde ら, 2008)．男子の点数のほうが変動が大きく，女子の 2 倍ほどの男子が上位 1% に存在した．データを十分に理解するには，単に平均値だけを考えてはならない．

別の例がある．Steven Jay Gould は 1870 〜 1970 年におけるメジャーリーグでの変化について疑問を持った (Gould, 1997)．1941 年以降，打率が 0.400 を超える選手がいない理由は何だろうか？　打率の平均値は一貫しているが，彼は，特にこの期間の後半における標準偏差 (SD) が著しく低下していることを発見した．この変動の低下は，選手やコーチ，審判，用具がすべて一律になったためであると，彼は結論づけた．平均値が同一でも，SD が初期に比べて低下すれば，0.400 を超える平均打率はごくまれにしか生じないと予想される．

非 Gauss 分布は正常である

多くの統計学的検定法は，データ点が Gauss 分布に由来するという前提に基づく．したがって，多くの研究者たちは，関心あるすべての変数がこのような分布を示すのは自然なことであると考えているようである．これは正しくない．多くの関心ある変数は Gauss 分布に従った散らばりを示さない．

表 44.2　1973 年におけるバークレー大学院プログラムへの合格率
これは，一見，性差別の証拠のように思われる。

	合格	不合格	合格率(%)
男性	3,738	4,704	44.3
女性	1,494	2,827	34.6

対応を無視しない

対応のある（または，反復測定）実験は非常に強力である。マッチした対象（または，前後の測定）のペアを利用することで，多くの変動源が調整される。このようなデータを解析するには特別な方法が存在し，適切な場合に利用すべきである。

■ 欠損値に注意しよう

統計学は科学のほんの一部に過ぎない。データ解析における多くの問題は，巧妙な解析ではなく，賢明な科学的思考によって解決される。2 つの例を示す。

併合データは重要な発見を隠す場合がある

大学院の入学を志願した男性の 44.3%，女性の 34.6%が入学許可を受けた（表 44.2；Bickel ら，1975）。この比は 1.28，95% CI は 1.22 〜 1.34 の範囲である。P 値は 0.0001 より小さい。これは性差別の証拠のように思われるが，そうではない。

　入学許可の決定は個々のプログラムで行われるため，それぞれのプログラムに対するデータを個々に眺める必要がある。85 プログラムのうち，75 では男性と女性の差は統計学的に有意でなかった。4 つのプログラムでは，差が統計学的に有意であり，女性のほうが少なかった。6 つのプログラムでは，差が統計学的に有意であり，男性のほうが少なかった。

　何が起こっているのだろうか？　併合データが性差別を示す理由は何だろうか？

　志願者の多くを受け入れるプログラムもあれば，少数しか受け入れないプログラムもある。女性の間でもっとも人気のある 2 つの学部はそれぞれ志願者のわずか 34%と 24%しか受け入れないが，男性の間でもっとも人気のある 2 つの学部は志願者の 62%と 63%を受け入れる（Freedman, 2007）。全体として入学許可を受けた女性が少ない理由は単純である。女性は男性に比較して，受け入れ人数のより少ないプログラムに志願したためである。

　これは，**Simpson のパラドックス** Simpson's paradox[*1] の古典的な例である。併合データの解析は誤った結果を導きうる。

[*1] 訳注：個々の集団で成立した仮説が，これらを合わせた集団では不成立となりうるパラドックス。

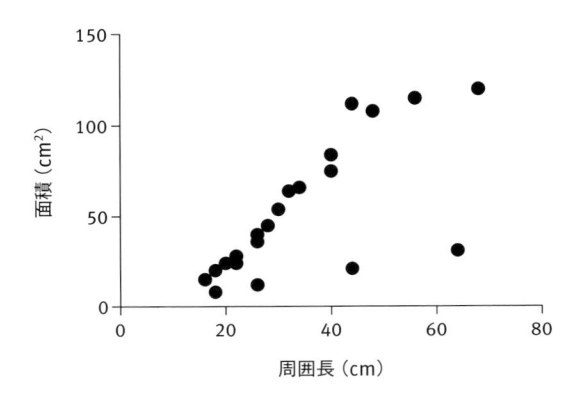

図 44.1　周囲長の関数としての長方形の面積

同じ問題がおそらく医学研究にも生じる．すべての種類のがん患者を研究対象に含める場合，抗がん薬の効果を検定してもほとんど進展はないだろう．がんはさまざまな薬物に反応する多くの疾患の一群である．これらの診断すべてを1つの研究に統合することで，挫折感を味わったり，結論の出ない結果を得ることになるだろう．おそらく，多くの病態（敗血症性ショック，自閉症など）は，実際に異なる疾患が組み合わさったものである．個々の疾患を同定する方法を見いだすまで，治療法の研究は混沌としている可能性が高い．

交絡変数に注意しよう

この例（Freedman, 2007 により示された例を拡張した）はやや不真面目であるが，重要な点を示している．長方形の面積を求める方法は誰でも知っているが，知らないふりをしよう．目的は，周囲の長さから長方形の面積を予測するモデルを見いだすことである．

図44.1は，周囲の長さが長い長方形は面積も大きい傾向があるということを示しており，2つの外れ値を含む．図44.2は，外れ値を除いたデータ点に対して可能なモデルを適合させたものである．直線モデル（図44.2左）で十分かもしれないが，S字状モデル（図44.2右）のほうがデータによく適合する．

図44.3はさらに多くの長方形データを加えたものである．ここでは，上述の2つの外れ値が実際にはそれほど異常でないように思われる．その代わり，2種類の長方形のカテゴリーが存在するようである．図44.3右では，2種類の長方形を黒丸と白丸で暫定的に示し，それぞれに異なるモデルを適合させた．

この例は，実際の科学に見えるよう工夫したものである．実のところ，この列には意味がない．周囲長が同じ長方形は，その形状に依存して全く異なる面積となりうる．周囲長から長方形の面積を見いだすのは，単に不可能なのである．面積は高さと幅か

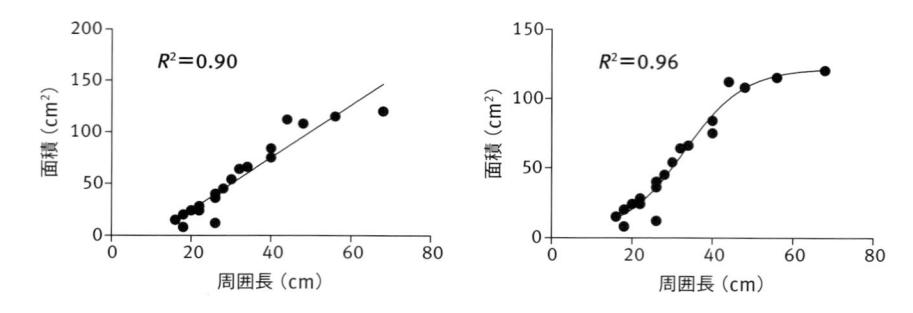

図 44.2 図 44.1 から 2 つの外れ値を除き，直線（左）または S 字状曲線（右）を適合させる

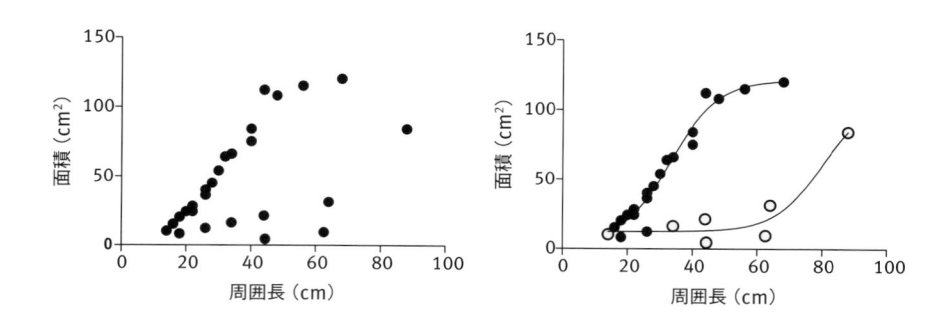

図 44.3 より多くの長方形データを集めると，2 つの外れ値が実際にはそれほど異常でないことがわかる
その代わり，2 つの異なるモデルを必要とする 2 種類の長方形が存在するようである（右）。

ら計算しなければならない。ここには重要な変数が隠されている。これらのデータを理解するには，巧妙な統計学的解析でなく，隠れた変数を見いだす単純な思考が必要である。

■ CI に注目する

CI は P 値より理解しやすい

統計学の趣旨は，解析サンプルから母集団全体を推定することでデータから一般的な結論を導くことにある。CI の利用はこれを行うもっとも単純明快な方法である。P 値と統計学的有意性に関する結論も有用であるが，CI の利用に置き換わるものではない。

CI は楽観的である（狭すぎる）

ほとんどの場合，"真"の CI は特定の実験から計算される CI より広い。CI の厳密な解釈は，関心のある母集団からサンプルがランダムに抽出されていることを前提とする。これはしばしば当てはまらない。サンプルがランダムに抽出されているとしても，関心のある母集団（すべての患者）は研究される患者の母集団（特定の年齢で他の合併疾患を有さず，特定の地域に居住し，特定の医療施設で治療を受けるなどのように限定される）より大きく，不均質である。したがって，真の 95% CI（計算できない）は計算される CI より広いことが多い。

■ 疑ってかかろう

多く（おそらく，大部分）の研究報告の成果は偽である

第 16 章では，帰無仮説が真であるとしても，統計学的に有意な結果が偶然により生じうることを指摘した。これは，第 1 種の過誤と呼ばれる。第 18 章では，次の 3 つの値に基づいて，第 1 種の過誤を示すすべての統計学的に有意な結果の比率を計算する方法を示した。

- 統計学的有意性の定義（有意水準 α）：これを小さい値に設定する場合（例えば，通常の 0.05 でなく 0.001 など），統計学的に有意な結果が真である可能性は高い。
- 検出力：実験の検出力が低い場合，統計学的に有意な結果のわずかな比率が真である。
- 科学的内容（事前確率）：2 つの極端な例を考えてみよう。効果が実際にあることが確実な一連の陽性対照実験を行う場合，統計学的に有意な個々の結果はすべて確実である。偽陽性はあり得ない。一方，帰無仮説が真であることが確実な一連の陰性対照実験を行う場合，統計学的に有意な個々の結果はすべて第 1 種の過誤，すなわち偽陽性のはずである。実際の実験は，これら 2 つの極端な例の中間にある。確かな科学と事前データ（確率）に基づく，目的を狭めた実験による統計学的に有意な結果は真である可能性が高い。目的の広い実験による統計学的に有意な結果は偽陽性である可能性が高い。

表 44.3 に，統計学的有意性の標準的な定義（$P < 0.05$）と標準的な検出力（80%）を利用した 1 つの比較実験例を示す。表 44.3 は，一連の実験の科学的内容が与えられた場合，実験の 6% に差（または効果）が存在し，94% には存在しないことを前提とする。これら 6% のうち，80%（検出力）は統計学的に有意な結果を生じる。残りの 94% については，ランダムサンプリングにより統計学的に有意な結果が 5% に生じる。この状況では，統計学的に有意な結果の約半分だけが実際に効果のある実験に認められ，残りの半分は偽陽性である。

多くの実験は 80% より低い検出力でデザインされ，真の効果の事前確率はおそらく 6% より低い。このように結果が偽陽性である確率が 50% を超える状況では，統

表 44.3　検出力 80%，有意水準 5%，事前確率 6%における 1,000 の比較結果
実際に効果のある 60 の比較のうち，80%（検出力），すなわち 48 は統計的に有意である。実際には効果のない残り 940 の実験のうち，5%すなわち 47 は統計的に有意である。したがって，統計学的に有意な結果の約半分（47/95）は偽である。

	統計学的に有意： 帰無仮説を棄却する	統計学的に有意でない： 帰無仮説を棄却しない	合計
実際には効果がない（帰無仮説は真）	47	893	940
実際に効果がある	48	12	60
合計	95	905	1,000

表 44.4　報告された統計学的に有意な成果が真でない確率を高める要因（Ioannidis, 2005 を参考にした）

要因	説明
サンプルサイズが小さい	小規模の研究は規模が大きい研究より検出力が低い。検出力が低い研究による統計学的に有意な結果は，検出力の高い研究より偽である可能性が高い。
報告された効果が小さい	大きい効果より小さい効果を検出する研究のほうが検出力が低い。検出力が低い研究による統計学的に有意な結果は，検出力の高い研究より偽である可能性が高い。
多くの比較のうち，統計学的に有意な結果だけを報告する	第 23 章では，多重比較に惑わされやすいことを説明した。
無計画なデータ解析	データ収集の前に確固とした解析プロトコールを決めず，臨機応変的にデータ解析を行う。この問題についてはすでに第 23 章で警告した。
経済的バイアスの存在	結果が統計学的に有意であることを望む経済的な動機がある場合，データから無理にでも統計学的に有意な結論を得ようとする。
独断的バイアスの存在	予想される結果に強い意見を持つ研究者は，"正しい方向"を示す結果を受け入れて報告し，"誤った方向"を示す結果を再解析するか，無視しがちである。このような研究者は，偏見のない研究者より誤った研究成果を発表する可能性が高い。
最新領域	最新の領域では，統計学的に有意な成果の報告を急ぎ，必要なすべての対照実験に時間を費やさない傾向がある。

計学的有意性を示す可能性が高い。

　第 22 章（多重比較）と第 38 章（重回帰法における過剰適合）では，誤って統計学的有意性を示す確率を増大させる多くの方法を指摘した。Ioannidis (2005) は，報告された統計学的に有意な研究成果の大部分は誤りであると述べている。表 44.4 に，報告された成果が偽である確率を高める要因を示す。

"勝者の呪い"：報告された真の成果は誇張されている傾向がある

報告された成果が真であり，偽陽性でない場合はどうなるだろうか？ 第43章で指摘したように，これらの研究では差や効果の大きさが誇張される傾向がある。

説明は単純である。多くの研究が行われる場合，検出される効果の平均は通常，真の効果に近い。偶然により，大きい効果を示す研究もあれば，小さい効果を示す研究もある。しかし，小さい効果を示す研究は報告されない傾向がある（公表バイアス：第23章参照）。したがって，報告された研究は，平均的に真の効果を過大評価する効果サイズを持つ傾向がある (Ioannidis, 2008)。これは"勝者の呪い"と呼ばれる (Zollner, 2007)。この言葉は，過払いしがちである競売の勝者を指すために経済学者によって造られた。

CHAPTER 45 統計学的検定法の選択

> 人類が直面するもっとも偉大な挑戦は、幻想と現実、宣伝と真実の区別である。
>
> Michael Crichton (2003)

どの統計学的検定法を利用すべきかわからない場合、本章の表がその決定に役立つ。これらの表を眺めることは、統計学の理解を再確認するよい方法でもある。

■ アウトカム：Gauss 分布に従う連続データ

例	コレステロール血中濃度（mg/dL）
	収縮期血圧の変化（mmHg）
	週あたりの頭痛回数（実際には連続データでないが、おそらく連続データに十分近く、下記のすべての解析が役立つ）
Gauss 分布の前提に対する検定	正規性検定
	外れ値検定
1 つのサンプルの記述	頻度分布
	サンプル平均
	最小値、最大値、範囲
	25 および 75 パーセンタイル値
	サンプル標準偏差
1 つの母集団に関する推定	1 サンプル t 検定
2 つのマッチしない（対応のない）群の比較	対応のない t 検定
2 つのマッチした（対応のある）群の比較	対応のある t 検定

3つまたはそれ以上のマッチしない（対応のない）群の比較	1元配置分散分析，その後に続く多重比較
3つまたはそれ以上のマッチした（対応のある）群の比較	反復測定分散分析，その後に続く多重比較
2つの変数の関連の定量化	Pearson 相関
1つの変数を他の変数から説明・予測	単純線形回帰 単純非線形回帰 （"単純"とは，アウトカムを単一の独立変数から予測することを意味する）
1つの変数を他のいくつかの変数から説明・予測	多重線形回帰（重回帰とも呼ばれる） 多重非線形回帰

■ アウトカム：非 Gauss 分布に従う連続データ（または順位データ）

例	17β-エストラジオール濃度（pg/mL） IIEF-5 スコア（5〜25） 前立腺がんの Gleason スコア（2〜10） 信頼度（5＝非常に高い，4＝高い，3＝中等度，2＝低い，1＝非常に低い）
1つのサンプルの記述	頻度分布 サンプル中央値 最小値，最大値，範囲 25 および 75 パーセンタイル値
1つの母集団に関する推定	Wilcoxon 順位和検定
2つのマッチしない（対応のない）群の比較	Mann-Whitney 検定
2つのマッチした（対応のある）群の比較	Wilcoxon 符号つき順位検定
3つまたはそれ以上のマッチしない（対応のない）群の比較	Kruskal-Wallis 検定 Dunn 検定
3つまたはそれ以上のマッチした（対応のある）群の比較	Friedman 検定 Dunn 検定
2つの変数の関連の定量化	Spearman の順位相関

■ アウトカム：生存時間（または，事象発生までの時間）

例	前立腺がん患者の死亡までの時間
	感冒症状が消失するまでの時間
	REM 睡眠までの時間
1つのサンプルの記述	Kaplan-Meier 生存曲線
	中央生存時間
	5 年生存率
1つの母集団に関する推定	生存曲線の信頼帯
	中央生存時間の信頼区間 (CI)
2つのマッチしない（対応のない）群の比較	ログランク検定
	Gehan-Breslow-Wilcoxon 検定
	中央生存時間の比の CI
	ハザード比の CI
2つのマッチした（対応のある）群の比較	条件つき比例ハザード回帰
3つまたはそれ以上のマッチしない（対応のない）群の比較	ログランク検定
	Gehan-Breslow-Wilcoxon 検定
3つまたはそれ以上のマッチした（対応のある）群の比較	条件つき比例ハザード回帰
1つの変数を他の1つまたはいくつかの変数から説明・予測	Cox 比例ハザード回帰

■ アウトカム：2 値

例	特定の時間内における急性骨髄性白血病の寛解（はい/いいえ）
	乗り物酔い予防（成功/失敗）
	感染再発（はい/いいえ）
1つのサンプルの記述	比率
1つの母集団に関する推定	比率の CI
	観察された分布と理論的（期待される）分布を比較する 2 項検定
2つのマッチしない（対応のない）群の比較	Fisher の正確検定
2つのマッチした（対応のある）群の比較	McNemar 検定

3つまたはそれ以上のマッチしない（対応のない）群の比較	χ^2 検定 傾向に対する χ^2 検定
3つまたはそれ以上のマッチした（対応のある）群の比較	Cochran の Q 検定
1つの変数を他の1つまたはいくつかの変数から説明・予測	ロジスティック回帰

CHAPTER 46

統計解析例

> 彼は，街灯を照明としてでなく支えに使う酔っ払いのように，統計学を利用する
>
> Andrew Lang

> 本章は，語り手および共著者である Bill Greco に触発されたことで生まれた。ここでは，本書を通じて示されている統計学的原理の多くを復習することになる。シミュレーションの有用性や多用途性についても示す。実話に基づいてはいるが，念のために，あらすじの詳細や登場人物，薬物名を変更してある。

■ ありのままの 8 つの IC_{50}

当時

1975 年 5 月 2 日，金曜日。肌寒い春の日，ニューヨーク州，バッファロー。米国大統領は Gerald Ford である。科学者の机上に PC はない。インターネットもまだ開発されていない。著者はまだ大学院生であり，始まったばかりの生物統計学課程で A を取ったばかりである。

暫定学部長である Dr. Jeremy Bentham が協力を求めてきた。2 か月前，彼は，培養がん細胞の増殖を阻止する 2 つの薬物の効力を比較した論文を投稿した。主な結果を，細胞の増殖を 50％阻止するために必要な薬物濃度（IC_{50}）として表 46.1 に示す。

トリメトレキサート（TMQ）の平均 IC_{50} 値は 21 nM，メトトレキサート（MTX）では 2.4 nM であった。IC_{50} が低ければ，増殖阻止に必要な薬物が少なくてすむため，強い効力を持つことを意味する。MTX は TMQ より 8.8 倍強力（21 nM/2.4 nM）である。MTX はジヒドロ葉酸レダクターゼ（DHFR）に対する標準的な阻害薬として臨床に用いられ，TMQ は新しい脂溶性 DHFR 阻害薬として"より優れた"細胞内取り込みを示す。

Dr. Bentham は，この種の薬物や特異的な細胞増殖阻害分析法に関する自身の経験から結論を確信していた。実験に用いた KB 細胞株において，TMQ は MTX の

1/10 程度の効力を示すと自信を持っていたのである。8 つの実験はそれぞれ実施に 1 週間を要した。これらの実験すべては，論文投稿前の 6 か月をかけて同じ KB 細胞株で行われた。対照を共有する実験から得られた TMQ と MTX の IC_{50} 値はそれぞれ 19 nM と 1.9 nM であった。他の 6 つの IC_{50} 値は異なる時点の実験から得られ，いずれも上記の"対応した実験"に先んじて行われた。論文の全体的なテーマは，単一のヒト KB 細胞株において 2 つの DHFR 阻害薬を，抗増殖作用や細胞内取り込み，代謝，標的酵素である DHFR の阻害について比較することであった。

通常の査読過程の一部として，雑誌の編集者は数人の査読者に論文を送った。この論文は，主に 1 人の査読者による次のコメントから不採用となった。

"私はデータ（表 46.1 参照）に対応のない Student t 検定を行い，TMQ と MTX の IC_{50} の平均値間に有意差がないこと（$P=0.092$）を見いだした。このデータは報告されたような結論を支持していない。"

彼は，この査読者の主張を信じず，計算のチェックを著者に依頼してきた。

そこで，生物統計学書の数式と表，関数電卓を利用して，標準的な対応のない両側 Student t 検定を行った（2 つの母集団における等分散を通常のように仮定）。結果は $t=2.01$，$P=0.092$ であり，査読者と完全に一致した。$P>0.05$ であるため，査読者が正しく，効力における差は統計学的に有意でないことを Dr. Bentham に伝えた。

P 値が 0.092 であるため，これは $1.000-0.092=0.908$，すなわち 90.8％の確率で成果が真であることを意味しないのか，と彼は尋ねた。そこで著者は，P 値をそのように解釈することはできないと説明した。この P 値を適切に解釈すれば，"2 つの薬物の効力が実際に同一であるとしても，この程度（または，これ以上）に大きい差を偶然に観察する確率は 9.2％である"ということになる。占い師の水晶球があれば，

表 46.1　例のサンプルデータ

ヒト KB 細胞を，10％ウシ胎仔血清を含む RPMI 1640 培地を用いて T-25 ガラスフラスコ内で 7 日間単層培養した。それぞれの IC_{50} 値は各実験による用量反応（濃度効果）曲線から計算された。それぞれの実験は，5 つの対照フラスコ（薬物を含まない）と TMQ または MTX の 7 段階の対数濃度による 3 つのフラスコから構成された。細胞増殖は Lowry 分析法による総タンパク含量を測定することで評価した。

TMQ (nM)	MTX (nM)
5.5	0.83
12	1.1
19	1.9
47	5.8

おそらく，本書の第19章を彼に示すことができたであろう！

著者は，さらに一歩踏み込んで，差の信頼区間 (CI) を計算した。観察された平均 IC_{50} 値の差は $-18.5\,nM$ であった（計算の順序は任意であり，差が $+18.5\,nM$ の可能性もある；一貫性だけが重要である）。この差の 95％ CI は $-41.0 \sim 4.06\,nM$ の範囲である。信頼下限は負の値（MTX のほうが強力）を示し，信頼上限は正の値（TMQ のほうが強力）を示すため，95％ CI は薬物の効力に差がない（帰無仮説；平均 IC_{50} 値が等しい）という可能性を含んでいる。これは P 値と合致する（第17章参照）。P 値が 0.05 より大きい場合，95％ CI は帰無仮説により特定される値（この例では 0）を含まなければならない。

Dr. Bentham は激怒した。合理的疑いの余地なく TMQ は MTX より効力が低く，有能な薬理学者なら表のデータからこのことを確信すると思っていたのである。彼は，統計学が不必要だと考え，うろ覚えの有名な言辞を滔々と述べた。"データ自体が語る場合，遮ってはならない""嘘つきがいる。とんでもない嘘つきがいる。そこには，統計学者が控えている""統計学が必要ならば，それは誤った実験である"

結局，彼はこの論文をそのまま別の雑誌に送り，採用された。

現在

2009年1月23日，金曜日。寒い冬の日，ニューヨーク州，バッファロー。Barack Obama が米国大統領に就任したばかりである。小型で強力な PC がほとんどすべての科学者の机上にある。科学者は，強力な統計ソフトウェアを妥当な価格または無償で入手することができる。インターネットは仕事や私生活において主要な部分を占めている。著者は応用生物統計学課程の講師であり，"Intuitive Biostatistics（本書の原書初版）"を主要教科書として使用している。1975年に公表された Dr. Bentham らによる TMQ と MTX に関する論文を取り寄せたばかりである。表 46.1 として再現した IC_{50} の表を見つめると，表が著者を見つめ返す。

統計学的論拠と一般常識のずれが著者を悩ませる。統計計算が正しいことを知っている。しかし，年上の経験豊富な研究者の科学的直観や結論もおそらく正しい。何かが間違っているのである。本章は数十年に至る悩みの結果を形にしたものである。この 34 年の困惑を解決しなければならない。1975年当時，これらのデータはどのように解析すべきだったのだろうか？ 2009年の現在では，これらのデータをどのように解析できるだろうか？

読み続ける前に，読者自身でこれらのデータをどのように解析するか考えてみよう。

■ データの背後に注目する

今日，この課題について相談を持ちかけられれば，表 46.1 から始めることはしない。代わりに，生データに戻ることになる。表 46.1 の値のそれぞれは，何段階かの薬物

濃度における一時点の細胞数を測定した実験の解析に由来する。IC_{50} は，最大値と最小値の中間の値に細胞増殖を抑制する薬物濃度と定義される。ここから多くの質問が生じる。

- 用いられた細胞増殖分析法は具体的にはどのようなものだろうか？ どのような要素が実験上のアーチファクトを生むきっかけになるのだろうか？ 実際に細胞が数えられたのか？ それとも，細胞数に比例する代理変数（おそらく，タンパク含量）が測定されたのだろうか？ どの程度の期間における細胞増殖を測定したのだろうか？ 細胞増殖と時間の関係は，以前の実験でよく特徴づけられていたのだろうか？ フラスコが細胞で満たされるにつれて生じる細胞間の接触抑制（または，栄養素の欠乏）により，細胞増殖が低下するだろうか？ それぞれの薬物はランダムにフラスコに割りつけられていたのだろうか？ 細胞増殖が，培養装置内の各フラスコの位置に依存する可能性はあるだろうか？
- 細胞増殖 "100％" はどのように定義されたのだろうか？ 薬物を投与しない場合の増殖か？ 増殖が，実際には，わずかな薬物濃度でやや早く生じるとすればどうなるだろうか？ 100％点は対照の平均値をとることで定義されるべきか？ 曲線を適合させ，上のプラトーを定義するために曲線適合プログラムに推定させるか？
- 細胞増殖 "0％" はどのように定義されたのだろうか？ "0％" は，細胞増殖が全く認められないことと定義されるか？ または，用いられる薬物の最大濃度に伴う細胞増殖と定義されるか？ しかし，さらに高濃度を用いた場合はどうなるか？ 曲線を無限大に外挿する曲線適合プログラムによって0％を定義するか？ この一見単純な手法上の問題に対する答えは，薬物効力の推定に大きな影響を与える。IC_{50} の決定は 0 と 100 の決定と同程度に正確でない場合がある。
- どのように IC_{50} が決定されたのだろうか？ 直線定規を使って決めたのか？ 雲形定規を使って決めたのか？ 生データを線形化した後に，線形回帰を利用したのか？ 4つのパラメータによる濃度効果モデル（第36章参照）を，非線形回帰により生データに適合させたのか？ 後者の場合，どのように重みづけを行ったのか？

ここでは，これらすべての質問をスキップし，表46.1の値が信頼しうると仮定する。しかし，データ解析における多くの問題は，実験の計画や実施，またはデータを統計プログラムの入力フォームに集める場合に生じる。

■ ごまかしによる統計学的有意性

問題解決の1つの方法は両側 P 値でなく，片側 P 値を報告することである。この決定を正当化するのはさほど困難ではない。行うべきことは，TMQ が MTX より効力が低いのを確認することを実験仮説とすると述べることである。片側 P 値は両側 P 値の半分であり，0.046 である。これは 0.05 より小さいため，差は統計学的に有意である。著者の使命は完了し，これは容易であった！

もちろん，これはごまかしである．片側 P 値を正当化するには，データを収集する以前に片側 P 値による報告を行うと決定しておく必要がある．実際はそうではなかった．この時点で，TMQ が MTX より効力が強いとするデータはすべて偶然によるもので，追求する価値がないと決定しておく必要もあった．実際，MTX はかなり効力が低いというように，結果が予想と異なる方向を示す場合，研究者は説明を見いだし，成果を報告しただろう．

■ 等しい SD を前提としない t 検定

これらのデータでは，等しい標準偏差（SD）を有する母集団からデータが抽出されているという対応のない t 検定における前提の 1 つが疑わしく思われる．図 46.1 を眺めてみよう．TMQ のデータは MTX と比べてはるかに散らばりが大きい．これは，2 つの SD を比較することで定量化できる．TMQ データのサンプル SD は 18.3 nM，MTX データのサンプル SD は 2.31 nM である．

第 30 章では，この違いを評価する公式の方法を示した．2 つの母集団が実際に等しい SD を有するとすれば，サンプル SD の比の平方は F 分布に従うはずである．この比は 18.3/2.31 = 7.92 であるため，比の平方は 62.7 である．

P 値を計算するには，まず，帰無仮説を明確にしなければならない．この特定の P 値に対する帰無仮説は，2 つの母集団が同一の SD を有し，観察された差は偶然による結果である，というものである．これが真であるとすれば，比の平方は F 分布から抽出されることになる．F がこれほど大きい確率はどの程度だろうか？　この質問に答えるには，計算を行うプログラム（著者は無償の GraphPad QuickCalcs を利用した：付録 A 参照）と，比の分子と分母の両者の自由度（df）を決定する必要がある（df は両者とも $n-1$，すなわち 3 である）．この P 値は 0.0033 である．P 値が十分に低いことから，帰無仮説を棄却することは妥当である．

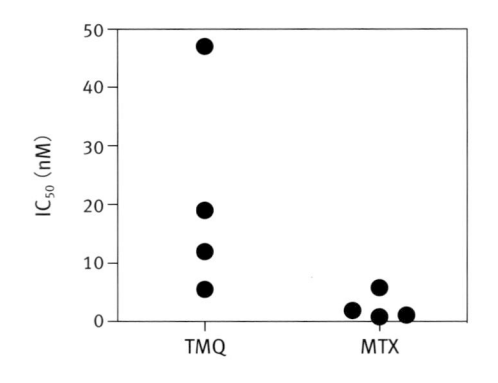

図 46.1　表 46.1 に対応するデータ

次に何をすればよいだろうか？ 修正 t 検定は等しくない SD を考慮する。この修正 t 検定によれば，t 値は 2.01 のままであるが，P 値は df＝3 に対して 0.139 である。P 値は大きくなるが，SD が等しいとするおそらく誤った前提を置かないため，より適切である。しかし，Moser & Stevens (1992) に従えば，この検定を利用するか否かは，研究計画の一部としてあらかじめ決めておくべきであり，SD を比較する F 検定の結果に基づくべきではない。

修正 t 検定は，おそらくこのデータを解析する上で比較的適切な方法であるが，実際には役立たない。これは，科学的に明らかな結果と公式の統計学に基づいて計算される結果の溝を埋めはしない。さらに，P 値は誤った方向に向かっている！ 多くの統計学的検定法を駆使し，もっとも小さい P 値を生むものを選択することはそもそもごまかしであるが，修正 t 検定により大きくなった P 値は，考え方の何かが基本的に誤っていることを明らかに示している！

■ 線形または非線形回帰としての対応のない t 検定

第 35 および 36 章に隠されているのは，これらのデータへの利用が適切かもしれない興味深い回帰アプローチである。TMQ 群に対して 0，MTX 群に対して 1 と X を定義し，個々の IC_{50} を Y とする。次に，表 46.2 に示すように X と Y のペアとして表し直したデータに対し，線形回帰による直線適合を行う。線形回帰で報告される傾きは Y 値の差を X 値の差で除したものに等しい。2 つの薬物に対する X 値の差は 1.0 に等しく，したがって，この傾きは TMQ と MTX の平均 IC_{50} 値の差を定量化する。

線形回帰による計算の結果，最適な傾きは -18.5 nM，その SD は 9.21 である。真の傾き（平均 IC_{50} 値の差）の 95％ CI は $-41.0 \sim 4.06$ nM の範囲である。これに伴う P 値（母集団における傾きは 0 に等しいという帰無仮説を検定する）は 0.092 である。これらは，単純な対応のない t 検定による計算結果と全く同一である。これら 2 つの

表 46.2　回帰プログラムに入力したデータ
X 値は TMQ を 0，MTX を 1 と定義した。

X：薬物	Y：IC_{50} (nM)
0	5.5
0	12
0	19
0	47
1	0.83
1	1.1
1	1.9
1	5.8

アプローチが等価であることを第35章で強調したため，これは予想どおりである。しかし，データの適切な重みづけにより不均等な分散を考慮するため，回帰アプローチのほうが多用途的である。散らばりの多いデータには重みを少なく，散らばりの少ないデータには重みを多く与える。残念ながら，大部分の線形回帰ソフトウェアはこの種の重みづけを行わない！　そこで，非線形回帰（直線適合も可能である）を利用することにする。

この重みつき回帰アプローチを適用するには，重みつき非線形回帰を利用してX，Yのデータに直線を適合させる（第36章参照）。両データとも Gauss 母集団から抽出されていると仮定するが，これら母集団の SD は等しくなく，代わりにその平均値に比例する。このモデルを適合させるため，回帰プログラムは適合直線とそれぞれのデータ点の相対距離の平方和を最小限にする（予測される Y の平方の逆数で重みづけを行う）。この直線の傾きは平均 IC_{50} 値の差であり，-18.5 nM に等しく，95% CI は $-42.1 \sim 5.12$ nM の範囲である。この CI の信頼下限は負の値であり，これは MTX の IC_{50} 値のほうが低いことを意味する。しかし，信頼上限は正の値であり，TMQ の IC_{50} 値のほうが低いことを意味する。上述したのと同様に，この方法では，データが IC_{50} 値に差がないことと一致すると結論づけられる。95% CI が 0 を含むため，P 値は 0.05 より大きくなければならない。実際，この P 値は 0.104 である。

すなわち，この論理的アプローチは CI の幅を広げ，P 値を増大させた！　進歩したようには全く思えない。

■ ノンパラメトリック Mann-Whitney 検定

t 検定はデータが Gauss 分布に従う母集団から抽出されていることを前提とする。それぞれの群に 4 つの値しかない場合，この前提を真剣に評価することは不可能である。正規性検定（第 24 章参照）はこのようにサイズの小さいサンプルには役立たない。

実際，正規性検定は特定の実験解析の一部として利用するには役立たないことが多いが，分析法を特徴づけるには極めて有用な場合がある。実験的な分析法を特徴づける（開発する）場合，多くの値（数十から数百）を集めることが望ましい。次に，これらの値の分布を調べ（正規性検定の利用を含む），この種のデータをどのように解析すべきか決定する。この決定は分析法を利用するすべての実験に適用される。しかし，この例では，データに対して Gauss 分布の前提が妥当か否かを判断する上で必要な測定数が不足している。

データが Gauss 母集団から抽出されていると仮定しない場合，代わりにノンパラメトリック Mann-Whitney 検定が利用できる。この検定では，$P = 0.057$ である。P 値は 0.05 に近いが，それでも 0.05 より大きい。確かに，統計学的有意性を定義する閾値として 0.05 を用いるのは任意であるが，広く受け入れられている。

単に最後の数字を切り捨てて 0.05 とするのは魅力的である。しかし，これはごま

かしである。小数点以下第2位に丸めれば，P 値は 0.06 である。

0.057 は，効力が2つの薬物で異なるという"暫定的な示唆"に十分近いと言えるかもしれないが，満足できるものではない。ただし，直観的には，TMQ の効力が MTX より低いと考えられる。

■ 最後の確認実験だけを報告する

最後に行われた"対応した実験"のデータ，すなわち，TMQ と MTX を対照フラスコを共有させて同時に調べたデータだけを示すという手も考えられる。TMQ と MTX に対する個々の IC_{50} 値は，それぞれ 19 nM と 1.9 nM，効力比は 10 である。おそらく，最初の6つの実験はそれぞれ探索的であり，最後の対応した実験は確認のためであろう。

この最後の対応した実験の効力比は，平均 IC_{50} 値の全体的な効力比である 8.8 に非常に近い。おそらく，表を除外し，TMQ と MTX に対する個々の IC_{50} とこの最後の確認実験の効力比を文章内に示し，最後の実験が2つの薬物による最初の6つそれぞれの探索的実験を代表すると述べるのがもっともよいだろう。

これはジレンマを解消するための科学的・倫理的アプローチのように思われる。しかし，著者は頑固で正直，真面目な科学者でありたいと思っている。したがって，統計学を避けるのでなく，何らかの計算に基づくよりよい解決策があると考える。正直にすべてを示し，実験のすべてを解析したい。

効力比の評価を目的として，共通の対照を持つ対応した実験における TMQ と MTX を調べることはよい考えである。対応（第31章参照）は，変動を減少させ，したがって検出力を増大させるために通常推奨される手段である。この実験は，対応のある実験のデータと対応のない実験のデータを含んでおり，解析を困難にさせている。

■ サンプルサイズを増大させる？

もちろん，さらにデータを集めることなく望む結果を得たい。しかし，より多くのデータがおそらく必要である。第43章では，期待される SD (s)，検出力 80 %，有意水準 0.05 の下，特定の差（W）を検出するために必要とされる適切なサンプルサイズの計算式を示した。

$$n \approx 16\left(\frac{s}{W}\right)^2 \text{（群につき）}$$

サンプルサイズの計算に必要なのは s と W の値である。

s には期待される SD を入力しなければならない。多くの場合，この推定に利用できる数多くの事前データが存在する。ここでは，手元にあるデータしかない。2つの

サンプルは SD が異なる。TMQ データのサンプル SD は 18.3 nM であるが，MTX データのサンプル SD は 2.31 nM である。1 つの考え方は，この 2 つを平均し，$s = 10.3$ とすることである。ただし実際には，両者でサンプルサイズが等しい場合，分散（SD の平方）の平均値の平方根を利用するほうがよい。この方法では，s はおよそ 13 nM である。

W には，科学的関心を持つ価値のある平均効力の最小差を入力しなければならない。やや任意ではあるが，計算を容易にするために 18 nM とする。これは，観察された差である 18.5 nM よりやや小さい。

$$n \approx 16 \left(\frac{s}{W} \right)^2 \text{（群につき）}$$

$$n \approx 16 \left(\frac{13}{18} \right)^2 \approx 8 \text{（群につき）}$$

薬物につき 8 つの実験のそれぞれは，複数の時点で測定される 26 個の細胞フラスコを必要とする。これは，すでに答えを知っていることが確実な比較的重要でない科学的質問に対して，その答えを得るために膨大な労力が必要とされることを示す。

■ IC_{50} 値の対数を比較する

対数正規データ

IC_{50} 値は，Gauss 分布でなく，対数正規分布（第 11 章参照）に従う傾向がある。これは，見てきたように，平均値が大きければ，大きい SD をもたらす。外れ値（第 25 章参照）を誤って見いだすことにもつながる。

対数正規データの解析は単純である。まず，8 つの IC_{50} に対し，底を 10 とする対数（常用）を計算する。この結果を表 46.3 と図 46.2 に示す。TMQ に対する平均 log (IC_{50}) は 1.19，MTX では 0.251 である。2 組の log (IC_{50}) 値における変動は非常に類似し，ほぼ同一のサンプル SD を示す（0.389 と 0.373）。したがって，2 つのサンプ

表 46.3　TMQ と MTX における IC_{50} 値の対数
これらの値は表 46.1 に示した値（nM）の対数である。

TMQ	MTX
0.740	−0.081
1.079	0.041
1.279	0.279
1.672	0.763

ルが同じ SD を有する母集団から抽出されるという 2 群の対応のない t 検定における前提を受け入れることに何の問題もない。

対数変換の逆（逆対数をとる；付録 E 参照）を行うと，値は元の単位に戻る。逆対数をとることは，10 の乗数をとることに等しく，対数の平均値に対する逆対数を計算すると幾何平均（第 11 章参照）が得られることになる。TMQ に対する IC_{50} の幾何平均は 15.6 nM，MTX では 1.78 nM である。

対数変換データにおける対応のない t 検定

計算された t 比は 3.49，相応する P 値は df＝6 で 0.013 である。MTX は TMQ より効力が強く，この差は統計学的に有意（慣習的な定義を利用）である。

平均 $\log(IC_{50})$ の差は 0.942 である。この値を逆対数に変換すると効力比が得られる（対数の差は比の対数である）。逆対数を計算するには，この値を 10 の乗数とすればよく，$10^{0.942}$，すなわち 8.75 に等しい。すなわち，MTX は TMQ のほぼ 9 倍強力である。

95% CI

平均 $\log(IC_{50})$ の差の 95% CI は 0.282 〜 1.60 の範囲である。母集団における効力比の 95% 信頼限界を得るために，この上限と下限を逆対数に変換すると，1.91 〜 39.8 となる。この区間が 1.0（薬物の効力が等しいとする帰無仮説の値）を含まないため，これは P 値が 0.05 より小さいことと合致する。したがって，95% の信頼度で，MTX は TMQ の 2 〜 40 倍ほどの間で強力であると言うことができる。このように解析すれば，研究者の直観が正しいことが証明される。

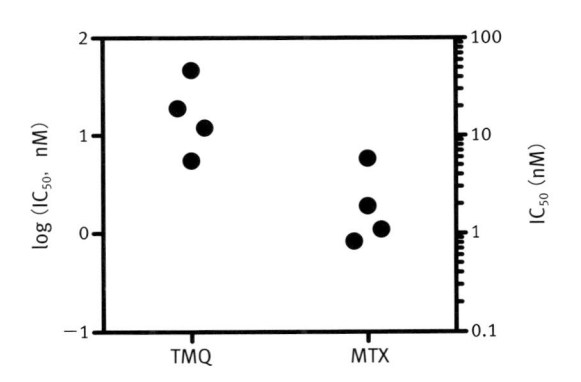

図 46.2　図 46.1 に示したデータの対数
　左軸は対数，右軸は逆対数を示す。2 つの比較によって対数の意味が復習できる。10^2＝100 であるため，100 の対数は 2 である。10^0＝1.0 であるため，1.0 の対数は 0.0 である。0 と 1 の間の対数はすべて負となる。

これが適切な方法である理由

これは，おそらくデータを解析するもっとも単純な方法である．対数変換された IC_{50} 値の t 検定が，変換されていない IC_{50} 値の t 検定に優れる3つの理由が存在する．

- 対数変換により2つのSDをほぼ等しくし，等分散の前提が成立しないことを防ぐことができる．
- 対数変換により，IC_{50} 値の分布を対数正規分布からGauss分布に変更することができる（第11章参照）．Gauss分布は t 検定のもう1つの前提である．それぞれが4つの値しか持たないわずか2組のデータでは，IC_{50} 値の母集団の分布について実際に多くを知ることはできない．しかし，濃度効果実験に対する過去の多くの経験から対数正規分布が予想される．
- t 検定は平均値の差を評価する．対数変換されたデータの t 検定は，本質的には比を評価する．薬理学者は一般に，薬物効力の差でなく比を求める．対数変換は，統計学的方法を科学的質問に当てはめるのに役立つ．対数変換された IC_{50} 値の t 検定は，"TMQとMTXの相対的効力はどの程度か？"という科学的質問をうまく統計学に翻訳するのである．

濃度効果に関する元の生データが得られるとすれば，非線形回帰を利用して，第36章で述べた4つのパラメータによる濃度効果モデルの亜型をすべてのデータに対して一度に適合させたい．異なる時点で行われた実験間の差を考慮し，予測される全体の効力比を95% CIとともに推定する．この方法を利用すれば，8つの実験で用いられる208フラスコのサンプルサイズを生かせるだろう．しかし，元の生データがあるわけではなく，表46.1に示したありのままの8つの IC_{50} があるだけである．

■ 再びサンプルサイズの計算

前項でデータが対数正規分布に従うことがわかったので，ここでサンプルサイズの計算をやり直してみよう．対数スケールでは，両群のサンプルSDが0.38であるため，サンプルサイズの計算式には保守的な0.40を s として入力する．求めている $\log(IC_{50})$ の差はどの程度大きいのだろうか？ 8倍ほどの効力差を求めているとすれば，$\log(IC_{50})$ 値が0.9ほど異なるため，$W = 0.9$ とする．

$$n \approx 16\left(\frac{s}{W}\right)^2 \text{（群につき）}$$

$$n \approx 16\left(\frac{0.4}{0.9}\right)^2 \text{（群につき）}$$

$$n \approx 3.2 \approx 3 \text{（群につき）}$$

この式は大きい n に対応する近似式である。ここでは，n は小さいため，この式は必ずしも正確でない。より複雑な数式（この目的のためにデザインされたコンピュータ・プログラムによる）は，群につき 4 つを示す。したがって，解析が適切に行われるならば，元のサンプルサイズは実際のところ十分である。

これは，論文では次のように表現されるだろう。

それぞれの群で 4 つのサンプルサイズは，$\log(IC_{50})$ 値が $SD = 0.40$ で Gauss 分布に従うことを前提とすれば，効力において 8 倍の統計学的に有意な差 ($P < 0.05$) を見いだす検出力 80 % を示すと計算される。

■ 解析方法を変更することに問題はないか？

査読者に指摘された方法よりも優れた解析方法を求めてきたここまでの考察には，問題が残されている。

データ解析は統計学的有意性を引き出すためのものではない。もっとも小さい P 値を得る統計学的アプローチを見いだすために，同じデータに対して多くの統計学的方法を試すのは不当な行為である。データ解析をこの方法で行い，次には別の方法，その次にはまた別の方法といったように行うことは科学的な欺瞞と思われる。

同時に，対数による方法は科学的合理性がある。前項で説明したように，これは IC_{50} 値を比較するための適切な方法である。この方法を利用すると科学的内容と目的が合致するが，他の方法では合致しない。もちろん，これを利用するか否かはデータを収集する前に決めておくべきことである。しかし，実際はそうではなかった。この事実が判明した後に解析方法を変更することは問題ないだろうか？

現実には，この問題は基礎的な研究で始終生じている。多くの科学者は，実験が行われるまで，データの解析方法を考えることさえしない。しかし，一般に行われているからといって，これが正しいとは限らない。第 23 章では，複数の解析を行うことで，どのように惑わされやすいかを指摘した。確かに，米国食品医薬品局 (FDA) に見直されるような臨床試験では，解析方法を前もって正確に特定しておくことが必要である。

この例では，適切な方法への変更を正当化する強固な科学的根拠がある。また，間接的ではあるが，論文の査読者によるコメントにも返答している。この根拠は問題ないだろうか？ 著者は問題ないと考えるが，判断は読者自身に任せることにしよう。これらが準備実験のデータであれば問題がないことは確実であり，今回の考察全体は，将来の実験で得られるデータの解析方法を決めるために行われたことになる。

■ シミュレーションの有用性

log (IC$_{50}$) 値の解析はより高い検出力を持つ

この例では，log (IC$_{50}$) 値の解析のほうが IC$_{50}$ 値の解析より小さい P 値を示し，研究の科学的目的に合致しているように思われる．データが実際に対数正規分布に従う場合，log (IC$_{50}$) 値でなく，IC$_{50}$ 値を解析することでどの程度多くのものが失われるだろうか？ 本項で紹介する1つの例はこの答えに対するヒントを与える（ただし，ヒントにしか過ぎない）．この例では，Monte Carlo シミュレーション[*1] を行った．

表 46.4 はシミュレーション結果を示す．最初の行は 100 万回のシミュレーションを行った実験結果である．各シミュレーション実験において，一方の薬物に対する効力測定の実験をシミュレーションするため，4つの値をランダムに生成し，他の4つの値を，他方の薬物の効力をシミュレーションするためにランダムに生成した．したがって，表 46.4 の最初の行を作るのに，800 万の値がランダムに生成された．

一方の薬物データは IC$_{50}$ を 2 nM としてシミュレーションを行い，したがって 2 nM の対数である 0.301 を平均値としてシミュレーションプログラムに入力した．他方の薬物データは IC$_{50}$ を 20 nM としてシミュレーションを行い，したがって 20 nM の対数である 1.301 をシミュレーションプログラムに入力した．それぞれの log (IC$_{50}$)，すなわち，これら 800 万のすべては，平均値が 0.301 または 1.301，SD が 0.40 の前提の下，Gauss 分布からの抽出をシミュレーションする乱数生成法を利用して選んだ．

これらのシミュレーションは上述の例に類似している．2つの薬物の効力は 10 倍異なり，log (IC$_{50}$) 値は Gauss 分布に従ってランダムに変動し，対数の SD は 0.4，そ

表 46.4　薬物が異なる効力を示す場合のシミュレーション

それぞれの行は，100 万回のシミュレーションを行った実験結果である．log (IC$_{50}$) は Gauss 分布を生む乱数生成法を利用して選ばれ，IC$_{50}$ はその逆対数（10 の乗数）を得ることで計算された．したがって，log (IC$_{50}$) 値は Gauss 分布から抽出され，IC$_{50}$ 値は対数正規分布から抽出されている．それぞれの行における 2 群の IC$_{50}$ に対する真の母平均は 10 倍異なり（2 および 20 nM），サンプルには群につき 4 または 7 つの IC$_{50}$ 値が含まれる．平均 log (IC$_{50}$)（または IC$_{50}$）の差は，等分散の前提の下，対応のない t 検定で比較した．

群あたりの n	2つの薬物の相対効力	解析されたデータ	$P<0.05$ を示す比率
4	10 倍異なる	log (IC$_{50}$)	83.6%
4	10 倍異なる	IC$_{50}$	45.6%
7	10 倍異なる	log (IC$_{50}$)	99.0%
7	10 倍異なる	IC$_{50}$	79.2%

[*1] 訳注：乱数を基にシミュレーションや数値計算を行う手法の総称．

れぞれの群で $n=4$ である。それぞれのシミュレーション実験から得た $\log(IC_{50})$ 値は対応のない t 検定で比較し，その P 値について表に示した。

表46.4の最後の列は，0.05（統計学的有意性の通常の定義）より小さい P 値を示すシミュレーション実験の比率である。すなわち，この列は実験デザインの検出力（第20章参照）を示す。この実験デザインでは，検出力は83.6％である。残りのシミュレーション実験（これらの16.4％）では，P 値は0.05より大きく，したがって，統計学的に有意でない結論が生じる。これは，平均値が互いに近いか，または実験における値の散らばりが大きい場合に生じる。

表46.4の2番目の行は IC_{50} 値の解析について示す。それぞれの IC_{50} は，最初の行について説明したのと同じように生成された $\log(IC_{50})$ の逆対数（10の乗数）を得ることで計算された。最初の行はGauss分布から抽出された $\log(IC_{50})$ のシミュレーション結果を示し，2番目の行は対数正規分布から抽出された IC_{50} のシミュレーション結果を示す。それぞれのシミュレーション実験から得た IC_{50} 値は対応のない t 検定で比較し，その P 値について表に示した。

これらの実験のわずか45.6％が0.05より小さい P 値を示す。前提を不成立とする3つの要件（対数正規分布，不等分散，比でなく差を評価する）は，変換されていない IC_{50} 値に対する標準的な t 検定の利用を妨げ，このアプローチでは統計学的検出力がかなり低下する（45.6％対83.6％）。

$\log(IC_{50})$ 値の解析は第1種の過誤率をよりよく調整する

表46.5は，2つの薬物で同一の平均 IC_{50} 値を利用してシミュレーションを行ったことを除き，表46.4に示したものと同一である。すなわち，これらのシミュレーションでは，薬物の効力が等しいという帰無仮説が真である。

最初の行は $\log(IC_{50})$ 値の解析について示す。2つの薬物におけるこれらの値は同一のGauss分布から抽出されているため，t 検定の前提に合致する。シミュレーションは当然の結果を示し，これらの P 値の5％は0.05より小さく，観察されたのと正確に一致する。これは驚くにあたらないが，シミュレーションが適切に行われている

表46.5　帰無仮説が真である（薬物が等しい効力を示す）場合のシミュレーション
2つの薬物で同一の効力（20 nM；しかし2 nMを利用してもほぼ同一の結果が得られる）を利用してシミュレーションを行ったことを除き，表46.4で説明したのと同様に行った。

群あたりの n	2つの薬物の相対効力	解析されたデータ	$P<0.05$ を示す比率
4	等しい	$\log(IC_{50})$	5.00%
4	等しい	IC_{50}	3.24%
7	等しい	$\log(IC_{50})$	4.99%
7	等しい	IC_{50}	3.42%

かチェックするよい方法である。

2番目の行はIC$_{50}$値の解析について示す。帰無仮説が真であるにもかかわらず，これらのシミュレーション実験のわずか3.24％が0.05より小さいP値を生じる。このデータはt検定の前提の1つ（Gauss分布）に反しているため，統計学的有意性の定義は失われる。$P<0.05$が統計学的に有意と定義される場合，帰無仮説の下における実験の5％は統計学的に有意であることが期待される。第1種の過誤は5％と定義される。ここでは，帰無仮説の下における実験のわずか3.24％が統計学的に有意な結果を生じる。したがって，第1種の過誤はわずか3.24％である。第1種の過誤が少ないことはよいことのように思われるが，検出力の低下を伴い，これは決して好ましくない。

サンプルサイズの増大は検出力を高める

表46.4における3番目と4番目の行はサンプルサイズを群につき7に増加させた結果を示す。$\log(IC_{50})$のt検定に対する検出力は99.0％に増大する。努力してここまでサンプルサイズを増やすことに価値はあるだろうか？　これは研究内容や実験コスト（資金や労力），真の差を見逃した場合の重大さに依存する。この実験では，検出力80％は十分に大きく，必ずしもサンプルサイズを7つの実験に増やしてさらなる時間や資金を費やす必要はないと考えられる。

サンプルサイズを$n=7$に増やすと，IC_{50}のt検定に対する検出力は79.2％に高まる。このシミュレーション結果は，単純な式による上述のサンプルサイズの計算に類似する。

表46.5における3番目と4番目の行は，サンプルサイズを$n=7$に増やしても第1種の過誤率はほとんど変化しないことを示す。

シミュレーション実験は困難でない

これらのシミュレーションは設定に1～2時間を要し，2008年に約1,000ドルで購入したコンピュータを利用しても計算には20分弱しかかからない。対照的に，1975年当時の多くの"メインフレーム"コンピュータでは，数時間から数日を要したであろう。

多くのソフトウェアパッケージでは，これらの計算が可能である（例えば，GraphPad Prism, Minitab, Excel, Rなど）。ここでは，実験あたり100万回のシミュレーションを強制的に行った。しかし，10,000回や1,000回のシミュレーション実験でも，実質的に同一の結果が得られるだろう。実験デザインを考える場合，この種のシミュレーションを行う方法の学習に時間をかける価値がある。実験をデザインするためにシミュレーションを利用すれば，研究室での時間を節約することが可能である。

■ この問題に対する全体的なまとめ

"ありのままの 8 つの IC_{50}" の問題は解決した。IC_{50} 値を対数に変化することが重要なステップであり，これを行うことで統計学的計算を科学的な質問に合致させることができる。

この例におけるいくつかの考えを最後に示そう。

- 対数正規分布は生物学では一般的である。データを対数に変換することは難解に思われるかもしれないが，実際，多くの種類のデータを解析する重要な最初のステップである。

- 本章では，可能な限り事実に近いトピックというよりは，可能な限り多くのトピックを復習することを目的としている。やや長話だったかもしれない。しかし，データ解析の最適な方法を探し求めることは困難であるということを現実に即して示している。理想的には，このような探索は，データを収集する以前，または予備データを集めた後であるが報告する予定の実験を行う以前にやっておくべきである。統計学的有意性を求めて多種類の方法で最終データを解析する場合，誤った結論を導きやすい。

- 統計学的手法はすべて前提に基づく。生物統計学の聖杯 Holy Grail は，前提がおそらく真である（または，少なくともそれほど大きくは反しない）場合に，科学的問題に合致する方法を見いだすことである。この問題の解決法（対数を利用）は，小さい P 値を生むために最適なのでなく，統計学的解析を統計学的背景や目的に融合させるために最適なのである。これは，科学的質問を統計学モデルにうまく翻訳することを意味する。

- データシミュレーションは強力なツールであり，データ解析アプローチに対する深い洞察をもたらす。シミュレーションデータの学習は困難でなく，実験デザインを考え，科学的なデータを解析する場合には修得しておく価値が十分にある技術である。

- 統計学の教科書やソフトウェアは，データ解析を適切に行うのに必ずしも十分でない。データ解析は，これらの他に経験を必要とする技術形式である。経験を得るまでには，専門家との協力や相談が必要である。データ解析の方法を学ぶことは，目的地でなく，旅行の過程である。

CHAPTER 47 復習問題

> 目的地には達してないかもしれないが，目的は達したと考えられる。
>
> Douglas Adams

次の問題は本書の内容をすべてカバーするものではないが，広く誤解されている統計学の基礎的な領域に注目する。第 48 章では問題を繰り返し，その解答を示す。

■ A. 比率や生存曲線，計数の CI に関する問題

A1. 新しい手術を受けた最初の患者 100 人のうち，6 人が死亡した。この手術で死亡する確率の 95% CI が計算できるか？ そうであれば，区間を計算しなさい。そうでなければ，どのような情報が必要か？ どのような前提が必要か？

A2. 患者 100 人を対象に新薬の調査を行ったところ，血圧が平均 6% 低下した。この薬物による血圧の低下率に対する 95% CI を計算できるか？ そうであれば，区間を計算しなさい。そうでなければ，どのような情報が必要か？ 血圧の低下率に対する 95% CI とは何か？ どのような前提が必要か？

A3. 細胞の生存力をトリパンブルー染色で調べるために血球計算器を利用する。94 個の非染色細胞（生存）と 6 個の染色細胞（生存していないことを示す）が数えられた。染色細胞（死亡）の比率に対する 95% CI が計算できるか？ そうであれば，区間を計算しなさい。そうでなければ，どのような情報が必要か？ どのような前提が必要か？

A4. 1989 年，サンディエゴの医学部 2 年生 125 人のうち，20 人が生物統計学コースで不合格となった（口頭試問による再試験まで）。合格する確率の 95% CI が計算できるか？ そうであれば，区間を計算しなさい。そうでなければ，どのような情報が必要か？ どのような前提が必要か？

A5. Ross Perot は 1992 年の米国大統領選挙で，全投票者の 19% から票を獲得した。彼を支持した投票者の比率に対する 95% CI が計算できるか？ そうであれば，区間を計算しなさい。そうでなければ，どのような情報が必要か？ どのような前提が必要か？

A6. ある都市の昨年におけるまれな疾患の罹患率は，人口 10,000 人に対して 25 人であった。この罹患率の 95% CI が計算できるか？ そうであれば，区間を計算しなさい。そうでなければ，どのような情報が必要か？ どのような前提が必要か？

A7. いく人かの対象が存命中である場合，中央生存時間を計算することは可能か？

A8. 生存曲線が階段状に描かれる理由とは？

A9. ある生存曲線は，重篤なために受診できず，研究から脱落したために打ち切られた多くの対象を含む。この生存曲線は，母集団の生存を過大評価するか，それとも過小評価するか？

A10. ある研究が 1991 年 1 月 1 日に開始され，1994 年 12 月 31 日に終了した。次に示す対象のそれぞれはどのようにグラフに示されるか？
   a. 1991 年 3 月 1 日に組み入れられ，1992 年 3 月 31 日に死亡。
   b. 1991 年 4 月 1 日に組み入れられ，1992 年 3 月 1 日に脱落。
   c. 1991 年 1 月 1 日に組み入れられ，研究終了時点で生存中。
   d. 1992 年 1 月 1 日に組み入れられ，研究終了時点で生存中。
   e. 1993 年 1 月 1 日に組み入れられ，研究終了時点で生存中。
   f. 1994 年 1 月 1 日に組み入れられ，1994 年 12 月 30 日に死亡。
   g. 1992 年 7 月 1 日に組み入れられ，1993 年 3 月 1 日に自動車事故で死亡。

A11. ある生存研究が対象 100 人で開始された。5 年目が終わる前に打ち切られた患者はなく，25 人が死亡していた。6 年目に 5 人の患者が打ち切られ，7 年目には 5 人が死亡した。7 年目が終了した時点における生存率はどの程度か？ この生存率に対する 95% CI はどの程度か？

A12. 白血球を数えるために血球計算器を利用する。顕微鏡下に多くの方眼が存在し，25 個の方眼は 0.1 μL に相当する。9 つの方眼における細胞数を数え，白血球 50 個を見いだした。μL あたりの細胞数に対する 95% CI が計算できるか？ そうであれば，区間を計算しなさい。そうでなければ，どのような情報が必要か？ どのような前提が必要か？

A13. 1988 年，*Nature* の論文 (Davenas ら，1988) が大衆紙や科学誌に論争を巻き起こした。Davenas らは，初期濃度から 10^{-120} に希釈した抗体でも，好塩基球を刺激して脱顆粒を引き起こすと主張した。しかし，このような希釈では，抗体の単一分子でさえ試験管内に残る確率が極めて低い。研究者らは，抗体が存在していたことを溶液が何らかの形で"記憶していた"と仮説を立

た．これらの結果は，極端に低い濃度の薬物が治療に有効であるという理論，すなわちホメオパシーの証拠になるとされた．

分析法は単純である．テスト溶液を好塩基球に加え，培養する．次に染色する．一定容積内の染色細胞数を数える．対照と処理した試験管内の細胞数を比較する．脱顆粒した細胞は色素を取り込まないため，低い値は多くの細胞が脱顆粒したことを示す．

Davenas らは，"実際に3回数えた好塩基球数の平均値と標準偏差"を示した．最初の実験では，3つの対照試験管で，81.3±1.2，81.6±1.4，80.0±1.5 と報告された．別の日に行った2番目の実験でも類似した結果が得られた．一方，希釈した抗体で処理された試験管では染色細胞数がかなり低く，希釈抗体が脱顆粒を引き起こしたことを示唆する．この問題では，対照試験管についてだけ考える．

   a. これらの対照値が驚くべきものである理由とは？
   b. これらの結果はどのようにして得られたか？

■ B. SD や SEM，CI，対数正規分布に関する問題

B1. 典型的なメディカルスクールにおける学生の年齢の SD を推定しなさい（およその推定値で十分である）．

B2. 成人における毎晩の睡眠時間の SD を推定しなさい．

B3. 次のコレステロール値（mg/dL）が10人の対象で測定された．
   260，150，160，200，210，240，220，225，210，240
平均値，中央値，分散，SD，変動係数を計算しなさい．単位を付けることを忘れずに．

B4. 11人目の値（931）を上記の問題に加え，すべての値を計算し直しなさい．

B5. 患者20人を対象に血液中の酵素活性が測定され，結果は 79.6±7.3 単位/mL（平均値±SD）と報告された．結果の分布に関する他の情報は与えられていない．確率分布がどのような形状を示すか推定しなさい．

B6. 患者20人を対象に血液中の酵素活性が測定され，結果は 9.6±7.3 単位/mL（平均値±SD）と報告された．結果の分布に関する他の情報は与えられていない．確率分布がどのような形状を示すか推定しなさい．

B7. Wechsler IQ スケールは，平均値が100，SD が15 となるように作成されている．IQ が130以上である母集団の比率はどの程度か？

B8. 培養細胞の酵素活性が測定された．この実験は3日間繰り返され，それぞれの日で実験が3回行われた．実験条件と細胞の培養条件はそれぞれの日で同一であり，実験を繰り返す唯一の目的は，より正確な値を得ることにある．酵素活性を膜タンパク1mg あたりの毎分の単位として，表47.1 に結

表 47.1 問題 B8 のデータ

	1回目	2回目	3回目
月曜日	234	220	229
火曜日	269	967	275
水曜日	254	249	246

果を示す。これらのデータを公表目的に要約しなさい。論文の読者は，それぞれの日の個々の結果でなく，全体の平均値（総平均）と散らばりに関心がある。結果を平均値や誤差値，n として示しなさい。答えを正当化しなさい。

B9. ある論文で，細胞膜が膜タンパク 1 mg あたり 1,203±64 fmol（平均値±SEM）の受容体を有すると報告された。このデータは実験を 9 回行った結果である。

 a. 95% CI を計算しなさい。平易な表現でこの意味を説明しなさい。
 b. 90% CI を計算しなさい。
 c. 変動係数を計算しなさい。

B10. ランダムに選んだ 10 人の対象で血圧を測定し，平均値 125 mmHg，SD 7.5 mmHg であると計算した。SEM と 95% CI を計算しなさい。次に，同じ母集団から 100 人の対象をランダムに選んで血圧を測定した。この SD と SEM にはどのような値が見いだされると期待されるか？

B11. サンプル SD（分母は $n-1$）から CI を計算する場合と異なり，母集団の SD（分母は n）から CI を計算することに意味がない理由とは？

B12. 16 人の対象でデータを測定した結果，平均値の 95% CI は 97 ～ 132 の範囲であった。99% CI を計算しなさい。

B13. 2 つの平均値間の差の標準誤差はそれぞれの平均値の標準誤差より大きい。この理由とは？

B14. Pullan ら（1994）は潰瘍性大腸炎の治療におけるニコチンの経皮投与の効果を調べた。ベースラインの血漿ニコチン濃度は 0.5±1.1 ng/mL（平均値±SD；$n=35$）であった。6 週間の治療後，血漿濃度は 8.2±7.1 ng/mL（$n=30$）であった。ニコチン濃度は Gauss 分布または対数正規分布のいずれから抽出されている可能性が高いか？

■ C. P 値と統計学的有意性に関する問題

C1. 実験を行い，両側 P 値が 0.08 であると計算した。片側 P 値はどの程度か？どのような前提を置くか？

C2. 米国食品医薬品局（FDA）では，新薬の第 III 相試験で両側に基づく統計学的

検定を要求し，$P<0.05$ を統計学的に有意と定義する。この方針を変更し，有意性の定義として 0.05 を閾値としたまま片側 P 値を要求する場合はどうなるか？

C3. 薬学実習クラスの 111 人全員が，1 回の実験でそれぞれの学生から 1 回採血を行う研究に志願した。同じ実験助手により，すべての血液サンプルから生理活性物質である 17β-エストラジオール濃度が測定された。また，それぞれの志願者の性別が記録された。

研究者は，クラスの男性 43 人は女性 68 人より 17β-エストラジオール濃度が低いと仮説を立てた。男性では，平均値 = 17.2 pg/mL，中央値 = 15.5 pg/mL であった。女性では，平均値 = 238 pg/mL，中央値 = 146 pg/mL であった。研究者は次に，2 群をノンパラメトリック Mann-Whitney 検定で比較した。その結果，P 値は小さく，0.0001 未満であった。この P 値が答えとなる質問はどのようなものか？

C4. ある学生が，特定のホルモンによる細胞処理が特定の種類の受容体数を増やすか否か調べたいと考えた。学生と指導教官は，細胞につき 100 未満の受容体数増加では少なすぎて関心の対象とならないことで一致した。学生は，類似した研究で観察された結果の SD に基づいて，細胞につき 100 以上の受容体数増加を見いだす検出力 90% を持つ必要サンプルサイズを計算した。そして，実験をこの回数行い，データを併合し，P 値 0.04 を得た。

学生は，実験が非常に合理的であるとし，仮説が真であるとする事前確率は 60% であると考えた。これに対して指導教官は懐疑的であり，事前確率は 5% に過ぎないと考えた。

a. 事前確率と P 値を組み合わせる場合，これらの結果が偶然により生じる確率はどの程度か？ 学生と指導教官それぞれの考え方で答えなさい。

b. 2 人が同じデータを異なって解釈しうる理由を説明しなさい。

c. P 値が 0.001 である場合（検出力は 90% のままとする），教官の考え方はどのように異なるか？

C5. 薬学実習クラスの 3 年生 111 人の全員が，それぞれの学生から 1 回採血を行う研究に志願した。同じ実験助手により，すべての血液サンプルから内因性の生化学物質である化合物 X の濃度 (ng/mL) が測定された。対象の追加個人情報や共変量は何ら記録されていない。

研究者は，志願者 111 人のデータを眺め（図 47.1 左），対象が 2 つの異なる母集団，すなわち，一方は化合物 X の値が低く，他方は化合物 X の値が高い母集団に由来するという仮説を立てた。彼は，全体の中央値でデータを低値群 (5 〜 44 ng/mL) と高値群 (47 〜 1,466 ng/mL) の 2 群に分けた。44 と 47 の間には値が存在しなかった。すべての対象では，$n=111$，平均値 = 159，SD = 250，中央値 = 44 であった。低値群では，$n=56$，平均値 = 20.0，

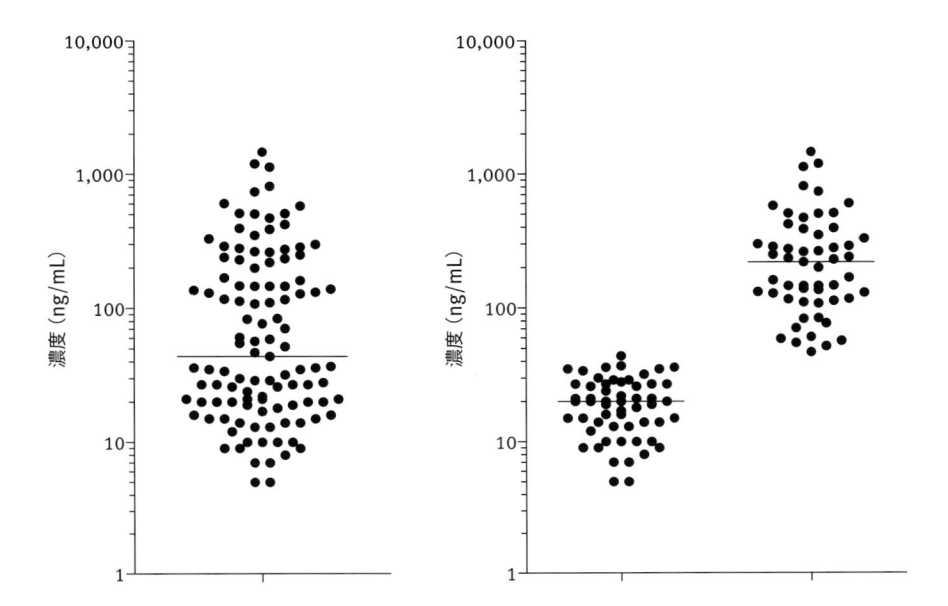

図 47.1　全学生における化合物 X（左）と中央値の上下で分けた化合物 X（右）のデータ

SD = 9.45，中央値 = 19.8 であった．高値群では，$n = 55$，平均値 = 300，SD = 295，中央値 = 220 であった．研究者は，2 群（図 47.1 右）をノンパラメトリック Mann-Whitney 検定（第 41 章）で比較した．P 値は小さく，0.0001 未満であった．この P 値の意味と研究から結論づけられることを解釈しなさい．

C6.　公表前の論文を査読していると仮定しよう．この論文の著者らは，酵素活性を高めるか否かを見るために多くの薬物を調べた．すべての P 値は対応のある t 検定を利用して計算した．それぞれの日で，薬物を含まない賦形剤だけを利用して，陰性対照実験を行った．いくつかの薬物による有意な変化について議論した後，彼らは，"対照的に，250 の実験のそれぞれで，賦形剤だけの対照は一貫して有意でない反応（$P > 0.05$）を示した"と述べた．このネガティブな結果にコメントしなさい．これが驚くべきものである理由とは？

C7.　ホルモン（Y 因子）の血清濃度を測定した結果，非妊婦 100 人では 93 ± 1.5 単位/mL（平均値 ± SEM），妊娠第 1 期の女性 100 人では 110 ± 2.3 単位/mL であった．平均値の差は 110 − 93 = 17，95% CI は 11.6 〜 22.4 単位/mL の範囲である．

　　a．CI を解釈しなさい．
　　b．P 値を推定しなさい．

c. 上記 a と b の答えにどのような前提が必要か？
d. これは妊娠診断に有用な検査だろうか？

C8. Cohen ら (1993) は能動的心肺蘇生 cardiopulmonary resuscitation (CPR) について調べた。標準的な CPR では，蘇生者が犠牲者の胸部を圧迫し，心臓から脳（および，他臓器）に血液を駆出させた後，胸郭を自然に拡張させる。能動的 CPR では吸引装置を利用する。これは，蘇生者が圧迫のために胸部を押し下げるだけでなく，胸部を引っ張り上げて拡張させることを可能にする。Cohen らは心停止患者を標準的 CPR と能動的 CPR のいずれかにランダムに割りつけた。能動的 CPR を受けた患者 29 人のうち，18 人が蘇生した。一方，標準的 CPR を受けた患者 33 人のうち，10 人が蘇生した。

a. Fisher の正確検定を利用すると，両側 P 値は 0.0207 である。平易な言葉でこの意味を説明しなさい。
b. この内容における第 1 種の過誤とは何か？
c. この内容における第 2 種の過誤とは何か？

C9. 矛盾があるのは次のいずれか？

a. 平均値の差 = 10，95% CI は $-20 \sim 40$，$P = 0.45$
b. 平均値の差 = 10，95% CI は $-5 \sim 15$，$P = 0.02$
c. 相対危険度 = 1.56，95% CI は $1.23 \sim 1.89$，$P = 0.013$
d. 相対危険度 = 1.56，95% CI は $0.81 \sim 2.12$，$P = 0.04$
e. 相対危険度 = 2.03，95% CI は $1.01 \sim 3.13$，$P < 0.001$

C10. 豊胸術後の結合織疾患に関する多くの症例報告に対して，1992 年，FDA は豊胸術の一時停止を勧告した。Gabriel ら (1994) は豊胸術と結合織疾患（および，その他）に実際の関連があるか否かを調べる前向き研究を行った。彼らは，豊胸術を受けた女性 749 人とその 2 倍の対照を調べた。豊胸術と疾患の間で異なる時間を考慮し，年齢差を調整するために生存分析を利用してデータを解析した。主な成果については単純な解析が可能である。豊胸術を受けた症例の 5 人，対照の 10 人が結合織疾患を発症したことが見いだされた。

a. どのような帰無仮説が P 値を検定するか？
b. この P 値はどの程度か（ヒント：計算やコンピュータは必要ない）？

C11. 図 47.2 は，すべてが統計学的に有意な効果（$P < 0.05$）を示した 461 件のメタアナリシスによるデータを示す。メタアナリシスは複数の（または，多くの）研究データを統合し，1 つの P 値とすべてのデータを考慮した CI を得る。グラフにおけるそれぞれのシンボル（点）は，このような研究の 1 つを示す。このグラフは，サンプルサイズの大きい研究が，小規模の研究（おそらく，正確さが劣る）より小さい効果サイズを示す傾向があることを示す。Ioannidis (2008) は，第 44 章の最後の項で説明した"勝者の呪い"の証拠としてこれを提示した。

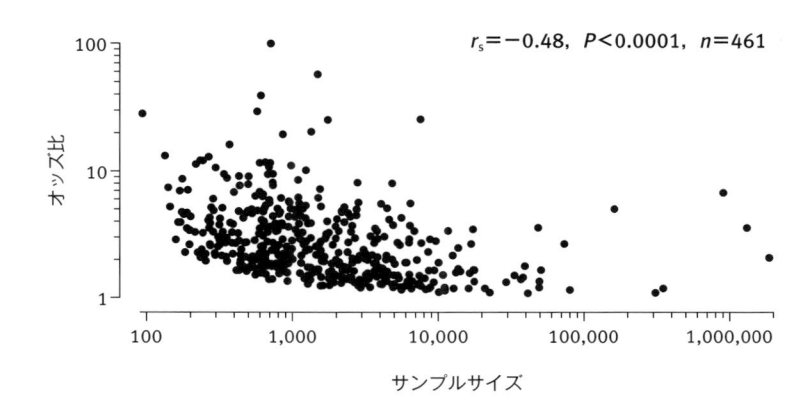

$r_s = -0.48$, $P < 0.0001$, $n = 461$

図47.2 "勝者の呪い"を示すデータ
この図は Ioannidis(2008)の図 2 と類似しており，Dr. Ioannidis より提供された生データを元に作成された。

図 47.2 に Spearman の相関係数 r_s と対応する P 値を示す。
a. P 値の意味を解釈しなさい。
b. このグラフは両軸に対数スケールを利用して描かれているが，相関係数が生データと対数変換されたデータのいずれを基に計算されたか明らかでない。図を見てこれに答えることは可能か？ これを問うこと自体に意味があるか？ 2つの P 値は異なるか，それとも同一か？

C12. 2人の紳士，JohnとFrankは，ノースカロライナ州から大西洋を横切ってヨーロッパに渡る熱気球飛行を計画した。ぞっとするような5週間の旅の後，彼らは最終的に陸地に降り立った。Frank はアイルランドを越えたと思った。彼らはツイードのスーツを着た男が小道を歩いてくるのを見かけた。John は男に向かって「われわれは何処にいるんだい？」と叫んだ。男は立ち止まり，上を見上げて5秒ほど考え，「気球の中だよ」と答えた。Frank は John に向かって，「あの男は統計学者に違いない」と言った。John は「どうしてわかるんだい？」と尋ねた。Frank は何と答えただろうか？

■ D. サンプルサイズと検出力に関する問題

D1. 2つの比率が $p_1 = 0.10$ および $p_2 = 0.20$，または $p_1 = 0.20$ および $p_2 = 0.40$ である場合，比率の差を検出するには，どちらがより多くの対象を必要とするか？ 検出力が等しく，サンプルサイズが両者で等しい場合に同じ差を得ようとしていると仮定する。

D2. ある雑誌で次のような文章を目にする。"研究を開始する前に，検出力80%，

有意水準5%において，死亡率の15%低下（期待される33%から18%への低下）を明らかにするには，それぞれの群につき130人の患者が必要であると計算した"。平易な言葉でこの意味を説明しなさい。

D3. リンパ球にはβアドレナリン受容体が存在する。アドレナリンはこれらの受容体に結合し，免疫反応を調節する。わずかな血液サンプルを利用して，ヒトリンパ球の平均受容体数を数えることが可能である。喘息患者は受容体数が少ないという仮説を検証したい。さまざまな論文を読むことで，細胞あたり約1,000の受容体が存在し，健常母集団におけるその変動係数は約25%であることを知る。

    a. 細胞あたり±100受容体の受容体数を95%信頼度で決定するには，どの程度多くの喘息患者が必要か？

    b. 健常対照群と喘息患者群の比較を行いたい。$\alpha = 0.05$（両側）を利用して，受容体の10%の平均変化を検出力80%で見いだすには，それぞれの群でどの程度多くの対象を必要とするか？

    c. $\alpha = 0.01$で受容体数の平均的な差5%を検出力95%で見いだすには，それぞれの群でどの程度多くの対象を必要とするか？

D4. 新薬による治療が血圧を実質的に低下させるか否かを検証するための研究費申請を準備している。以前の経験から，それぞれの群では15匹のラットで十分であり，異なるラットにおける測定のSDは約10 mmHgであることを知っている。このサンプルサイズを正当化する検出力解析を行いなさい。

D5. ある疾患の罹患率は10,000人に1人である。危険因子がリスクを高めると考える。前向き研究で1.1ほど小さい相対危険度を検出力80%で見いだしたい場合，どの程度多くの対象が必要か？

■ E. 相関と回帰に関する問題

E1. 図47.3はさまざまな国（または地域）の人口と面積の関係を示す。それぞれの点は個々の国を表す。237か国すべてが示されている。左のグラフは線形軸，右のグラフは両軸とも対数軸となっている。

    a. P値を解釈しなさい。

    b. 2つの変数はX軸とY軸に適切に割りつけられているか？

    c. XとYの定義を交換する場合，相関係数やP値は変化するか？

    d. 対数軸を利用する利点は何か？

E2. 図47.4は図47.3と同じデータを示すが，線形回帰プログラムにより適合されている。

    a. 傾きの単位は何か？　これは何を意味するか？

    b. P値を解釈しなさい。

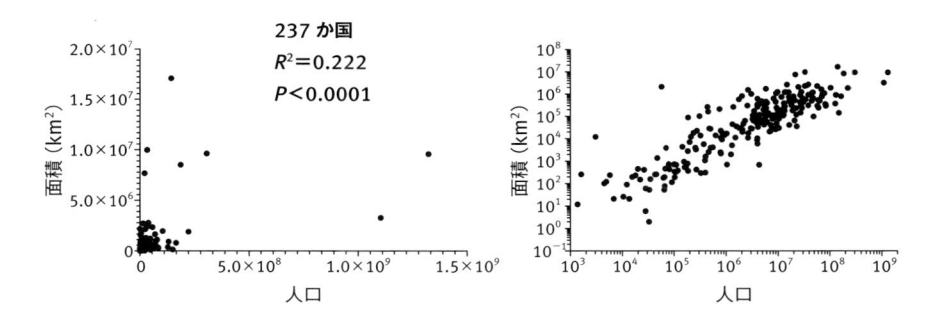

図 47.3　さまざまな国の人口と面積の相関

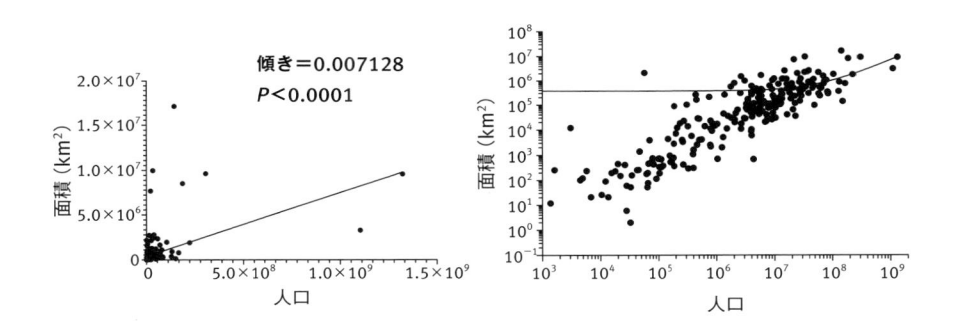

図 47.4　さまざまな国の人口と面積の線形回帰

　　c. データのグラフはそのままとして，独立変数 (X) と従属変数 (Y) の定義を交換すると考える。ここで，面積 (横軸) から人口 (縦軸) をもっともよく予測する直線を見いだすために線形回帰を利用する。最適直線は同一のままか，それとも異なるか？
　　d. 対数軸で"直線"が歪む理由は何か？
　　e. 対数グラフで"直線"が多くの点からかけ離れる理由は何か？
　　f. 図 47.5 も線形回帰による適合である。これが異なる直線や異なる R^2 値を示す理由は何か？

E3a.　図 47.6 左は用量 (対数) 反応曲線を示し，非線形回帰により適合されている。影の付いた領域は EC_{50} (最小と最大のちょうど中間の反応を生じる用量) の 95% CI を示す。この幅が非常に広い理由は何か？

E3b.　図 47.6 右は左と同じデータを示し，非線形回帰により適合された用量 (対数) 反応曲線も示されている。$\log EC_{50}$ の 95% CI を示す影の付いた領域が非常に狭い理由は何か？

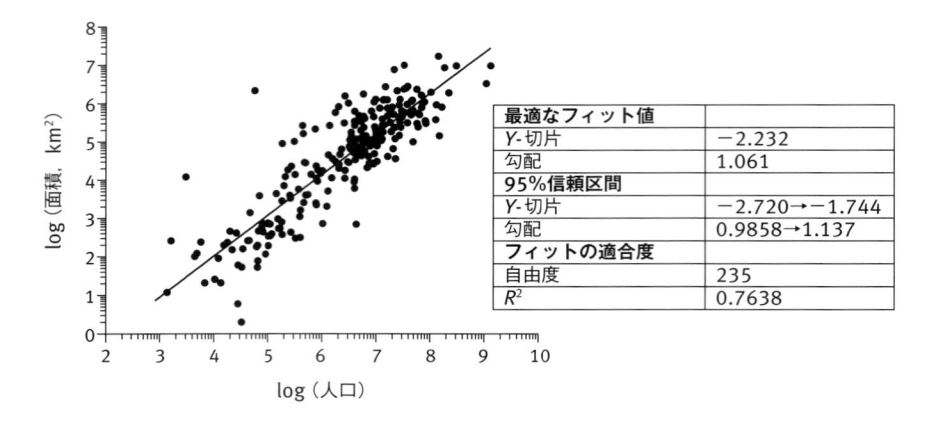

図 47.5　それぞれの点は個々の国を示し，線形回帰により適合されている
表は GraphPad Prism 5.02J による。[訳注："勾配"は傾きのことを指す]

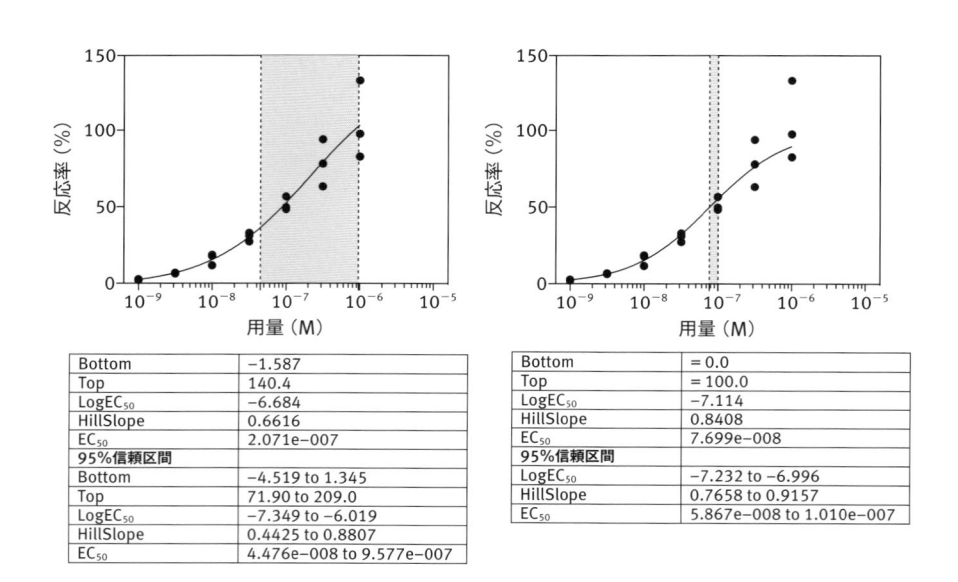

最適なフィット値	
Y-切片	-2.232
勾配	1.061
95%信頼区間	
Y-切片	$-2.720 \to -1.744$
勾配	$0.9858 \to 1.137$
フィットの適合度	
自由度	235
R^2	0.7638

Bottom	-1.587
Top	140.4
LogEC$_{50}$	-6.684
HillSlope	0.6616
EC$_{50}$	2.071e$-$007
95%信頼区間	
Bottom	-4.519 to 1.345
Top	71.90 to 209.0
LogEC$_{50}$	-7.349 to -6.019
HillSlope	0.4425 to 0.8807
EC$_{50}$	4.476e$-$008 to 9.577e$-$007

Bottom	$= 0.0$
Top	$= 100.0$
LogEC$_{50}$	-7.114
HillSlope	0.8408
EC$_{50}$	7.699e$-$008
95%信頼区間	
LogEC$_{50}$	-7.232 to -6.996
HillSlope	0.7658 to 0.9157
EC$_{50}$	5.867e$-$008 to 1.010e$-$007

図 47.6　非線形回帰により適合される用量反応データ
左右の表は GraphPad Prism 5.02J による。右のグラフでは，EC$_{50}$（影の部分）の CI が非常に狭い。

E3c.　点の1つは100%を超える反応を示す。あり得ないという理由からこれを除去すべきか？

E4a.　図 47.7 はデータと線形回帰による適合直線を示す。グラフに示された R^2 値と P 値を解釈しなさい。

縦軸: 酵素活性
横軸: 基質濃度（mM）

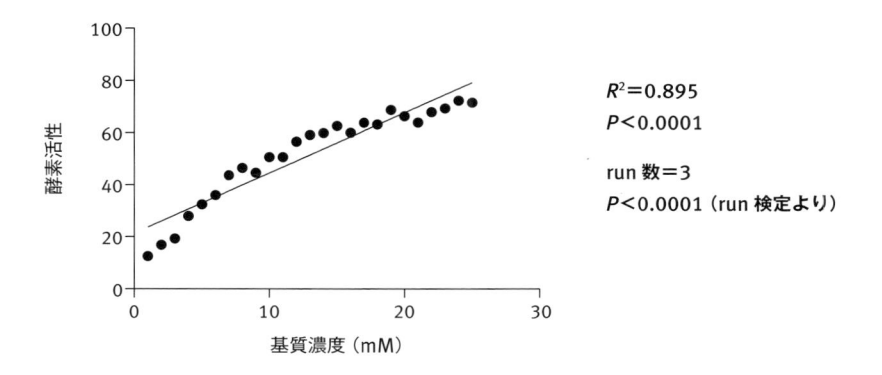

$R^2 = 0.895$
$P < 0.0001$

run 数＝3
$P < 0.0001$（run 検定より）

図 47.7　線形回帰と run 検定

表 47.2　心事象（死亡，非致命的心筋梗塞，血行再建術の必要性）を予測するロジスティック回帰の結果
データは Arad ら（2000）の表 3 の一部による。

変数	オッズ比	95% CI
冠動脈カルシウムスコア＞160	14.3	4.9 ～ 42.3
年齢＞55 歳	3.3	1.3 ～ 8.4
コレステロール高値	4.0	1.3 ～ 12.2
高血圧	2.6	1.1 ～ 6.1
糖尿病	4.8	1.6 ～ 13.9

E4b.　図 47.7 は run 検定の結果についても示す。これは本書に含まれている検定法ではない。他書またはウェブを参照し，P 値の意味を解釈しなさい。

E5.　Arad ら（2000）は，冠動脈のカルシウム測定が心発作の予測に役立つか否かを調べる大規模な研究を行った。彼らは，心症状のない 1,177 人の対象を調べた。電子線コンピュータ断層撮影と呼ばれる非侵襲的な方法により冠動脈のカルシウムを測定した。結果は冠動脈カルシウムスコアとして報告された。Arad らはすべての対象を 3 ～ 4 年間追跡し，心事象を記録した（3 人が死亡，15 人が非致命的な心筋梗塞を発症，21 人が胸痛の緩和に血行再建術を必要とした）。疑問は，カルシウムスコアが標準的な心リスク因子（年齢，高コレステロール値，高血圧，糖尿病）と比較して，心事象の発生をよりよく予測するか否かである。完全なデータは対象の 787 人で入手可能であった。これらのデータはロジスティック回帰により解析され，その結果を表 47.2 に示す。

a. オッズ比は一群におけるリスクを別の群と比較する。ロジスティック回帰モデルによりオッズ比を計算する場合，どの群を比較群とするか？
b. 5つの変数のうち，モデルに対して統計学的に有意（$P<0.05$）な寄与を示すのはどれか？ どの P 値がもっとも高いか？
c. ロジスティック回帰モデルを書き出しなさい。
d. 55歳以上で冠動脈カルシウムスコアが160以上である対象の予測オッズ比はいくつか？
e. この研究は十分な対象を有するか？
f. 心事象の大部分（39人のうち21人）は，冠動脈血流を回復させる血管形成術または冠動脈手術を必要とした。いくつかの例では，これらの処置を行う決断が困難であった。冠動脈カルシウムスコアが高いという情報によってこれらの決断が部分的に影響される場合，結果はどのようになるか？
g. オッズ比14.3の意味を平易な言葉で説明しなさい。

CHAPTER 48 復習問題の解答

第47章の問題すべてと解答をここに示す。本章を読むことは，実際に問題を解かないにしても統計学の復習に役立つ。

■ A. 比率や生存曲線，計数の CI に関する問題

A1. 新しい手術を受けた最初の患者100人のうち，6人が死亡した。この手術で死亡する確率の95% CI が計算できるか？ そうであれば，区間を計算しなさい。そうでなければ，どのような情報が必要か？ どのような前提が必要か？

CI の計算は可能である。これは比率の CI に対する単純な計算である。比率は6/100である。第4章では CI を計算する修正 Wald 法を説明した。まず，CI の中心である p' を計算する。

$$p' \approx \frac{S+2}{n+4} \approx \frac{6+2}{100+4} \approx 0.0769 = 7.69\%$$

誤差範囲 W は次のように計算する。

$$W \approx 2\sqrt{\frac{p'(1-p')}{n+4}} \approx 2\sqrt{\frac{0.0769(1-0.0769)}{100+4}} \approx 0.0523 = 5.23\%$$

95% CI は $(p'-W) \sim (p'+W)$，すなわち $2.46 \sim 12.92\%$ の範囲である。

これらの結果を解釈するには，母集団を定義しなければならない。これらが実際のデータであれば，研究者がどのように患者を選択したか知りたいだろう。特に病状の重い患者か？ 彼らは，特定の病状を伴うすべての患者を代表するか，それとも一部の患者か？ 研究者がどのように患者を選択したか不明であれば，このデータは全く役立たない。抽出した母集団が定義できれば，100人の患者がこれらを代表し，それぞれが独立に選ばれているという前提が必要である。これらの前提が受け入れられれば，母集団における全体の死亡率が95% CI のいずれかに存在することは95%確実である。

A2. 患者100人を対象に新薬の調査を行ったところ，血圧が平均6%低下した。

この薬物による血圧の低下率に対する95% CIを計算できるか？　そうであれば，区間を計算しなさい。そうでなければ，どのような情報が必要か？血圧の低下率に対する95% CIとは何か？　どのような前提が必要か？

　　これは前問に類似するが，実際には全く異なる。前問の百分率は比率であった。本問の百分率は測定値の変化である。SDやSEMが得られていなければ，CIは計算不可能である。

　　百分率に注意しよう。百分率は，比率や比率の相対差，測定値の相対差など多くの意味を持つ。第4章の方法は比率だけに適用される。

A3. 細胞の生存力をトリパンブルー染色で調べるために血球計算器を利用する。94個の非染色細胞（生存）と6個の染色細胞（生存していないことを示す）が数えられた。染色細胞（死亡）の比率に対する95% CIが計算できるか？そうであれば，区間を計算しなさい。そうでなければ，どのような情報が必要か？　どのような前提が必要か？

　　これは，上述のA1と本質的に同じ問題である。母集団は細胞を入れた試験管全体であり，これらの細胞のサンプルについて生存力を評価した。試験管をよく混ぜたとすれば，サンプルが母集団からランダムに抽出されたとする前提は妥当である。母集団全体における染色細胞の比率に対する95% CIを計算することが可能である。染色（死亡）細胞の比率が修正Wald法により2.5〜12.9%の範囲にあることは95%確実である。

A4. 1989年，サンディエゴの医学部2年生125人のうち，20人が生物統計学コースで不合格となった（口頭試問による再試験まで）。合格する確率の95% CIが計算できるか？　そうであれば，区間を計算しなさい。そうでなければ，どのような情報が必要か？　どのような前提が必要か？

　　コンピュータ・プログラムに数値を入力してCIを計算するのは容易である。しかし，これは何を意味するのだろうか？　1989年には125人の学生しか存在せず，サンプルを実際に得ているわけではない。1989年の125人の学生が他の年（または，他の都市）の学生を代表し，コース内容や学生の準備状況，試験の難易度，合格ラインの設定に変化がないと仮定する場合に限って，CIを計算する意味があるだろう。また，学習の動機づけとなりうるため，将来の学生がこの問題を読んでいないことも想定しなければならない。実際，1990年の学生はこの問題を読み，労力が必要であるというメッセージを受け取ったため，学習にいそしんだ。最初の試験で，彼らは全員合格となった。

　　これらの前提が真である可能性が低いため，CIの計算に意味があるとは考えにくい。それでも前提が成立すると考える場合，合格の95% CIは76〜90%の範囲にあると計算できる。

A5. Ross Perotは1992年の米国大統領選挙で，全投票者の19%から票を獲得

した。彼を支持した投票者の比率に対する 95% CI が計算できるか？ そうであれば，区間を計算しなさい。そうでなければ，どのような情報が必要か？ どのような前提が必要か？

　　CI を計算する意味はないだろう。それぞれの候補者に票を投じた投票者の正確な比率が知られている。これは，選挙前の世論調査ではなく，選挙の結果である。母集団からサンプルを得ているわけではなく，CI は的を得ず無意味である。

A6. ある都市の昨年におけるまれな疾患の罹患率は，人口 10,000 人に対して 25 人であった。この罹患率の 95% CI が計算できるか？ そうであれば，区間を計算しなさい。そうでなければ，どのような情報が必要か？ どのような前提が必要か？

　　まず，CI の計算に意味があるか否か考えよう。昨年における母集団全体の罹患率が知られているため，昨年の罹患率に対する CI の必要性はない。罹患率が年により必ずしも系統的に変化しないとすれば，昨年の母集団を以後数年間の母集団からのサンプルと見なすことは合理的である。したがって，以後数年間における全体の罹患率の CI を計算することは可能である。

　　問題では，人口 10,000 人あたりの疾患症例数が述べられているが，このデータは人口 1,000,000 人から収集されているため，10,000 は実際の分母ではない。したがって，サンプル比率は人口 1,000,000 人に対して 2,500 人である。95% 信頼度として修正 Wald 法を適用すれば次が得られる。

$$p' \approx \frac{S+2}{n+4} \approx \frac{2500+2}{1000000+4} \approx 0.002502 = 0.2502\%$$

$$W \approx 2\sqrt{\frac{p'(1-p')}{n+4}} \approx 2\sqrt{\frac{0.2502(1-0.2502)}{1000000+4}} \approx 0.000866 = 0.0866\%$$

　　95% CI はおよそ 0.16 ～ 0.34% の範囲である。疾患の罹患率が変化しないとすれば，次の数年間における真の平均罹患率がこの範囲内のいずれかに存在することは 95% 確実である。

A7. いく人かの対象が存命中である場合，中央生存時間を計算することは可能か？

　　すべての生存時間を順に挙げる場合，中央生存時間は生存時間の中央に等しい。対象が存命中である場合，これらの人の生存時間を知ることはできない。しかし，これらの生存時間は，すでに死亡したどの対象よりも長いと考えられる。したがって，いく人かの対象が存命中であるとしても，少なくとも半数が死亡していれば，中央時間を見いだすことが可能である。中央生存時間は，対象の半数が存命し，半数が死亡する時点を指す。

A8. 生存曲線が階段状に描かれる理由とは？

　　サンプルにおける対象の生存が曲線として描かれる。対象が死亡する度に生存率が低下する。次の患者が死亡するまで，生存率は一定のプラトーのままである。

　　目的が母集団における生存の最良推定を描くことにある場合，異なる曲線が得られる。1人の患者の死亡から次の死亡まで斜線を描くことになるだろう。この場合，曲線は階段状とならない。しかし，サンプルの生存を示す生存曲線を描くことが慣習であり，したがって，階段状の曲線が用いられる。

A9. ある生存曲線は，重篤なために受診できず，研究から脱落したために打ち切られた多くの対象を含む。この生存曲線は，母集団の生存を過大評価するか，それとも過小評価するか？

　　打ち切られた患者は平均的な対象より重篤であるため，打ち切られていない患者より早く死亡する傾向を示す。残りの患者は全体の平均より長く生きる傾向にあるため，残りの患者におけるデータは母集団全体の生存を過大評価する。

　　生存曲線は，打ち切られた対象の生存が，打ち切られていない対象の生存と平均的に等しいと仮定する場合に限って解釈できる。多くの対象が打ち切られる場合，これは重要な前提である。研究の規模が大きく，わずかな対象しか打ち切られない場合，大きな問題にはならない。

A10. ある研究が1991年1月1日に開始され，1994年12月31日に終了した。次に示す対象のそれぞれはどのようにグラフに示されるか？

　a. 1991年3月1日に組み入れられ，1992年3月31日に死亡。
　b. 1991年4月1日に組み入れられ，1992年3月1日に脱落。
　c. 1991年1月1日に組み入れられ，研究終了時点で生存中。
　d. 1992年1月1日に組み入れられ，研究終了時点で生存中。
　e. 1993年1月1日に組み入れられ，研究終了時点で生存中。
　f. 1994年1月1日に組み入れられ，1994年12月30日に死亡。
　g. 1992年7月1日に組み入れられ，1993年3月1日に自動車事故で死亡。

　a. この対象は13か月の時点における曲線の下降として示される。
　b. この対象は11か月で打ち切られた。11か月の時点における上向きのヒゲ（または，丸）として示される。
　c. この対象は，全研究期間である48か月間生存した。48か月の時点で打ち切られる。グラフが48か月で終了するため，目印のヒゲは見える場合と見えない場合がある。
　d. この対象は研究開始後36か月で生存中である。36か月で打ち切られ，この時点における上向きのヒゲとして示される。

e. この対象は研究終了時の24か月で生存中である。24か月で打ち切られ，この時点における上向きのヒゲとして示される。

f. この対象は研究開始後12か月で死亡した。この時点における曲線の下降として示される。

g. これは不明確である。この対象は8か月後に自動車事故で死亡した。これは，研究者の考え方に依存して，死亡または打ち切り対象として扱われる。理想的には，データを収集する以前に，研究プロトコールにおいて，このような状況の扱い方を決めておくべきである。対象疾患による死亡だけを数える研究があるが，大部分の研究はすべての原因による死亡を数える。両者の方法でデータ解析を行う研究もある。がん研究で自動車事故による死亡を含める理由は何だろうか？ 問題は，がん（および，その治療）と実際に関連していない死亡であると確実に知ることができない点にある。この例における自動車事故は，研究に含まれる投薬が反応時間を遅らせていなければ，または，がんが周辺視野に影響していなければ，避けられたかもしれない。

A11. ある生存研究が対象100人で開始された。5年目が終わる前に打ち切られた患者はなく，25人が死亡していた。6年目に5人の患者が打ち切られ，7年目には5人が死亡した。7年目が終了した時点における生存率はどの程度か？ この生存率に対する95% CI はどの程度か？

本書では生存曲線の計算式を示していないが，理解することは極めて容易である。5年目の終了時点で25人が死亡し，75人が生存中である。したがって，生存率は75%である。6年目には5人の患者が打ち切られた。これは生存率を変化させず，75%のままである。翌年，5人の対象が死亡した。この年の初めには70人の対象(100−25−5)が生存していた。7年目の終わりには65人の対象が生存している。7年目の開始時点で生存している対象にとって，その年に生存する確率は65/70，すなわち92.86%である。すでに計算したように，7年目の開始時点までに生存している確率は75%である。したがって，時間0から7年目の終了時点までに生存している確率は，これら2つの確率の積に相当し，75%×92.86% = 69.6%である。

CIを求めるには，総数から7年目が終わる前に打ち切られた対象を減じた数をnとする。これは，100−5 = 95に等しい。$p = 0.696$，$n = 95$として，第5章の"方法：生存率に対する信頼区間の計算"の項に示した式を利用する。誤差範囲Wは0.094に等しいため，95% CI は(0.696−0.094)〜(0.696+0.094)，すなわち0.602〜0.790，したがって60.2〜79.0%の範囲である。

A12. 白血球を数えるために血球計算器を利用する。顕微鏡下に多くの方眼が存在し，25個の方眼は0.1 μLに相当する。9つの方眼における細胞数を数え，白血球50個を見いだした。μLあたりの細胞数に対する95% CI が計算でき

るか？ そうであれば，区間を計算しなさい。そうでなければ，どのような情報が必要か？ どのような前提が必要か？

9つの方眼に50個の白血球を数えた。CIを計算するには，実際に数えた数である50を利用しなければならない。表6.1から，9つの方眼における平均細胞数の95% CIは37.1〜65.9の範囲である。μLあたり250個の方眼が存在し，9つの方眼が数えられたため，μLあたりの細胞を得るには(250/9) = 27.77を乗じる。95% CIは1,030〜1,830細胞/μLの範囲である。

A13. 1988年，*Nature*の論文（Davenasら，1988）が大衆紙や科学誌に論争を巻き起こした。Davenasらは，初期濃度から10^{-120}に希釈した抗体でも，好塩基球を刺激して脱顆粒を引き起こすと主張した。しかし，このような希釈では，抗体の単一分子でさえ試験管内に残る確率が極めて低い。研究者らは，抗体が存在していたことを溶液が何らかの形で"記憶していた"と仮説を立てた。これらの結果は，極端に低い濃度の薬物が治療に有効であるという理論，すなわちホメオパシーの証拠になるとされた。

分析法は単純である。テスト溶液を好塩基球に加え，培養する。次に染色する。一定容積内の染色細胞数を数える。対照と処理した試験管内の細胞数を比較する。脱顆粒した細胞は色素を取り込まないため，低い値は多くの細胞が脱顆粒したことを示す。

Davenasらは，"実際に3回数えた好塩基球数の平均値と標準偏差"を示した。最初の実験では，3つの対照試験管で，81.3±1.2，81.6±1.4，80.0±1.5と報告された。別の日に行った2番目の実験でも類似した結果が得られた。一方，希釈した抗体で処理された試験管では染色細胞数がかなり低く，希釈抗体が脱顆粒を引き起こしたことを示唆する。この問題では，対照試験管についてだけ考える。

a. これらの対照値が驚くべきものである理由とは？
b. これらの結果はどのようにして得られたか？

a. Davenasらは顆粒を有する細胞だけを数えた。示された結果では，容積内で数えられた平均細胞数が約80であった。これが真であれば，Poisson分布から異なる実験で観察される期待値がわかる。表6.1から，95% CIは63〜100の範囲である。実験を多く繰り返す場合，その95%ではこの範囲に細胞数が数えられ，5%では範囲外であることが期待される。しかし，報告された結果はこれよりはるかに少ない変動を示した。

b. 1つの可能性は，研究者が幸運であり，非常に少ない変動を偶然に得たというものである。これほど少ない変動を得る確率が非常に少ないため，この可能性は極めて低い。細胞がよく混ぜられ，ランダムに抽出される

とすれば，Poisson分布は観察することが期待される値の分布を示す。完全な実験技術を前提とすれば，これ以上のことはできない。実験に粗雑な点があれば，より多くの変動が生じうる。どのように注意深く実験を行ったとしても，よほどの幸運に恵まれない限り，Poisson分布による予測より少ない変動を得ることはない。

　　それでは，この結果はどのようにして得られたのだろうか？　確実に知る方法はないが，1つの可能性がある。信頼できる方法で細胞を数えることは困難である。これには，次の質問に示すように，何らかの判断が必要である。境界上の細胞をどのように扱うか？　実際の細胞と細胞片をどのように区別するか？　2つの細胞が凝集している場合，1つとして数えるか，それとも2つとして数えるか？　得ると"思われる"結果を知っている場合，期待される数を得るように，解答が偏るかもしれない。

　処理サンプルにおける染色細胞数が対照サンプルにおける数を超える場合はどうするか？　偶然や，希釈抗体が何ら影響を及ぼさないとの前提により，サンプルの半分は平均より染色細胞数が多く，半分は少ないことが期待される。染色細胞数が対照の平均を超えるサンプルからデータを除外する場合（これらのデータがあり得ないと思われるため），このデータはバイアスを受け，より少ない平均値を示すことになる。この場合，結果の解釈は不可能である。

　このような分析法（細胞を用手的に数える）では，細胞を数える研究者が試験管の内容を知らないことが不可欠であり，そうすれば，期待される結果がバイアスを与えることはない。さらによい方法は，バイアスのかからないように数える機器を利用することである。機器はより多くの細胞を数えることも可能であり，したがって，CIは狭まる。

　別の手段で実験方法を改善することも可能である。脱顆粒した細胞だけでなく，すべての細胞を数えてはどうだろうか？　細胞数の代わりに，ヒスタミンを遊離する細胞から遊離ヒスタミン量を測定するなど，より正確な分析法を利用してはどうだろうか？

■ B. SDやSEM，CI，対数正規分布に関する問題

B1.　典型的なメディカルスクールにおける学生の年齢のSDを推定しなさい（およその推定値で十分である）。

　　データがなければSDを正確に決定することはできない。しかし，その推定は可能である。メディカルスクール1年生の平均年齢は，おそらく23歳である。学生の多くはこれより1歳年上か年下である。若干の学生は年齢

がさらに上または下を示す。年齢分布が Gauss 分布に近似するとすれば，学生の 2/3 は平均値の上下 1 SD の範囲に含まれる。したがって，SD はおそらく 1 歳である。これは，明らかにクラスごとに異なる。より高齢の学生が存在することで分布が偏る（非対称性となる）可能性があり，SD をわずかに大きくさせる場合がある。

　この問題のポイントは，SD が単に数式に基づいて得られるものではないと示すことである。むしろ，SD はデータの散らばりを示す。値の散らばりについて大ざっぱな考えがあれば，計算しなくとも SD を推定することができる。

B2. 成人における毎晩の睡眠時間の SD を推定しなさい。

　データがなければ SD を正確に決定することはできない。しかし，その推定は可能である。成人の平均睡眠時間は約 8 時間である。より多く眠る者がいれば，少ない者もいる。睡眠時間がおよそ Gauss 分布に従うとすれば，平均値から ±1 SD 以内に母集団の 2/3 が含まれる。SD をおよそ 1 時間と推定する。これが真であるとすれば，成人の約 2/3 は毎晩 7〜9 時間睡眠し，95％ は毎晩 6〜10 時間の睡眠をとる。

　この問題のポイントは，前問と同様，SD が単に数式に基づいて得られるものではないと示すことである。むしろ，SD はデータの散らばりを示す。値の散らばりについて大ざっぱな考えがあれば，計算しなくとも SD を推定することができる。

B3. 次のコレステロール値（mg/dL）が 10 人の対象で測定された。
　260, 150, 160, 200, 210, 240, 220, 225, 210, 240
平均値，中央値，分散，SD，変動係数を計算しなさい。単位を付けることを忘れずに。

　　平均値 = 211.5 mg/dL
　　中央値 = 215 mg/dL
　　分散 = 1200.28 (mg/dL)^2
　　SD = 34.645 mg/dL
　　変動係数 = 34.645/211.5 = 16.4%

B4. 11 人目の値（931）を上記の問題に加え，すべての値を計算し直しなさい。

　　平均値 = 276.9 mg/dL
　　中央値 = 220 mg/dL
　　分散 = 48,142 (mg/dL)^2
　　SD = 219.4 mg/dL
　　変動係数 = 219.4/276.9 = 79.23%

　他の値よりも極端に大きい値を 1 つ加えると，平均値や分散，SD，変動係数は非常に増大する。中央値に対する影響は少ない。

B5. 患者20人を対象に血液中の酵素活性が測定され，結果は79.6±7.3単位/mL（平均値±SD）と報告された。結果の分布に関する他の情報は与えられていない。確率分布がどのような形状を示すか推定しなさい。

　他の情報が与えられていない場合，酵素活性がおよそGauss分布に従うと考えることは合理的である。そうであれば，値の約2/3は平均値の上下1 SD内，すなわち約72〜87の範囲内に含まれ，値の約95%は平均値の上下2 SD内（65〜94）に含まれるはずである。

B6. 患者20人を対象に血液中の酵素活性が測定され，結果は9.6±7.3単位/mL（平均値±SD）と報告された。結果の分布に関する他の情報は与えられていない。確率分布がどのような形状を示すか推定しなさい。

　前問と同様，酵素活性の分布がおよそGauss分布に従うとの前提から始めることになる。これが真であるとすれば，母集団の95%は，平均値±2 SDにより定義される。しかし，この範囲は負の値を含み，酵素活性が負を示すことはあり得ない。したがって，この分布はおそらく平均値とSDで述べられるGauss分布に従わない。この分布は，おそらく，"右"に端tailを持つ非対称性を示し，対数正規分布の可能性がある。2項分布の可能性もある。

B7. Wechsler IQ スケールは，平均値が100，SDが15となるように作成されている。IQが130以上である母集団の比率はどの程度か？

　この問題は，Gauss分布のどの程度の比率が，平均値の2 SD上より大きい値を示すか尋ねている。Gauss母集団の約95%は，平均値±2 SDで定義される範囲内に存在し，したがって5%はこの範囲外である。Gauss分布が対称性を示すため，母集団の2.5%は平均値の2 SD上より大きい値を持つ。

B8. 培養細胞の酵素活性が測定された。この実験は3日間繰り返され，それぞれの日で実験が3回行われた。実験条件と細胞の培養条件はそれぞれの日で同一であり，実験を繰り返す唯一の目的は，より正確な値を得ることにある。酵素活性を膜タンパク1 mgあたりの毎分の単位として，表47.1に結果を示す。これらのデータを公表目的に要約しなさい。論文の読者は，それぞれの日の個々の結果でなく，全体の平均値（総平均）と散らばりに関心がある。結果を平均値や誤差値，nとして示しなさい。答えを正当化しなさい。

　この問題には2つの困難な点がある。まず，火曜日の2回目の値をどのように扱うか決めなければならない。これは他の値と著しくかけ離れている。外れ値をどのように扱うか決めることは困難であり，研究者によって考え方が異なる。この場合，値がおそらく正しくないことは明らかである。火曜日の他の2つの値とかけ離れているだけでなく，他の日に測定された6つの値ともかけ離れている。実験が培養細胞で行われたため，日ごとの生物学的変動は存在しない。散らばりに唯一寄与するのは，実験誤差である。967という値は明らかに正しくないと思われる。まず，研究ノートを見直し，実験

中の試験管について何か気づいた点はないか調べる。既知の問題がこの外れ値に見いだされるならば，その値を安心して除外する。そうでなくとも，解析から除外し，行ったことを正確に研究ノートに記録する。この値を含めることは，計算を台無しにするため，その結果は役立たないだろう。

　　行が異なる患者を示す場合（同じ細胞培養系における異なる実験でなく），答えは異なってくる。異なる患者では，生物学的変動が関与する。大きい値が正しく，2つの小さい値が間違っているかもしれない。2番目の患者が，実際に最初の患者や3番目の患者と異なるかもしれない。これらを見いだすため，可能ならば，2番目の患者で2回目の実験を行う。

　　もう1つの問題は，残る8つの値をどのように併合するかである。これらを8つの独立した測定と考えるのは，必ずしも公正でない。同日における3回の測定値は，他の日の測定値より，互いに類似する。これは，同日内の測定よりは実験日が異なるほうが，変動に対する影響が大きいためと考えられる。したがって，8つの値すべての平均値やSD，SEMを計算することは妥当でない。

　　総平均（しばしば，一致平均 consensus mean と呼ばれる）のCIを計算する方法は驚くほど複雑で，多くの答えを伴い，これは，特に（外れ値を除いた後の）サンプルサイズが3日間すべてで等しくないためである。単純なアプローチは，それぞれの日で値の平均値を計算し，次に，3つの平均値に対する平均値とSEMを求め，95% CIを計算する。母集団を $n=3$ であるすべての可能な実験の平均値と考えるならば，これは合理的である。真の平均値がこのCI内のいずれかに存在することは95%確実である。

　　3つの平均値は227.7, 272.0, 249.7 である。総平均は249.8, SEM は12.8（$n=3$）である。総平均の95% CI は194.7 ～ 304.9 の範囲である。類似した実験を多く繰り返す場合，この95% CI は，実験の95%で真の平均値を含む。これは，次のように報告されるだろう。

　　"それぞれ3回繰り返す実験を3回行った。1つの異常に高い値を除外した後，それぞれの実験の平均値を計算した。総平均は249.8, SEM は12.8（$n=3$）である。95% CI は194.7 ～ 304.9 の範囲である"

B9.　ある論文で，細胞膜が膜タンパク 1 mg あたり 1,203±64 fmol（平均値±SEM）の受容体を有すると報告された。このデータは実験を9回行った結果である。

　　a. 95% CI を計算しなさい。平易な表現でこの意味を説明しなさい。
　　b. 90% CI を計算しなさい。
　　c. 変動係数を計算しなさい。

　　a. $n=9$ では，自由度 $=8$, $t^*=2.3060$（付録D参照）である。したがって，

95% CI は 1,055 〜 1,351 fmol/mg タンパクである。9 つの実験のそれぞれが独立に行われるとすれば，真の平均値（実験を多く繰り返す場合）がこの範囲内に含まれることは 95% 確実である。

b. 自由度＝8 では，90% CI に対する t^* は 1.8595（付録 D 参照）である。90% CI は 1,084 〜 1,322 fmol/mg タンパクの範囲である。

c. 変動係数（CV）は SD を平均値で除したものである。SD は SEM にサンプルサイズの平方根を乗じたものに等しく，64×3，すなわち 192 である。したがって，CV は 192/1,203，すなわち 16.0% である。平均値と SD が同じ単位を有するため，CV は単位を持たない無次元の比である。

B10. ランダムに選んだ 10 人の対象で血圧を測定し，平均値 125 mmHg，SD 7.5 mmHg であると計算した。SEM と 95% CI を計算しなさい。次に，同じ母集団から 100 人の対象をランダムに選んで血圧を測定した。この SD と SEM にはどのような値が見いだされると期待されるか？

SEM は SD をサンプルサイズの平方根で除したものであるため，これは $7.5/\sqrt{10}$，すなわち 2.37 に等しい。$n=10$ では，自由度＝9，$t^*=2.26$ である。95% CI は平均値の両側に 2.26 SEM，すなわち 119.6 〜 130.4 mmHg の範囲である。

サンプルサイズを増やす場合，SD が変化することは期待されない。SD はデータの散らばりを示すもので，より多くの対象を抽出しても散らばりは変化しない。SD をより正確に知ることができれば，この値はおそらく変化する。しかし，SD はより多くの対象を加えるにつれ，等しい可能性で増えたり減ったりする。SD の最良推定値は，それでも 7.5 mmHg に等しい。

SEM は母平均の推定がどの程度正しいかを定量化する。サンプルサイズを増やす場合，サンプル平均はおそらく母平均に近づく。したがって，サンプルサイズが大きくなるにつれて，SEM は小さくなる。$n=100$ では，SEM の最良推定値は $7.5/\sqrt{100}$，すなわち 0.75 mmHg である。

多くの学生は，サンプルサイズが大きくなれば SD が小さくなるはずと誤解しているが，そうではない。SD は変動や散らばりを定量化し，散らばりは実在する。母集団の値は必ずしもすべてが同一ではない。より多くのサンプルを集めることは SD をよりよく知ることに役立つが，サンプルサイズの増加に従って SD の大きさが予想通りに変化することはない。SD は母集団の属性を定量化し，この属性（散らばり）はより多くの対象を抽出しても変化しない。

まだ混乱しているならば，より多くの対象を集める場合に平均値がどのように変化するか考えてみよう。より多くのサンプルを収集すれば，母平均をよりよく知ることになるが，$n=100$ によるサンプル平均と $n=10$ によるサンプル平均は必ずしも等しくない。平均値が増す可能性も減る可能性も同じ

である。サンプル平均は母集団の属性（その平均）を定量化するものであり，より多くの対象を抽出することで母集団が変化することはない。

一方，標準誤差は異なる。これは母集団の属性を定量化しない。これはサンプリング誤差を定量化し，その値はサンプルサイズによって（部分的に）決まる。より大きいサンプルを収集することは，平均値の標準誤差の値を減少させる。

B11. サンプル SD（分母は $n-1$）から CI を計算する場合と異なり，母集団の SD（分母は n）から CI を計算することに意味がない理由とは？

母集団の SD が知られている場合，母集団の値すべてを知っているはずである。これが真であれば，母平均が正確に知られていることになり，CI を計算する意味はない。真の母平均が不確実である場合に限って CI が役立つため，不確実さを定量化する手段として CI の計算を行う。

B12. 16 人の対象でデータを測定した結果，平均値の 95% CI は 97 〜 132 の範囲であった。99% CI を計算しなさい。

CI は平均値の周囲で対称性を示すため，平均値は 97 と 132 の平均，すなわち 114.5 に等しくなければならない。16 人の対象では，95% CI は平均値から両方向に SEM の 2.13 倍の等しい距離の範囲を示す。したがって，SEM は 132 と 97 の差を 2.13 の 2 倍で除した値となる。すなわち，SEM は 35/(2×2.13) であり，約 8.22 となる。SD は SEM にサンプルサイズの平方根を乗じた値に等しく，8.22×4，すなわち 32.88 である。自由度 = 15 で 99% CI を計算するには，$t^* = 2.95$ である（付録 D 参照）。したがって，99% CI の誤差範囲は 2.95 に SEM を乗じた値，2.95×8.22，すなわち 24.25 である。99% CI は (114.5 − 24.25) 〜 (114.5 + 24.25)，すなわち 90.3 〜 138.8 の範囲である。99% CI は 95% CI より幅広いことに注意しよう。

B13. 2 つの平均値間の差の標準誤差はそれぞれの平均値の標準誤差より大きい。この理由とは？

差の標準誤差は 2 つの母平均の差をどの程度よく知っているか定量化する。これは，2 つの SEM に反映されるそれぞれの平均値をどの程度よく知っているかに依存する。2 つの平均値のそれぞれにおける不確実さは差の不確実さに影響する。

B14. Pullan ら（1994）は潰瘍性大腸炎の治療におけるニコチンの経皮投与の効果を調べた。ベースラインの血漿ニコチン濃度は 0.5 ± 1.1 ng/mL（平均値 ± SD；$n = 35$）であった。6 週間の治療後，血漿濃度は 8.2 ± 7.1 ng/mL（$n = 30$）であった。ニコチン濃度は Gauss 分布または対数正規分布のいずれから抽出されている可能性が高いか？

母集団が Gauss 分布である場合，母集団における値の約 95% は平均値 ± 2 SD 以内に存在し，分布は平均値周囲で対称性を示す。この問題に与えら

れた値では，ニコチン濃度が負を示しうる場合に限ってその可能性があるが，負となる場合はもちろんあり得ない。また，SDは大きい平均値を示す群でより大きい傾向を示す。これら2つの理由から，この分布はGauss分布でなく，対数正規分布である可能性が高い。

■ C. P値と統計学的有意性に関する問題

C1. 実験を行い，両側P値が0.08であると計算した。片側P値はどの程度か？どのような前提を置くか？

　期待される変化の方向がデータを収集する以前に予測される場合，片側P値だけを計算することができる。変化が予測された方向に生じる場合，片側P値は両側P値の半分，すなわち0.04である。

　変化が逆方向に生じる場合，状況はより複雑になる。片側P値は次の質問に答える。すなわち，帰無仮説が真であるとすれば，観察されたのと同程度に大きいか，またはそれ以上の大きさで，実験仮説の方向に差が示される対象をランダムに抽出する確率はどの程度か？　結果が実験仮説と逆の方向に示される場合，片側P値は1.0から両側P値の半分を減じた値となる。したがって，片側P値は0.96である。

　観察された差が実験仮説と逆の方向にある場合，片側P値の計算が実際に役立つことはない。P値は非常に大きく，差は偶然によると結論づけるべきである。

C2. 米国食品医薬品局（FDA）では，新薬の第Ⅲ相試験で両側に基づく統計学的検定を要求し，$P<0.05$を統計学的に有意と定義する。この方針を変更し，有意性の定義として0.05を閾値としたまま片側P値を要求する場合はどうなるか？

　まず，現実をチェックしよう。薬物を承認するか否かを決定する場合，多くの考慮すべき点がある。この問題では，第Ⅲ相臨床試験の一次エンドポイントに対する治療の差のためのP値だけを考える。この臨界P値が決定に強く影響するいくつかの場合がある。この例では，この1つのP値が新薬を承認するか否かの決定に利用される唯一の情報であると仮定する。

　有意水準5%（両側）の定義は単純である。新薬が比較対象（プラセボまたは標準治療）より実際に優れた効果を示さない場合，統計学的に有意とされるのに十分大きい差をランダムに生じる確率は5%である。この半分では（5%の半分，すなわち2.5%），差が正しい方向に存在し（新薬が優れた効果を示す），薬物は承認される。また半分では，差が誤った方向に存在する（新薬が標準薬より劣った効果を示す）。結果は統計学的に有意であるが，薬物の効果が比較される治療より有意に劣っているため，この薬物が承認される

ことはない．事実，現在の方針では，薬物承認決定のための片側 P 値に有意水準 2.5% を利用している．

片側 P 値に有意水準 5% を利用するよう方針を変更する場合はどうなるだろうか？ 新たな治療に真の潜在的な優位性が存在しない場合，新たな治療が既存の治療より統計学的に有意に優れていると結論づける確率は 2.5% から 5.0% に倍増するだろう．

結果が統計学的に有意であると宣言しやすくすることで，この変更は検出力も増大させる（同一のサンプルサイズで研究を行ったと仮定）．したがって，この方針変更は，標準薬より真に優れた薬物の承認率を増加させる可能性をも高める．これらの薬物のいくつかは 0.05 〜 0.10 の間の両側 P 値を示すだろう．片側基準に変更することで，これらの P 値は 0.025 〜 0.05 の間となり，したがって，薬物は承認されるだろう．

FDA は，"類似"薬や劣った薬物から大衆を保護する一方で，真に優れた新薬を承認する正しいバランスを見いださなければならない．片側 P 値への変更は，このバランスを変化させ，より多くの薬物の承認を可能にする．より多くの優れた薬物が承認される一方で，価値のない薬物の承認も増すだろう．

C3. 薬学実習クラスの 111 人全員が，1 回の実験でそれぞれの学生から 1 回採血を行う研究に志願した．同じ実験助手により，すべての血液サンプルから生理活性物質である 17β-エストラジオール濃度が測定された．また，それぞれの志願者の性別が記録された．

研究者は，クラスの男性 43 人は女性 68 人より 17β-エストラジオール濃度が低いと仮説を立てた．男性では，平均値 = 17.2 pg/mL，中央値 = 15.5 pg/mL であった．女性では，平均値 = 238 pg/mL，中央値 = 146 pg/mL であった．研究者は次に，2 群をノンパラメトリック Mann-Whitney 検定で比較した．その結果，P 値は小さく，0.0001 未満であった．この P 値が答えとなる質問はどのようなものか？

より多くの，または無限大の母集団に関する推論を行うため，サンプルからのデータ解析に統計学的推論が利用される．Mann-Whitney 検定や t 検定は，サンプルから母集団に対する一般化や推論を行うための統計学的手段である．この問題では，男性 43 人と女性 68 人による特定の対象だけに研究者の関心が注がれ，より一般的な問題が考慮されていないように思われる．この場合，P 値は全く意味がない．この問題に示されるように，中央値を示すことでデータを要約することは意味がある．最小値と最大値，または四分位範囲，SD を示すことも役立つ．さらによいのは，すべての値をグラフに示すか，頻度分布のグラフを示すことである．しかし，P 値（および CI）は，サンプルから母集団への推定を目的とする場合に限って意味を持つ．

表 48.1　学生の考え方

事前確率 60%	受容体数が，実際に細胞あたり 100 以上増加する	帰無仮説が真である： 受容体数は変化しない	合計
$P<0.04$	540	16	556
$P>0.04$	60	384	444
合計	600	400	1,000

C4. ある学生が，特定のホルモンによる細胞処理が特定の種類の受容体数を増やすか否か調べたいと考えた。学生と指導教官は，細胞につき 100 未満の受容体数増加では少なすぎて関心の対象とならないことで一致した。学生は，類似した研究で観察された結果の SD に基づいて，細胞につき 100 以上の受容体数増加を見いだす検出力 90% を持つ必要サンプルサイズを計算した。そして，実験をこの回数行い，データを併合し，P 値 0.04 を得た。

　学生は，実験が非常に合理的であるとし，仮説が真であるとする事前確率は 60% であると考えた。これに対して指導教官は懐疑的であり，事前確率は 5% に過ぎないと考えた。

　a. 事前確率と P 値を組み合わせる場合，これらの結果が偶然により生じる確率はどの程度か？　学生と指導教官それぞれの考え方で答えなさい。
　b. 2 人が同じデータを異なって解釈しうる理由を説明しなさい。
　c. P 値が 0.001 である場合（検出力は 90% のままとする），教官の考え方はどのように異なるか？

　a. 学生の考え方を表 48.1 に示す。これは，1,000 回の仮想的な実験結果である。

　　$P<0.04$ である 556 の実験のうち，540 では受容体数が実際に増加した。したがって，受容体数が実際に増加する確率は 540/556 ＝ 97.1% であり，残りの確率 2.9% では，結果が偶然により生じる。

　　教官の考え方は，表 48.2 に示すように異なる。

　　$P<0.04$ である仮想的な実験すべてのうち，45/83 ＝ 54.2% で受容体数が実際に増加した。残りの 45.8% は第 1 種の過誤であり，ランダムサンプリングに起因する。したがって，実際に効果がある確率は約 50% に過ぎないと考えているため，新たな証拠は教官にとって確信させるものではない。

　b. この実験結果には 2 つの可能性が考えられる。

　　第 1 の可能性：ホルモン処理により，実際には受容体数は変化しない。観察された変化は偶然による結果である。統計学的計算はこの偶然の可

表 48.2　教官の考え方

事前確率 5%	受容体数が，実際に細胞あたり 100 以上増加する	帰無仮説が真である：受容体数は変化しない	合計
$P<0.04$	45	38	83
$P>0.04$	5	912	917
合計	50	950	1,000

能性がどの程度低いかを示す．この例では，帰無仮説が真であるとしても，観察されたのと同程度またはそれ以上に大きい差を実験の 4% に見いだすだろう．

第 2 の可能性：ホルモン処理により，実際に受容体数が増加する．

結果の解釈では，これら 2 つのうち，いずれの可能性が高いか決めなければならない．この例の学生は，データを集める前でさえ，2 番目の可能性がおそらく真であると考えた．この仮説を信じるほうが，25 回の実験で 1 回しか生じない偶然を信じるよりも満足できる．

教官はこの実験がうまくいかないという根拠を持っていた．おそらく，実験に利用される細胞がホルモンに対する受容体を欠くことを知っていたため，ホルモン処理により受容体数が変化する可能性は極めて低いと考えていた．教官は，"不可能な"実験がうまくいくと信じるか，4% の偶然が生じたと信じるかの選択をしなければならない．これはコイン投げと同じで，結論は不確実である．

実験結果を解釈するには，1 つの特定の実験の結果（P 値により要約される）と実験に関する事前の意見を統合しなければならない．人によって事前の意見が異なる場合，P 値が多少低いだけであれば，異なる結論に達するだろう．

c. ここで教官は，意味のない結果であるか，1,000 回に 1 回しか生じない偶然であるかを選択しなければならない．おそらく教官は，可能性の低い偶然よりも結果を信じるだろう．この判断は直観的に行われると思われるが，表 48.3 から説明可能である．この問題の前提が与えられる場合，このような 46 回に 1 回の結果は偶然によるが，46 回に 45 回は真の差を反映する（検出力を維持したまま P 値を小さくするには，サンプルサイズの増大が必要となる）．

C5. 薬学実習クラスの 3 年生 111 人の全員が，それぞれの学生から 1 回採血を行う研究に志願した．同じ実験助手により，すべての血液サンプルから内因性の生化学物質である化合物 X の濃度（ng/mL）が測定された．対象の追加個人情報や共変量は何ら記録されていない．

表 48.3　P値が 0.001 である場合の教官の考え方

事前確率 5%	受容体数が，実際に細胞あたり100以上増加する	帰無仮説が真である：受容体数は変化しない	合計
$P<0.001$	45	1	46
$P>0.001$	5	949	954
合計	50	950	1,000

　研究者は，志願者 111 人のデータを眺め（図 47.1 左），対象が 2 つの異なる母集団，すなわち，一方は化合物 X の値が低く，他方は化合物 X の値が高い母集団に由来するという仮説を立てた。彼は，全体の中央値でデータを低値群（5 ～ 44 ng/mL）と高値群（47 ～ 1,466 ng/mL）の 2 群に分けた。44 と 47 の間には値が存在しなかった。すべての対象では，$n=111$，平均値＝159，SD＝250，中央値＝44 であった。低値群では，$n=56$，平均値＝20.0，SD＝9.45，中央値＝19.8 であった。高値群では，$n=55$，平均値＝300，SD＝295，中央値＝220 であった。研究者は，2 群（図 47.1 右）をノンパラメトリック Mann-Whitney 検定（第 41 章）で比較した。P 値は小さく，0.0001 未満であった。この P 値の意味と研究から結論づけられることを解釈しなさい。

　P 値は，母集団からランダムサンプルを得て，これら母集団に関する推論を行いたい場合に限って解釈が可能である。ここでは，化合物 X の濃度に基づく 2 群が作成された。もちろん，2 つの平均値と中央値は，偶然から期待されるよりはるかに離れている。偶然に起因する可能性は 0 である。研究者は高い値を一方の群に，低い値を他方の群に分けた。本質的に，この研究者は高い値が低い値より大きいことを証明するために統計学を利用したのである！

　P 値は全く意味がなく，データの解釈に役立つこともない。これらのデータから結論を得ることはできない。

C6.　公表前の論文を査読していると仮定しよう。この論文の著者らは，酵素活性を高めるか否かを見るために多くの薬物を調べた。すべての P 値は対応のある t 検定を利用して計算した。それぞれの日で，薬物を含まない賦形剤だけを利用して，陰性対照実験を行った。いくつかの薬物による有意な変化について議論した後，彼らは，"対照的に，250 の実験のそれぞれで，賦形剤だけの対照は一貫して有意でない反応（$P>0.05$）を示した"と述べた。このネガティブな結果にコメントしなさい。これが驚くべきものである理由とは？

　陰性対照実験では，帰無仮説は真である。したがって，20 の対照実験の

うち，1 つは 0.05 より小さい P 値を示すことが期待される．すなわち，250 の実験では，約 $0.05 \times 250 = 12.5$ の有意な反応を見いだすと期待される．250 の対照実験で有意な反応結果が 0 であることは大きな驚きである．

C7. ホルモン（Y 因子）の血清濃度を測定した結果，非妊婦 100 人では 93 ± 1.5 単位/mL（平均値±SEM），妊娠第 1 期の女性 100 人では 110 ± 2.3 単位/mL であった．平均値の差は $110 - 93 = 17$，95% CI は 11.6〜22.4 単位/mL の範囲である．

　a. CI を解釈しなさい．
　b. P 値を推定しなさい．
　c. 上記 a と b の答えにどのような前提が必要か？
　d. これは妊娠診断に有用な検査だろうか？

　a. 両者のサンプルが母集団全体を代表すると仮定すれば，妊婦における Y 因子の平均濃度が非妊婦より 11.6〜22.4 単位/mL 高いことは 95% 確実である．

　b. 帰無仮説は，"2 つの平均値が同一であり，したがって，平均値の差は 0 である"というものである．95% CI が 0 を含まないため，P 値は 0.05 より小さくなければならない．95% CI が 0 に近くさえないため，P 値は 0.05 よりかなり小さいはずである．

　c. 2 つのサンプルが適切な年齢範囲の妊婦と非妊婦の母集団全体を代表し，Y 値の分布は Gauss 分布に近似することを前提とする．このサンプルが非常に大きいため，分布が実際に偏っていない限り，この前提はさほど重要でない．2 つの母集団が類似した SD を示し，対象がそれぞれ独立に選ばれていることも前提としなければならない．

　d. P 値や CI だけにとらわれてはならない．これらの結果から確信できるのは，この平均値の差が偶然によって生じる可能性が極めて低いということである．ホルモンの平均濃度が妊婦で高いことを見いだすのは，驚くに値しない（妊娠中にホルモン値が変化しないことを見いだすほうが驚きであろう！）．

　　しかし，この検査は診断に有用だろうか？　この質問に答えるには，平均値を超えて考え，値の実分布を考慮する必要がある．この問題では生データが示されていないが，SEM やサンプルサイズが与えられている．SD の計算は容易であり，SEM にサンプルサイズの平方根を乗じればよい．したがって，非妊婦の SD は 15，妊婦の SD は 23 である．値の約 95% は平均値から上下 2 SD の範囲に存在すると期待される．この区間は，非妊婦では 63〜123，妊婦では 64〜156 である．2 つの分布の重なり合いが大きいため，この検査は診断検査として全く役立たな

いだろう。

平均値のCIをデータ範囲と誤ってはならない。

C8. Cohenら (1993) は能動的心肺蘇生 cardiopulmonary resuscitation (CPR) について調べた。標準的なCPRでは，蘇生者が犠牲者の胸部を圧迫し，心臓から脳 (および，他臓器) に血液を駆出させた後，胸郭を自然に拡張させる。能動的CPRでは吸引装置を利用する。これは，蘇生者が圧迫のために胸部を押し下げるだけでなく，胸部を引っ張り上げて拡張させることを可能にする。Cohenらは心停止患者を標準的CPRと能動的CPRのいずれかにランダムに割りつけた。能動的CPRを受けた患者29人のうち，18人が蘇生した。一方，標準的CPRを受けた患者33人のうち，10人が蘇生した。

  a. Fisherの正確検定を利用すると，両側P値は0.0207である。平易な言葉でこの意味を説明しなさい。
  b. この内容における第1種の過誤とは何か？
  c. この内容における第2種の過誤とは何か？

  a. 帰無仮説は，能動的CPRと標準的CPRとで蘇生率は等しい，である。この仮説が真であれば，この規模の研究でこのように (または，これ以上に) 大きい差を観察する確率は2.07%である。
  b. $\alpha=0.05$とする場合，蘇生率は有意に異なると結論づけるだろう。母集団全体における蘇生率が実際に同一であれば，第1種の過誤を犯すことになる。実際には観察された差がランダムサンプリングによる偶然の結果だとしても (不可知であるが)，真の差が存在すると結論づけてしまう。
  c. $\alpha=0.01$とする場合，蘇生率が有意に異ならないと結論づけるだろうか？ 蘇生率が実際に異なる場合，この結論は第2種の過誤を生む。真の差が存在しても (不可知であるが)，その差は統計学的に有意でないと結論づける。この研究では実際の差を見逃し，第2種の過誤を生じる。

C9. 矛盾があるのは次のいずれか？
  a. 平均値の差 = 10，95% CIは$-20 \sim 40$，$P=0.45$
  b. 平均値の差 = 10，95% CIは$-5 \sim 15$，$P=0.02$
  c. 相対危険度 = 1.56，95% CIは$1.23 \sim 1.89$，$P=0.013$
  d. 相対危険度 = 1.56，95% CIは$0.81 \sim 2.12$，$P=0.04$
  e. 相対危険度 = 2.03，95% CIは$1.01 \sim 3.13$，$P<0.001$

  a. 矛盾はない。
  b. 矛盾がある。95% CIが0を含むため，P値は0.05より大きくなければならない。

    c. 矛盾はない。
    d. 矛盾がある。P 値が 0.05 より小さいため，相対危険度の 95% CI は 1.0 を含まないはずである。
    e. 矛盾がある。P 値が 0.05 よりはるかに小さいため，95% CI は 1.0 を含んではならず，近づくことさえない。しかし，95% CI は 1.0 をわずかに超えた値から始まっている。

C10. 豊胸術後の結合織疾患に関する多くの症例報告に対して，1992 年，FDA は豊胸術の一時停止を勧告した。Gabriel ら (1994) は豊胸術と結合織疾患 (および，その他) に実際の関連があるか否かを調べる前向き研究を行った。彼らは，豊胸術を受けた女性 749 人とその 2 倍の対照を調べた。豊胸術と疾患の間で異なる時間を考慮し，年齢差を調整するために生存分析を利用してデータを解析した。主な成果については単純な解析が可能である。豊胸術を受けた症例の 5 人，対照の 10 人が結合織疾患を発症したことが見いだされた。
    a. どのような帰無仮説が P 値を検定するか？
    b. この P 値はどの程度か (ヒント：計算やコンピュータは必要ない)？

    a. 帰無仮説は，豊胸術と結合織疾患には何の関連も存在しない，である。帰無仮説が真であるとすれば，豊胸術患者における結合織疾患の罹患率全体は，対照の罹患率に等しい。
    b. 対照は豊胸術患者の 2 倍であり，結合織疾患の発症も対照群では豊胸術患者の正確に 2 倍であった。これは，帰無仮説の下での予想と完全に一致する。相対危険度は正確に 1 である。このデータは，豊胸術と結合織疾患における関連について，何の証拠も示していない。

    P 値 (両側) は 1.0 でなければならない。P 値は次の質問に答える。すなわち，帰無仮説が真であるとすれば，対象をランダムに抽出し，関連があるとするこれほど強固 (または，これ以上強固) な証拠を得る確率はどの程度か？ この研究では，関連を示す証拠が全く存在しないため，すべての研究 100% は，この程度またはこれ以上に強固な証拠を示すだろう。

C11. 図 47.2 は，すべてが統計学的に有意な効果 ($P<0.05$) を示した 461 件のメタアナリシスによるデータを示す。メタアナリシスは複数の (または，多くの) 研究データを統合し，1 つの P 値とすべてのデータを考慮した CI を得る。グラフにおけるそれぞれのシンボル (点) は，このような研究の 1 つを示す。このグラフは，サンプルサイズの大きい研究が，小規模の研究 (おそらく，正確さが劣る) より小さい効果サイズを示す傾向があることを示す。Ioannidis (2008) は，第 44 章の最後の項で説明した "勝者の呪い" の証拠としてこれを提示した。

図 47.2 に Spearman の相関係数 r_s と対応する P 値を示す。
a. P 値の意味を解釈しなさい。
b. このグラフは両軸に対数スケールを利用して描かれているが，相関係数が生データと対数変換されたデータのいずれを基に計算されたか明らかでない。図を見てこれに答えることは可能か？　これを問うこと自体に意味があるか？　2 つの P 値は異なるか，それとも同一か？

　　a. Spearman のノンパラメトリック相関係数 r_s は X 値（サンプルサイズ）の順位と Y 値（オッズ比）の順位の相関を定量化する。帰無仮説は，2 群の順位に相関はない，である。この帰無仮説が真であるとすれば，ランダムサンプリングが 0 からこの程度（または，これ以上に）離れた相関係数を生じる確率は 0.01％ より低い。

　　　これらのデータがより大きい母集団から抽出される場合に限って，P 値を解釈することが意味をなす。実際，ここに要約されたメタアナリシスが，ここに含まれていない他のメタアナリシスやまだ報告されていないものの代表であると考えることは意味がある。
　　b. ノンパラメトリック相関は生データでなく順位の解析だけを行う。サンプルサイズとオッズ比の順位は対数変換の前後で同一である。したがって，r_s の値は生データと対数変換データとで等しく，相応する P 値も同様である。

C12. 2 人の紳士，John と Frank は，ノースカロライナ州から大西洋を横切ってヨーロッパに渡る熱気球飛行を計画した。ぞっとするような 5 週間の旅の後，彼らは最終的に陸地に降り立った。Frank はアイルランドを越えたと思った。彼らはツイードのスーツを着た男が小道を歩いてくるのを見かけた。John は男に向かって「われわれは何処にいるんだい？」と叫んだ。男は立ち止まり，上を見上げて 5 秒ほど考え，「気球の中だよ」と答えた。Frank は John に向かって，「あの男は統計学者に違いない」と言った。John は「どうしてわかるんだい？」と尋ねた。Frank は何と答えただろうか？

　　Frank は，「彼の答えが 100％ 正しいから，彼は統計学者に違いない。しかし，君の心に浮かんだ質問に対する答えではないがね」と答えた。このジョークのいわれは不明だが，生物医学者と統計学者における行き違いや時々の緊張をうまく言い表している。

■ D. サンプルサイズと検出力に関する問題

D1. 2 つの比率が $p_1 = 0.10$ および $p_2 = 0.20$，または $p_1 = 0.20$ および $p_2 = 0.40$ である場合，比率の差を検出するには，どちらがより多くの対象を必要とす

るか？ 検出力が等しく，サンプルサイズが両者で等しい場合に同じ差を得ようとしていると仮定する。

第43章の式は，必要なサンプルサイズがおよそ $p_{av}(1-p_{av})$ に比例することを示す。ここで，p_{av} は2つの期待される比率の平均値である。最初の例では，この積は $0.15 \times 0.85 = 0.13$ である。次の例では $0.30 \times 0.70 = 0.21$ である。したがって，後者は前者の2倍近く多い対象を必要とする。

D2. ある雑誌で次のような文章を目にする。"研究を開始する前に，検出力80％，有意水準5％において，死亡率の15％低下（期待される33％から18％への低下）を明らかにするには，それぞれの群につき130人の患者が必要であると計算した"。平易な言葉でこの意味を説明しなさい。

帰無仮説（2つの治療群は死亡率の点で同一である）が実際に真であれば，ランダムサンプリングによって偶然に有意な差を得る確率は5％である（文章中の"有意水準5％"は $\alpha = 0.05$ を意味する）。対立仮説（死亡率は33％から18％に低下する）が真であれば，それぞれの群で130人の患者を伴う研究では，統計学的有意差を得る確率が80％，統計学的有意性がないとの結論に至る確率が20％である。

D3. リンパ球には β アドレナリン受容体が存在する。アドレナリンはこれらの受容体に結合し，免疫反応を調節する。わずかな血液サンプルを利用して，ヒトリンパ球の平均受容体数を数えることが可能である。喘息患者は受容体数が少ないという仮説を検証したい。さまざまな論文を読むことで，細胞あたり約1,000の受容体が存在し，健常母集団におけるその変動係数は約25％であることを知る。

　a. 細胞あたり±100受容体の受容体数を95％信頼度で決定するには，どの程度多くの喘息患者が必要か？

　b. 健常対照群と喘息患者群の比較を行いたい。$\alpha = 0.05$（両側）を利用して，受容体の10％の平均変化を検出力80％で見いだすには，それぞれの群でどの程度多くの対象を必要とするか？

　c. $\alpha = 0.01$ で受容体数の平均的な差5％を検出力95％で見いだすには，それぞれの群でどの程度多くの対象を必要とするか？

　a. 第43章では，望まれる信頼度で平均値を決定するのに必要なおよそのサンプルサイズを計算する式を示した。この式を利用するには，値の期待される SD，すなわち s を知らなければならない。この問題では変動係数が25％であると示されており，したがって，s は1,000受容体/細胞の25％，すなわち250受容体/細胞でなければならない。望まれる誤差範囲 W は100受容体/細胞と述べられている。

$$n \approx 4\left(\frac{s}{W}\right)^2 \approx 4\left(\frac{250}{100}\right)^2 \approx 25 \text{ (群につき)}$$

これは何を意味するのだろうか？ 値の分布は，250 受容体/細胞の SD を伴う Gauss 分布に従うと仮定し，$n=25$ のサンプルを数多く集め，それぞれの 95% CI を計算する．95% CI の誤差範囲は，サンプルの半分では 100 受容体/細胞より小さく，残り半分では 100 受容体/細胞より大きいと期待される．

b. 第 43 章では，2 つの平均値の差に対するサンプルサイズの計算式を示した．この問題では，誤差範囲が平均受容体数の 10% であると述べられており，したがって，W は $0.10 \times 1{,}000$，すなわち 100 である．$P < 0.05$ で差を見いだす検出力 80% に対する式を利用する．

$$n \approx 16\left(\frac{s}{W}\right)^2 \approx 16\left(\frac{250}{100}\right)^2 \approx 100 \text{ (群につき)}$$

これは何を意味するのだろうか？ 値の分布は，250 受容体/細胞の SD を伴う Gauss 分布に従い，2 つの母平均は細胞あたり 100 受容体の差を示すと仮定する．そこで，それぞれの群で $n=25$ の実験を数多く行い，それぞれの実験による平均値の差の 95% CI を計算する．これらの実験の 80%（検出力）では統計学的に有意差（$P < 0.05$）を見いだし，残りの 20% では統計学的に有意な差を見いださないことが期待される．

c. この問題では，前問から 3 つの点を変更した．ここでは，前問の半分程度（5% 対 10%）の大きさの差を求める．これは，単独ではサンプルサイズを 4 倍に増大させる．より高い検出力（95% 対 80%）を望む場合，必要なサンプルサイズは増大する．さらに，統計学的有意性の定義を厳格にし，$P < 0.05$ でなく $P < 0.01$ とする．これらの変更のそれぞれは必要なサンプルサイズを増大させる．3 つの変更すべてであれば，サンプルサイズはかなり膨大になる．どの程度だろうか？ 本書では必要な式や表を示していないため，他書やプログラムで見いだす必要がある．GraphPad StatMate によれば，890 の対象がそれぞれの群で必要と計算される．

D4. 新薬による治療が血圧を実質的に低下させるか否かを検証するための研究費申請を準備している．以前の経験から，それぞれの群では 15 匹のラットで十分であり，異なるラットにおける測定の SD は約 10 mmHg であることを知っている．このサンプルサイズを正当化する検出力解析を行いなさい．

2 つの平均値を比較するための n を計算する式を利用して，既知の数値を代入し，W について解く．

$$n \approx 16\left(\frac{s}{W}\right)^2 \text{（群につき）}$$

$$15 \approx 16\left(\frac{10}{W}\right)^2$$

$$W^2 \approx \frac{16}{15} \cdot 100 = 106.7$$

$$W \approx 10.3$$

　この式は，標準的な α（0.05）と標準的な検出力（80%）を仮定している。したがって，申請書には次のように書くことになる。すなわち，"以前の研究経験から血圧の SD は 10 mmHg であると期待される。有意水準を 0.05 とする場合，それぞれの群につき 15 匹のラットによる研究は，平均血圧の差 10 mmHg を見いだす 80% の検出力を有すると計算した"
　この例で示すように，サンプルサイズの計算は必ずしもサンプルサイズに対する前提から始まるとは限らない。時に，サンプルサイズが最初に選ばれ，その後に正当化される。これは，前提が妥当である限りは問題ない。

D5.　ある疾患の罹患率は 10,000 人に 1 人である。危険因子がリスクを高めると考える。前向き研究で 1.1 ほど小さい相対危険度を検出力 80% で見いだしたい場合，どの程度多くの対象が必要か？

　問題から，p_1 は 0.00010 に等しい。p_2 は 1.1 に p_1 を乗じ，0.00011 である。誤差範囲 W は 2 つの比率の差に等しい。これらを次の近似式に代入する。p_{av} は 2 つの期待される比率の平均値である。

$$n \approx \frac{16 \cdot p_{av}(1-p_{av})}{W^2} \text{（それぞれの群で）}$$

$$n \approx 16{,}798{,}236 \text{（それぞれの群で）}$$

　必要なサンプルサイズは膨大である！　このようにサンプルサイズが大きい理由は何だろうか？　まず，疾患がまれであり，罹患率はわずか 10,000 人に 1 人である。したがって，妥当な患者数を得るには相当数の対象が必要である。罹患率のわずかな変化を求めているため，さらに大きいサンプルが必要である。まれな疾患におけるわずかな変化を見いだすことは，前向き研究では実質的に不可能である。必要なサンプルサイズは本当に膨大なのである。ケースコントロール研究が非常に有用な理由はここにある。

■ E. 相関と回帰に関する問題

E1. 図 47.3 はさまざまな国（または地域）の人口と面積の関係を示す。それぞれの点は個々の国を表す。237 か国すべてが示されている。左のグラフは線形軸，右のグラフは両軸とも対数軸となっている。
   a. P 値を解釈しなさい。
   b. 2 つの変数は X 軸と Y 軸に適切に割りつけられているか？
   c. X と Y の定義を交換する場合，相関係数や P 値は変化するか？
   d. 対数軸を利用する利点は何か？

   a. P 値はサンプルデータから一般化して母集団に関する結論を導く。これは，データから一般的な状況を推定するのに役立つ。ここでのデータはすべての単一国家を表す。一般化する意味が存在しないため，P 値は全く意味がない。
   b. 原因と結果が明確な場合，縦軸に変化として示される変数，横軸にその原因となる変数を置く。ここでは，原因と結果が明確でない。広い面積を有する国は，人口が多い傾向があるだろうか？ それとも，人口の多い国は，国土を広げるために隣国に戦争を仕掛ける傾向があるだろうか？ 前者のほうが一般的と考えられるため，通常は問題とは逆，すなわち，人口を縦軸，面積を横軸にプロットするだろう。しかし，これは必ずしも明確な決定ではない。
   c. P 値と相関係数の計算は，軸を交換しても同一である。
   d. 左のグラフは線形軸を利用している。十数か国を除くすべての国は，グラフの左下隅に集まり，区別が困難である。対数軸は低い値を拡大し，高い値を縮小する。これらのデータでは，傾向がかなり見やすくなる。

E2. 図 47.4 は図 47.3 と同じデータを示すが，線形回帰プログラムにより適合されている。
   a. 傾きの単位は何か？ これは何を意味するか？
   b. P 値を解釈しなさい。
   c. データのグラフはそのままとして，独立変数 (X) と従属変数 (Y) の定義を交換すると考える。ここで，面積（横軸）から人口（縦軸）をもっともよく予測する直線を見いだすために線形回帰を利用する。最適直線は同一のままか，それとも異なるか？
   d. 対数軸で "直線" が歪む理由は何か？
   e. 対数グラフで "直線" が多くの点からかけ離れる理由は何か？
   f. 図 47.5 も線形回帰による適合である。これが異なる直線や異なる R^2 値を示す理由は何か？

a. 傾きは，X のそれぞれの単位ごとの変化に対してどの程度 Y が変化するかを定量化する。したがって，傾きは Y 軸の単位を X 軸の単位で除して表現され，ここでは，1 人あたりの面積 (km^2) である。傾きは 0.007128 である。したがって，人口が（1 人ずつ）増えるごとに，面積は（平均的に）0.007128 km^2 広がる。

b. 通常，線形回帰の P 値を解釈することは容易である。帰無仮説は，真の傾きは水平（したがって，傾きは 0.0），である。P 値は次の質問に答える。すなわち，帰無仮説が真であるとすれば，ランダムに抽出したデータが，実データと同程度に 0.0 から離れた傾きを示す確率はどの程度か？ しかし，これは，データが大きい母集団から抽出される場合に限って意味がある。このグラフは，すでに存在するすべての単一国家を示している。推定や一般化の必要がないため，P 値は意味がない。

c. 線形回帰は，Y の実測値と予測値の差の平方和を最小とする。どの変数を X と定義し，どの変数を Y と定義するかによって違いが生じる。軸をそのままとし，X と Y の定義を変更した線形回帰は，直線から点までの水平距離の平方和を最小とするだろう。これは，直線から点までの垂直距離の平方和を最小とするのとは異なる直線である（ほとんどすべての場合）。したがって，直線は異なるが，R^2 値や P 値は同一のままである。

d. グラフに示された曲線は，モデル（面積 = 切片 + 傾き × 人口）に適合させた後，線形回帰により実際に描かれたものである。線形軸によるグラフでは，このモデルは直線として示される。対数軸によるグラフでは，このモデルによる適合は曲線で示される。線形回帰モデルは，通常の（対数でない）軸で示される場合に限って直線を示す。

e. グラフ上の曲線は，実際には，実面積と予測面積の差の平方和を最小にする線形回帰直線である。線形グラフでは，この方法は，点と直線の垂直距離の平方和を最小にする。しかし，対数スケールはデータのスケールを歪めるため，直線と点の見かけ上の距離は誤解の原因となる。

f. ここでは，データは対数に変換されている。線形回帰プログラムには，X として $\log$（人口），Y として $\log$（面積）が与えられる。グラフ上の直線は，次のモデルに適合する。

$$\log(面積) = 切片 + 傾き \cdot \log(人口)$$

これは，以前のモデルと異なる適合であるため，グラフ上には異なる最適直線と異なる R^2 値が生じる。

E3a. 図 47.6 左は用量（対数）反応曲線を示し，非線形回帰により適合されている。影の付いた領域は EC_{50}（最小と最大のちょうど中間の反応を生じる用量）の

95％ CI を示す。この幅が非常に広い理由は何か？

E3b. 図 47.6 右は左と同じデータを示し，非線形回帰により適合された用量（対数）反応曲線も示されている。$\log EC_{50}$ の 95％ CI を示す影の付いた領域が非常に狭い理由は何か？

E3c. 点の 1 つは 100％を超える反応を示す。あり得ないという理由からこれを除去すべきか？

  a. グラフ下の結果（左表）は，4 つのパラメータの最適値を見いだすための非線形回帰プログラムによるものである。$\log EC_{50}$ と Hill 係数（曲線の勾配を示す指標）だけでなく，曲線の上下のプラトーも適合されている。これらのデータが単にプラトーに達しないため，実際，曲線がどの時点で水平となるかは不明である。上のパラメータに対する最適値は極めて不確実であり，95％ CI は 72 〜 209 の範囲である。この上のプラトーは 100％を定義する。EC_{50} は，定義される 100％および 0％ほど正確には決めることができない。

  b. Y 軸は"反応率"と記述され，データが何らかの対照に対して正規化されていることを示す。グラフ下の結果（右表）は，非線形回帰プログラムが，上と下のプラトーに適合させることなく，曲線が 0 と 100 の間に収まるような制約を伴う。これは，上と下のパラメータに対してプログラムが最適値や CI を示していないことから理解される。この適合では，曲線の上と下のプラトーに関する不確実さは存在せず，したがって，$\log EC_{50}$ に対する不確実さもない。結局，EC_{50} の CI は非常に狭くなる。

  c. 除去すべきではない！　データ点は，明らかな誤りがある場合に限って除去すべきである（この場合でさえ，同意しない意見がある）。100％値は最大の薬物に対する平均反応である。薬物濃度が高い場合の測定では，半分が 100％より小さく，半分が 100％より大きいことが予想されるため，平均が 100％を超える場合がある。100％を超える値は，必ずしもあり得ない値ではない！

E4a. 図 47.7 はデータと線形回帰による適合直線を示す。グラフに示された R^2 値と P 値を解釈しなさい。

E4b. 図 47.7 は run 検定の結果についても示す。これは本書に含まれている検定法ではない。他書またはウェブを参照し，P 値の意味を解釈しなさい。

  a. R^2 値の解釈は単純である。酵素活性におけるすべての変動のうち，89.5％は基質濃度と酵素活性の線形関係によって説明される。線形回帰直線による変動が残りの 10.5％である。この原因はランダム変動や，線形回帰モデルがデータを説明する最適なモデルでない場合の系統的な傾向による。

  b. 図 47.7 では，データ点が直線でなく，曲線に由来するように思われる。

別のモデルが考えられれば，両者のモデルを適合させ，第35章で説明したように比較する。run 検定はより単純である。これは，単に，データが直線や曲線から系統的に偏位しているか否かを求める。run は，直線または曲線の同じ側に存在する1つまたはそれ以上の連続する点を指す。これらのデータは3つの run しか示していない。すなわち，左側の5つの点は直線の下，中央の14の点は直線の上，右側の6つの点は直線の下に存在する。run 検定に対する帰無仮説は，それぞれの点がランダムかつ独立に直線（または曲線）の上か下かに存在する，である。P 値は次の質問に答える。すなわち，ランダムサンプリングが，観察されたのと同程度またはそれ以上に少ない run を生じる確率はどの程度か？　ここでは，P 値は非常に小さい。したがって，データの湾曲は統計学的に有意であり，直線モデルはおそらくこれらのデータに対する最適モデルではないと結論づけることができる。

E5. Arad ら (2000) は，冠動脈のカルシウム測定が心発作の予測に役立つか否かを調べる大規模な研究を行った。彼らは，心症状のない1,177人の対象を調べた。電子線コンピュータ断層撮影と呼ばれる非侵襲的な方法により冠動脈のカルシウムを測定した。結果は冠動脈カルシウムスコアとして報告された。Arad らはすべての対象を3～4年間追跡し，心事象を記録した（3人が死亡，15人が非致命的な心筋梗塞を発症，21人が胸痛の緩和に血行再建術を必要とした）。疑問は，カルシウムスコアが標準的な心リスク因子（年齢，高コレステロール値，高血圧，糖尿病）と比較して，心事象の発生をよりよく予測するか否かである。完全なデータは対象の787人で入手可能であった。これらのデータはロジスティック回帰により解析され，その結果を表47.2に示す。

 a. オッズ比は一群におけるリスクを別の群と比較する。ロジスティック回帰モデルによりオッズ比を計算する場合，どの群を比較群とするか？

 b. 5つの変数のうち，モデルに対して統計学的に有意（$P<0.05$）な寄与を示すのはどれか？　どの P 値がもっとも高いか？

 c. ロジスティック回帰モデルを書き出しなさい。

 d. 55歳以上で冠動脈カルシウムスコアが160以上である対象の予測オッズ比はいくつか？

 e. この研究は十分な対象を有するか？

 f. 心事象の大部分（39人のうち21人）は，冠動脈血流を回復させる血管形成術または冠動脈手術を必要とした。いくつかの例では，これらの処置を行う決断が困難であった。冠動脈カルシウムスコアが高いという情報によってこれらの決断が部分的に影響される場合，結果はどのようになるか？

g. オッズ比 14.3 の意味を平易な言葉で説明しなさい。

a. 比較群は，すべての独立変数を 0 と決めることで定義される群である。このモデルにおける比較群は，冠動脈カルシウムスコアが 160 より低く，55 歳未満で，コレステロール高値や高血圧，糖尿病を伴わない対象である。
b. 5 つの CI のどれもがオッズ比 1.0（帰無仮説）を含まず，したがって，5 つの P 値すべては 0.05 より小さくなければならない。高血圧のオッズ比が 1.0 にもっとも近いため，この P 値がもっとも高い。
c. このモデルは次のように示される。

$$\ln(\mathrm{OR}) = X_1 \cdot \ln(14.3) + X_2 \cdot \ln(3.3) + X_3 \cdot \ln(4.0) + X_4 \cdot \ln(2.6) + X_5 \cdot \ln(4.8)$$

5 つの X 変数は表 48.4 のように定義される。
d. 表 48.4 の定義を利用し，X_1 と X_2 を 1，残りの X 変数を 0 とすれば，次のように予測オッズ比（OR）が得られる。

$$\ln(\mathrm{OR}) = \ln(14.3) + \ln(3.3) = 2.66 + 1.19 = 3.85$$

$$\mathrm{OR} = e^{3.85} = 47.2$$

心事象がまれであるとすれば，これは相対危険度として解釈できる。冠動脈カルシウムスコアが低い 55 歳より若い人と比較して，冠動脈カルシウムスコアが高い 55 歳以上の人は，心筋梗塞や冠動脈手術または血管形成術を必要とするリスクが約 47 倍である。
e. 第 43 章では，ロジスティック回帰で解析される研究のサンプルサイズについて説明した。確固たる原則は存在しないが，第 43 章ではいくつかの一般原則を示している。必要な対象数は，回帰モデルに含まれる独立変数の数（m）と事象数（n）に基づく。この研究では，39 事象（3 人が死亡，15 人が非致命的な心筋梗塞を発症，21 人が胸痛の緩和に血行再

表 48.4　ロジスティック回帰に対する独立変数の定義

条件	合致	非合致
冠動脈カルシウムスコア>160	$X_1=1$	$X_1=0$
年齢>55 歳	$X_2=1$	$X_2=0$
コレステロール高値	$X_3=1$	$X_3=0$
高血圧	$X_4=1$	$X_4=0$
糖尿病	$X_5=1$	$X_5=0$

建術を必要とした）が認められており，したがって $n=39$ である．モデルは5つの独立変数を含んでおり，したがって $m=5$ である（実際には，他のいくつかの変数を含め，その後除外しているが，ここでは議論しない）．したがって，変数あたり約8つの事象が存在した（$n=7.8 \cdot m$）．サンプルサイズは，推奨される最小の数よりわずかに小さい．もちろん，研究デザインに際して，事象数が選べることはまれである．代わりに，対象数を選び，事象数については予測しなければならない．

f. 研究の要点は，高い冠動脈カルシウムスコアがより多くの心事象に関連するか否かを問うことである．この研究により追跡された事象の半数以上は，阻害された冠動脈血流を回復させるための処置（血管形成術または冠動脈手術）であった．これらの処置を行う決断が高い冠動脈カルシウム値に基づいていたとすれば，この研究は意味がない．カルシウム値が高いために，冠動脈における高いカルシウム値と行われた処置の関連が示されるだろう．この種の反復要因を検定することは役立たない．

　研究者らはこの問題を認識しており，避けようと試みている．彼らは，急性症状のない患者に行われた処置を数えず，高いカルシウム値のために行われた処置も数えなかった．しかし，血管形成術や冠動脈バイパス術を決定する患者は，カルシウムスコアについて知っており，彼らの意志決定の一部としてこのスコアを利用したかもしれない．このような場合，結果の解釈は不可能である．

g. オッズ比を相対危険度の近似と見なすことができる．160 より高い冠動脈カルシウムスコアに対してロジスティック回帰により報告されるオッズ比は 14.3 である．ロジスティック回帰はアウトカムが2値的な場合に用いられる．ここでは，アウトカムは3〜4年以内の心事象（死亡，心発作，血管形成術や冠動脈手術の必要性）である．

　160 より高いカルシウムスコアを示す人は，160 より低いカルシウムスコアを示すものの同一の年齢群（55 歳より高齢または若年）で，他の3つの変数（コレステロール高値や高血圧，糖尿病の有無）をマッチさせた人と比べて心事象を示すリスクが 14.3 倍である．

　もちろん，このオッズ比は，これらの研究者が調べた母集団内に限って意味がある．彼らが，すでに心発作の既往を有する人を含めないとしたため，この研究では2回目の心発作に対するオッズ比を計算できない．また，この研究では胸痛を示す患者を除外したため，胸痛を示す患者における将来の心事象を予測することにこの結果を利用することはできない．

付録

付録 A　GraphPad による統計学

■ GraphPad Prism とは何か？

本書のすべての図は GraphPad Prism により作成され，説明した解析の大部分（重回帰およびロジスティック回帰を除く）は Prism により行われた。

　Windows と Macintosh の両コンピュータで利用可能な GraphPad Prism は，科学グラフ作成や曲線適合，基本的な生物統計を組み合わせている。他の統計プログラムとは多くの点で異なる。

- 統計学ガイダンス。Prism は正しい選択や結果の解釈に役立つ。本書のスタイルを好むなら，Prism に組み込まれたヘルプが有用である。
- 解析チェックリスト。Prism で解析を終了した後，クリップボードのアイコンをクリックすると解析チェックリストが現れる。Prism は，適切な解析を行ったか確認するための質問リストを示す。
- 非線形回帰。非線形回帰による曲線適合が不可能な統計プログラムもあれば，基本的なことだけを行うプログラムもある。非線形回帰は Prism の強みの 1 つであり，多くのオプションを提供する（外れ値の除外，モデルの比較，曲線の比較，標準曲線の内挿など）。
- 自動アップデート。Prism はデータや解析選択，結果，グラフの関連を記憶している。データを編集するか，置き換える場合，Prism は自動的に結果やグラフをアップデートする。
- 解析選択は見直しや変更がいつでも可能である。
- エラーバー。前もって決めておく必要はない。生データを入力し，それぞれの値または平均値と標準偏差（SD）や平均値の標準誤差（SEM），信頼区間（CI）をグラフ化するか否か選択する。データの示し方を変えてみよう。

■ GraphPad Prism を学ぶ前に知っておくべきこと

Prism は，マニュアルを読まずに直ちに始められるように設計されている。しかし，すぐに解析に進みたいがためにウェルカムダイアログをスキップすることは避けるべきである。代わりに，ウェルカムダイアログ（図 A1）上の選択を理解することに多少の時間をかけるとよい。ここでは，新たなデータ表やグラフの作成を開始し，Prism

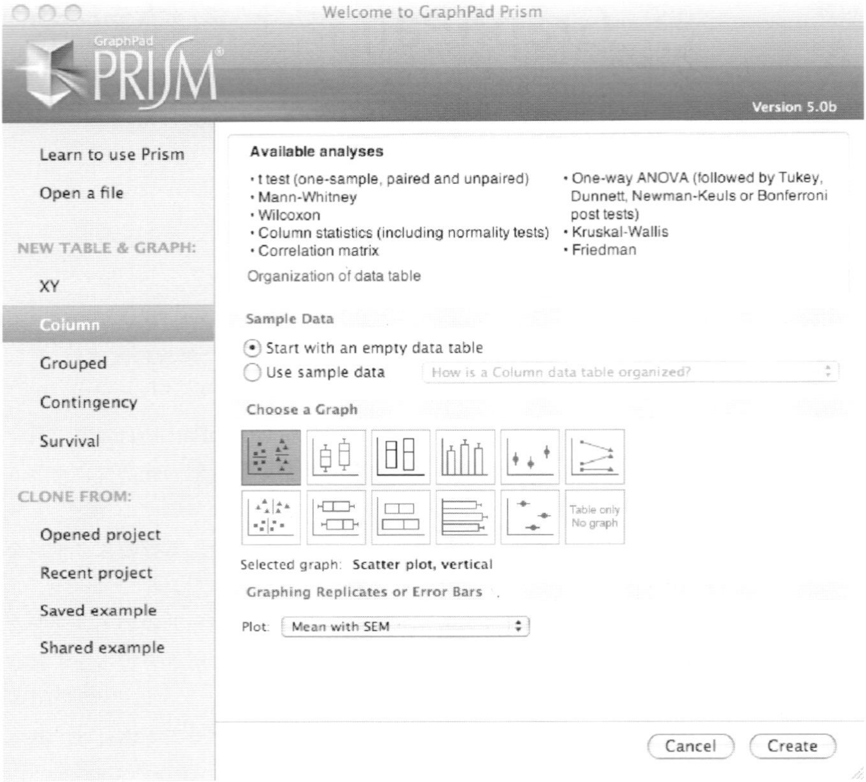

図 A1　GraphPad Prism のウェルカムダイアログ
データ入力の前に，どのような種類のデータ表が適切か選ばなければならない．説明を加えたサンプルデータを選ぶことも可能である．

ファイルを開き，以前に作成したグラフを複製するなどの作業を行う．

　Prism を有効に利用する鍵は，データに合った正しい種類の表を選ぶことである．これは，Prism が大部分の統計プログラムとは異なる配列のデータ表を利用するためである．例えば，3 つの平均値を 1 元配置分散分析で比較したい場合，列データ入力形式としたデータ表の 3 つの列に 3 組のデータを入力する．他のプログラムでは，すべてのデータを 1 列に入力し，それぞれの値がどの群に属するかを定義する群分けの変数を別の列に入力しなければならない．Prism では，群分け変数を利用しない．

　各種の表がどのように整理されているかを理解するには，Prism に組み込まれたサンプルデータのいくつかを選ぶことで始めよう．これらのサンプルデータには，どのように整理され，どのように望む解析を行うか説明が加えられている．いくつかのサンプルデータを試した後には，自身のデータを解析する準備が整うだろう．

http://www.graphpad.com から無償のデモがダウンロード可能である。このデモは，30 日間すべての機能が利用できる（さらに 15 日間の延長が可能である）[*1]。

■ GraphPad Software について

歴史

最初の GraphPad プログラムは 1984 年に書かれ，GraphPad Software, Inc. は 1989 年に設立された。当時入手可能であった統計プログラムは，統計学者にとっては有用なツールであったが，統計学的基盤が限られる科学者や研究者にとっては過剰なものだった。そこで，多くの統計ガイダンスを組み込み，学生や科学者向けに設計されたデータ解析ソフトウェアを提供するために GraphPad Software が創始された。今日，多くのフルタイムプログラマーが GraphPad プログラムを開発している。世界中で 10 万人以上の科学者や学生が Prism を利用しており，数千人が無償の Web QuickCalcs を毎日利用している。

GraphPad StatMate

GraphPad StatMate は，実験にどの程度多くのデータ点が必要かを決めるのに役立つ（図 A2）。検出力とサンプルサイズの概念は第 43 章で説明した。

　いくつかのプログラムでは，どの程度の統計学的検出力を望み，どの程度大きい効果を求めているかを入力すると，その結果として用いるべきサンプルサイズが示される。このアプローチに伴う問題は，これらの質問に答えるのが多くの場合不可能であると思われていることである。非常に小さい効果を見いだす高い検出力と統計学的有意性の厳密な定義を伴う研究を計画したい。しかし，それには余裕を持った膨大な対象数を必要とする。

　StatMate は独自のアプローチを利用している。まず，実験系を定義する。2 つの平均値を比較する場合，（事前データから）SD を推定しなければならない。次に，StatMate は，見いだすことが可能な効果サイズ（平均値間の差）の表を検出力（さまざまな値が示される）とサンプルサイズの関数として示す。この表は，検出力とサンプルサイズ，検出可能な効果の相殺関係を示す。

[*1] 訳注：GraphPad Prism の正規輸入代理店である有限会社エムデーエフにより，Prism 5.04 バージョンに対する日本語ローカライズ版が開発されている。Prism の入手方法やサポート体制，定期的な講習会の開催などを含めた詳細については，エムデーエフのホームページ http://www.mdf-soft.com を参照するとよい。

　なお，最新バージョン 5.04 では，LabArchives によるデータ・サーバの利用が可能となり，新たに，ユーザによるデータや解析結果の共有・公開機能が加わった。米国国立科学財団における研究費申請では，今後，研究データを何らかの形で公開することを求めており，医学研究においてもクラウド・コンピューティングの流れが加速しそうな勢いである。

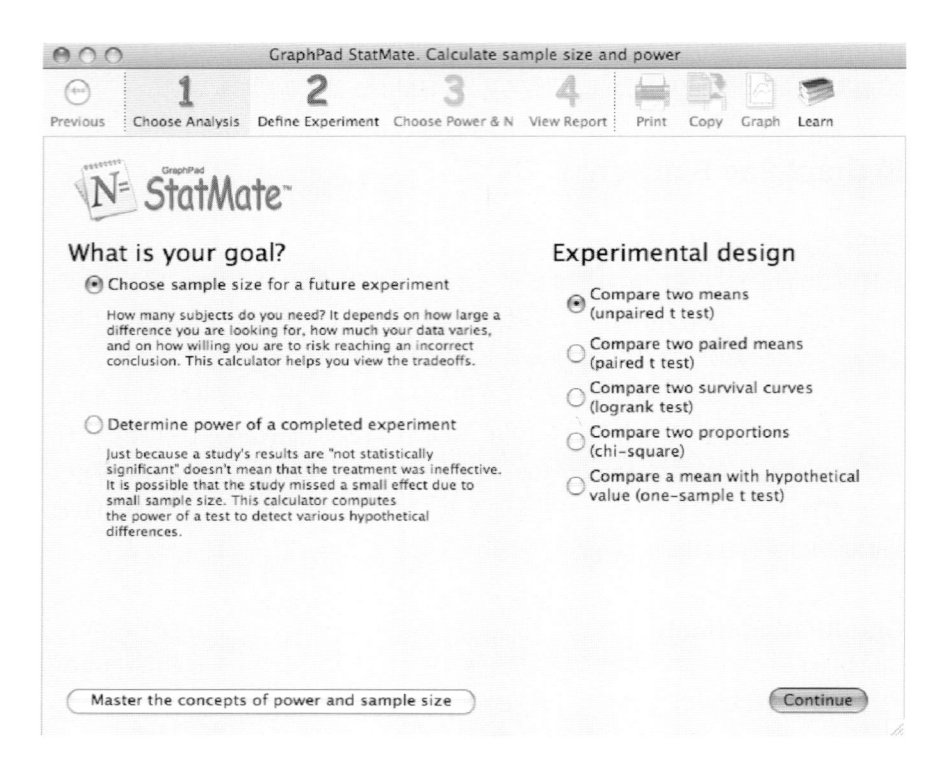

図 A2　GraphPad StatMate の開始画面

　StatMate は，効果が統計学的に有意でない実験の解釈にも役立つ．これは，効果が 0 であることを証明するのではなく（第 19 章参照），観察された効果が偶然に見いだされるものよりも大きくないことだけを示す．StatMate は，仮想上のさまざまな差を見いだすための完全な実験の検出力を示す．

GraphPad InStat
GraphPad InStat は，基本的な統計計算を非常に簡単に実行する．Prism とは異なり，カスタマイズ可能なグラフの作成や非線形回帰による曲線適合，生存データ解析，2 元配置分散分析を行うことはできない．InStat の利点は，すべてのステップを通じてガイドが存在し，学習曲線が存在しないことである．

無償の GraphPad Web QuickCalcs
QuickCalcs は www.graphpad.com 上の無償の計算機である．ファイルを保存したり開いたりしなくとも，データを入力すれば直ちに結果が得られることから，計算機と呼んでいる．

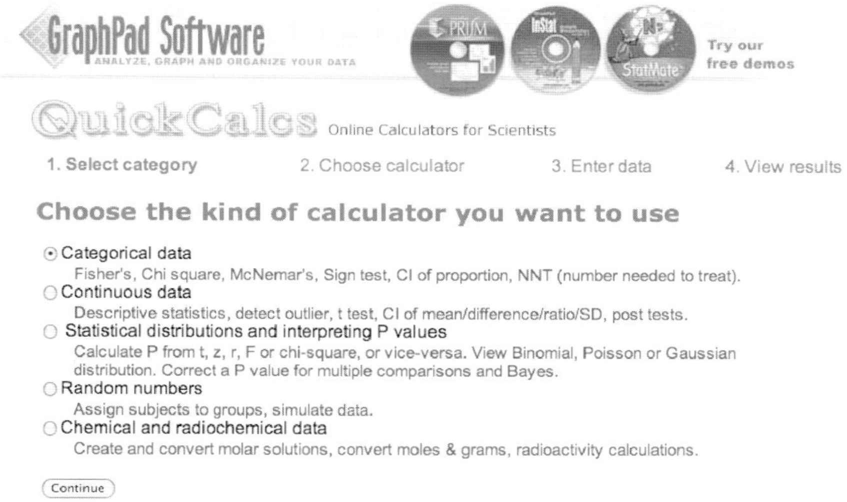

図 A3　www.graphpad.com 上の無償の QuickCalcs による主画面

　QuickCalcs システムは多様な計算機能を提供している（図 A3）。もっとも一般的な計算機能には，t 検定や外れ値検出，χ^2 検定，比率や計数の CI，統計学的比率（t や F 比）に対する P 値の計算が含まれる。計算機能のすべては自明であるか，説明へのリンクが貼られている。

付録 B

Excel による統計学

■ 統計計算に Excel を用いる場合の利点と欠点

Microsoft Excel は広く用いられており，データ管理のための有用なプログラムである。Excel にはいくつかの統計機能が備えられており，一部の統計計算に多くの人が利用している。

統計学に Excel を利用することにはいくらかの議論があり，その利用を推奨しない意見もある。1 つの問題は，Excel が完全な統計プログラムとはかけ離れていることである。ノンパラメトリック検定や分散分析後の多重比較，その他多くの検定法に欠けている。もう 1 つの問題は，他のプログラムで提供されるすべての詳細を示すことなく統計結果を報告することである。

より重要であるのは，Excel がいくつかの劣った統計計算アルゴリズムを利用しており，誤った結果を導きうることである (Knusel, 2005 ; McCullough & Wilson, 2005)。Microsoft はこれらの批判に応じ，Excel 2003 で多くの問題点を修正した (Microsoft, 2006)。したがって，統計計算に Excel の初期バージョンを利用してはならない。

残念ながら，いくつかの誤りが Excel 2007 for Windows や Excel 2008 for Mac に残ったままである。McCullough & Hellser (2008) は Excel 2007（特にソルバー）で生じる多くの誤った結果を指摘し，"Microsoft は，信頼性の高い統計機能を提供できる能力がないことを繰り返し証明した"，と結論づけた。Yalta (2008) も類似した結論に達し，"Excel 2007 のさまざまな統計関数の正確さは，受け入れられないほど劣悪なものから，受け入れられるが劣ったものまでの範囲である"，と述べている。対照的に Pace (2008) は，"Microsoft は重要なバグを修正し，些細な統計的バグだけが残されている"，と結論づけている。彼は，"大部分の学者や専門家が集めたデータの解析に，Excel 2007 は合理的な選択である"，と述べている。

これらの問題が存在するため，特に，一般的でないデータや欠損値を含むデータを扱う場合には，重要な計算をチェックするための別のプログラムを利用すべきである。

■ Excel を統計に利用する前に知っておくべきこと

- ある範囲の数の平均値を計算したい場合，MEAN 関数は存在しない。AVERAGE

関数を利用しよう。
- Excel には平均値の標準誤差 (SEM) を計算する関数がない。標準偏差 (SD) とサンプルサイズ (n) を利用して次式から計算する必要がある。

$$\text{STDEV}(\text{範囲})/\text{SQRT}(\text{COUNT}(\text{範囲}))$$

- 大部分の信頼区間 (CI) を計算するには，自由度 (df) と信頼度 (C，％；通常 95) の数によって定まる t 分布の棄却値（本書では t^* と呼ばれる）を知らなければならない。Excel の CONFIDENCE 関数を利用してはならない。これは t 分布でなく，z（正規）分布に基づくため，有用性が限られる。次の文法を利用する。

$$\text{TINV}(1 - 0.01 * C, \text{df})$$

- Excel のヘルプ機能は，必ずしも統計関数に関する有用な情報を提供するとは限らない。他の情報源については Google 検索をかけるとよい。
- Excel には分析ツールパックが用意されており，いくつかの統計学的検定法を行うことができる。これを利用するには，前もって Add-in マネージャを利用してインストールしておく必要がある。Excel の数式とは異なり，ツールパックの結果はデータとリンクしていない。データを編集する場合，再び解析を行うまで結果は固定されたままである。
- Excel の RANK 関数に注意しよう。ノンパラメトリック検定では範囲内のすべての値についてその平均順位を示すが，Excel の RANK 関数は最小順位を示し，他の順位は示されない。
- NORMDIST 関数 (Gauss 分布) に注意しよう。TDIST 関数 (Student t 分布) に類似するように見えるが，2 つの働きは非常に異なる。この関数を利用する前にサンプルデータで確かめておくとよい。
- Pace (2008) による優れた書物には Excel を利用した統計計算の詳細が示されている。これは印刷物として，またダウンロード可能な pdf ファイルとして購入できる。

付録

C Rによる統計学

> Rでは信じ難いほど容易に行えるものがあるが，非常に困難なものもある。このような環境は，最初は奇妙かつ複雑に感じられる。
>
> Matt Briggs (2008)

■ Rとは何か？

Rはデータの操作や解析，グラフ化のためのソフトウェア環境である（Windows, Macintosh, Unix コンピュータに対応）。Rの簡単な紹介としては，Burns (2005) による短い記事と Robinson (2008) による長めの記事の2つがある。Rについて学び，http://www.r-project.org からダウンロードしよう[*1]。

■ Rを学ぶ前に知っておくべきこと

- Rは無償で，広く入手可能である。
- Rはプログラミング環境である。コマンドを書いて答えを得る。これは強力であるが，慣れるまでは難しい。
- 大部分の Windows や Mac ソフトウェアのようにダイアログやメニュー，ボタンを利用して R を操作することはない。代わりに，R を利用することは，コンピュータと即時的なメッセージ交換を行うようなものである。
- Rにはほとんどすべての統計解析や生物情報解析が含まれている。非常に包括的である。
- 何らかの解析を行うには，R だけでなく Add-on ソフトウェア（パッケージと呼ばれる）を最初にインストールしておく必要がある。
- 解析を行う場合，結果はオブジェクト内に保存され，R は主な結果をわずかに示すだけである。新たなコマンドを入力すれば，オブジェクトから詳細な情報を引き出

[*1] 訳注：R に関する情報は，http://www.okada.jp.org/RWiki/?RjpWiki を参考にするとよい。

すことができる。

- R言語は大文字と小文字を区別する。Rが小文字（"a"）を必要とする場合に誤って大文字（"A"）を入力すると，このコマンドは動作しない。
- Rコマンドをファイルに保存し，これらのRプログラムを動作させることができる。これは，Rファイルが共有可能なことを意味する。
- RはSと関連する。S（またはS-plus）で開発された統計学的方法は，ほとんど確実にRでも動作する。
- Rには，表計算ソフトのような基本的なデータエディターしか備わっていない。そのセッションに値を入力するか，テキストファイルを読み込むことが可能である。拡張機能には表エディターが含まれ，データベースや他の統計プログラムにより作成されたファイルにアクセスできる。
- Rには，その文法を説明する多くのオンラインヘルプが備えられているが，このオンラインヘルプは，一般に，利用する検定法やその結果についてすでに理解していることを前提とする。

付録 D CIの計算に必要な t 分布の棄却値

df	信頼度				df	信頼度			
	80%	90%	95%	99%		80%	90%	95%	99%
1	3.0777	6.3138	12.7062	63.6567	27	1.3137	1.7033	2.0518	2.7707
2	1.8856	2.9200	4.3027	9.9248	28	1.3125	1.7011	2.0484	2.7633
3	1.6377	2.3534	3.1824	5.8409	29	1.3114	1.6991	2.0452	2.7564
4	1.5332	2.1318	2.7764	4.6041	30	1.3104	1.6973	2.0423	2.7500
5	1.4759	2.0150	2.5706	4.0321	35	1.3062	1.6896	2.0301	2.7238
6	1.4398	1.9432	2.4469	3.7074	40	1.3031	1.6839	2.0211	2.7045
7	1.4149	1.8946	2.3646	3.4995	45	1.3006	1.6794	2.0141	2.6896
8	1.3968	1.8595	2.3060	3.3554	50	1.2987	1.6759	2.0086	2.6778
9	1.3830	1.8331	2.2622	3.2498	55	1.2971	1.6730	2.0040	2.6682
10	1.3722	1.8125	2.2281	3.1693	60	1.2958	1.6706	2.0003	2.6603
11	1.3634	1.7959	2.2010	3.1058	65	1.2947	1.6686	1.9971	2.6536
12	1.3562	1.7823	2.1788	3.0545	70	1.2938	1.6669	1.9944	2.6479
13	1.3502	1.7709	2.1604	3.0123	75	1.2929	1.6654	1.9921	2.6430
14	1.3450	1.7613	2.1448	2.9768	80	1.2922	1.6641	1.9901	2.6387
15	1.3406	1.7531	2.1314	2.9467	85	1.2916	1.6630	1.9883	2.6349
16	1.3368	1.7459	2.1199	2.9208	90	1.2910	1.6620	1.9867	2.6316
17	1.3334	1.7396	2.1098	2.8982	95	1.2905	1.6611	1.9853	2.6286
18	1.3304	1.7341	2.1009	2.8784	100	1.2901	1.6602	1.9840	2.6259
19	1.3277	1.7291	2.0930	2.8609	150	1.2872	1.6551	1.9759	2.6090
20	1.3253	1.7247	2.0860	2.8453	200	1.2858	1.6525	1.9719	2.6006
21	1.3232	1.7207	2.0796	2.8314	250	1.2849	1.6510	1.9695	2.5956
22	1.3212	1.7171	2.0739	2.8188	300	1.2844	1.6499	1.9679	2.5923
23	1.3195	1.7139	2.0687	2.8073	350	1.2840	1.6492	1.9668	2.5899
24	1.3178	1.7109	2.0639	2.7969	400	1.2837	1.6487	1.9659	2.5882
25	1.3163	1.7081	2.0595	2.7874	450	1.2834	1.6482	1.9652	2.5868
26	1.3150	1.7056	2.0555	2.7787	500	1.2832	1.6479	1.9647	2.5857

多くの信頼区間 (CI) の誤差範囲は，標準誤差に上述の t 分布の棄却値を乗じた値に等しい．その値は信頼水準や自由度 (df) の数に依存し，後者は n から推定パラメータ数を減じたものに等しい．

　Excel は上記の表の値を計算できる．Excel の CONFIDENCE 関数を利用してはな

らない。これは t 分布でなく z（正規）分布に基づくため，有用性が限られる。特定の df と信頼度（C，%：通常 95）に対して次式を利用する。

$$\text{TINV}(1 - 0.01 * C, \text{df})$$

付録 E

対数の復習

■ 常用（底10）対数

対数を理解する最良の方法は例を利用することである。10の3乗（$10\times10\times10$）を計算する場合，結果は1,000である。対数はべき関数の逆である。1,000の対数（底10）は1,000を与える10の乗数である。したがって，1,000の対数は3である。10を3回かけ合わせると1,000が得られる。

10に負の乗数を与えることができる。例えば，10の−3乗は10^3の逆数に等しい。したがって，10^{-3}は$1/10^3$，すなわち0.001に等しい。0.001の対数は0.001に等しい10の乗数であり，−3である。

10に分数の乗数を与えることができる。10の1/2乗は10の平方根に等しく，3.162である。したがって，3.162の対数は0.5である。

10の0乗は1に等しいため，1.0の対数は0.0である。

どのような正の数に対しても対数を得ることができる。0と1の間にある値の対数は負である。1より大きい値の対数は正である。0やすべての負の数の対数を定義することはできない。負の数や0を示す10の乗数は存在しない。

■ その他の底

前項に示した対数は，10に対して何らかの乗数を与えるため，"底を10とする対数"と呼ばれる。これらは**常用対数** common logarithm とも呼ばれる。

どのような乗数に対しても対数を計算することができる。数学者は，底をe（2.7182…）とする**自然対数** natural logarithm を好む。慣例により，ロジスティック回帰や比例ハザード回帰には自然対数が利用される（第37章参照）。

生物学者は，理解していないことが多いが，底を2とする対数を利用することがある。底を2とする対数は，ある値に達するための倍化数である。したがって，底を2とする対数16は，1から始まって4回（2, 4, 8, 16）倍化する結果が16であるため，4である。免疫学者はしばしば抗体を2倍ずつ連続して希釈するため，$\log_2$のスケールでデータをグラフ化することが多い。細胞生物学者は，細胞数を倍化数に変換するために底を2とする対数を利用する。

異なる底を有する対数は互いに比例する。したがって，自然対数を常用対数に変換

することは単位変換のようなものである．同じ値の常用対数を計算するには，自然対数を 2.303 で除す．相応する自然対数を得るには，常用対数に 2.303 を乗じる．

■ 表記法

残念ながら，表記法は統一されていない．

"$\log(x)$" という表記は一般に常用（底 10）対数を意味するが，いくつかのコンピュータ言語では自然対数の意味に用いられる．

"$\ln(x)$" という表記は常に自然対数を意味する．

"$\log_{10}(x)$" という表記は明らかに底を 10 とする対数を示す．

■ 対数は乗算を加算に変換する

対数では，次の式がよく知られている．

$$\log(A \cdot B) = \log(A) + \log(B)$$

同様に，第 11 章に示したように，対数は対数正規分布を Gauss 分布に変換する．

■ 逆対数

逆対数 antilogarithm / antilog は対数の逆数である．1,000 の対数（底 10）が 3 に等しいため，3 の逆対数は 1,000 である．底を 10 とする対数の逆対数を計算するには，その数を 10 の乗数とする．

自然対数の逆対数を計算するには，その数を e の乗数とする．1,000 の自然対数は 6.908 である．したがって，6.908 の逆対数は $e^{6.908}$ であり，1,000 に等しい．表計算やコンピュータ言語では，$\exp(6.908)$ と表記される．

参考文献

Agresti, A., & Coull, B. A. (1998). Approximate is better than exact for interval estimation of binomial proportions. *American Journal of Statistics*, **52**, 119–126.

Allen, M. C., Donohue, P. K., & Dusman, A. E. (1993). The limit of viability—Neonatal outcome of infants born at 22 to 25 weeks' gestation. *The New England Journal of Medicine*, **329**, 1597–1601.

Altman, D. G. (1990). *Practical statistics for medical research*. London: Chapman & Hall/CRC.

Altman, D. G., & Bland, J. M. (1995). Absence of evidence is not evidence of absence. *BMJ (Clinical Research Ed.)*, **311**, 485.

Altman, D. G., & Bland, J. M. (1998). Time to event (survival) data. *BMJ (Clinical Research Ed.)*, **317**, 468–469.

Anscombe, F. J. (1973). Graphs in statistical analysis. *The American Statistician*, **27**, 17–21.

Arad, Y., Spadaro, L. A., Goodman, K., Newstein, D., & Guerci, A. D. (2000). Prediction of coronary events with electron beam computed tomography. *Journal of the American College of Cardiology*, **36**, 1253–1260.

Arden, R., Gottfredson, L. S., Miller, G., & Pierce, A. (2008). Intelligence and semen quality are positively correlated. *Intelligence*, **37**, 277–282.

Austin, P. C., & Goldwasser, M. A. (2008). Pisces did not have increased heart failure: Data-driven comparisons of binary proportions between levels of a categorical variable can result in incorrect statistical significance levels. *Journal of Clinical Epidemiology*, **61**, 295–300.

Austin, P. C., Mamdani, M. M., Juurlink, D. N., & Hux, J. E. (2006). Testing multiple statistical hypotheses resulted in spurious associations: A study of astrological signs and health. *Journal of Clinical Epidemiology*, **59**, 964–969.

Babyak, M. A. (2004). What you see may not be what you get: A brief, nontechnical introduction to overfitting in regression-type models. *Psychosomatic Medicine*, **66**, 411–421.

Bakhshi, E., Eshraghian, M. R., Mohammad, K., & Seifi, B. (2008). A comparison of two methods for estimating odds ratios: Results from the National Health Survey. *BMC Medical Research Methodology*, **8**, 78.

Barnett, V., & Lewis, T. (1994). *Outliers in statistical data* (3rd ed.). Chichester, UK: Wiley. ISBN=0471930946.

Barter, P. J., Caulfield, M., Eriksson, M., Grundy, S. M., Kastelein, J. J., Komajda, M., Lopez-Sendon, J., et al. (2007). Effects of torcetrapib in patients at high risk for coronary events. *The New England Journal of Medicine*, **357**, 2109–2122.

Bausell, R. B. (2007). *Snake oil science: The truth about complementary and alternative medicine*. Oxford, UK: Oxford University Press. ISBN=0195313682.

Benjamini, Y., & Hochberg, Y. (1995). Controlling the false discovery rate: A practical and powerful approach to multiple testing. *Journal of Royal Statistical Society*, B, **57**, 290–300.

Berry, D. A. (2007). The difficult and ubiquitous problems of multiplicities. *Pharmaceutical Statistics*, **6**(3), 155–160.

Bickel, P. J., Hammel, E. A., & O'Connell, J. W. (1975). Sex bias in graduate admissions: Data from Berkeley. *Science*, **187**, 398–404.

Blumberg, M. S. (2004). *Body heat: Temperature and life on earth*. Cambridge, MA: Harvard University Press. ISBN=0674013697.

Borkman, M., Storlien, L. H., Pan, D. A., Jenkins, A. B., Chisholm, D. J., & Campbell, L. V. (1993). The relation between insulin sensitivity and the fatty-acid composition of skeletal-muscle phospholipids. *The New England Journal of Medicine*, **328**, 238–244.

Briggs, W. M. (2008). *Breaking the law of averages: Real-life probability and statistics in plain English*. Raleigh, NC: Lulu. ISBN=0557019907.

Briggs, W. M. (2008). *Do not calculate correlations after smoothing data*. 2009 年 6 月 21 日に検索. http://wmbriggs.com/blog/?p=86/ より.

Briggs, W. M. (2008). *On the difference between mathematical ability between boys and girls*. 2009 年 6 月 21 日に検索. http://wmbriggs.com/blog/?p=163/ より.

Brown, L. D., Cai, T. T., & DasGupta, A. (2001). Interval estimation for a binomial proportion. *Statistical Science*, **16**, 101–133.

Brownstein, C. A., & Brownstein, J. S. (2008). Estimating excess mortality in post- invasion Iraq. *New England Journal of Medicine*, **358**, 445–448.

Burnham, K., & Anderson, D. (2003). *Model selection and multi-model inference* (2nd ed.). New York, Springer. ISBN=0387953647.

Burns, P. (2005). *A guide for the unwilling S user*. 2009 年 1 月 26 日に検索. http://www.burns-stat.com/pages/Tutor/unwilling_S.pdf より.

Campbell, M. J. (2006). *Statistics at square two* (2nd ed.). London: Blackwell. ISBN=1-4051-3490-9.

Cantor, W. J., Fitchett, Dl, Borgundyagg, B., Ducas, J. Heffernam, M., et al. (2009). Routine early angioplasty after fibrinolysis for acute myocardial infarction, *The New England Journal of Medicine*, **360**, 2705–2718.

Chan, A. W., Hrobjartsson, A., Haahr, M. T., Gotzsche, P. C., & Altman, D. G. (2004). Empirical evidence for selective reporting of outcomes in randomized trials: Comparison of protocols to published articles. *Journal of the American Medical Association*, **291**, 2457–2465.

Clopper, C. J., & Pearson, E. S. (1934). The use of confidence or fiducial limits illustrated in the case of the binomial. *Biometrika*, **26**, 404–413.

Cohen, J. (1988). *Statistical power analysis for the behavioral sciences* (2nd ed.). Hillsdale, NJ: Erlbaum. ISBN=0805802835.

Cohen, T. J., Goldner, B. G., Maccaro, P. C., Ardito, A. P., Trazzera, S., Cohen, M. B., et al. (1993). A comparison of active compression-decompression cardiopulmonary resuscitation with standard cardiopulmonary resuscitation for cardiac arrests occurring in the hospital. *The New England Journal of Medicine*, **329**, 1918–1921.

Cooper, D. A., Gatell, J. M., Kroon, S., Clumeck, N., Millard, J., Goebel, F. D., et al. (1993). Zidovudine in persons with asymptomatic HIV infection and CD4+ cell counts greater than 400 per cubic millimeter. The European-Australian Collaborative Group. *The New England Journal of Medicine*, **329**, 297–303.

Cramer, H. (1999). *Mathematical methods of statistics*. Princeton, NJ: Princeton University Press. ISBN=0691005478.

Crichton, M. (2003). *Environmentalism as religion*. 2008 年 11 月 9 日に検索. http://www.michaelcrichton.net/speech-environmentalismaseligion.html より.

Crichton, M. (2005). *The case for skepticism on global warming*. 2008 年 11 月 9 日に検索. http://www.michaelcrichton.net/speech-ourenvironmentalfuture.html より.

Cumming, G., Fidler, F., & Vaux, D. L. (2007). Error bars in experimental biology. *The Journal of Cell Biology*, **177**, 7–11.

Darwin, C. (1876). *The effects of cross and self fertilisation in the vegetable kingdom*. London:

Murray.

Davenas, E., Beauvais, F., Amara, J., Oberbaum, M., Robinzon, B., Miadonna, A., et al. (1988). Human basophil degranulation triggered by very dilute antiserum against IgE. *Nature*, **333**, 816–818.

Denes-Raj, V., & Epstein, S. (1994). Conflict between intuitive and rational processing: When people behave against their better judgment. *Journal of Personality and Social Psychology*, **66**, 819–829.

Ellsberg, D. (1961). Risk, ambiguity, and the savage axioms. *Quarterly Journal of Economics*, **75**, 643–669.

Ewigman, B. G., Crane, J. P., Frigoletto, F. D., LeFevre, M. L., Bain, R. P., & McNellis, D. (1993). Effect of prenatal ultrasound screening on perinatal outcome. RADIUS Study Group. *The New England Journal of Medicine*, **329**, 821–827.

Feinstein, A. R., Sosin, D. M., & Wells, C. K. (1985). The Will Rogers phenomenon. Stage migration and new diagnostic techniques as a source of misleading statistics for survival in cancer. *The New England Journal of Medicine*, **312**, 1604–1608.

Fisher, R. A. (1935). *The design of experiments*. Hafner: Oxford University Press. ISBN=0198522290.

Fisher, R. A. (1936). Has Mendel's work been rediscovered? *Annals of Science*, **1**, 115–137.

Fleming, T. R. (2006). Standard versus adaptive monitoring procedures: A commentary. *Statistics in Medicine*, **25**, 3305–3512; discussion 3313–3314, 3326–3347.

Frazier, E. P., Schneider, T., & Michel, M. C. (2006). Effects of gender, age and hypertension on beta-adrenergic receptor function in rat urinary bladder. *Naunyn-Schmiedeberg's Archives of Pharmacology*, **373**, 300–309.

Freedman, D. (1983). A note on screening regression equations. *The American Statistician*, **37**, 152–155.

Freedman, D. (2007). *Statistics* (4th ed.). New York: Norton.

Gabriel, S. E., O'Fallon, W. M., Kurland, L. T., Beard, C. M., Woods, J. E., & Melton, L. J.,3rd. (1994). Risk of connective-tissue diseases and other disorders after breast implantation. *The New England Journal of Medicine*, **330**, 1697–1702.

Gelman, A., & Hill, J. (2007). *Data analysis using regression and multilevel/hierarchical models*. New York: Cambridge press. ISBN=978-0-521-68689-1.

Gilovich, T. (1985). The hot hand in basketball: On the misperception of random sequences. *Cognitive Psychology*, **17**, 295–314.

Gilovich, T. (1991). *How we know what isn't so*. New York: Free Press. ISBN=0029117062.

Glantz, S. A., & Slinker, B. K. (2000). *Primer of applied regression and analysis of variance* (2nd ed.). New York: McGraw-Hill. ISBN=0071360867.

Goddard, S. (2008). Is the earth getting warmer, or cooler? 2008 年 6 月 13 日に検索. http://www.theregister.co.uk/2008/05/02/a_tale_of_two_thermometers/ より。

Good, P. I., & Hardin, J. W. (2006). *Common errors in statistics (and how to avoid them)*. Hoboken, NJ: Wiley. ISBN=0471794317.

Gotzsche, P. C. (2006). Believability of relative risks and odds ratios in abstracts: Cross sectional study. *BMJ (Clinical Research Ed.)*, **333**, 231–234.

Gould, S. J. (1997). *Full house: The spread of excellence from Plato to Darwin*. New York: Three Rivers Press. ISBN=0609801406.

Greco, W. R. (1989). Importance of the structural component of generalized nonlinear models for joint drug action. *Proceedings of the American Statistics Association, Biopharmaceutics Section*, 183–189.

Green, S. (1991). How many subjects does it take to do a regression analysis? *Multivariate*

Behavioral Research, **26**, 499–510.

Guyatt, G. H., Keller, J. L., Jaeschke, R., Rosenbloom, D., Adachi, J. D., & Newhouse, M. T. (1990). The n-of-1 randomized controlled trial: clinical usefulness. Our three-year experience. *Annals of Internal Medicine*, **112**, 293–299.

Hand, D. J., Daly, F., McConway, K., Lunn, D., & Ostrowski, E. (1993). *A handbook of small data sets*. London: Chapman & Hall/CRC. ISBN=0412399202.

Hanley, J. A., & Lippman-Hand, A. (1983). If nothing goes wrong, is everything alright? *Journal of the American Medical Association*, **259**, 1743–1745.

Harter, H. L. (1984). Another look at plotting positions. *Communications in Statistics—Theory and Methods*, **13**, 1613–1633.

Hartung, J. (2005). Statistics: When to suspect a false negative inference. In *American Society of Anesthesiology 56th Annual Meeting Refresher Course Lectures* (Lecture 377, pp. 1–7). Philadelphia: Lippincott.

Heal, C. F., Buettner, P. G., Cruickshank, R., & Graham, D. (2009). Does single application of topical chloramphenicol to high risk sutured wounds reduce incidence of wound infection after minor surgery? Prospective randomised placebo controlled double blind trial. *British Medical Journal*, **338**, 211–214.

Hetland, M. L., Haarbo, J., Christiansen, C., & Larsen, T. (1993). Running induces menstrual disturbances but bone mass is unaffected, except in amenorrheic women. *The American Journal of Medicine*, **95**, 53–60.

Hoenig, J. M., & Heisey, D. M. (2001). The abuse of power: The pervasive fallacy of power. Calculations for data analysis. *American Statistician*, **55**, 1–6.

Hollis, S., & Campbell, F. (1999). What is meant by intention to treat analysis? Survey of published randomised controlled trials. *BMJ (Clinical Research Ed.)*, **319**, 670–674.

Hsu, J. (1996). *Multiple comparisons: Theory and methods*. Boca Raton, FL: Chapman & Hall/CRC. ISBN=0412982811.

Hsu, M., Bhatt, M., Adolphs, R., Tranel, D., & Camerer, C. F. (2005). Neural systems responding to degrees of uncertainty in human decision-making. *Science*, **310**, 1680–1683.

Huber, P. J. (2003). *Robust statistics*. Hoboken, NJ: Wiley-Interscience. ISBN=0471650722.

Hunter, D. J., Manson, J. E., Colditz, G. A., Stampfer, M. J., Rosner, B., Hennekens, C., *et al.* (1993). A prospective study of the intake of vitamins C, E, and A and the risk of breast cancer. *New England Journal of Medicine*, **329**, 234–240.

Hyde, J. S., Lindberg, S. M., Linn, M. C., Ellis, A. B., & Williams, C. C. (2008). Diversity. Gender similarities characterize math performance. *Science*, **321**, 494–495.

Ioannidis, J. P. (2005). Why most published research findings are false. *PLoS Medicine*, **2**, e124.

Ioannidis, J. P. (2008). Why most discovered true associations are inflated. *Epidemiology*, **19**, 640–648.

Kales, S. N., Soteriades, E. S., Christophi, C. A., & Christiani, D. C. (2007). Emergency duties and deaths from heart disease among firefighters in the United States. *The New England Journal of Medicine*, **356**, 1207–1215.

Katz, M. H. (2006). *Multivariable analysis: A practical guide for clinicians*. Cambridge, UK: Cambridge University Press. ISBN=052154985x.

Kaul, A., & Diamond, G. (2006). Good enough: A primer on the analysis and interpretation of noninferiority trials. *Annals of Internal Medicine*, **145**, 62–69.

Kirk, A. P., Jain, S., Pocock, S., Thomas, H. C., & Sherlock, S. (1980). Late results of the Royal Free Hospital prospective controlled trial of prednisolone therapy in hepatitis B surface antigen negative chronic active hepatitis. *Gut*, **21**, 78–83.

Knusel, L. (2005). On the accuracy of statistical distributions in Microsoft Excel 2003.

Computational Statistics and Data Analysis, **48**, 445–449.

Kuehn, B. (2006). Industry, FDA warm to "adaptive" trials. *Journal of the American Medical Association*, **296**, 1955–1957.

Lanzante, J. R. (2005). A cautionary note on the use of error bars. *Journal of Climate*, **18**, 3699–3703.

Laupacis, A., Sackett, D. L., & Roberts, R. S. (1988). An assessment of clinically useful measures of the consequences of treatment. *The New England Journal of Medicine*, **318**, 1728–1733.

Lee, K. L., McNeer, J. F., Starmer, C. F., Harris, P. J., & Rosati, R. A. (1980). Clinical judgment and statistics. Lessons from a simulated randomized trial in coronary artery disease. *Circulation*, **61**, 508–515.

Lehman, E. (2007). *Nonparametrics: Statistical methods based on ranks*. New York: Springer. ISBN=0387352120.

Lenth, R. V. (2001). Some practical guidelines for effective sample size determination. *The American Statistician*, **55**, 187–193.

Levine, M., & Ensom, M. H. (2001). Post hoc power analysis: An idea whose time has passed? *Pharmacotherapy*, **21**, 405–409.

Levins, R. (1966). The strategy of model building in population biology. *American Scientist*, **54**, 421–431.

Lewin, T. (2008). *Math scores show no gap for girls, study finds*. 2008 年 7 月 26 日 に 検 索, http://www.nytimes.com/2008/07/25/education/25math.html より.

Limpert, E., Stahel, W. A., & Abbt, M. (2001). Log-normal distributions across the sciences: Keys and clues. *Biosciences*, **51**, 341–352.

Lucas, M. E. S., Deen, J. L., von Seidlein, L., Wang, X., Ampuero, J., Puri, M., *et al*. (2005). Effectiveness of mass oral cholera vaccination in Beira, Mozambique. *The New England Journal of Medicine*, **352**, 757–767.

Ludbrook, L., & Lew, M. J. (2009). Estimating the risk of rare complications: Is the "rule of three" good enough? *Australian and New Zealand Journal of Surgery*, **79**, 565–570.

Machin, D., Cheung, Y. B., & Parmar, M. (2006). *Survival analysis: A practical approach* (2nd ed.). Chichester, UK: Wiley. ISBN=0470870400.

Mackowiak, P. A., Wasserman, S. S., & Levine, M. M. (1992). A critical appraisal of 98.6 degrees F, the upper limit of the normal body temperature, and other legacies of Carl Reinhold August Wunderlich. *Journal of the American Medical Association*, **268**, 1578–1580.

Manly, B. F. J. (2006). *Randomization, bootstrap and Monte Carlo methods in biology* (3rd ed.). London: Chapman & Hall/CRC. ISBN=1584885416.

Maxwell, S. E., & Delaney, H. D. (2004). *Designing experiments and analyzing data*. Mahwah, NJ: Erlbaum. ISBN=0805837183.

McCullough, B. D., & Hellser, D. A. (2008). On the accuracy of statistical procedures in Microsoft Excel 2007. *Computational Statistics and Data Analysis*, **52**, 4570–4578.

McCullough, B. D., & Wilson, B. (2005). On the accuracy of statistical procedures in Microsoft Excel 2003. *Computational Statistics and Data Analysis*, **49**, 1244.

Meyers, M. A. (2007). *Happy accidents: Serendipity in modern medical breakthroughs*. New York: Arcade. ISBN=1559708190.

Micceri, T. (1989). The unicorn, the normal curve, and other improbable creatures. *Psychological Bulletin*, **105**, 156–166.

Microsoft. (2006). *Description of improvements in the statistical functions in Excel 2003 and in Excel 2004 for Mac*. 2008 年 12 月 16 日に検索, http://support.microsoft.com/kb/828888 より.

Mills, J. L. (1993). Data torturing. *New England Journal of Medicine*, **329**, 1196.

Montori, V. M., Kleinbart, J., Newman, T. B., Keitz, S., Wyer, P. C., Moyer, V., *et al*. (2004). Tips for learners of evidence-based medicine: 2. Measures of precision (confidence intervals). *Canadian Medical Association Journal*, **171**, 611-615.

Moser, B. K., & Stevens, G. R. (1992). Homogeneity of variance in the two-sample means test. *The American Statistician*, **46**, 19-21.

Motulsky, H. J., & Brown, R. E. (2006). Detecting outliers when fitting data with nonlinear regression——A new method based on robust nonlinear regression and the false discovery rate. *BMC Bioinformatics*, **7**, 123.

Motulsky, H., & Christopoulos, A. (2004). *Fitting models to biological data using linear and nonlinear regression: A practical guide to curve fitting*. New York: Oxford University Press.

Motulsky, H. J., O'Connor, D. T., & Insel, P. A. (1983). Platelet alpha 2-adrenergic receptors in treated and untreated essential hypertension. *Clinical Science*, **64**, 265-272.

New Scientist. (2007, November 10). *NASA blows millions on flawed airline safety survey*. 2008年5月25日に検索，http://www.newscientist.com/channel/opinion/mg19626293.900-nasa-blows-millions-on-flawed-airline-safety-survey.html より。

Nikles, C. J., Yelland, M., Glasziou, P. P., & Del Mar, C. (2005). Do individualized medication effectiveness tests (n-of-1 trials) change clinical decisions about which drugs to use for osteoarthritis and chronic pain? *American Journal of Therapeutics*, **12**, 92-97.

Pace, L. A. (2008). *The Excel 2007 data & statistics cookbook* (2nd ed.). Anderson, SC: TwoPaces. ISBN=978-0-9799775-2-7.

Parker, R. A., & Berman, N. G. (2003). Sample size: More than calculations. *The American Statistician*, **57**, 166-170.

Paulos, J. A. (2007). *Irreligion: A mathematician explains why the arguments for god just don't add up*. New York: Hill and Wang. ISBN=0809059193.

Payton, M. E., Greenstone, M. H., & Schenker, N. (2003). Overlapping confidence intervals or standard error intervals: What do they mean in terms of statistical significance? *Journal of Insect Science*, **3**, 34-40.

Pielke, R. (2008). *Prometheus: Forecast verification for climate science, part 3*. 2008年4月20日に検索，http://sciencepolicy.colorado.edu/prometheus/archives/climate_change/001315forecast_verificatio.html より。

Pullan, R.D., Rhodes, J., Gatesh, S. *et al.* (1994). Transdermal nicotine for active ulcerative colitis. *New England Journal of Medicine*, **330**: 811-815.

Ridker, P. M., Danielson, E., Fonseca, F. A. H., Genest, J., Gotto, A. M., Jr., Kastelein, J. J. P., *et al.* (2008). Rosuvastatin to prevent vascular events in men and women with elevated C-reactive protein. *The New England Journal of Medicine*, **359**, 2195-2207.

Roberts, S. (2004). Self-experimentation as a source of new ideas: Ten examples about sleep, mood, health, and weight. *The Behavioral and Brain Sciences*, **27**, 227-262; discussion 262-287.

Robinson, A. (2008). *icebreakeR*. 2009年1月26日に検索，http://cran.r-project.org/doc/contrib/Robinson-icebreaker.pdf より。

Rosman, N. P., Colton, T., Labazzo, J., Gilbert, P. L., Gardella, N. B., Kaye, E. M., *et al.* (1993). A controlled trial of diazepam administered during febrile illnesses to prevent recurrence of febrile seizures. *The New England Journal of Medicine*, **329**, 79-84.

Rothman, K. J. (1990). No adjustments are needed for multiple comparisons. *Epidemiology*, **1**, 43-46.

Russo, J. E., & Schoemaker, P. J. H. (1989). *Decision traps. The ten barriers to brilliant decision-asking and how to overcome them*. New York: Simon & Schuster. ISBN=0671726099.

Sawilowsky, S. S. (2005). Misconceptions leading to choosing the t test over the Wilcoxon Mann-Whitney test for shift in location parameter. *Journal of Modern Applied Statistical Methods*, **4**,

598–600.

Schoemaker, A. L. (1996). What's normal?――Temperature, gender, and heart rate. *Journal of Statistics Education*, **4**(2). 2007 年 5 月 5 日に検索，http://www.amstat.org/publications/jse/v4n2/datasets.shoemaker.html より。

Seaman, M. A., Levin, J. R., & Serlin, R. C. (1991). New developments in pairwise multiple comparisons: Some powerful and practicable procedures. *Psychological Bulletin*, **110**, 577–586.

Sheskin, D. J. (2007). *Handbook of Parametric and Nonparametric Statistical Procedures: Fourth Edition*. New York, NY: Chapman & Hall/CRC. ISBN=1584888148.

Simon, S. (2005, May 16). *Stats: Standard deviation versus standard error*. 2008 年 3 月 5 日に検索，http://www.childrens-mercy.org/stats/weblog2005/standarderror.asp より。

Snapinn, S. M. (2000). Noninferiority trials. *Current Control Trials in Cardiovascular Medicine*, **1**, 19–21.

Sparling, B. (2001). *Ozone history*. 2008 年 6 月 13 日に検索，http://www.nas.nasa.gov/About/Education/Ozone/history.html より。

Spector, R., Vesell, E.S. (2006a). The heart of drug discovery and development: rational target selection. *Pharmacology*, **77**: 85–92.

Spector R., Vesell, E.S. (2006b). Pharmacology and statistics: recommendations to strengthen a productive partnership. *Pharmacology*, **78**:113–122.

Staessen, J. A., Lauwerys, R. R., Buchet, J. P., Bulpitt, C. J., Rondia, D., Vanrenterghem, Y., et al. (1992). Impairment of renal function with increasing blood lead concentrations in the general population. The Cadmibel Study Group. *The New England Journal of Medicine*, **327**, 151–156.

Taubes, G. (1995). Epidemiology faces its limits. *Science*, **269**, 164–169.

Thun, M. J., & Sinks, T. (2004). Understanding cancer clusters. *CA: A Cancer Journal for Clinicians*, **54**, 273–280.

Tierney, J. (2008). *A spot check of global warming*. 2008 年 4 月 20 日に検索，http://tierneylab.blogs.nytimes.com/2008/01/10/a-spot-check-of-global-warming/ より。

Turner, E. H., Matthews, A. M., Linardatos, E., Tell, R. A., & Rosenthal, R. (2008). Selective publication of antidepressant trials and its influence on apparent efficacy. *The New England Journal of Medicine*, **358**, 252–260.

van Belle, G. (2008). *Statistical rules of thumb* (2nd ed.). New York: Wiley-Interscience. ISBN=0470144483.

Velleman, P. F., & Wilkinson, L. (1993). Nominal, ordinal, interval, and ratio typologies are misleading. *The American Statistician*, **47**, 65–72.

Vickers, A. J. (2006a). Michael Jordan won't accept the null hypothesis: Notes on interpreting high P values. *Medscape Business of Medicine*, **7**(1). 2008 年 5 月 23 日に検索，http://www.medscape.com/viewarticle/531928_print より。

Vickers, A. J. (2006b). Shoot first and ask questions later: How to approach statistics like a real clinician. *Medscape Business of Medicine*, **7**(2). 2009 年 6 月 19 日に検索，http://www.medscape.com/viewarticle/540898 より。

Vittinghoff, E., Glidden, D. V., Shiboski, S. C., & McCulloch, C. E. (2007). *Regression methods in biostatistics: Linear, logistic, survival, and repeated measures models (statistics for biology and health)*. New York: Springer. ISBN=0387202757.

vos Savant, M. (1997). *The power of logical thinking: Easy lessons in the art of reasoning . . . and hard facts about its absence in our lives*. New York: St. Martin's Griffin. ISBN= 0312156278.

Welch, A. (1998). *If he's explaining beauty, he's just doing his job*. 2009 年 2 月 17 日に検索，http://www.fsu.edu/~fstime/FS-Times/Volume4/aug98web/14aug98.html より。

Wellek, S. (2002). *Testing statistical hypotheses of equivalence*. Boca Raton, FL: Chapman & Hall/CRC. ISBN=1584881607.

Westfall, P., Tobias, R., Rom, D., Wolfinger, R., & Hochberg, Y. (1999). *Multiple comparisons and multiple tests using the SAS system*. Cary, NC: SAS Publishing. ISBN=1580253970.

Wilcox, R. R. (2001). *Fundamentals of modern statistical methods: Substantially improving power and accuracy*. New York: Springer-Verlag. ISBN=0387951571.

Wolff, A. (2002, Jan. 21). *That old black magic*. 2008年5月25日に検索, http://sportsillustrated.cnn.com/2003/magazine/08/27/jinx/ より。

Xu, F., & Garcia, V. (2008). Intuitive statistics by 8-month-old infants. *Proceedings of the National Academy of Sciences of the United States of America*, **105**, 5012–5015.

Yalta, A. T. (2008). The accuracy of statistical distributions in Microsoft Excel 2007. *Computational Statistics and Data Analysis*, **52**, 4579–4586.

Yamagishi, K. (1997). When a 12.86% mortality is more dangerous than 24.14% : Implications for risk communication. *Applied Cognitive Psychology*, **11**, 495–506.

Zhang, J. H., Chung, T. D., & Oldenburg, K. R. (1999). A simple statistical parameter for use in evaluation and validation of high throughput screening assays. *Journal of Biomolecular Screening*, **4**, 67–73.

Ziliak, S., & McCloskey, D. N. (2008). *The cult of statistical significance: How the standard error costs us jobs, justice, and lives*. Ann Arbor, MI: University of Michigan Press. ISBN=0472050079.

Zollner, S., & Pritchard, J. K. (2007). Overcoming the winner's curse: Estimating penetrance parameters from case-control data. *American Journal of Human Genetics*, **80**, 605–615.

欧文索引

※ F は図，T は表を示す．

数字

1元配置分散分析（one-way ANOVA） 333
　　原理 335
1サンプル t 検定 117
2因子分散分析 340
2元配置分散分析 340
2項検定 199
2項分布
　　Poisson 分布との違い 54
　　比率の信頼区間（CI） 101
2次式 301
2値変数 69
3元配置分散分析 340
3次式 301
3の法則 34
5年生存率 43
5の法則 35
7の法則 35
50パーセンタイル値 61
95%信頼区間（95% CI） 28
　　Poisson データ 51T
　　計算 32
95%信頼帯
　　回帰直線 266
　　生存曲線 41, 220

ギリシャ文字

α（有意水準） 125, 399
　　選択 129
β（第2種の過誤率） 149, 386
Δ（効果サイズ） 151, 380
χ^2 適合度検定（χ^2 検定） 196
　　傾向に対する—— 207
　　原理 198

A

actuarial method 40
adaptive design 376
adjusted R^2 329
all subsets regression 326
analysis of variance（ANOVA）→ 分散分析
Anderson-Gill 回帰 306

antilog 479
antilogarithm 479
arithmetic mean 58
asymptotic relative efficiency 359
attributable risk 203
average 58

B

backward stepwise selection 327
Bayes 式 372
Bayes 推定 141
Bayes 論理 141
　　遺伝子連鎖 373
bias 60
bin 62
binary variable 69
binomial test 199
bioequivalence 154
Bonferroni 法 165, 349
bootstrapping 330, 364
box whisker plot 61

C

case-control study 200, 208
censor 39
central limitation theorem 81
chi-square goodness-of-fit test 196
chi-square test for trend 207
CI（confidence interval） 25, 31, 398
　　エラーバー 233
　　幾何平均 94
　　計数データ 48, 52
　　サンプルサイズの影響 37F
　　信頼度の影響 36F
　　生存データ 38, 41
　　相関係数 252
　　対応のある t 検定 239, 246
　　対応のない t 検定 226, 235
　　多重比較（分散分析後の） 343
　　統計学的有意性との関係 133
　　標準偏差（SD） 94
　　比率 25, 32
　　平均値 87, 90
Clopper-Pearson の正確法 32
coefficient of determination 259
coefficient of variation（CV） 75

collinearity　328
column scatter graph　61
common logarithm　478
computer-intensive method　364
confidence band　42F, 266
confidence interval → CI
confidence level　32
confidence limit　31
contingency table　201
continuous data　57
continuous variable　69
contrast　350
convenience sample　89
correlation　251, 258
correlation coefficient　251
covariate　310
covariation　251
Cox 回帰　306
critical value of t distribution　98
cross-sectional study　200, 213
cubic equation → third-order equation
cumulative binomial distribution　115
cumulative frequency distribution　63
CV (coefficient of variation)　75

D
D'Agostino-Pearson 検定　179
degrees of freedom (df)　73
dependent variable　279
descriptive statistics　391
dot plot → column scatter graph
double-blind　202
double-masked　202
dummy variable　307
Dunnett 法　349

E
effect size　151
end point　38
entry criteria　44
equivalence trial　157
equivalent margin　152
equivalent zone　152
error　60
error sum of squares　337
exact method of Clopper and Pearson　32

Excel，統計計算　472
experimental error　60
experimental study　200

F
F 比　229
　P 値の決定　337
false discovery rate (FDR)　138, 167
false positive　9
family-wise error rate　165
Fisher の正確検定　205
forward stepwise selection　326
frequency distribution histogram　62
Friedman 検定　358

G
Gauss 分布　78
　検定　178
Gehan-Breslow-Wilcoxon 法　222
generalized linear model (GLM)　307
generalized nonlinear regression　307
general linear model　307
geometric mean　58, 85
GraphPad InStat　470
GraphPad Prism　467
GraphPad StatMate　469
GraphPad Web QuickCalcs　470
Grubbs の棄却検定　190

H
harmonic mean　58
hazard　318
hazard ratio　219
Hill 係数　295
histogram　63
holdout validation　330
Holm 法　349
homoscedasticity　269, 298
hypothesis testing　125

I
IC_{50}　406
　$\log(IC_{50})$　414, 418
incidence　200

independent variable　279
indicator variable → dummy variable
intention to treat analysis　219
interaction　320
intercept　263
interim analysis　376
interquartile range　76
interval estimate　31, 280
interval variable　67
intuitive　3

J・K

jackknife procedure　330
Kaplan-Meier 生存曲線　218F
Kaplan-Meier 法　40
Karl Gauss　82
Kruskal-Wallis 検定　358
kurtosis　179

L

leave-one-out cross validation　330
life-table analysis　40
likelihood　371
likelihood ratio　372
linear　271
linear least square　270
linear regression　263
linkage　373
$logEC_{50}$　295
logistic regression　314
lognormal distribution　84
log of odds (LOD) score　374
log-rank method　222
longitudinal study　200
lower confidence limit　31

M

Mann-Whitney 検定　356
Mantel-Haenszel 法　222
maximum likelihood estimate　281
McNemar 検定　247
mean　58
mean absolute deviation (MAD)　77
mean square (MS)　287
mean square residual　350

mean square within groups　350
median　58
median absolute deviation (MAD)　77
median survival time　43
Mendel 遺伝
　　χ^2 適合度検定　197
　　P 値　147
Michaelis-Menten 式　303
mode　59
model　21, 278
modified Wald method　32
Monte Carlo シミュレーション　418
moving average → rolling average
MS (mean square)　287
multicollinearity　328
multiple comparison　161, 342
multiple linear regression　306
multiple logistic regression　306
multiple nonlinear regression　283
multiple Poisson regression　307
multiple polytomous logistic regression　306
multiple proportional hazard regression　306
multiple regression　308
multiple regression method　306
multivariable analysis　308
multivariate　308

N

natural logarithm　478
negative predictive value　367
Newman-Keuls 法　352
n-of-1 試験　22, 74
nominal variable　69
noninferiority trial　157
nonlinear regression　293
nonparametric method　355
nonparametric test　355
normal distribution　80
normality test　179
normalizing　66
number needed to harm (NNH)　203
number needed to treat (NNT)　203

O

observed power　151
odds　209, 371

odds ratio　210
one-sample t test　117
one-side confidence limit　94
one-way analysis of variance (one-way ANOVA)　333
ordinal variable　69
outlier　58
outlier test　186
overfitting　325

P

P 値　113, 118
　　1元配置分散分析　334, 337
　　解釈　393
　　ケースコントロール研究　210
　　正規性検定　181
　　線形回帰　267
　　相関　252
　　対応のある t 検定　240, 247
　　対応のない t 検定　228, 236
　　外れ値検定　186
paired t test　237
pairwise comparison　346
parameter　21, 279
parametric test　355
percentile-based resampling confidence interval　103
per-comparison error rate　164
per-experiment error rate　165
permutation test　364
per protocol approach　219
planned comparison　163, 354
point estimate　31, 280
Poisson 回帰　283
Poisson 分布　48
　　信頼区間 (CI)　50
pooled variance　350
population　18
positive false discovery rate (pFDR)　167
positive predictive value　367
post-hoc テスト　351
post-hoc power analysis　151
posttest for trend　350
power　148
predictor　307
prevalence　200
prior probability　139

probability　21, 209, 371
product-limit method → Kaplan-Meier 法
proportional hazard　219
proportional hazard regression　318
prospective study　200
proxy variable　20, 392
pseudosample　99
publication bias　171

Q・R

quadratic equation → second-order equation
R　474
r (相関係数)　251
　　計算　256
R^2 (決定係数)　254, 259
　　1元配置分散分析　338
　　過剰な解釈　329
　　重回帰　313F
　　線形回帰　266
　　対応のない t 検定　228
　　調整——　329
　　非線形回帰　297
randomization　364
randomized double-blind prospective study　202
random sample　89
ratio t test　246
ratio variable　68
receiver-operator characteristic (ROC) curve　371
regression　270
regression fallacy　272
regression to the mean　13
relative probability　204
relative rate　204
relative risk　204
repeated-measures analysis of variance　338
resampling method　98, 364
residual　270
residual sum of squares　337
retrospective power analysis　151
retrospective study　208
robust　189
rolling average　65, 271
Ronald Fisher　132, 287
r square (d)　259

rule of three　34

S

sample　18
sample standard deviation　73
scatter　60
Scheffe 法　349
SD（standard deviation）　71
　　Gauss 分布　79
　　エラーバー　230
　　計算　72, 105
　　信頼区間（CI）　94
SE（standard error）　104
second-order equation　301
SEM（standard error of the mean）　104
　　エラーバー　231
sensitivity　366
sequential analysis　172, 376
significance level　125
Simpson のパラドックス　396
skewness　179
slope　263
smoothing　65, 272
Spearman の順位相関　358
specificity　366
SPSS　170
standard deviation → SD
standard error（SE）　104
standard error of the mean → SEM
standard normal distribution　80
standard Wald method　33
statistical significance　125
statistics　21
step-down procedure　327
step-up procedure　326
Student t 検定　233
survival curve　38

T

t 比　117
　　計算　96
　　対応のある t 検定　247
　　対応のない t 検定　236
t 分布　96
　　棄却値　91F, 98, 476
third-order equation　301
three-way ANOVA　340
tolerance　329
trimmed mean　59
true positive　9
Tukey 法　343
two-factor ANOVA　340
two-way ANOVA　340
type Ⅰ error　128
type Ⅱ error　129

U・V

unpaired t test　225
upper confidence limit　31
variability　60
variance　75
variance inflation factor（VIF）　329
V_{max}　303

W・Y・Z

W（誤差範囲）
　　生存率　41
　　比率　33
Welch 修正　230
Wilcoxon 検定 → 対応のある 2 群の Wilcoxon
　　符号つき順位検定
Wilcoxon 順位和検定　357
Will Rogers 現象　219
$\hat{Y}$　275
Yates の補正　207
z 検定, t 検定との相違　234

和文索引

※Fは図，Tは表を示す．

あ行

一点除外交差法　330
一般化線形モデル（GLM）　307
一般化非線形回帰　307
一般線形モデル　307
移動平均　65, 271
陰性予測値　367
後ろ向き研究　208
後ろ向き検出力解析　151
打ち切り　39
エラーバー　104
　　CI　233
　　SD　230
　　SEM　231
　　種類　108F
　　選択　107
エンドポイント　38
横断研究　200, 213
オッズ　209, 371
　　検査後——　372
　　事後——　374
オッズ比　210, 213
　　ロジスティック回帰　316
オムニバス K^2 検定 → D'Agostino-Pearson 検定
重みつき非線形回帰　296
重みづけ　296

か行

回帰　270
　　モデルの検証　330
回帰の誤謬　272
外挿，注意　276F
確率　21, 209, 371
　　事前——　138, 399
　　相対——　204
過剰適合　325
仮説検定　125
片側 P 値　118
片側信頼区間（片側 CI）　94
傾き　263, 265
間隔変数　67
頑健　189

感度　366
幾何平均　58, 85
　　信頼区間（CI）　94
棄却値
　　Grubbs の棄却検定　190T
　　t 分布　91F, 98, 476
偽サンプル　99
記述統計学　391
偽発見率（FDR）　138, 167
逆対数　479
偽陽性　9
共線性　328
共変動　251
共変量　310
寄与危険度　203
許容度　329
区間推定　31, 280
組み入れ基準　44
クラスター　321
群内平均平方　350
計画的比較　163, 354
傾向に対する χ^2 検定　207
傾向に対するポストテスト　350
計数データ，信頼区間　48
ケースコントロール研究　200, 208
　　前提　212
欠損値　396
決定係数（R^2）　254, 259
　　1 元配置分散分析　338
　　過剰な解釈　329
　　重回帰　313F
　　線形回帰　266
　　対応のない t 検定　228
　　調整——　329
　　非線形回帰　297
検査後オッズ　372
検出力　148, 399
検定法，選択　402
効果サイズ（Δ）　151, 380
交互作用　320
公表バイアス　171
交絡変数　397
誤差　60
誤差範囲（W）
　　生存率　41
　　比率　33
誤差平方和　337
コラム散布図　61

コンピュータ集約法　364

さ行

最小 2 乗　270
　　　　理由　282
最大尤度法　282
最頻値　59
最尤推定値　281
残差　270, 300F
残差平均平方　350
残差平方和　337
算術平均　58
サンプル　18
サンプルサイズ
　　一般原則　382
　　計算　376
　　選択　375
サンプル標準偏差（サンプル SD）　73
事後オッズ　374
事後検出力解析　151
指示変数 → ダミー変数
事前確率　138, 399
自然対数　478
疾患集積　174
実験研究　200
　　前提　205
実験誤差　60
実験ごとのエラー率　165
四分位範囲　76
シミュレーション，有用性　418
ジャックナイフ法　330
重回帰　308
　　サンプルサイズ　384
　　多重比較の落とし穴　175
重回帰法　305
　　落とし穴　325
　　種類　307T
　　前提　319
　　モデルの検証　330
修正 Wald 法　32
従属変数　279
縦断研究　200
自由度（df）　73
受信者動作特性曲線　371
順序変数　69
勝者の呪い　381, 401
常用対数　478

真陽性　9
信頼下限　31
信頼区間（CI）　25, 31, 398
　　エラーバー　233
　　幾何平均　94
　　計数データ　48, 52
　　サンプルサイズの影響　37F
　　信頼度の影響　36F
　　生存データ　38, 41
　　相関係数　252
　　対応のある t 検定　239, 246
　　対応のない t 検定　226, 235
　　多重比較（分散分析後の）　343
　　統計学的有意性との関係　133
　　標準偏差（SD）　94
　　比率　25, 32
　　平均値　87, 90
信頼限界　31
信頼上限　31
信頼水準　32
信頼帯
　　回帰直線　267F
　　生存曲線　42F, 221F
ステップワイズ法　326
正規化　66
正規性検定　179
　　P 値　181
正規分布　80
生存解析，前提　43
生存曲線　38, 42F
　　CI による比較　220
　　P 値による比較　222
　　比較　216
生存データ，信頼区間　38
正の偽発見率（pFDR）　167
生命表解析　40
積極限法 → Kaplan-Meier 法
切片　263, 266
漸近相対効率　359
線形　271
線形回帰　263
　　一般的な誤り　271
　　結果　265
　　前提　268
　　モデル　281
　　モデル比較　285, 288
線形最小 2 乗　270
尖度　179

総当たり法　326
相関　251, 258, 312
　　　線形回帰との比較　269
　　　前提　253
相関係数(r)　251
　　　計算　256
相対確率　204
相対危険度　204, 213
相対比　204
族　169
族ごとのエラー率　165

た行

第1種の過誤　128
第2種の過誤　129
　　　——率(β)　149, 386
対応のある2群のWilcoxon符号つき順位検定(Wilcoxon検定)　357
対応のあるt検定　237
　　　結果の解釈　239
　　　原理　246
　　　前提　242
対応のある比t検定　244
対応のないt検定　225
　　　エラーバーの解釈　233T
　　　結果の解釈　225
　　　原理　235
　　　前提　228
　　　モデル適合の比較　288
対数　478
　　　EC_{50}　295
　　　IC_{50}　414, 418
対数正規分布　84
　　　注意　187
対比　350
代理変数　20, 392
多重Poisson回帰　307
多重共線性　328
多重線形回帰 → 重回帰
多重比較　161
　　　落とし穴　170
　　　重回帰　175
　　　修正　164, 167, 353
　　　注意　394
　　　分散分析後　342, 348
　　　論理　346
多重非線形回帰　283

多重比例ハザード回帰 → 比例ハザード回帰
多重予測　174
多重ロジスティック回帰 → ロジスティック回帰
多値ロジスティック回帰　306
多変数解析　308
多変量　308
ダミー変数　307
単純線形回帰　263
逐次解析　172, 376
中央生存時間　43
　　　比　221
中央絶対偏差(MAD)　77
中央値　58
中間解析　376
中心極限定理　81
調整 R^2　329
調和平均　58
直観　3
散らばり　60
治療効果発現必要症例数(NNT)　203
対比較　346
適応的デザイン　376
点推定　31, 280
点プロット → コラム散布図
等価限界　152
等価性検定　152
等価領域　152
統計　21
統計学的仮説検定　125
　　　等価性検定への適用　156F
統計学的検出力　148
統計学的検定法，選択　402
統計学的に有意でない結果，解釈　143
統計学的に有意な結果，解釈　136
統計学的有意性　125, 393
　　　一般的な誤解　137
　　　シンボル　127T
　　　信頼区間(CI)との関係　133
　　　多重比較　342T, 344
統計計算　19
　　　Excel　472
同等性試験　157
等分散性　269, 298
特異度　366
独立変数　279
　　　交互作用　320
トリム平均　59

な行

並べ替え検定　364
二重マスク化　202
二重盲検　202
濃度効果モデル → 用量反応モデル
ノンパラメトリック検定　355
　　　値(順位でなく)の解析　364
　　　サンプルサイズ　383
　　　選択　361
　　　利点と欠点　358
ノンパラメトリック法　355

は行

バイアス　60
背景放射　48
箱ヒゲ図　61
ハザード　318
ハザード比　219
外れ値　58
外れ値検定　186
　　　必要性　184
パラメータ　21, 279
　　　線形回帰　265, 281
　　　非線形回帰　297
パラメトリック検定　355
　　　選択　361
反復測定デザイン　321
反復測定分散分析　338
非 Gauss 分布　395
比 t 検定　246
比較ごとのエラー率　164
比較族　169
ヒストグラム　63
非線形回帰　293
　　　一般的な誤り　301
　　　結果　297
　　　前提　298
比変数　68
標準 Wald 法　33
標準誤差(SE) → 平均値の標準誤差
標準正規分布　80
標準偏差(SD)　71
　　　Gauss 分布　79
　　　エラーバー　230
　　　計算　72, 105
　　　信頼区間(CI)　94

比率
　　　信頼区間(CI)　25, 32, 99, 101
　　　比較　200, 208
比例ハザード　219
比例ハザード回帰　318
非劣性検定　152
非劣性試験　157
ビン(ヒストグラムの)　62
頻度分布ヒストグラム　62
副作用発現必要症例数(NNH)　203
ブートストラップ法　330, 364
分割表　201
分割法　330
分散　75
分散拡大係数(VIF)　329
分散分析(ANOVA)　333
　　　――後の多重比較　342
分散分析表　336T
平滑化　65, 272
平均　58
平均絶対偏差(MAD)　77
平均値　58
　　　信頼区間(CI)　87, 90
　　　比較　225
平均値の標準誤差(SEM)　104
　　　エラーバー　231
平均平方(MS)　287
平均への回帰　13
　　　注意　273F
併合分散　350
便宜的サンプル　89
変数，種類　69T
変数減少法　327
変数増加法　326
変動　60
変動係数(CV)　75
包括解析　219
保険数理法　40
母集団　18
ポストテスト　350

ま行

前向き研究　200
　　　前提　205
マッチ(マッチング)　237
名義変数　69
メタアナリシス　321

モデル　21, 278
　　重回帰　309
　　適合　293
　　比較　284, 291
　　比例ハザード回帰　318
　　ロジスティック回帰　315

や行

有意水準(α)　125, 399
　　選択　129
尤度　371
尤度比　372
有病率　200
陽性予測値　367
用量反応モデル　293
　　適合　299
予測子　307

ら・わ行

ランダム化二重盲検前向き研究　202
ランダム化法　364
ランダムサンプル　89
ランダムデータ　5
罹患率　200
リサンプリング法　98, 364
両側P値　118
累積2項分布　115
累積頻度分布　63
連鎖　373
連続データ　57
連続変数　69
ログランク法　222
ロジスティック回帰　314
　　サンプルサイズ　384
ロッドスコア　374
歪度　179

数学いらずの医科統計学　第2版　　　定価：本体4,700円＋税

1997 年 12 月 5 日発行　　第 1 版第 1 刷
2011 年 3 月 25 日発行　　第 2 版第 1 刷 ©
2012 年 11 月 10 日発行　　第 2 版第 2 刷
2016 年 2 月 15 日発行　　第 2 版第 3 刷
2019 年 3 月 20 日発行　　第 2 版第 4 刷

著　者　ハーベイ　モトルスキー

訳　者　津崎　晃一
　　　　（つざき　こういち）

発行者　株式会社 メディカル・サイエンス・インターナショナル
　　　　代表取締役　金子　浩平
　　　　東京都文京区本郷 1-28-36
　　　　郵便番号 113-0033　電話 (03) 5804-6050

印刷：双文社印刷／ブックデザイン：GRID CO., LTD.

ISBN 978-4-89592-670-6　C3047

本書の複製権・翻訳権・上映権・譲渡権・貸与権・公衆送信権（送信可能化権を含む）は（株）メディカル・サイエンス・インターナショナルが保有します。
本書を無断で複製する行為（複写，スキャン，デジタルデータ化など）は、「私的使用のための複製」など著作権法上の限られた例外を除き禁じられています。大学、病院、診療所、企業などにおいて、業務上使用する目的（診療、研究活動を含む）で上記の行為を行うことは、その使用範囲が内部的であっても、私的使用には該当せず、違法です。また私的使用に該当する場合であっても、代行業者等の第三者に依頼して上記の行為を行うことは違法となります。

JCOPY 〈(社)出版者著作権管理機構 委託出版物〉
本書の無断複写は著作権法上での例外を除き禁じられています。複写される場合は，そのつど事前に，(社)出版者著作権管理機構（電話 03-5244-5088, FAX 03-5244-5089, info@jcopy.or.jp）の許諾を得てください。